研究生教学用书

U0212104

药理学研究的新技术与新方法

The New Techniques and Methods in Pharmacological Research

主　编　陈晓光
副主编　朱海波
编　者　(以姓氏笔画为序)
　　　　王　楠　　王晓良　　叶　菲　　申竹芳
　　　　朱传江　　朱海波　　张　丹　　张天泰
　　　　张建军　　李　莉　　李　燕　　李学勇
　　　　杜国华　　陈晓光　　侯　琦　　胡卓伟
　　　　郭　颖　　彭　英
编者单位　中国医学科学院药物研究所

中国协和医科大学出版社

图书在版编目（CIP）数据

药理学研究的新技术与新方法／陈晓光主编. —北京：中国协和医科大学出版社，2013.7
ISBN 978-7-81136-875-8

Ⅰ．①药…　Ⅱ．①陈…　Ⅲ．①药理学-研究方法　Ⅳ．①R96-3

中国版本图书馆 CIP 数据核字（2013）第 124237 号

药理学研究的新技术与新方法

主　　编：陈晓光
责任编辑：韩　鹏
文字助理：杨小杰

出版发行：**中国协和医科大学出版社**
　　　　　（北京东单三条九号　邮编 100730　电话 65260378）
网　　址：www. pumcp. com
经　　销：新华书店总店北京发行所
印　　刷：北京佳艺恒彩印刷有限公司

开　　本：787×1092　1/16 开
印　　张：21.75
字　　数：500 千字
版　　次：2014 年 3 月第 1 版　　　2014 年 3 月第 1 次印刷
印　　数：1—3000
定　　价：55.00 元

ISBN 978-7-81136-875-8

内 容 简 介

本书共18章，从近年来药理学研究中所采用的最新技术和新方法着手，着重介绍了药理学研究中所涉及的均相时间分辨荧光技术、磁共振波谱技术、表面等离子共振技术、化学发光技术、荧光可视化技术、激光扫描共聚焦技术、双向电泳和飞行质谱技术、血糖钳夹技术、微透析技术、基因表达和蛋白表达技术、荧光偏振技术、流式细胞技术、圆二色谱技术、干细胞技术、小动物正电子发射断层成像技术，以及转基因与基因敲除动物和CYP450高表达体系在药理学研究中的应用，胰岛功能评价方法在抗糖尿病药理学研究中的应用等，结合疾病发生发展过程中的病理生理机制以及药理学研究特点，较详尽地介绍了各种新技术与新方法在防治心脑血管系统疾病、神经精神系统疾病、代谢综合征、抗肿瘤、抗炎免疫、抗病毒等药理学研究中的应用。本书注重科研思维方法的培养，引导学生把握新药研究当前国际发展的前沿领域，所采用的最新技术和方法，使学生对当前药理学研究的新技术和新方法有一定的了解，为这一领域新的课题研究提供技术手段，为科学研究奠定良好的基础。本书主要面向医药院校的研究生和从事新药研究的科研人员，既可作为一本教科书，也可作为一本专业参考书。

前　言

"药理学研究的新技术与新方法"课程自 2007 年 3 月授课以来，经过 5 年的授课实践和教学反馈，获得了业内同行和广大研究生的认可和好评。鉴于药理学研究中的新技术与新方法日新月异，目前国内还没有一本较全面的相关教科书，我们经与中国协和医科大学出版社协商，决定在 2007 年编写大纲的基础上，邀请我所近年来活跃在教学、科研第一线并对某一领域新技术新方法具有一定造诣和教学经验的中青年学者组成编写班子，对大纲所涉及的内容进行整理编辑出书，内容力求新颖、实用。

本书定位于全国高等医药院校及研究机构的药学、医学研究生的培养，侧重于科研，同时也兼顾临床医学研究生。按照研究生培养目标的要求，突出研究生教学特点，着重介绍药理学研究中所涉及的新技术新方法，结合撰稿人自身学科特点，较详尽地介绍新技术和新方法的背景、原理、技术流程以及应用范例，使学生对当前药理学研究中所涉及的新技术和新方法的全貌有概括性地了解，为其研究课题应用新的技术手段和研究思路提供帮助和借鉴。

本书有别于以往的教材，为避免成为单纯的技术手册和操作教程，充分结合药理学科分支的前沿进展，尤其是体现撰写者在本技术方法领域的自身优势和经验体会，因此，每章（节）编写时遵循"背景→原理→技术流程→应用范例→参考文献"的顺序进行，突出研究生教材区别于其他教材的特色，力保全书思路的统一性及整体性。该书编写格式也力求与国际接轨，全书统一建立主题词索引，并列出相关书目与相关网站，以供读者参考和查找。

我们十分感谢所有参与编书的同志们的大力支持，感谢他们在百忙的科研与教学工作中亲自执笔、及时完稿。

在本书成书过程中，得到中国协和医科大学出版社的鼎力支持，中国医学科学院药物研究所的金晶博士、连泽勤博士、渠凯先生承担了大量的辅助工作，在此一并致以诚挚的谢意。

陈晓光

2013 年 8 月于北京

目　录

第一章　均相时间分辨荧光技术在
药理学研究中的应用

均相时间分辨荧光（homogeneous time-resolved fluorescence，HTRF）是用来检测纯液相体系中待测物的一种常用方法，是研究药物靶标的较理想技术之一。该技术结合了荧光共振能量转移（fluorescence resonance energy transfer，FRET）和时间分辨荧光（time resolved fluorescence，TRF）两种技术。HTRF技术是对TRF技术的改良，提供了更高的灵敏度和稳定性。

第一节　均相时间分辨荧光技术

一、技术原理

HTRF技术结合了TRF和FRET两种技术。该技术利用具有穴状结构的铕（Eu）元素的螯合标志物和XL665作为一个供体（donor），是基于Eu穴状化合物的供体与受体（第二荧光标志物）之间的荧光共振能量转移（FRET）。在荧光共振能量转移中，受体发射荧光的寿命与供体发射荧光的寿命相同。因为Eu的荧光衰减周期较长，所以含Eu的供体会诱导XL665受体长时间地发射荧光，受体激发后产生的荧光便能持续较长时间，通过时间分辨就可以区分那些短寿命的自身散射的荧光，从短寿命荧光背景中很容易区分出FRET信号。

当两个荧光基团由于生物分子相互作用而接近时，在激发时被穴状化合物捕获的部分能量释放，发射波长为620nm；另一部分能量转移到受体（acceptor）上，发射波长为665nm。665nm的发射光仅仅由供体引起的FRET产生。所以，当生物分子相互作用时，有两个激发光620nm和665nm；当不存在相互作用时，只有620nm一个激发光。

HTRF技术原理示意图见图1-1-1；TPB Eu^{3+}穴状物和XL665的发射光谱见图1-1-2。

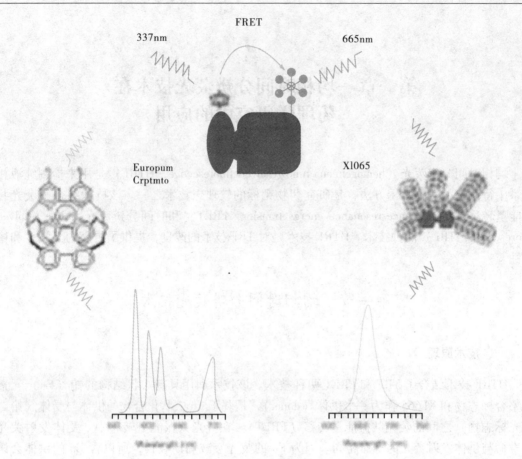

图 1-1-1　HTRF 技术原理示意图

　　Eu^{3+}穴状物与 XL665 分别作为供体和受体，在激发条件下，当供体和受体足够接近时，将发生能量共振转移，受体 XL665 会在 665nm 发出特定的持续时间较长的荧光。

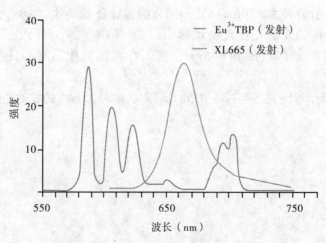

图 1-1-2　TPB Eu^{3+}穴状物和 XL665 的发射光谱

二、HTRF 的含义

均相（homogeneous）是指所有参与反应的试剂或化合物无需经过吸除处理，反应体系内的各成分互不影响。时间分辨荧光（TRF），全称时间分辨荧光共振能量转移（TR-FRET）。时间分辨（time resolved）指依靠时间来去除那些寿命较短的荧光，从而分辨目标荧光。F 是荧光共振能量转移（FRET）的意思，指在供体和受体相互靠得很近时，光子能从一个受激发的荧光团（供体）转移到另一个荧光团（受体），并使后者发出荧光。

（一）FRET 技术

FRET 技术利用了两种荧光基团的能量转移，这两种荧光基团分别称为（能量）供体和（能量）受体。供体被外来能源激发（例如闪光灯或激光），如果它与受体在足够近的距离之内，可以将能量共振转移到受体上。受体受到激发，发出特定波长的发射光。将供体和受体分别与相互作用的两个生物分子结合，生物分子的结合可以将受体和供体拉到足够近的距离，产生能量转移。由于受体分子的发射光来自于能量转移，所以在实验中不需要将未结合与已结合的分子分开，即不需要洗涤步骤。这种均相的实验方式操作简单，缩短了实验时间且节约了费用。

一般情况下，在 FRET 实验中使用的供体和受体是快速荧光基团，半衰期非常短。传统 FRET 技术的限制因素是背景荧光，后者来自于样品成分，包括缓冲液、细胞裂解液的自发荧光和其他蛋白质、化合物。背景荧光极大地影响了实验灵敏度，并使数据分析复杂化。但背景荧光的持续时间非常短暂（寿命为纳秒级），可以利用时间分辨荧光方法将其去除。

（二）TRF 技术

如前所述，在生物溶液或血清中的很多化合物和蛋白质是自发荧光的，利用传统的快速荧光基团进行检测极大地影响了实验的灵敏度。如果使用长寿命的荧光基团结合时间分辨的检测方式（在荧光激发和发射检测之间有一个时间延迟）可将快速荧光的干扰降到最低。时间分辨荧光（TRF）利用稀土元素中镧系元素的独特性质。与传统荧光基团相比，它们具有大的动力位移和非常长的发射半衰期（从微秒到毫秒级），这使它们在生物学荧光应用领域显得尤为重要。在 TRF 中常用的镧系元素是钐（Sm）、铕（Eu）、铽（Tb）和镝（Dy）。

通过直接激发难以使镧系元素离子产生荧光，因为这些离子很难吸收光子。镧系元素必须首先与有机分子形成复合物，有机分子收集光子并通过分子内非放射过程转移到镧系元素上。稀土元素螯合物和穴状化合物是能量收集装置的典型代表，它们收集能量并转移到镧系元素离子上，后者则发出其特征性的长寿命的荧光。

稀土元素复合物具有特殊的性质，包括稳定性、较高的发射光产率，并且能够与生物分子连接，因此可以成功应用于生物学检测中。除此之外，当直接在生物溶液中反应时，复合物能够耐受荧光淬灭又显得尤为重要。但稀土元素螯合物稳定性较差，而且有的化合物可竞争螯合物活性基团，当与 FRET 技术结合在一起时其灵敏度也受到限制。如果稀土元素与穴状化合物结合，可排除许多限制因素。

三、技术特点

虽然 HTRF 也是基于 TR-FRET 的化学技术，但它的许多特点把它与其他 TR-FRET 技术区分开来。这些特点包括使用了镧系元素（铕和铽），从而具有较长的半衰期，很大的动力位移（如图 1-1-3 所示，Eu^{3+} 动力位移 > 300nm）；同时，镧系元素与络合的穴相结合，这种结合的穴状物（cryptate）与其他所有 TR-FRET 技术使用的螯合物结构（chelate）相比，显著增加了稳定性（可耐受低 pH 值、金属离子、DMSO、EDTA 等）。

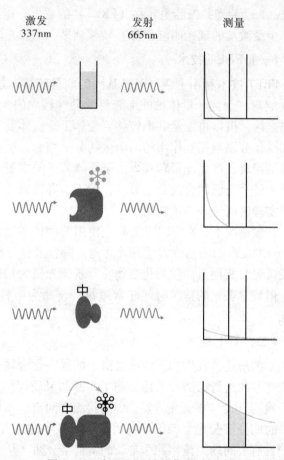

穴状化合物的形成是将一个阳离子装入到一个立体笼中。笼能收集光，然后将能量转移到核心的镧系元素。大环的性质有利于与镧系元素紧密相连，这种牢固地连接会形成非常稳定的复合体。穴结构能耐受一些特殊的实验条件，如大量存在的阳离子（Mg^{2+} 和 Mn^{2+} 等）、螯合物（EDTA）等特殊的溶剂和温度。它适用于高浓度的血清（50%），HTRF 技术可应用于临床诊断。在读板前或孵育时加入氟离子能增强实验对大量化合物的抗干扰性。穴状物没有光漂白性，多次读数后信号无损失，因此能按照需要的次数去读，可以进行动力学检测。而螯合物结构的稳定性尚未达到该水平。

图 1-1-3　在 665nm 处的荧光时间选择

在介质处于受激发状态下，未聚集的受体或穴状物在 665nm 处产生的大部分荧光都会被时间分辨的方法所辨别。

总体而言，HTRF 技术的特点如下：①荧光持续时间更久；②时间选择（时间延迟读取测量）；③低背景；④校正干扰因素；⑤均质式检测；⑥能抵抗金属离子对信号的影响。

四、HTRF 技术的主要实验方法

（一）竞争分析法

该技术涉及了能与目标测定物相结合的特异性抗体（含有 HTRF 荧光基团供体）和能

与抗体结合的竞争性抗原（含有 HTRF 荧光基团受体）。目标测定物与抗体结合并不会发出荧光，抗体与竞争性抗原结合会发出荧光。目标测定物和竞争性抗原共同竞争结合特异性抗体，待稳定后测定荧光值的变化便可量化待测物的浓度。

（二）三明治分析法

某些待测物能与两个不同的抗体相结合，而不是一个。根据此特性，该技术涉及了 2 种含有荧光基团的抗体（一个有荧光基团供体、一个有荧光基团受体）与目标测定物进行结合。当测定物与两种抗体共同结合时，2 个荧光基团之间便会激发从而发射荧光。

五、HTRF 的应用

HTRF 技术被广泛应用于细胞、生化实验以及其他药理学研究中，并应用于药物研发的不同阶段，从实验方法的建立，高通量筛选（HTS），先导化合物到候选化合物，再到临床前研究。这是一种灵敏且稳定的技术，可以使用 384 和 1536 孔板。从 10 年前 HTRF 技术进入药物研发领域以来，研究者们采用该技术加快了很多基于抗体的研究，包括 G 蛋白偶联受体（GPCR）（受体配体结合、受体二聚化、cAMP 和 IP-1 的检测以及磷酸化 ERK 的定量）、激酶、细胞因子和生物标志物、生物过程（抗体和蛋白生产）等，以及蛋白与蛋白、蛋白与多肽、蛋白与 DNA/RNA 相互作用的研究等。HTRF 具有与 ELISA 同等的检测范围和检测极限，但是不需要洗板，可以极大地缩短实验时间，所以 HTRF 技术可以取代大部分 ELISA 实验方法，为均相 ELISA。

第二节　HTRF 技术在 S1P 受体激动剂研究中的应用

一、S1P 受体激动剂体外筛选模型

稳定转染人 S1P1 的 CHO 细胞：S1P1 CHO-K1 Gαqi5 stable cell line（CG1047-1）
稳定转染人 S1P3 的 CHO 细胞：S1P3 CHO-K1 Gαqi5 stable cell line（CG1049-1）
（购自美国 Multispan 公司）
培养条件：90% DMEM/F12；10% FBS；$10\mu g/ml$ 嘌呤霉素；$250\mu g/ml$ 潮霉素。

二、S1P 受体激动剂体外筛选方法

HTRF IP-1 细胞水平检测——Gq 信号转导通路活化水平检测（IP-1 kit 购自 Cisbio 公司）。

（一）Gq 信号转导通路简介

S1P1 和 S1P3 均属于 G 蛋白偶联受体，G 蛋白偶联受体介导的信号通路主要有三种，通过四个亚型来介导，Gs，Gi，G12/13 和 Gq。本研究中细胞模型属于 Gq 通路检测范畴。Gq 通路的效应分子为磷脂酶 C-β（PLCβ），引起细胞内 Ca^{2+} 浓度升高和钙调蛋白活化。如图 1-2-1 所示，信号分子与 Gq 受体结合后，激活细胞膜上的 PLC，水解 PIP2 为 IP3 和 DAG。IP3 继而与滑面内质网和线粒体上的受体结合，钙通道活化，引起细胞内钙

离子浓度升高。所以，Gq 通路的活性有两种检测途径，即测定细胞内的钙浓度和 IP3 的含量。

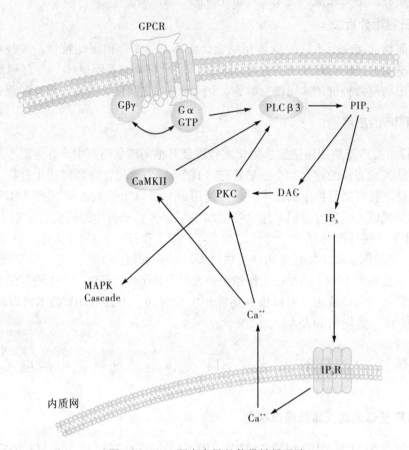

图 1-2-1　Gq 蛋白介导的信号转导通路

IP3 半衰期很短（<30s），其产生后很快变成 IP2，然后生成 IP1，终产物为 myo-肌醇。如图 1-2-2 所示，LiCl 可以阻断 IP1 到 myo-肌醇的产生，引起 IP1 积聚。通过测定 IP1 的含量，可以知道 IP3 的含量，从而研究 Gq 通路的活化过程。

（二）实验原理

HTRF IP1 检测是基于 HTRF 技术的竞争性免疫检测，使用铽穴状化合物（Tb）标记的抗 IP1 单抗和 d2 标记的 IP1。细胞内所产生的 IP1 可以和试剂盒提供的标记了 d2 的 IP1 竞争 IP1 抗体的抗原结合位点。当铽标记抗 IP1 抗体与 d2 标记的 IP1 结合后，会发生能量共振转移，产生比较大的信号。随着细胞内 IP1 的增多，游离 IP1 与抗体的结合增多，信号逐渐减小（图 1-2-3）。

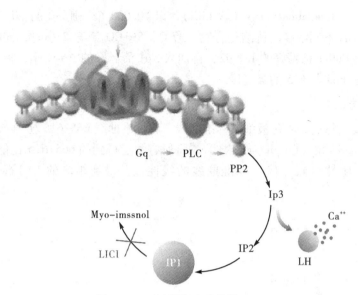

图 1-2-2　IP3 的产生及代谢过程

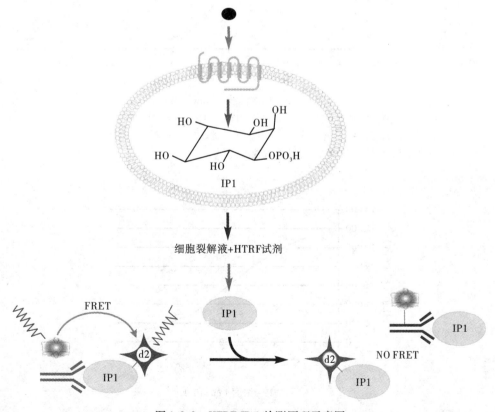

图 1-2-3　HTRF IP-1 检测原理示意图

（三）实验步骤

细胞重悬于 1×stimulation buffer（含 LiCl），以 70,000 个细胞/孔的密度铺于 384 孔板，每孔 7μl。加入 7μl 不同浓度的待测化合物，37℃，5% CO_2 孵育 2 小时，同时做标准曲线。加入 3μl 用 Lysis Buffer 稀释好的 IP1-d2，再加入 3μl 稀释好的 Ab-Cryp，室温孵育 1 小时。Envision 检测波长 665 与 615 的吸光度。

（四）实验结果

1. 标准曲线　每块 384 孔板都做标准曲线，将标准曲线 665/615 比值与 IP-1 浓度进行 nonlinear least squares fit（Graph pad 软件）。将所有测定得到的 665/615 比值（包括各个浓度的化合物以及阴性对照）代入标准曲线的线性段，得到相应的 IP-1 浓度。举例如图 1-2-4，图 1-2-5。

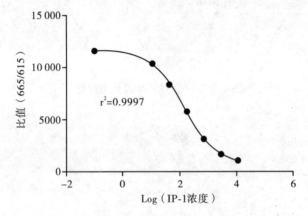

图 1-2-4　IP-1 标准曲线（Graph Pad）

注：IP1 浓度分别为 0，11，43，172，688，2750，11 000nmol/L。图中横轴为 IP-1 浓度的 Log 值。但由于 0 不能取 Log，因此作图时以 0.1 替代，实际进行计算时，只是取线性段。

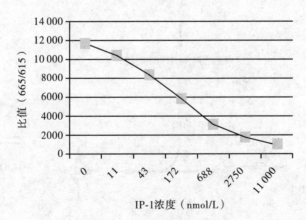

图 1-2-5　IP-1 标准曲线（Excel）

2. 化合物检测结果　将代入标准曲线得到的 IP-1 浓度值与对应化合物浓度的 Log 值进行 nonlinear least squares fit（log agonist vs response-variable slope），得到 EC_{50} 值，详见表1-2-1及图 1-2-6 ~ 图 1-2-17。

表 1-2-1　化合物对 S1P1 和 S1P3 受体的激动作用

化合物	EC_{50}（nmol/L）	
	S1P1	S1P3
948-p	90	882
925-p	330	>5000
926-p	139	942
955-p	12.6	161
963-p	409	203
929-p	6.9	683
927-p	9.4	>5000
933-p	88	1547
916-p	2.5	1012
934-p	59	979
922-p	3.9	148
978-p	44	1738

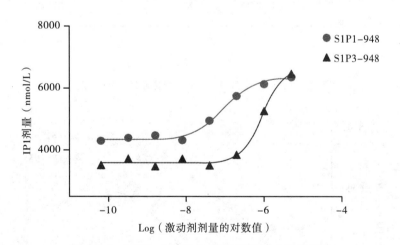

图 1-2-6　948-P 对 S1P1 和 S1P3 受体激动作用曲线

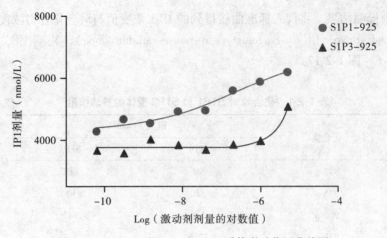

图 1-2-7 925-P 对 S1P1 和 S1P3 受体激动作用曲线图

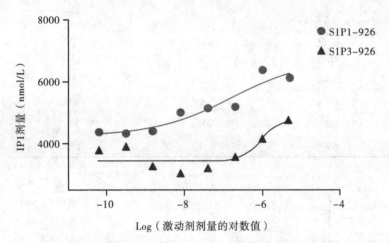

图 1-2-8 926-P 对 S1P1 和 S1P3 受体激动作用曲线图

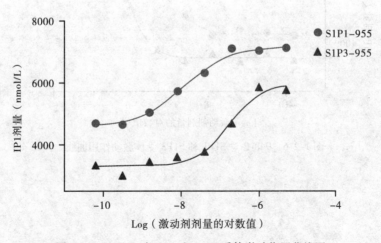

图 1-2-9 955-P 对 S1P1 和 S1P3 受体激动作用曲线图

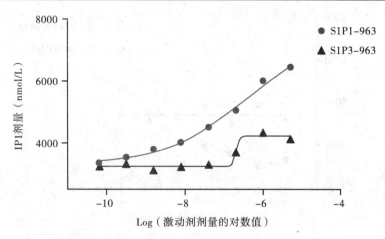

图 1-2-10　963-P 对 S1P1 和 S1P3 受体激动作用曲线图

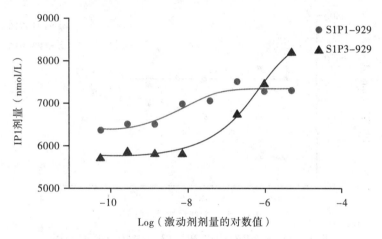

图 1-2-11　929-P 对 S1P1 和 S1P3 受体激动为作用曲线图

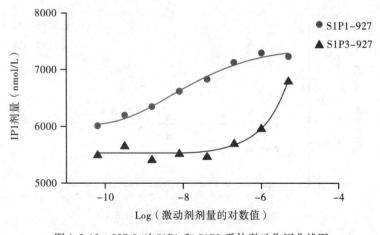

图 1-2-12　927-9 对 S1P1 和 S1P3 受体激动作用曲线图

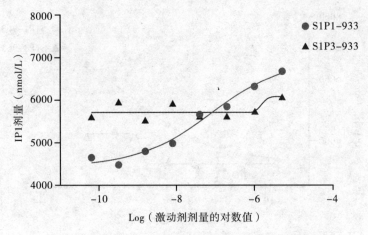

图 1-2-13　933-P 对 S1P1 和 S1P3 受体激动作用曲线图

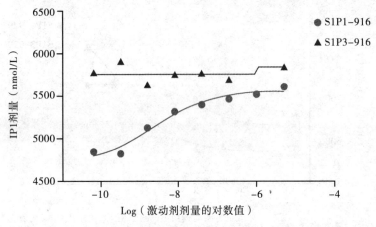

图 1-2-14　916-P 对 S1P1 和 S1P3 受体激动作用曲线图

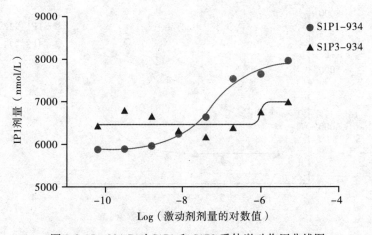

图 1-2-15　934-P 对 S1P1 和 S1P3 受体激动作用曲线图

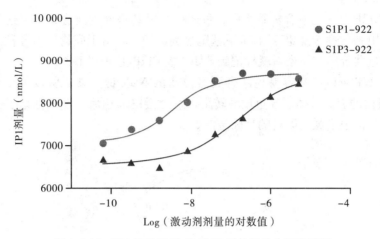

图 1-2-16　922-P 对 S1P1 和 S1P3 受体激动作用曲线图

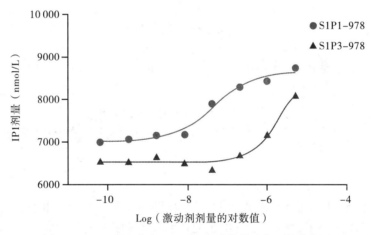

图 1-2-17　978-P 对 S1P1 和 S1P3 受体激动作用的曲线图

第三节　HTRF 技术的延伸——Tag-lite 技术

进行受体配体结合检测有非放射性核素方法和放射性核素方法。非放射性核素方法包括时间分辨荧光（TRF）和荧光偏振（FP）等方法，操作简单，对环境无污染，是受体配体结合检测的发展方向。Cisbio 的 Tag-lite 技术将新出现的 SNAP-Tag 技术和经典的 HTRF 技术结合起来，稳定可靠，是放射性核素方法的替代解决方案。

一、检测原理

Tag-lite 是 SNAP-Tag 与 HTRF 技术相结合，用来进行活细胞表面受体分析的技术。SNAP 技术由 Covalys 公司研究开发，并由 NEB 公司实现商品化，最终与 Cisbio 公司合作产生了 Tag-lite 技术。

SNAP 和 CLIP 是小的融合标签蛋白，可通过苄甲基特异地与底物不可逆共价结合，其底物分别为苄甲基鸟嘌呤（BG）和苄甲基胞嘧啶（BC）。由于底物可与各种染料形成衍生物，这样，通过共价反应，染料就标记到 SANP 或 CLIP 上（图 1-3-1）。

SNAP 或 CLIP 可以非常容易地融合到蛋白质的 N 端或 C 端，所以可以构建 SNAP 或 CLIP 与目标蛋白的表达载体。经过质粒转染、融合蛋白表达后，加入标记了荧光染料的底物，便可以得到标记了荧光染料的目标蛋白。

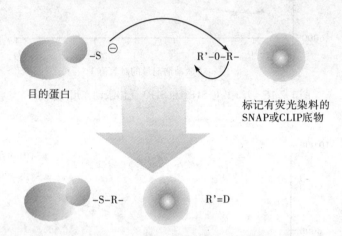

图 1-3-1   Tag-lite 检测原理示意图

GPCR-SNAP 与 Tb 穴状化合物结合。表达在 GPCR N 端的 SNAP 与底物-Tb 的苄甲基反应。

在 Tag-lite 技术中，用 pSNAP 或 pCLIP 与编码目标 GPCR 的基因构建质粒，转染入细胞后，就可表达 N 端融合了 SNAP 或 CLIP 的目标 GPCR（图 1-3-2）。

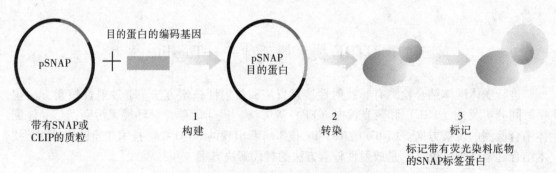

图 1-3-2   目标 GPCR 表达过程示意图

SNAP 与 GPCR 在 N 端形成融合蛋白。首先构建编码 GPCR 和 SNAP 质粒，然后转染入宿主细胞。

底物（BG 或 BC）与 HTRF 荧光染料反应形成衍生物，例如与供体铽穴状化合物（Lumi4-Tb）形成衍生物，SANP-GPCR 或 CLIP-GPCR 融合蛋白与其反应，则 Tb 被标记到 GPCR 上。加入受体荧光染料标记的配体，可以进行受体配体结合实验。根据实验目的，HTRF 的能量受体与底物形成衍生物，则受体被标记到 GPCR 上，可以进行 GPCR 同源二聚化实验。除此之外，还可以进行 GPCR 异源二聚化实验、寡聚化实验以及内源化实验等细胞表面受体分析。

二、实验过程

（一）实验材料

1. pSNAP-GPCR 质粒　用来瞬时表达 GPCR-SNAP 或构建稳转细胞。质粒对 GPCR 功能没有影响，可在细胞中进行功能性检测。

2. Tag-lite SNAP-Lumi4-Tb 底物　将 HTRF Tb 穴状化合物标记到 GPCR 上。

3. Tag-lite 荧光标记配体　经过验证的与 GPCR 结合的特异性配体，其上标记 HTRF 受体染料（红色或绿色）。

（二）步骤

1. 构建含有标签融合蛋白的 Tag-lite 质粒　将 pSNAP 或 pCLIP 质粒与目标 GPCR 的基因序列构建质粒，转染入细胞后，该质粒可表达 N 端融合了 SNAP 或 CLIP 的 GPCR（如图 1-3-3）。

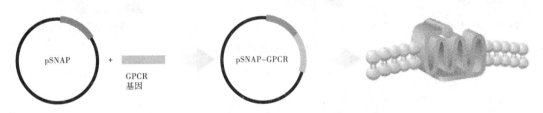

图 1-3-3　构建 SNAP-GPCR 表达载体

2. 用 Tag-lite 染料标记 GPCR　SNAP 和 CLIP 底物可与 HTRF 的供体 Tb 穴状化合物结合。底物与 SNAP 或 CLIP 反应后，HTRF 的供体就与 GPCR 连接在一起。底物也可与 HTRF 的荧光受体结合，形成标记了受体的 GPCR，用于其他应用，过程如图 1-3-4。

3. 受体配体结合　连接了 HTRF 供体的 GPCR 与荧光素标记的配体结合（该荧光素是 HTRF 的受体），产生 HTRF 信号，即两个特异性发射光谱（图 1-3-5）。

Tag-lite 受体配体结合实验的整个过程如图 1-3-6。

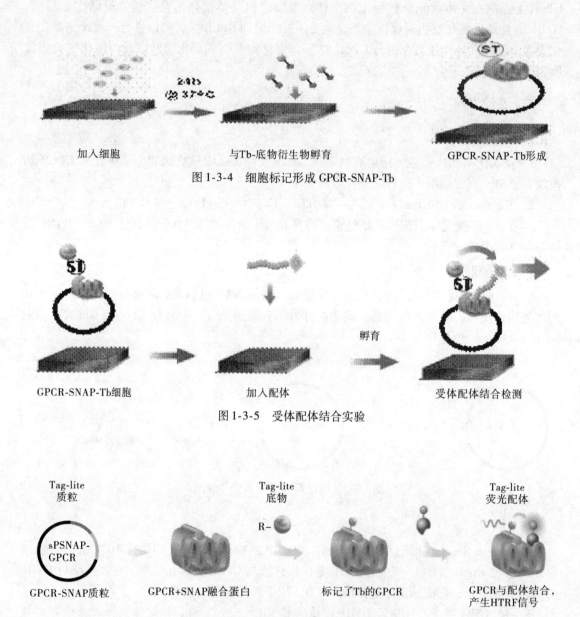

加入细胞   与Tb-底物衍生物孵育   GPCR-SNAP-Tb形成

图 1-3-4 细胞标记形成 GPCR-SNAP-Tb

孵育

GPCR-SNAP-Tb细胞   加入配体   受体配体结合检测

图 1-3-5 受体配体结合实验

Tag-lite
质粒

Tag-lite
底物

Tag-lite
荧光配体

R−

GPCR-SNAP质粒 GPCR+SNAP融合蛋白 标记了Tb的GPCR GPCR与配体结合，
产生HTRF信号

图 1-3-6 Tag-lite 受体配体结合实验过程

（三）应用

1. 多巴胺 D_2 受体配体结合实验 进行了配体 Kd 值检测和受体配体竞争抑制实验，结果如图 1-3-7 和图 1-3-8。

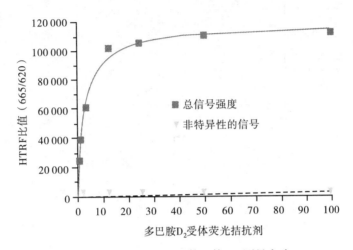

图 1-3-7 多巴胺 D_2 受体配体 Kd 测量实验

构建 SNAP 与多巴胺 D_2 受体的表达载体，瞬时转染后，加入 Tb 标记的底物，得到 GPCR-SNAP-Tb。然后，加入浓度逐渐升高的红色荧光素标记的配体，检测 HTRF 信号。本实验所得 Kd＝15±8nmol/L。

SNAP-多巴胺 D_2 瞬时转染细胞后，标记 Tb。然后，加入 3nmol/L 红色荧光素标记的配体和 NAPS/PPHT。测定的 IC50 分别为：0.3nmol/L 和 16nmol/L。

三、Tag-lite 技术的检测波长

Tag-lite 技术利用 Tb 作为能量供体，其发射光谱见图 1-3-9。从图中可以看出，绿色或红色荧光都可以作为 Tb 的能量受体。这样一种组合，能够提供更高的信噪比，原因如下：①Tb 穴状化合物具有较长的半衰期，可以时间分辨荧光的模式检测。在这种模式下，所有的自发荧光都不会被检测到；②作为能量供体的 Tb，在 520nm 和 665nm 的发射信号非常低，而这正是能量受体的检测波长，所以来自 Tb 的干扰很小。

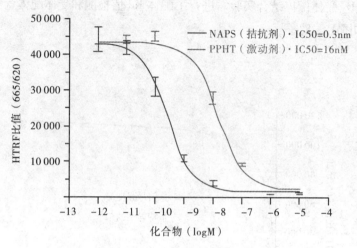

图 1-3-8　多巴胺 D_2 受体配体竞争抑制实验

四、检测特点和优势

1. 可用于所有 GPCR 受体配体结合分析，构建的细胞可用于所有功能性检测，并且可检测受体的二聚化、寡聚化和内源化等等。

2. SNAP 或 CLIP 荧光染料标记的底物不能进入细胞，细胞内部不会有信号产生而对实验产生干扰。

3. SNAP 和 CLIP 的底物非常特异，不与其他蛋白成分发生反应，SNAP 和 CLIP 可同时表达在细胞表面。

4. 基于 HTRF 技术，背景低，假阳性率低。

5. 均相检测，可用于高通量筛选。

6. 可采用肽或非肽类的荧光配体。

7. 无放射性，可用于同位素检测的替代技术。

五、应用领域

活细胞表面受体分析，包括受体配体结合、受体同源二聚化、受体异源二聚化，受体寡聚化、受体内源化检测等等。

六、例举

活细胞表面受体二聚化/寡聚化分析

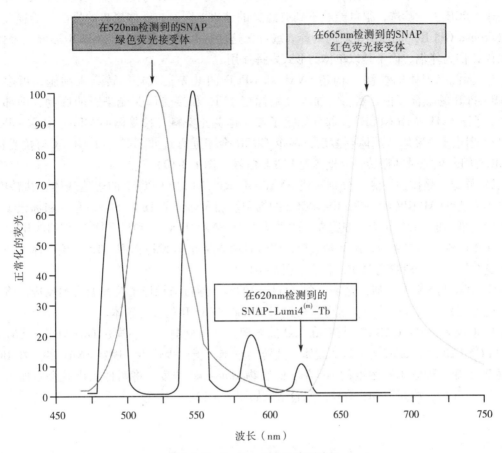

图 1-3-9　Tag-lite 技术的检测波长

目前有两个不同的方法进行受体二聚化/寡聚化检测，一个是体外检测，一个是活细胞检测。CO-IP 是应用最广泛的检测二聚化/寡聚化的体外方法。活细胞检测的方法主要基于能量共振转移原理，包括 FRET、pbFRET、BRET、HTRF（TR-FRET）等。Tag-lite 将 SNAP-Tag、HaloTag 和 HTRF 技术结合起来，可以非常方便可靠地检测活细胞受体二聚化/寡聚化。

G 蛋白偶联受体很久以来一直被认为是以单体的形式存在，并且与配体结合进行信号转导。然而，近年来，越来越多的实验证据表明，有的 GPCR 可形成同源二聚体或异源二聚体而发挥作用。虽然这种聚集在与 G 蛋白结合方面的作用还存在着争议，但是许多 GPCR 确实可形成二聚体/寡聚体是毋庸置疑的，尤其是 C 类受体（class C receptor）。二聚体/寡聚体除了可能参与 G 蛋白结合，还可能在 GPCR 脱敏、GPCR 合成后从内质网分泌到细胞表面等过程中发挥作用。

二聚化/寡聚化的发现给新药研发提供了新的思路，尤其是对于异源聚集。在这种模式下，药物可能与一个 GPCR 结合，并共同活化了第二个 GPCR，引起细胞反应。如果只用其中一个 GPCR 去做筛选，很可能看不到有意义的结果。同时，受体聚集的提出，给孤儿受体（orphan GPCR）也提出了新的解释。或许，这些孤儿受体可与其他 GPCR 形成二聚体/寡聚体，作为伴侣，而不是以单体的形式发挥作用。

1. 同源二聚体的检测　构建 SNAP 和 GPCR 的共表达载体，转染入细胞，可表达 SNAP-GPCR 的融合蛋白。然后，加入分别标记了 Tb 和接受体荧光染料的底物，则部分 GPCR 标记了 Tb（Tb-GPCR），部分标记了接受体荧光染料（接受体-GPCR）。如果 GPCR 可以形成同源二聚体，配体刺激后，两个 GPCR 会相互靠近并耦联。Tb-GPCR 与接受体-GPCR 之间发生能量共振转移，检测到 HTRF 信号（图 1-3-10）。

2. 异源二聚体的检测　分别构建 SNAP-GPCR1 和 CLIP-GPCR2 的表达载体，共转染，可得到表达 SNAP-GPCR1 和 CLIP-GPCR2 的细胞。加入标记了 Tb 的 SNAP 底物和标记了接受体荧光染料的 CLIP 底物，细胞表面的受体为 Tb-SNAP-GPCR1 和接受体-CLIP-GPCR2。如果 GPCR 形成异源二聚体，配体刺激后，GPCR1/2 相互靠近发挥作用。Tb 与接受体之间发生能量共振转移，检测到 HTRF 信号（图 1-3-11）。

HaloTag 与 SNAP 相似，也是一个自身标记的酶，通过与标记了荧光的底物反应，将自身标记上荧光。在该实验中，也可以构建 HaloTag 与 GPCR 的表达载体。

3. C 类 GPCR：GABAB1 与 GABAB2 的异源二聚化检测　分别构建 GABAB1 与 SNAP-Tag 和 GABAB2 与 HaloTag 的表达载体，共转染细胞。蛋白表达后，固定 SNAP 的底物 BG-Tb 浓度不变，配制不同浓度的 HaloTag 的底物 Halo-Red 浓度，将两种底物混合后加入细胞。孵育 1h 后，检测 HTRF 信号，实验结果如图 1-3-12。

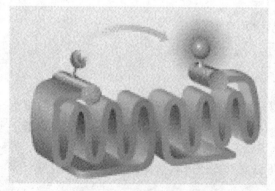

图 1-3-10　GPCR 同源二聚体检测模式

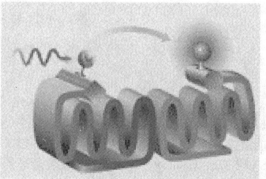

图 1-3-11　GPCR 异源二聚体检测模式

GABAB1 与 GABAB2 形成异源二聚体发挥作用。随着 Halo-Red 浓度的增加，有更多的能量从 Tb 转移到 Red 染料上，HTRF 信号增强，直到达到平衡。

C类GPCR:
GABAb GB1/GB2

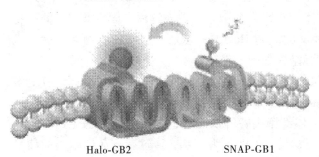

Halo-GB2   SNAP-GB1

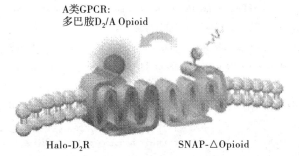

图 1-3-12 C 类 GPCR：GABAB1
与 GABAB2 的异源二聚化检测

A类GPCR:
多巴胺D$_2$/A Opioid

Halo-D$_2$R   SNAP-△Opioid

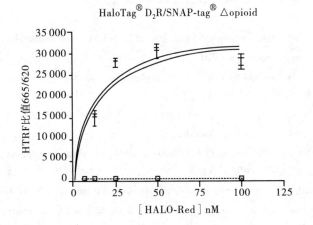

图 1-3-13 A 类 GPCR：GABAB1 与
GABAB2 的异源二聚化检测

4. A 类 GPCR：多巴胺 D_2 与 delta 阿片的异源二聚化检测　分别构建 delta 阿片与 SNAP-Tag 和多巴胺与 HaloTag 的表达载体，共转染细胞。蛋白表达后，固定 SNAP 的底物 BG-Tb 浓度不变，配制不同浓度的 HaloTag 的底物 Halo-Red 浓度，将两种底物混合后加入细胞。孵育 1h 后，检测 HTRF 信号，实验结果如图 1-3-13。

多巴胺 D_2 与 delta 阿片形成异源二聚体发挥作用。随着 Halo-Red 浓度的增加，有更多的能量从 Tb 转移到 Red 染料上，HTRF 信号增强，直到达到平衡。

随着创新药物的深入研究与开发，活体细胞内各种功能的检测技术越来越受到广泛的重视，在过去的几十年中，有近 50% 的药物是以 GPCR 为靶点，通过影响活细胞内的信号转导、受体的二聚化/寡聚化等过程而发挥作用，至今已有许多新的药物靶点被发现，因此活细胞内的信号转导、受体的二聚化/寡聚化的检测已成为新药研发必不可少的关键技术手段，基于能量共振转移原理而设计的包括 FRET、pbFRET、BRET、HTRF（TR-FRET）和 Tag-lite 等技术的应用，将有利地促进新药的研究与开发。

（金　晶　陈晓光）

参 考 文 献

1. Dobritsa SV, Kuok IT, Nguyen H, et al. Development of a High-Throughput Cell-Based Assay for Identification of IL-17 Inhibitors. J Biomol Screen, 2013, 18 (1)：75-84.

2. Chen MJ, Wu YS, Lin GF, et al. Quantum-dot-based homogeneous time-resolved fluoroimmunoassay of alpha-fetoprotein. Anal Chim Acta, 2012, 741：100-5.

3. Benicchi T, Iozzi S, Svahn A, et al. A homogeneous HTRF assay for the identification of inhibitors of the TWEAK-Fn14 protein interaction. J Biomol Screen, 2012, 17 (7)：933-45.

4. Lin Y, Fan H, Frederiksen M, et al. Ecting S-adenosyl-L-methionine-induced conformational change of a histone methyltransferase using a homogeneous time-resolved fluorescence-based binding assay. Anal Biochem, 2012, 423 (1)：171-7.

5. Thomsen AR, Hvidtfeldt M, Bräuner-Osborne H. Biased agonism of the calcium-sensing receptor. Cell Calcium, 2012, 51 (2)：107-16.

6. Kern A, Albarran-Zeckler R, Walsh HE, et al. Apo-Ghrelin receptor forms heteromers with DRD2 in hypothalamic neurons and is essential for anorexigenic effects of DRD2 agonism. Neuron, 2012, 73 (2)：317-32.

7. Delille HK, Becker JM, Burkhardt S, et al. Heterocomplex formation of 5-HT2A-mGlu2 and its relevance for cellular signaling cascades. Neuropharmacology, 2012, 62 (7)：2184-91.

8. Degorce F, Card A, Soh S, et al. HTRF：A technology tailored for drug discovery-a review of theoretical aspects and recent applications. Curr Chem Genomics, 2009, 3：22-32.

9. Martikkala E, Rozwandowicz-Jansen A, Hänninen P, et al. A homogeneous single-label time-resolved fluorescence cAMP assay. J Biomol Screen, 2011, 16 (3)：356-62.

10. Ou YH, Torres M, Ram R, et al. TBK1 directly engages Akt/PKB survival signaling to support oncogenic transformation. Mol Cell, 2011, 41 (4)：458-70.

11. Schmidt J, Smith NJ, Christiansen E, et al. Selective orthosteric free fatty acid receptor 2 (FFA2) agonists：identification of the structural and chemical requirements for selective activation of FFA2 versus

FFA3. J Biol Chem, 2011, 286 (12): 10628-40.

12. Pellissier LP, Barthet G, Gaven F, et al. G protein activation by serotonin type 4 receptor dimers: evidence that turning on two protomers is more efficient. J Biol Chem, 2011, 286 (12): 9985-97.

13. Xu TR, Ward RJ, Pediani JD, et al. The orexin OX1 receptor exists predominantly as a homodimer in the basal state: potential regulation of receptor organization by both agonist and antagonist ligands. Biochem J, 2011, 439 (1): 171-83.

14. Monnier C, Tu H, Bourrier E, et al. Trans-activation between 7TM domains: implication in heterodimeric GABAB receptor activation. EMBO J, 2011, 30 (1): 32-42.

15. Leyris JP, Roux T, Trinquet E, et al. Homogeneous time-resolved fluorescence-based assay to screen for ligands targeting the growth hormone secretagogue receptor type 1a. Anal Biochem, 2011, 408 (2): 253-62.

16. Moscovitch-Lopatin M, Weiss A, Rosas HD, et al. Optimization of an HTRF Assay for the Detection of Soluble Mutant Huntingtin in Human Buffy Coats: A Potential Biomarker in Blood for Huntington Disease. PLoS Curr, 2010, 2: RRN1205.

17. Gotoh Y, Nagata H, Kase H, et al. A homogeneous time-resolved fluorescence-based high-throughput screening system for discovery of inhibitors of IKKbeta-NEMO interaction. Anal Biochem, 2010, 405 (1): 19-27.

18. Ma L, Seager MA, Wittmann M, et al. Selective activation of the M1 muscarinic acetylcholine receptor achieved by allosteric potentiation. Proceedings of the National Academy of Sciences of the United States of America 106, no. 37 (September 15, 2009): 15950-15955.

19. Härmä H, Rozwandowicz-Jansen A, Martikkala E, et al. A new simple cell-based homogeneous time-resolved fluorescence QRET technique for receptor-ligand interaction screening. J Biomol Screen, 2009, 14 (8): 936-43.

20. Hong L, Quinn CM, Jia Y. Evaluating the utility of the HTRF Transcreener ADP assay technology: A comparison with the standard HTRF assay technology. Anal Biochem, 2009, 391 (1): 31-8.

21. Bhattacharya R, Kwon J, Li X, et al. Distinct role of PLCβ3 in VEGF-mediated directional migration and vascular sprouting. Journal of Cell Science, 122, no. Pt 7 (Avril 1, 2009): 1025-1034.

22. Patnaik D, Jun Xian, Glicksman MA, et al. Identification of small molecule inhibitors of the mitotic kinase haspin by high-throughput screening using a homogeneous time-resolved fluorescence resonance energy transfer assay. J Biomol Screen, 2008, 13 (10): 1025-34.

23. Bergsdorf C, Kropp-Goerkis C, Kaehler I, et al. A one-day, dispense-only IP-One HTRF assay for high-throughput screening of Galphaq protein-coupled receptors: Towards cells as reagents. Assay Drug Dev Technol, 2008, 6 (1): 39-53.

24. Cassutt KJ, Orsini MJ, Abousleiman M, et al. Identifying nonselective hits from a homogeneous calcium assay screen. J Biomol Screen, 2007, 12 (2): 285-7.

25. Albizu L, Teppaz G, Seyer R, et al. Toward efficient drug screening by homogeneous assays based on the development of new fluorescent vasopressin and oxytocin receptor ligands. J Med Chem, 2007, 50 (20): 4976-85.

26. Trinquet E, Fink M, Bazin H, et al. D-myo-inositol 1-phosphate as a surrogate of D-myo-inositol 1, 4, 5-tris phosphate to monitor G protein-coupled receptor activation. Anal Biochem, 2006, 358 (1): 126-35.

27. Wang G, Yuan J, Hai X, et al. Homogeneous time-resolved fluoroimmunoassay of 3, 5, 3′-triiodo-l-thyronine in human serum by using europium fluorescence energy transfer. Talanta, 2006, 70 (1): 133-8.

28. Gabriel D, Vernier M, Pfeifer MJ, et al. High throughput screening technologies for direct cyclic AMP measurement. Assay Drug Dev Technol, 2003, 1 (2): 291-303.

第二章 基于核磁共振的代谢组学技术在调血脂创新药物研究中的应用

第一节 背 景

一、代谢组学技术发展

代谢是生命活动中所有（生物）化学变化的总称，代谢活动是生命活动的本质特征和物质基础。因此，对代谢物的分析向来就是研究生命活动分子基础的一个重要突破口。

生物代谢的系统化科学研究始于 18 世纪末到 19 世纪早中期，经过半个多世纪的努力，人们对代谢活动的物质基础和化学本质有了较为详尽地认识。伴随着 21 世纪的来临，对生物体系的认识需要从整体（或系统）水平进行，随之而诞生了系统生物学的思想。这种研究哲学的转变引发了所谓"组"和"组学"思想和概念的出现。这些组和组学可归纳为基因组和基因组学、转录组和转录组学、蛋白质组和蛋白质组学、代谢组和代谢组学。所谓代谢组是指生物体内源性代谢物质的动态整体。严格地说，代谢物组应该是指某一生物或细胞所有的代谢产物（metabolite）。在实际工作中，由于分析手段的局限性，更多的人倾向于把代谢物组局限于某一生物或细胞中所有的低分子量代谢产物。

二、代谢组学的定义

1999 年，在近二十年生物代谢复杂系统研究的基础上，Nicholson 等首先提出了代谢组学（metabonomics）的概念并将其定义为对生物系统因病理生理或基因改变等刺激所致动态多参数代谢应答的定量测定（the quantitative measurement of the dynamic multiparametric metabolic responses of living systems to pathophysiological stimuli or genetic modification）。从定义本身不难看出，代谢组学是将生物体作为一个动态的整体，研究其内因或外因导致的代谢变化，这个定义的核心在于其整体性和动态性。Fiehn 和 Raamsdonk 等分别在 2000 年及 2001 年先后使用了"metabolomics"这个词，强调把代谢物组分析技术用于研究植物和细胞基因的功能等方面的重要性。目前关于 metabolomics 至少有 7 个定义，但其本质是指细胞在指定时间和条件下所有小分子代谢物的定量分析（the quantitative measurement of all low molecular weight metabolites in an organism's cells at a specified time under specific environmental conditions）。有学者认为，目前两个概念的定义均有其明显不足之处，更为准确的代谢组学的定义应当是：Metabonomics is the branch of science concerned with the quantitative understandings of the metabolite complement of integrated living systems and its dynamic responses to the changes of both endogenous factors（such as physiology and development）and exogenous factors（such as environment and xenobiotics）。可以简练地描述为代谢组学是关于生物体内源性代谢物质的整体及其变化规律的科学。

三、代谢组学的研究对象

根据研究的对象和目的不同，Fiehn 将代谢组学分为以下几个层次：①代谢物目标分析，对某个或某几个特定组织进行分析；②代谢物轮廓谱分析，对少数所预设的一些代谢产物进行定量分析，如某一些结构、性质相关的化合物或某一代谢途径的特定代谢物进行定量分析；③代谢物指纹谱分析：不分离鉴定具体单一组分，而是对代谢物进行高通量的定性分析；④代谢组学，对某一生物或细胞所有小分子代谢物进行定性和定量分析；⑤代谢表型分析，在代谢组分析的基础上，对产生代谢物的有关生物和细胞进行分类和鉴定。

四、代谢组学的优势

代谢组学与蛋白组或基因组相比具有显著的优势和特点：①生物体的小分子代谢产物种类较少，使代谢组样本复杂性降低（例如酿酒酵母有 6000 多个基因，但代谢物仅有 600个）；②内源性代谢物的代谢途径的研究远早于基因和蛋白功能研究，其所在代谢通路、代谢调控已有相当的知识积累和研究经验；③代谢物轮廓反映了体内各层次调控的终末结果，代谢控制理论（MCA）和实验证明在一个生化反应中，虽然酶的浓度和代谢通量不会发生重大变化，但是代谢物的浓度会发生很大变化，因此，分析代谢物差异更加直观和敏感，代谢物轮廓不但包含基因和蛋白调控信息，同时还体现环境因素对机体的影响，因此更有利于发现生物整体功能状态的变化；④代谢组学变化揭示的系列关联生物标志物的综合差异，比传统依赖单一标志物的诊断方法具有更高的准确性；⑤代谢组学对生物样品的要求具有最小限度的机体损伤性，结合检测方法的多样性，使时空动态资料的获取更为便利；⑥不同生物体的代谢物谱具有较强的相似性，这为代谢研究信息的共享提供了可能。

五、国内外代谢组学研究概况

代谢组学自从诞生起就一直受到国际上科学界的持续关注，科研投入和产出也不断增加，尤其是近年来呈现出热点态势。

国际上自 20 世纪 90 年代末系统提出"代谢组学"的概念以来，每年发表的相关科技论文呈直线上升的状态，以"metabonomics/metabolomics"为关键词在 Pubmed 中进行年度检索，每年期刊和会议发表的科研论文数量从 1999 年的 1 篇，增至 2012 年的近 1400 篇，发表的学术刊物包括《J Proteome Res》《PLoS ONE》《Proc Natl Acad Sci USA（PNAS）》《Nature》等较高影响因子的国际权威期刊。2005 年，Springer Link 出版社创立的杂志名为《Metabolomics》，其 2011 年影响因子为 4.505，标志着代谢组学的研究进入了全面发展的阶段。

国外已有数十家研究机构和大学开展代谢组学的相关研究，从已发表的文章来看，英国帝国理工学院 Jeremy K. Nicholson 研究组是国际上最早研究代谢组学的团队之一，荷兰莱顿大学 Van der Greef 实验室也是较早开始代谢组学研究的单位，美国的加州大学 Davis 分校、普渡大学、杜克大学、诺贝尔基金会、东北大学、密歇根州立大学、康奈尔大学、依阿华州立大学、加拿大的埃尔伯塔大学、威尔士大学、曼彻斯特大学，以及英国约克大学也都是主要的研究机构。荷兰 Wageningen 大学的 Plant Research International，德国 Max Planck Institute，日本的 Chiba 大学和 Keio 大学等都开展了植物或微生物代谢组学的研究工作。除学校和研究机构之外，也有不少公司陆续开展了代谢组学研究，如 Metabolon 公司、Paradigm Genetics 公司、Syngenta 公司、Pioneer Hybrid 公司、Exelixis 植物科学公司、Large Scale Biology 公司、Unilever 公司、INSIL ICO 生物技术公司、Numico 公司、德国的 Metabolone 公司、INVIVO 代谢组学公司、荷兰的应用科学研究组织、加拿大的 Phenomenome Discoveries 公司、比利时的作物设计公司和韩国的 Unigen 公司等，以及几乎所有的国际大型医药公司也都开始了代谢组学相关的科研和业务。

以"代谢组学"为关键词，在国内 CNKI 期刊网上进行年度检索，从早期的综述类文章至 2011 年研究论文已达 406 篇之多。尽管国内代谢组学研究仍处在初步阶段，但已经有不少研究小组在国际上有影响力的刊物上发表代谢组学的相关论文。

中国科学院大连化学物理研究所许国旺课题组是国内最早从事代谢组学的研究团队；上海交通大学药学院和系统生物医学研究院贾伟课题组自 2005 年起建立了以 GC/MS 和 LC/MS 为分析手段的代谢组学研究平台；军事医学科学院、中科院武汉物理与数学研究所、中国医学科学院药物研究所等机构目前已经从不同的需求层面建立起核磁共振（NMR）代谢组学技术体系；中南大学梁逸曾课题组将生物信息学方面的研究成果应用于代谢组学；清华大学罗国安课题组在中药领域开展了代谢组学研究。另外，天津大学药物科学与技术学院刘昌孝院士课题组、上海第二军医大学药学院的张卫东课题组、中国药科大学王广基课题组、浙江大学药学院程翼宇课题组近年也相继发表了高水平的代谢组学研究论文。

第二节　原　　理

近几年 NMR 新技术迅速发展，解决了大量化学、医学和生物学等领域遇到的难题，在分析测试领域发挥着越来越大的作用。核磁共振技术适用于液体、固体样品的测试，而高分辨的仪器还能用于半固体和微量样品（微升数量级）的检测。旧的研究手段逐渐被废弃，新的实验方法则迅速发展，将分子的结构关系展现得更加清晰，易于解析。核磁的多共振探头、CHEMAGENTICS 高速探头、IMAGING 成像探头、Cp/MAS 探头、HR/MAS 探头、CRYOPROBE 超低温探头、LC-NMR 联用技术，800MHz 以上的超高场核磁共振谱仪等将核磁的应用范围大大拓宽，应用功能更加强大，软件技术更加先进。

一、原理简介

核磁共振（nuclear magnetic resonance，NMR）是一种基于具有自旋性质的原子核在核外磁场作用下，吸收射频辐射而产生能级跃迁的谱学技术。基于核磁共振的代谢组学技术可以提供多器官的生物整体信息，包括利用生物体液及组织的核磁共振谱图所提供的生物体内小分子代谢物信息。通过对这些信息的多元统计分析和模式识别处理，可以了解相关生物体在功能基因组学、病理生理学、药理毒理学等方面的状况及动态变化，以及它们所揭示的生物学意义，并从分子水平认识生命运动的规律。

二、核磁共振代谢组学技术的特点和优势

与常规的生化检测及组织病理学方法相比，基于核磁共振的代谢组学技术在脂代谢紊乱药理学研究中的应用，具有巨大的方法学优势：①样品不需要繁琐处理，可在接近生理条件下进行实验；②具有无创性，不破坏样品的结构和性质，因而便于活体、原位的动态检测，迄今为止，只有 NMR 能够对完好组织进行代谢成分分析，利用魔角旋转核磁共振（^{1}H magic-angle spinning nuclear magnetic resonance，^{1}H MAS NMR）技术可以在液体核磁仪上对固体及半固体样品采集高分辨 NMR 数据，从而可从生物组织中获得较全面的高通量代谢物信息，NMR 的检测对象几乎包括了所有的生物体液和组织；③代谢组中代谢物质的响应系数相同，因此可以进行一次性同步、无偏向的检测而且具有良好的原位定量效果，其信号携带着原子之间连接关系、动力学性质和相互作用等丰富的分子信息，便于确定未知代谢物质的结构和性质，而且实验方法灵活多样、实验样品种类繁多，可同时获得生物样品小分子及生物大分子结构信息；④良好的客观性和重现性，因而便于不同实验室之间数据的交换和比较；⑤由于近年来 NMR 技术的快速发展，使之已具备在短期内获取大量数据的能力，已广泛用于复杂生物混合物体系药物代谢结构鉴定、代谢组学及生物大分子结构与功能等生物学前沿研究领域，观察机体在疾病发生发展过程和药物干预下的整体生理代谢变化，实现对受试药物药效学整体性和动态性评价及其机制分析；⑥随着磁场强度的提高，超低温探头的采用，魔角旋转（MAS）探头、毛细管核磁（capNMR）探头的出现，NMR 技术越来越多地应用于药理学领域定性和定量的分析研究。

第三节 技 术 流 程

基于 NMR 的代谢组学技术主要是利用 NMR 和模式识别方法对生物体液（血液、尿液、唾液等）和组织进行系统测量和分析，对完整的生物体（而不是单个细胞）中随时间改变的代谢物进行动态跟踪检测、定量和分类，然后将这些信息与药理学过程中生物学事件联系起来，从而确定发生变化的靶器官和作用位点，进而确定相关的生物标志物，以及它们所揭示的药理学意义，并从分子水平上揭示药物的药效特点和作用机制。

一、基于 NMR 代谢组学技术的基本步骤

1. 生物样品收集与制备 生物样品的收集与制备是代谢组学技术的第一步骤，也是最重要的环节之一，样品的浓度、pH 值等对最终分析结果有很大影响。常用的有生物体液，包括尿液、血液、唾液、组织提取液及活体组织等。

2. NMR 制谱 相对于其他分析技术，NMR 具有如下优点：①无损伤性，不破坏样品的结构和性质；②样品只需简单处理，分析速度快；③能够同时观察多种生物标志物，尤其是分子量小于 1000 的小分子；④NMR 提供的化学位移、偶合常数、弛豫速率这三个基本参

数可从本质上反映物质的结构和动态，在 NMR 检测中，磁不等价的核自旋在谱图中表现为化学位移不同的共振峰，并且各个自旋间的相互作用也能体现，这些特性有利于对化合物特征峰的辨认和归属；⑤具有较高的分辨率和灵敏度。因此，NMR 方法适合研究代谢产物中的成分，表征和研究海量的代谢信息及其变化规律，从而得到丰富的生理、病理、药理和毒理等药物研究信息。其中 ^1H NMR 对含氢化合物均有响应，能提供精细的代谢物成分图谱即代谢物指纹图谱。

3. 数据预处理　原始 NMR 谱图往往由于溶剂峰、溶剂峰压制后的残余峰和基线畸变等因素的影响而不能直接拿来做多元数据统计分析，因此，通常需要对 NMR 谱进行预处理。预处理的步骤如下：NMR 谱图去噪、溶剂峰消除、调相与基线校正；NMR 谱图分段积分；归一化；标准化。数据预处理包括行处理（针对单个样本）与列处理（针对所有样本的某一个变量）。通常，行处理在前，剔除一些对数据分析没有意义的变量；列处理在后，针对保留下来的变量根据要求进行变换。

4. 模式识别分析　为了充分挖掘 NMR 波谱数据的潜在信息，在数据预处理后，通常还利用模式识别（PR）方法进行数据分析，最常用是主成分分析法（PCA）。PCA 是一种在保持数据信息损失最少的原则下，对高维变量空间进行降维处理的线性映射方法。它的基本算法是通过找到一种空间变换方式，把经标准化后的原始变量按一定的权重经线性组合而成新的变量，这些变量具有以下性质：①每个主成分（PC）之间都是正交的；②每个 PC 之间的相关系数为零，即互不相关；③第一个 PC 包含了数据集的绝大部分方差即贡献率，第二个次之，依次类推。这样的 PC 图能够直观地描述生理病理改变后生物体内代谢模式的变化，每一个样本在 PC 图上的位置纯粹由它的代谢反应所决定。处于相似病理生理状态的样本通常具有相似的组分，因此，在 PC 图中也处于相似的位置。许多代谢物之间的相关性很高，使用 PCA 可以从数学上简化这些变量，从而用较少的综合性变量就能替代原来众多的相关性变量。

5. 特征代谢物识别和生物分析　这是代谢组学的最后一步，也是最关键步骤之一。利用模式识别方法（如 PCA）得到特征变量，通过对这些变量的分析研究并结合 NMR 谱图归属信息，就可以获得全面的代谢物信息及代谢紊乱标志物。根据已知的特征代谢物，结合生物、化学、医学等技术手段可以开展受试品药理学特征分析和毒理学跟踪等研究。

技术路线图见图 2-2-1。

二、不同 NMR 检测技术的代谢组学研究特点

（一）超低温探头检测方法

HR-NMR 低温探头的出现是 NMR 发展史上的一个里程碑。由于低温探头的使用，NMR 的检测灵敏度与常规探针相比提高了 3~4 倍，这样就有可能检测浓度很低的代谢物，而对浓度固定样品的分析测试时间比常规探头大大缩短。

NMR 仪的灵敏度主要受到信号检测过程中热噪声的限制。探针是定位于磁体中心的传感器，其中含有线圈，用于向样品发送射频脉冲并检测从原子核返回的 NMR 信号。线圈和前置放大器，再加上低温冷却探头可以起到放大检测信号的作用。低温探头的灵敏度和信

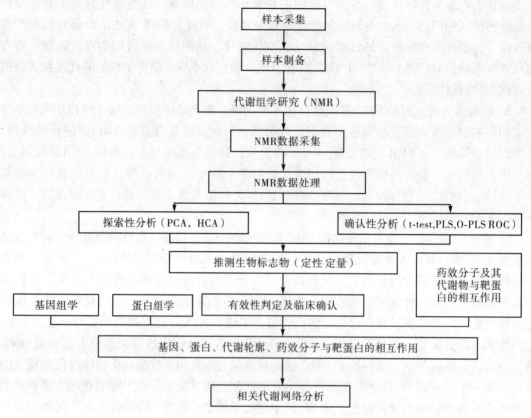

图 2-2-1   基于 NMR 代谢组学技术的路线图

噪比的提高是通过降低线圈和前置放大器的温度，进而减弱接受电路中的热噪声来实现的。低温 NMR 探针技术，即降低检测线圈和前置放大器的温度至大约 20K，目前这些探针通过降低线路中的热噪声可将色谱信噪比提高 5 倍。对于相同数量的样品，这一技术使得量少的被测物或者在较短的数据获取时间内信噪比达到 20～2s。

（二）动物组织原位研究的"魔角旋转"磁共振检测方法

核磁共振是一种无损伤性的研究活体组织的方法。在液体样品中，分子的等向性运动使各向异性的作用平均化为零，并消除了偶极－偶极相互作用引起的谱线加宽，所以液体 NMR 具有很高的分辨率。在固体内，如偶极相互作用和化学位移各向异性等引起的谱线增宽可以通过魔角旋转（MAS）来减少或消除。在生物组织内，分子运动受限以及磁化率的不均匀性导致谱线的增宽是不能被有效地平均掉，如果我们利用固体核磁中的 MAS 方法，让生物组织也以魔角（54.7°）的方向快速（2.0～5.0kHz）旋转，就可以有效地平均掉由于生物组织内各种相互作用和磁化率不均匀引起的谱线增宽，提高分辨率。

高分辨魔角旋转磁共振波谱（high-resolution magic angle spinning MR spectroscopy,

HRMAS MRS）技术是生物组织样品分析的有力工具，也是连接组织提取物的液体磁共振技术与活体磁共振的桥梁。生物组织提取物磁共振波谱技术需要复杂的提取方法来分析脂溶性及水溶性代谢物质，且组织物在提取过程中容易受到破坏。活体磁共振波谱由于受到化学位移的各向异性、分子间及分子内偶极–偶极相互作用和空间变化的磁敏感性等因素的影响，加之主磁场强度比较低，故分辨力比较低，且磁场敏感性还受到分子扩散运动的影响。然而当组织样品试管以与主磁场方向成54.7°角旋转，且频率为2.0～5.0kHz，高于组织本征线宽时，偶极–偶极相互作用被有效地平均化，且化学位移各向异性也被消除，从而使谱峰的宽度变窄，可以获得与液体磁共振分辨力相当的高分辨力谱图。尤其是对于可以高度自由移动的细胞溶质内的代谢物，以适当的旋转速度就可以获得高分辨的谱图，而又不会破坏组织结构。

　　因此，随着NMR技术的发展，用于固体的MAS技术已逐渐被移植到液体NMR领域，使得人们可以对从前难以用液体NMR分析的样品，如器官组织样品等进行研究，获得完整的组织样品的高分辨NMR图谱。同时由于该技术的发展也拓宽了代谢组学研究对象的范畴，可以更全面地对生物体系进行深入系统地研究。尽管目前国内外只有为数不多的实验室开展MAS NMR的研究，但研究显示该方法在机体生理、生化变化及疾病的发生诊断方面均取得了很好的效果。如Nicholson小组利用[1]H HR-MAS NMR成功地研究了大鼠和人体的肝、肾、脑、睾丸等肿瘤组织的代谢物的变化；Cheng和Ackerman等人研究了淋巴、脑等组织中的代谢物的变化；Singer小组对脂肪和细胞等组织进行了研究。在这些研究中人们均能获得组织样品的高分辨率NMR图谱，故可以认为HR-MAS NMR技术是测定生物组织中代谢物变化的一种行之有效的方法，能为医学诊断提供丰富的信息。

（三）LC/NMR联仪系统

　　HPLC/NMR联用技术的研究开始于20世纪70年代，近年来HPLC/NMR联用技术的迅速发展得益于NMR波谱仪磁场强度的提高、HPLC/NMR专用探头的设计及溶剂峰抑制技术的发展，从而解决了动态变化、灵敏度及溶剂抑制（尤其是梯度系统）的问题。频率大的仪器，分辨率好、灵敏度高、图谱简单易于分析。自1975年超导磁体出现以来，磁场强度不断提高。随着高场强的NMR系统不断推出（商业产品NMR系统最高的共振频率可达1000MHz），HPLC-NMR系统所采用的NMR仪的共振频率也在不断提高，500～1000MHz不等，如此可将其信噪比提高数倍。近年来，人们除了提高有限的磁场强度外，更多集中在对核磁共振仪的探头、线圈和核磁管等的改进。在早期的HPLC-NMR系统中，^{13}C NMR谱的采集难以实现，但是随着毛细管流动探头（capilary flow probe）和超低温探头技术的开发，HPLC-NMR的灵敏度有了显著的提高，被测样品可在较低的ng级水平上进行测试，而且[13]C NMR谱的采集成为可能。当时该仪器只能采用停止流动模式，但不久之后的连续流动模式变成了可能。并且随着仪器设计、磁场强度、流动探头等方面研制水平的提高与改进，有效的溶剂峰压制的脉冲序列的建立，使得这项技术现在已广泛应用到实际工作中。

　　HPLC-NMR联用技术既保持HPLC、NMR各自原有技术特点及优势，又相互补充，在设计理念上堪称完美。HPLC-NMR的分析数据是物质成分的真实体现，这是因为HPLC以一种"温和"的手段分离受测物质，使其最小限度受到人工分离提取所产生的影响，这一点在很多方面是至关重要的。这项技术所具有的优势是任何其他技术所不能取代的。

HPLC-NMR 技术主要解决的问题是：NMR 的灵敏度；NMR 与色谱溶剂的兼容问题；溶剂峰的压制；流动探头的设计；HPLC-NMR 的总体灵敏度（即色谱峰体积与 NMR 流动检测单元的体积匹配）。近年来，随着毛细管柱、固相萃取和微量探头等技术的发展，以上问题得到了很好地解决。

与普通的 HPLC-NMR 联用相比，毛细管－液相色谱－核磁共振（capHPLC-NMR）联用的优势主要在于：①降低了流动相的消耗，从而使流动相可以全部采用氘代试剂，既避免了氘代试剂的高成本消耗，又避免了压制溶剂峰带来的使溶剂峰附近的信号也遭到压制的问题；②提高了检测灵敏度，能够检测出含量低的组分，毛细管高效液相色谱与核磁共振波谱联用的检测限可达 $1 \sim 2 \mu g$。不足主要在于：①毛细管柱比普通柱子容量小，负载低；②微量液相色谱装置处理起来更加复杂。

近年来，液相色谱－固相萃取－核磁共振波谱（HPLC-SPE-NMR）联用的发展也很迅速。在该方法中，从反向色谱柱中洗脱的某一组分被一个小的固相萃取柱捕获，然后该组分用氮气吹干，再用氘代试剂洗脱，最后用微量探头或者冷探头测定其核磁共振谱。

与通常的环收集相比，固相萃取柱的优势是：①可根据需要，进行任意次富集，显著增加了样品池中的样品含量，随样品浓度的增加，核磁谱的信噪比呈线性增加；②由于在固相萃取柱中样品组分可以脱水，所以可以观察到活泼氢；③可节省氘代试剂，该技术对于一个组分所需氘代试剂量为数百微升到一毫升。

为了实现生物体液（如尿液）的代谢组学应用，与 LC 联合使用的 MS 检测器通常使用电喷雾离子化，并且可同时测定阳离子和阴离子色谱图。这里使用的 UPLC 是一根较小的反相填充柱和一个色谱系统的结合，它在较高的压力（12 000psi）下运作，可以改善色谱峰的分辨率并且可以提高复杂混合物分离的速度和灵敏度。正由于 UPLC 的色谱分辨率大大提高，共洗脱峰的离子抑制问题得到很大程度上的解决。

然而，在 HPLC/NMR 联用中仍然存在一些问题，主要表现为：①NMR 信号强度和宽度随溶剂流速的变化而改变；②实现高分辨 NMR 磁场必须高度均匀，要达到这一点，样品管需要高速的旋转，但是，采用流动池测定 NMR 这种联用技术是不可能达到的，因此，联用会失去一些光谱分辨能力；③溶剂质子会干扰所需测试样品的质子，在一些情况下，可选用非质子化溶剂，如四氯化碳或氘代溶剂，但使用氘代溶剂费用昂贵；④NMR 的灵敏度比 UV 或 MS 低，故色谱柱负载通常较大。随着 HPLC/NMR 的发展，这些问题不断得到克服或改进。

第四节　应用范例

一、创新调血脂候选化合物 WS070117 核磁共振代谢组学研究

（一）高脂血症叙利亚金黄地鼠模型建立及给药

叙利亚金黄地鼠适应性饲养 7 日后，除空白对照组，每日给予普通饲料外，其余动物

均给予高脂饲料喂养，自由给水，诱导高脂血症模型。高脂饲料喂养2周后，眶静脉取血，除正常组外，其余各组按照血脂水平分组。

高脂饲料（79.8%基础饲料，20%猪油，0.2%胆固醇）造模2周后，将高脂饲料喂养的叙利亚金黄地鼠兼顾血脂和体重分成空白对照组、模型对照组、辛伐他汀组和药物治疗组。每治疗2周进行眶静脉取血，以比色法检测血清中TC、TG、LDL-C和HDL-C水平，观察WS070117在不同的给药剂量及周期下对动物血清中脂质代谢的影响。

（二）WS070117改善高脂血症叙利亚金黄地鼠脂代谢紊乱作用的研究方法

给药12周后，用10mg/kg的3%戊巴比妥钠溶液麻醉金黄地鼠后剖腹，从腹主动脉取血，切除肝脏，采集肝脏、肾脏和肌肉样品（18~25mg）锡箔纸包好迅速放入液氮速冻，−80℃保存待测。

将所采得无溶血的动物全血置于有1%肝素钠的离心管中抗凝血液，然后12000×g离心15min。取上清液，贮存于−80℃备用。

1. 血浆样品处理和核磁检测方法　血浆（动物或人）于室温解冻后，取出20μl加到含有40μl 0.9% NaCl（0.09g NaCl溶于9ml H_2O和1ml D_2O中，TSP 0.05%）微量核磁样品管中，混匀，将样品放入探头（Bruker 1.7mm PATXI），使样品充分平衡后，于25℃进行测试。

通过应用特殊的水峰压制脉冲序列1D NOESY如noesygppr1d进行血浆的^1H NMR检测，可以得到血浆中全面的大、小分子代谢变化的信息。混合时间t_m=10ms，其他参数为谱宽30ppm，时域数据点80k，弛豫时延RD=4s，采样时间2.73s，采样次数128次，每个样品的总采样时间为2min 15s，数据采集过程中采用窗函数LB=1Hz。

通过应用CPMG脉冲序列采集血浆的弛豫编辑谱图，空扫次数4，采样次数128次，时域数据点60k，谱宽20ppm，弛豫时延RD=4s，采样时间3.06s，每个样品的总采样时间为15min 47s，循环次数n=128，自旋−回波时延t=30μs，总共的回波时间为7.68ms。

通过应用扩散编辑脉冲序列采集血浆的扩散编辑谱图，弛豫时延RD=4s，采样时间2.74s，采样次数128次，每个样品的总采样时间为15min 11s，时域数据点80k，谱宽30ppm，△=0.12s，τ=5ms。

2. 尿液样品处理和核磁检测方法　将所采得的动物尿液加入缓冲液（1.1mol/L K_2HPO_4/NaH_2PO_4，pH=7.4，D_2O（0.1% TSP）配制），然后4℃，13 000×g离心10min。取上清液，贮存于−80℃。贮存备用的尿液于室温解冻后，取出60μl加到微量核磁样品管中，混匀，将样品放入探头（Bruker 1.7mm PATXI），使样品充分平衡后，于25℃进行测试。

通过应用特殊的水峰压制脉冲序列1D NOESY进行尿液的^1H NMR检测，混合时间t_m=10ms，其他参数为谱宽30ppm，时域数据点80k，弛豫时延RD=4s，采样时间2.73s，采样次数128，每个样品的总采样时间为2min 15s，数据采集过程中采用窗函数LB=1Hz。

3. 组织样品处理和核磁检测方法　对于完整组织：将贮存于液氮中的核磁留用的动物组织（或肾皮质和肌肉）于冰浴中（4℃）切成针形样品装入12μl ZrO_2转子中，加入D_2O（TSP 0.2%），装好样品后放入高分辨率魔角旋转探头（Bruker 4mm HR-MAS）中，转子旋转速度为4000Hz，待转子转速稳定后，于4℃进行测试。

通过应用特殊的水峰压制脉冲序列1D NOESY如noesygppr1d进行肝脏的^{1}H NMR检测，混合时间$t_m = 10ms$，其他参数为谱宽16ppm，时域数据点80k，弛豫时延RD=4s，采样时间5.12s，采样次数128次，每个样品的总采样时间为20min9s，数据采集过程中采用窗函数LB=1Hz。

通过应用CPMG脉冲序列采集肝脏的弛豫编辑谱图，空扫次数4次，采样次数128次，时域数据点60k，谱宽16ppm，弛豫时延RD=4s，采样时间3.84s，每个样品的总采样时间为18min7s，循环次数n=600，自旋-回波时延t=30μs，总共的回波时间为18ms。

对于进行内容物提取的组织：将储存于-80℃的动物肝脏融化后，称取0.5g肝脏，加入2ml甲醇，425μl水，匀浆。再加入1ml氯仿匀浆，然后加入1ml氯仿和1ml水匀浆。4℃静置15min后，4℃离心1000g，15min。分离上层为水溶性物质，冷冻干燥；下层为脂溶性物质，N_2吹干，作为肝脏提取物，-20℃保存待测。

将贮存于-20℃脂溶性/水溶性细胞提取物分别用80μl CDCl$_3$/（含0.1% TSP）D$_2$O在EP管中充分溶解，取出60μl加到微量核磁样品管中，将样品放入探头（Bruker 1.7mm PATXI），使样品充分平衡后，于25℃进行测试。

通过应用特殊的水峰压制脉冲序列1D NOESY-presat如noesygppr1d进行肝脏提取物（脂溶性/水溶性）的^{1}H NMR检测，可以分别得到肝脏中脂溶性/水溶性提取物中各种分子代谢变化的信息。混合时间$t_m = 10ms$，其他参数为谱宽30ppm，时域数据点60k，弛豫时延RD=4s，采样时间2.20s，采样次数128，每个样品的总采样时间为13min43s，数据采集过程中采用窗函数LB=0.3Hz。

4. 数据预处理方法　核磁数据调用AMIX（Analysis of MIXtures software v. 3.0, Bruker Biospin）软件中的程序将血浆和肝脏^{1}H-NMR图谱按0.5～6ppm（除去4.7～5.1ppm）的范围，尿液^{1}H-NMR图谱按0.5～6.5ppm（除去4.7～6.2ppm）和6.5～10ppm的范围进行分段积分，每段为0.04ppm。将积分数据归一化之后，以文本文件或Excel文件贮存，用于模式识别分析。

5. 模式识别分析方法　在对数据进行概览时用主成分分析，在识别生物标志物时最好使用PLS-DA、OPLS-DA等方法。将积分值进行中心化和比例换算，用SIMCA-P12.0软件包（瑞典，Umetrics AB, Umeå）进行主成分分析，主要采用主成分分析（principal components analysis, PCA）和判别分析（partial least squares discriminate analysis, PLS-DA），必要时运用OPLS-DA。由此寻找和发现各实验组之间的代谢差异，找出特征差异代谢物。

（三）统计分析方法

所有生化检测结果统计分析结果均采用（均值±标准差）表示，以组间t检验进行统计学处理，$P<0.05$为统计学显著性差异。

核磁数据采用数据预处理和模式识别分析方法（方法见前述）。

（四）WS070117改善高脂血症叙利亚金黄地鼠脂代谢紊乱作用的研究结果

1. WS070117改善高脂血症叙利亚金黄地鼠脂代谢紊乱作用研究的血脂生化　通过生化指标的检测，WS070117能够显著降低高脂血症叙利亚金黄地鼠血浆中脂类物质的含量，但是所获得信息极为有限，而大量的生化检测则可能使实验成本大幅度增加，因此新的代谢物信息获取技术显得尤为必要（表2-4-1）。

表2-4-1　WS070117（2mg/kg）降低高脂血症叙利亚金黄地鼠血清脂质含量

分期	参数	空白对照组	模型组	辛伐他汀组	WS070117组
模型建立	甘油三酯（mmol/L）	2.11±0.46	3.90±1.11###	4.05±0.61###	3.57±0.67###
	总胆固醇（mmol/L）	2.65±0.16	5.59±1.05###	5.70±0.72###	5.70±0.65###
药物治疗	甘油三酯（mmol/L）	1.85±0.30	9.76±1.50###	7.86±0.54*	4.30±0.70***
	总胆固醇（mmol/L）	2.86±0.21	7.73±1.08###	5.87±0.47**	4.51±0.37***
	低密度脂蛋白胆固醇（mmol/L）	0.92±0.15	3.23±0.44###	2.33±0.28**	1.44±0.30***
	高密度脂蛋白胆固醇（mmol/L）	1.06±0.19	2.12±0.47##	1.64±0.30	1.68±0.27
	体重	136±14.2	182±18.7###	181±23.7	192±16.9
	肝重/体重	0.039±0.0055	0.048±0.0034###	0.046±0.0018	0.046±0.0056

注：数据以均值±标准差表示；### $P<0.001$ 与空白对照组比较；* $P<0.05$，** $P<0.01$，*** $P<0.001$ 与模型组比较。

2. 核磁共振波谱采集高脂血症叙利亚金黄地鼠血浆与肝脏谱图　核磁共振对高脂血症血浆与肝脏的代谢物谱图包含了大量的代谢物信息，如 LDL/VLDL（δ0.9，1.30ppm），N-乙酰糖蛋白（N-Ac，δ2.04ppm）和一些脂类信号包括 CH2-CH2CO（δ1.58ppm），CH2-CH2（δ2.02ppm），CH2-CO（δ2.26ppm）以及丙氨酸（δ1.46ppm），乙酸（δ1.94ppm），谷氨酰胺（δ2.14，2.46ppm），甜菜碱（δ3.26ppm），磷脂酰胆碱（δ3.22ppm），葡萄糖和糖原（δ3.40-4.00ppm）含量升高，而 HDL（δ1.26ppm），乳酸（δ1.34ppm）等（图2-4-1，图2-4-2）。

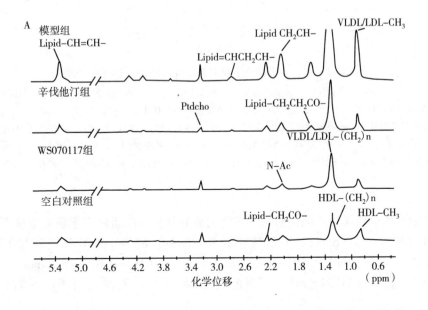

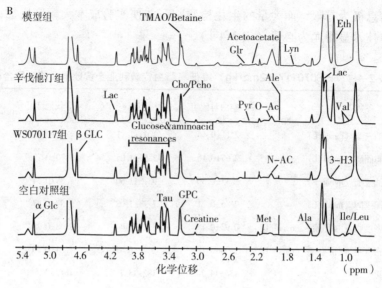

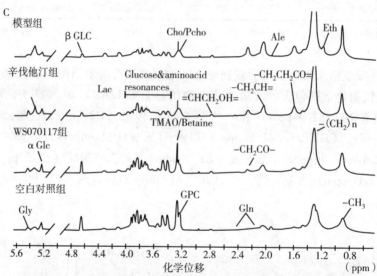

图 2-4-1　叙利亚金黄地鼠血浆和肝脏 500MHz ^{1}H-NMR 谱图

A 血浆扩散编辑谱图；B 叙利亚金黄地鼠血浆弛豫编辑谱图；C 地鼠肝脏组织 HR-MAS ^{1}H-NMR 谱图。信号归属：VLDL = 极低密度脂蛋白；LDL = 低密度脂蛋白；HDL = 高密度脂蛋白；PtdCho = 磷脂酰胆碱；Ile = 异亮氨酸；Leu = 亮氨酸；3-HB = 3-羟基丁酸；Val = 缬氨酸；Eth = 乙醇；Lac = 乳酸；Ala = 丙氨酸；Lys = 赖氨酸；Ace = 乙酸；N-Ac = N-乙酰糖蛋白；O-Ac = O-乙酰糖蛋白；Met = 甲硫氨酸；Pyr = 丙酮酸；Gln = 谷氨酰胺；Cho = 胆碱；GPC = 甘油磷脂酰胆碱；Glc = 葡萄糖；TMAO = 氧化三甲胺；Betaine = 甜菜碱。

3. 高脂血症叙利亚金黄地鼠血浆代谢物主成分分析　高脂血症金黄地鼠模型组血浆中 LDL/VLDL（δ0.9，1.30ppm），N-乙酰糖蛋白（N-Ac，δ2.04ppm）和一些脂类信号包括 CH2-CH2CO（δ1.58ppm），CH2-CH2（δ2.02ppm），CH = CH（δ5.34ppm），CH2-CO（δ2.26ppm），乳酸（δ1.34ppm），丙氨酸（δ1.46ppm），乙酸（δ1.94ppm），谷氨酰胺

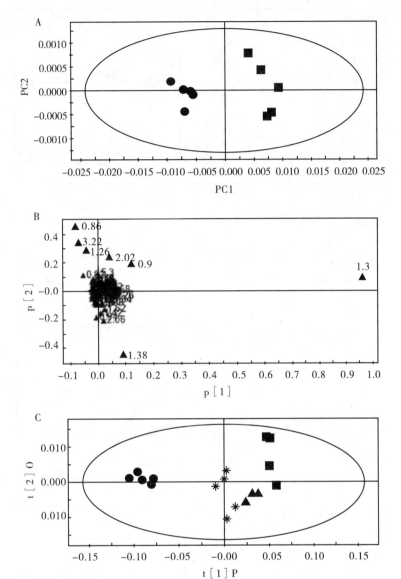

图 2-4-2　叙利亚金黄地鼠血浆扩散编辑得分图

　　A 模型组和空白对照组叙利亚金黄地鼠血浆的扩散编辑得分图（R2X = 0.998，Q2 = 0.808）；B 所对应的载荷图；C 模型组、空白对照组和给药组叙利亚金黄地鼠血浆扩散编辑的 OPLS-DA 得分图（R2X = 0.994，R2Y = 0.518，Q2 = 0.347）。●空白对照组；■模型组；▲辛伐他汀组（2mg/kg）；＊WS070117 组（2mg/kg）。

（δ2.14，2.46ppm）含量升高，而甜菜碱（δ3.26ppm），HDL（δ0.86，1.26ppm），磷脂酰胆碱（δ3.22ppm），甘油磷脂酰胆碱（δ3.22ppm），葡萄糖和糖原（δ3.40 ~ 4.00ppm）含量降低。

　　阳性对照药辛伐他汀组和 WS070117 三个剂量组高胆固醇血症大鼠血浆小分子内源性代谢物（乳酸、乙酸和丙氨酸等）均有向正常状态回归的趋势，表明这些化合物可以改善内源性小分子的代谢，使其恢复正常代谢状态（图 2-4-3）。

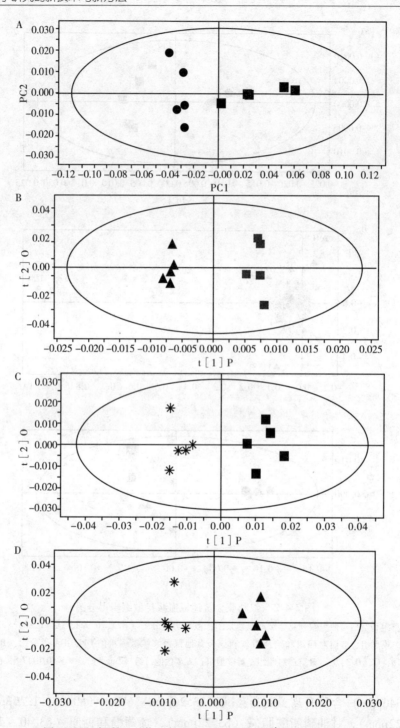

图 2-4-3 叙利亚金黄地鼠肝脏组织 HR-MAS ^{1}H-NMR 得分图

A 模型组叙利亚金黄地鼠肝脏组织的 PCA 得分图（R2X=0.997，Q2=0.945）；B，C 和 D：模型组和各给药组叙利亚金黄地鼠肝脏组织的 OPLS-DA 得分图（B：R2X=0.98，R2Y=0.97，Q2=0.762；C：R2X=0.979，R2Y=0.942，Q2=0.723；D：R2X=0.988，R2Y=0.968，Q2=0.838）。●空白对照组；■模型组；▲辛伐他汀组（2mg/kg）；＊WS070117 组（2mg/kg）。

4. 高脂血症叙利亚金黄地鼠肝脏完整组织代谢物主成分分析 高脂血症金黄地鼠肝脏代谢物的魔角旋转核磁共振（HR-MAS）谱显示了明显的差异。PLS-DA 得分图的特点是 R2=0.99，Q2=0.95。这种模型更高的 Q2 值显示出良好的预测能力。PLS-DA 分析的肝脏中发现，高脂血症动物的主要的变化包括信号强度增加中的乳酸（1.34ppm），丙氨酸（1.46ppm 的）和一些脂质信号，如−CH$_3$，−（CH$_2$）n−，−CH$_2$CH=（0.90，0.94，1.30，1.34 和 2.02ppm）；以及信号强度减少的甜菜碱（3.26ppm 的）和胆碱的含化合物（例如，磷酸胆碱，GPC）（3.22ppm）。高脂血症地鼠经辛伐他汀或 WS070117 的治疗后高脂血症的特征代谢物浓度变化有一定的恢复。

OPLS-DA 的代表地鼠处理的得分图，辛伐他汀或 WS070117 彼此远离表明，WS070117 与辛伐他汀在减少肝脏脂肪堆积方面的作用模式具有一定差异。

5. 给予药物治疗后血浆与肝脏中差异代谢物鉴定 为了优选的潜在生物标志物，鉴定代谢物后利用 t 检验，对差异的显著性进行分析。$P<0.05$ 被认为具有显著性。在表 2-4-2 中总结了三个处理组选定的潜在生物标志物的峰强度差异。很明显，WS070117 治疗 10 后大部分的生物标志物的恢复程度较高。

表 2-4-2 区分模型组、空白对照组和给药组叙利亚金黄地鼠的代谢物相对积分面积的改变

生物介质	代谢产物	空白对照组	模型组	WS070117 组	辛伐他汀组	P 值
血浆	高密度脂蛋白[&]	0.046±0.0022	0.030±0.0024	0.037±0.0057	0.034±0.0054	4.7×10^{-6a}, 0.036[b], 0.17[c]
	低密度脂蛋白/极低密度脂蛋白[&]	0.035±0.0027	0.059±0.0037	0.051±0.0050	0.058±0.0060	2.4×10^{-6a}, 0.019[b], 0.92[c]
	乳酸[&]	0.038±0.0042	0.10±0.0034	0.075±0.0063	0.090±0.0089	3.9×10^{-9a}, 2.5×10^{-5b}, 0.013[c]
	丙氨酸[&]	0.0013±0.00044	0.0034±0.0006	0.0022±0.0004	0.0031±0.0005	2.0×10^{-4a}, 0.0063[b], 0.34[c]
	O-乙酰糖蛋白[&]	0.016±0.0010	0.020±0.0007	0.017±0.0012	0.018±0.0011	1.3×10^{-4a}, 0.0039[b], 0.040[c]
	甜菜碱[&]	0.0049±0.0009	0.0027±0.0003	0.0048±0.0013	0.0038±0.0011	6.2×10^{-4a}, 0.0084[b], 0.083[c]
	卵磷脂[&]	0.023±0.0020	0.010±0.0009	0.018±0.0039	0.014±0.0040	1.0×10^{-6a}, 0.0019[b], 0.055[c]
	甘油磷脂酰胆碱[&]	0.031±0.0042	0.018±0.0036	0.028±0.0044	0.022±0.0089	9.4×10^{-4a}, 0.0046[b], 0.39[c]
肝脏	脂质-CH$_3$[&]	0.018±0.0018	0.026±0.0040	0.024±0.0033	0.026±0.0039	0.0032[a], 0.49[b], 0.96[c]
	脂质-（CH$_2$）n[&]	0.031±0.0048	0.068±0.0131	0.055±0.0161	0.063±0.0131	3.3×10^{-4a}, 0.32[b], 0.73[c]
	脂质-CH$_2$CH=[&]	0.0092±0.00082	0.012±0.0014	0.011±0.0013	0.012±0.0013	0.0048[a], 0.35[b], 0.77[c]
	乳酸[&]	0.030±0.0022	0.073±0.0173	0.056±0.0178	0.063±0.0065	6.2×10^{-4a}, 0.19[b], 0.35[c]
	丙氨酸[&]	0.013±0.0015	0.017±0.0020	0.014±0.0006	0.017±0.0015	0.013[a], 7.1×10^{-4b}, 0.47[c]
	甜菜碱[&]	0.022±0.0032	0.016±0.0022	0.020±0.0013	0.018±0.0012	0.010[a], 0.0052[b], 0.080[c]
	甘油磷脂酰胆碱[&]	0.011±0.0021	0.0079±0.0014	0.0092±0.0012	0.0083±0.0005	0.015[a], 0.086[b], 0.38[c]

注：所有积分值均采用 0.5~6.0ppm 总积分值归一化（去除残余水峰 4.7~5.1ppm）。a 模型组 vs 空白对照组；b 模型组 vs WS070117 组（2mg/kg）；c 模型组 vs 辛伐他汀组（2mg/kg）。

（五）讨论

对高脂血症叙利亚金黄地鼠模型的血浆、肝脏中内源性大分子和小分子代谢物模式的分析，表明辛伐他汀和 WS070117 可以使高脂血症叙利亚金黄地鼠内源性代谢物状态得到一定改善，有向正常状态回归的趋势，表明它们不仅具有调血脂活性，还能在一定程度上改善肝脏在高胆固醇血症发生时的代谢状态，防止脂肪在肝脏的堆积，这一结果与传统的药理分子生物学等方法得出的结论相一致。因此可以采用核磁共振代谢组学技术方法研究 WS070117 改善脂代谢紊乱的作用。

二、中药化浊祛湿通心方对叙利亚金黄地鼠高脂血症模型血脂及代谢产物谱的影响

本研究中选用高脂饲料诱导的高脂血症叙利亚金黄地鼠作为模型动物，并给予中药化浊祛湿通心方，采用基于核磁共振的代谢组学技术，观察在化浊祛湿通心方干预下，高脂血症金黄地鼠血脂以及代谢产物谱的变化。模式识别分析血浆及肝脏中代谢产物的变化如表 2-4-3。

表 2-4-3　叙利亚金黄地鼠血浆和肝脏中代谢产物的变化

生物介质	代谢产物	模型组[#]	中药组[*]
血浆	低密度脂蛋白/极低密度脂蛋白	↑	↓
	N-Ac	↑	↓
	$-CH_2-CH_2CO^a$	↑	↓
	$-CH_2-CH=^a$	↑	↓
	$-CH_2CO^a$	↑	↓
	$-CH=CH^a$	↑	↓
	乳酸	↑	↓
	丙氨酸	↑	↓
	乙酸盐	↑	↓
	谷氨酰胺	↑	↓
	高密度脂蛋白	↓	↑
	卵磷脂	↓	↑
	牛磺酸	↓	↑
	甜菜碱	↓	↑
	胆碱/磷脂酰胆碱	↓	↑
	甘油磷脂酰胆碱	↓	↑
	葡萄糖	↓	↑
	$-CH_3^a$	↑	↓
肝脏	$-(CH_2)_n-^a$	↑	↓
	$-CH_2-CH=^a$	↑	↓
	$-CH_2CO^a$	↑	↓
	丙氨酸	↑	↓
	乙酸盐	↑	↓
	谷氨酰胺	↑	↓
	牛磺酸	↓	↑
	甜菜碱	↓	↑
	胆碱/磷脂酰胆碱	↓	↑
	甘油磷脂酰胆碱	↓	↑
	葡萄糖/糖元	↓	↑

注：[#]与空白对照组相比；[*]与模型组相比；[a]脂类中的基团；↑含量升高；↓含量降低。

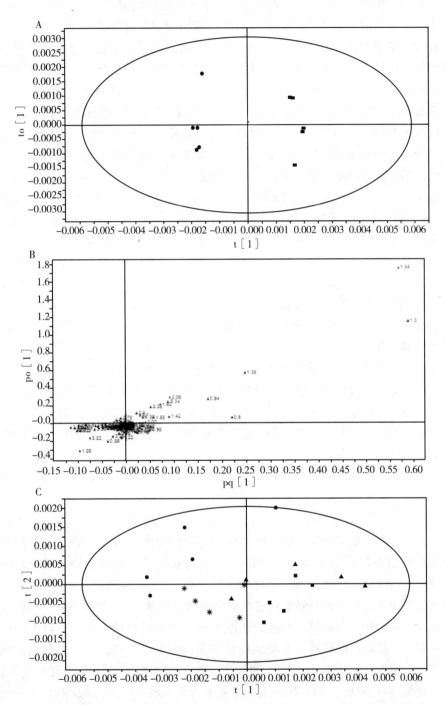

图 2-4-4　A　空白对照组与模型组叙利亚金黄地鼠肝脏的[1]H NOESY-NMR PCA 得分图；B　所对应的载荷图；C　模型组和各给药组叙利亚金黄地鼠血浆扩散编辑的 O-PLS-DA 得分图。●空白对照组；■模型组；▲辛伐他汀组；*中药化浊祛湿通心方组。

基于 NMR 代谢组学技术的研究结果表明，中药化浊祛湿通心方（140mg·kg）不仅具有调脂作用，而且对改善高脂血症金黄地鼠肝脏脂肪变性发挥有益作用，此结果也被生化检测结果和病理结果所证实。在本研究中，我们采用高脂血症叙利亚金黄地鼠作为研究对象，代谢组学分析结果显示中药化浊祛湿通心方的确可以改变高脂血症叙利亚金黄地鼠血浆和肝脏中的脂类、脂类代谢相关分子、葡萄糖和糖原以及一些关键氨基酸的含量，提示中药化浊祛湿通心方具有潜力，可能成为中药中治疗高脂血症的新药物。

基于传统的药理实验结果，高脂饮食诱导的高脂血症叙利亚金黄地鼠的模型建立是成功的，进一步得出中药化浊祛湿通心方可以调节血浆和肝脏脂质代谢的作用。尽管化浊祛湿通心方的调脂作用被以上实验结果所证实，但是基于 NMR 代谢组学技术可以为我们提供更重要的代谢物变化信息，使我们能够更好的研究中药化浊祛湿通心方的有益作用。因为基于 NMR 代谢组学获得的数据，含有内源性代谢物的海量信息，例如乙酸、丙氨酸、谷氨酰胺、甜菜碱和牛磺酸等，这些代谢物是传统药理学方法没办法观察到的。

基于核磁共振的代谢组学表明，高脂血症叙利亚金黄地鼠与空白组相比，血浆和肝脏中脂类（甘油三酯和胆固醇）乳酸、乙酸、丙氨酸和谷氨酰胺含量升高，而胆碱类物质（如磷酸胆碱、磷脂酰胆碱和甘油磷脂酰胆碱）、甜菜碱、牛磺酸、葡萄糖和糖原含量降低。然而，给予辛伐他汀（2mg/kg）和中药化浊祛湿通心方（140mg/kg）4 周后，这些代谢物有向正常回归的趋势。

更重要的是中药化浊祛湿通心方比辛伐他汀对肝脏有更好的改善肝脏在高胆固醇血症发生时的代谢状态。辛伐他汀主要是起到降低血脂作用，几乎对葡萄糖/糖原及脂类代谢中起重要作用的小分子代谢物未见明显影响。在这项研究中，中药化浊祛湿通心方（140mg/kg）主要引起高脂血症叙利亚金黄地鼠血浆和肝脏脂类、脂代谢相关分子、葡萄糖/糖原和一些关键氨基酸的变化。

中药化浊祛湿通心方引起高脂血症叙利亚金黄地鼠血浆大分子代谢物的变化，包括 LDL/VLDL、N-乙酰糖蛋白和一些脂类（CH_2-CH_2，$CH=CH$）及脂肪酸的含量明显减少，而 HDL 和磷脂酰胆碱的含量增加。δ3.22ppm 处的磷脂酰胆碱信号增强，是与 HDL 水平升高相一致的，因为磷脂酰胆碱是构成 HDL 的最主要脂类成分。给予中药化浊祛湿通心方的高脂血症金黄地鼠血浆总脂类含量有所减少，因为血浆扩散编辑载荷图中 δ2.26ppm 和 δ1.58ppm 处的信号减弱，它们来自于脂肪酸的 C2 和 C3 上的氢原子。

中药化浊祛湿通心方导致高脂血症叙利亚金黄地鼠血浆小分子代谢物，乳酸、丙氨酸、谷氨酰胺减少，牛磺酸、甜菜碱、甘油磷脂酰胆碱、葡萄糖和糖原增加。给予中药化浊祛湿通心方 4 周后，高脂血症叙利亚金黄地鼠血浆葡萄糖水平升高，而乳酸和脂类减少，提示糖酵解减少，而能量转由脂类氧化代谢提供。我们推测血浆中乳酸和丙氨酸应该减少，这是与通过葡萄糖-丙氨酸和 Cori 循环的糖原异生过程减弱一致的。大多数丙氨酸通过糖酵解过程中丙酮酸的转氨基作用形成并由骨骼肌释放，通过葡萄糖-丙氨酸循环可以转运入血为肝脏糖原异生提供底物。因此，中药化浊祛湿通心方使血浆中丙氨酸减少，提示肌肉蛋白的分解和肝脏糖原异生得到了抑制。

给予中药化浊祛湿通心方 4 周后，高脂血症叙利亚金黄地鼠肝脏含有较低水平的脂类

［如 CH_3，$(CH_2)n$，$CH_2-CH=$，CH_2CO 等］、乳酸、丙氨酸、乙酸和谷氨酰胺，高水平的胆碱类物质（如磷酸胆碱、磷脂酰胆碱）、牛磺酸、甜菜碱、甘油磷脂酰胆碱、葡萄糖和糖原。

正常情况下，甘油三酯是以 VLDL（也含有高浓度的游离胆固醇）的形式由肝脏转出的，因为 VLDL 的合成需要应用磷脂类物质，特别是磷脂酰胆碱或其前体不足导致肝脏转出甘油三酯减少而造成脂肪肝。给予高脂血症叙利亚金黄地鼠中药化浊祛湿通心方 4 周后，肝脏中的磷脂类物质（如磷脂酰胆碱）水平升高，所以中药化浊祛湿通心方可以促进甘油三酯由肝脏转出而防止脂肪堆积的进一步发展，还可以增加作为肝脏功能标志物的甘油磷脂酰胆碱。

给予高脂血症叙利亚金黄地鼠中药化浊祛湿通心方 4 周后，肝脏中高水平的葡萄糖和糖原表明糖酵解和糖原分解减少，暗示中药化浊祛湿通心方可以降低能量需求。

据报道甜菜碱可以减少高脂饮食大鼠肝脏中的胆固醇和脂类。牛磺酸在细胞和组织内环境稳态方面起重要作用，包括膜结构和蛋白的稳定性、抗氧化作用等。给予中药化浊祛湿通心方 4 周后，高脂血症叙利亚金黄地鼠肝脏中的甜菜碱和牛磺酸含量增加，表明中药化浊祛湿通心方对肝脏的有益作用。我们先前的实验结果也表明中药化浊祛湿通心方具有抗氧化作用。

完整肝脏的 HR MAS ^{1}H-NMR 图谱，包含了肝脏脂溶性提取物和水溶性提取物的信息。给予中药化浊祛湿通心方 4 周后，高脂血症叙利亚金黄地鼠肝脏中主要是脂类物质和胆碱类物质发生变化。

三、基于核磁共振代谢组学技术的化浊祛湿通心方改善冠心病患者脂代谢紊乱作用初探

在本研究中，我们收集了非冠心病患者、冠心病患者及给予他汀类药物和化浊祛湿通心方治疗的冠心病患者的血浆样本，采用代谢组学技术，观察化浊祛湿通心方对冠心病患者血浆代谢组变化转归的影响，为该药的药效学评价提供更全面的信息（图2-4-5）。

血浆测试结果显示，与非冠心病患者组相比，冠心病患者组乳酸（δ1.34ppm），丙氨酸（δ1.46ppm），乙酸（δ1.94ppm），谷氨酰胺（δ2.14，2.46ppm）和部分脂类信号（δ0.90，0.94，5.30ppm）含量升高，而牛磺酸（δ3.24，3.42ppm），甜菜碱（δ3.26ppm），甘油磷脂酰胆碱（δ3.22ppm），葡萄糖和糖原（δ3.40~4.00ppm）含量降低。大分子分析结果显示，与非冠心病患者组相比，冠心病患者组 LDL/VLDL（δ0.9，1.30ppm），N-乙酰糖蛋白（N-Ac，δ2.04ppm）和一些脂类信号包括 CH2-CH2CO（δ1.58ppm），CH2-CH2（δ2.02ppm），CH=CH（δ5.34ppm），CH2-CO（δ2.26ppm）含量高，而 HDL（δ0.86，1.26ppm），磷脂酰胆碱（δ3.22ppm）则含量低。给予冠心病患者他汀类药物和化浊祛湿通心方治疗后，患者血浆的内源性小分子代谢物有所变化（如乳酸、乙酸和丙氨酸等）显著减少，大分子代谢物有所变化，主要是脂类物质（如 LDL/VLDL等）显著减少，这表明化浊祛湿通心方除有降血脂的作用，还具有改善冠心病患者血浆小

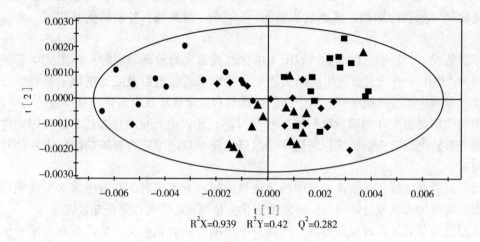

$R^2X=0.939$ $R^2Y=0.42$ $Q^2=0.282$

图 2-4-5 各组人血浆弛豫编辑的 O-PLS-DA 得分图

●正常人；■冠心病患者；▲他汀类药物治疗后的冠心病患者；◆化浊祛湿通心方治疗后的冠心病患者。

分子代谢物代谢轮廓的作用，分析结果还表明化浊祛湿通心方降血脂作用较他汀类药物要好。

（朱海波）

参 考 文 献

1. Nicholson JK, Wilson ID. Understanding "global" systems biology：Metabonomi-cs and the continuum of metabolism. Nat Rev Drug Discov, 2003, 2 (8)：668-676.

2. Zheng YF, Xu GW, Liu DY, et al. Study of urinary nucleosides as biological marker in cancer patients analyzed by micellar electrokinetic capillary chromatography. Electrophoresis, 2002, 23 (24)：4104-9.

3. Nicholson JK. Global systems biology, personalized mcdicine and molecular epide micology. Mol Systems Biol, 2006, 2：52.

4. Tang HR, Wang YL. Metabonomics：A revolution in progress. Prog Biochem Biophys, 2006, 33 (5)：401-417.

5. Chen M, Zhao L, Jia W. Metabonomic study on the biochemical profiles of a hydrocortisone-induced animal model. J Proteome Res, 2005, 4 (6)：2391-6.

6. Nicholson JK, Lindon JC, Holmes E. 'Metabonomics'：Understanding the metabolic responses of living systems to pathophysiological stimuli via multivariate statistical analysis of biological NMR spectroscopic data. Xenobiotica, 1999, 29 (11)：1181-1189.

7. Fiehn O, Kopka J, Dormann P, et al. Metabolite profiling for plant functional genomics. NatBiotechnol, 2000, 18 (11)：1157. 1161.

8. RaamsdonkLM, TeusinkB, Broadhur stD, et al. A functional genomics strategy that uses metabolome data to reveal the phenotype of silent mutations. Nat Biotech-nol, 2001, 19 (1)：45-50.

9. Sun Y, Lian Z, Jiang C, et al. Beneficial metabolic effects of 2′, 3′, 5′-tri-acetyl-N6-（3-hydroxylaniline）adenosine in the liver and plasma of hyperlipidemic hamsters. PLoS One, 2012, 7（3）：e32115.

10. Urbanczyk-Wochniak E, Luedemann A, Kopka J, et al. Parallel analysis of transcript and metabolic profiles: a new approach in systems biology. EMBO Rep, 2003, 4（10）：989‑993.

11. Liang YZ, Xie PS, Chan K. Chromatographic fingerprinting and metabolomics for quality control of TCM. Comb Chem High Throughput Screen, 2010, 13（10）：943‑53.

12. 王广基，查伟斌，郝海平，等. 代谢组学技术在中医药关键科学问题研究中的应用前景分析. 中国天然药物，2008，6（2）：89‑97.

13. Xie YY, Luo D, Cheng YJ, et al. Steaming-induced chemical transformations and holistic quality assessment of red ginseng derived from Panax ginseng by means of HPLC-ESI-MS/MS（n）-based multicomponent quantification fingerprint. J Agric Food Chem, 2012, 60（33）：8213‑24.

14. Yan X, Xue H, Liu H, et al. NMR studies of Bacillus subtilis tRNATrp hyperexpressed in Escherichia coli-Assignment of imino proton signals and determination of thermal stability. J Biol Chem, 2000, 275（10）：6712‑6716.

15. Bollard ME, Garrod S, Holmes E, et al. High resolution ^{1}H and ^{1}H–^{13}C magic angle spinning NMR spectroscopy of rat liver. Magn Reson Med, 2000, 44（2）：201‑207.

16. Ye Y, Zhang L, Hao F, et al. Global metabolomic responses of Escherichia coli to heat stress. J Proteome Res, 2012, 11（4）：2559‑66.

17. Liu CX. Metabonomics in medical and pharmaceutical research. Zhongguo Yi Xue Ke Xue Yuan Xue Bao, 2007, 29（6）：712‑8.

18. Nicholson JK, Connelly J, Lindon JC, et al. Metabonomics: a platform for studying drug toxicity and gene function. Nat Rev Drug Discov, 2002, 1（2）：153‑161.

19. Wang YL, Tang HR, Holmes E, et al. Biochemical characterization of rat intestine development using high-resolution magic-angle-spinning H1 NMR spectroscopy and multivariatedata analysis. J Proteom Res, 2005, 4（4）：1324‑1329.

20. Xu J, Bjursell MK, Himrod J, et al. Agenomic view of the human-Bacteroides thetaiotaomicron symbiosis. Science, 2003, 299（5615）：2074‑2076.

21. Lindon JC, Keun HC, Ebbels TMD, et al. The consortium for metabonomic toxicology（COMET）: Aims, activities and achievements. Pharmacogenomics, 2005, 6（7）：691‑699.

22. Yap IKS, Clayton TA, Tang HR, et al. An integrated metabonomic approach to describe temporal metabolic disregulation induced in the rat by the model hepatotoxin allyl formate. J Proteom Res, 2006,（10）：2675‑2684.

23. Jiang P, Dai W, Yan S, et al. Potential biomarkers in the urine of myocardial infarction rats: A metabolomic method and its application. Mol Biosyst, 2011, 7（3）：824‑31.

24. Mao Y, Huang X, Yu K, et al. Metabonomic analysis of hepatitis B virus-induced liver failure: identification of potential diagnostic biomarkers by fuzzy support vector machine. J Zhejiang Univ Sci B, 2008, 9（6）：474‑81.

第三章 表面等离子共振技术在药理学研究中的应用

表面等离子共振技术（surface plasmon resonance，SPR）是近20年发展并日趋成熟的一项生物大分子间或生物大分子与小分子间的分子检测技术，是将物理学原理广泛应用于生物学领域的一种实时研究生物分子间相互作用的方法。这项技术最初用于蛋白-蛋白相互作用的研究，随着技术的不断成熟和完善，该技术已广泛用于生物、医学和药物研究领域的各个方面，如蛋白质组学研究（proteomics）、多分子复合物的结构和组装（multi-molecular complexes）、免疫测定法（immunoassay）、疫苗开发（vaccine development）、分子识别（molecular recognition）、结构与功能的关系（structure-function relationship）、癌症研究（cancer research）、新药研发（drug discover）、信号传递（cell signaling）、免疫调节（immune regulation）、瞬时结合（transient binding）、配体垂钓（ligand fishing）、结合特异性（binding specificity）、酶反应（enzyme reaction）等领域。

在药物研发领域，如活性分子的发现、蛋白-小分子化合物相互作用、二次筛选、先导化合物优化及选择、生物制药等研究中表面等离子技术也发挥了重要的作用。应用此项技术可测定结合平衡常数、动力学参数和热力学参数，获得小分子化合物与蛋白大分子相互作用参数药物结合方式，利于提高候选化合物的结合性质。本章将介绍表面等离子技术的发展史、基本原理，以及在药物研发领域的应用。

第一节 表面等离子共振技术发展史

英国著名物理学家约翰·威廉·斯特拉特（John William Strutt，3rd Baron Rayleigh，1842～1919年）于1907年发现了瑞利散射（Rayleigh scattering），该现象是由半径比光波长小很多的微粒对入射光引发的散射，瑞利散射光的强度和入射光波长 λ 的4次方成反比，即波长较短的蓝光比波长较长的红光更易散射，这也就解释了天空为什么是蓝色；美国物理学家罗伯特·威廉姆斯·伍德（Robert Williams Wood，1868～1955）于1902～1912年在约翰霍普金斯大学工作期间，首次发现并描述了当用连续偏振光照射金属光栅后，光谱发生了小区域内的损失，这是关于表面等离子共振技术的最早记录；此后，Fano 于1941年发现"Wood 现象"的起因是等离子波引起的；20世纪50年代科学家们进行了更多的实验，Ritchie 发现并提出了等离子体能量降低模式，第一次提出了金属内部电子纵向波动的"金属等离子体"概念；此后 Farrell 和 Stem 发现了等离体共振的条件；Kretschmann 于1971年提出 Kretschmann 结构，为等离子共振技术奠定了基础；1990年，瑞典的 Biacore 公司诞生了第一台商业生物传感器。Biacore 是一个生命科学产品公司，首先成立于瑞典，着重用于研究蛋白-蛋白相互作用。Biacore 公司的前身成立于1984年，1996年更名为 Biacore AB

Corporation，该公司于 2006 年被 GE Healthcare 以 39 亿美元收购。除 GE 公司的 Biacore 系列产品外，具有相同功能的表面等离子共振仪器还包括 Attana AB、德国的 BIOSUPLAR、Bio-Rad 生产的 Proteon XPR36 蛋白相互作用检测系统、Sapidyne 公司的 KinExA 平台、BioNavis 公司的 SPR NAVI 200 以及 Reichert 公司的双道 SPR 系统。

第二节 表面等离子共振技术的原理

一、表面等离子共振技术的定义、概述

理论物理和应用物理学的发展为生物学的发展奠定了物质方法学基础，有多种生物物理学方法可实现非标记定量研究活性化合物与药靶间的相互作用，此类方法包括等温滴定量热法（isothermal titration calorimetry，ITC）、分析超速离心法（analytical ultracentrifugation，AUC）、核磁共振分光检测法（nuclear magnetic resonance spectroscopy）、质谱分析（mass spectroscopy）和生物传感器（biosensor）。在以上列举的方法中，生物传感器技术应用范围最广，它不需要任何标志物，可实时检测结合前后的微小变化。在生物传感技术中，应用最多的是表面等离子共振技术。

表面等离子共振技术是一种共振现象，属于物理光学现象。光在两种不同介质中的传播速度不一样，光速大的介质称作光疏介质，光速小的介质呈光密介质。光线在光疏介质中的绝对折射率小于光密介质，所以当光线从光密介质射入光疏介质时，其折射角大于入射角，当折射角为 90° 时的入射角称为临界角（critical angle），临界角 $c = \arcsin 1/n$（其中 n 是折射率），入射光以临界角入射到两种不同介质界面时产生全内反射。当全部入射光被反射后，会有渐逝波（evanescent wave）进入到低折射率的介质，且能量呈指数衰减。当在介质表面镀上一层金属薄膜后，入射光可引起金属中自由电子的共振（此时的入射光波长称为共振波长），形成表面等离子体（SP）。当入射角或波长为某一值时，表面等离子体与渐逝波的波数和频率相等，此时会发生能量偶合，形成表面等离子共振。共振发生时，全反射条件丧失，入射光能量转移至表面等离子波中，使得反射光强度下降，出现衰减全反射（attenuated total reflection，ATR），其中使反射光完全消失的入射光角度称作共振角（SPR 角）。共振角随金属表面折射率的改变而变化，折射率的变化与金属表面的生物大分子质量成正比，因此可检测生物反应过程中共振角的变化获得分子间相互作用的表征（图 3-2-1）［注：$1RU = 1pg$ 蛋白$/mm^2 = 1 \times 10^{-6}$ RIU（折射指数单位）］。

科学家应用这一原理，用 SPR 检测器能记录不同角度反射光强度并以角度对光强作图，其中曲线的波谷即为共振角，该角度为共振信号（resonance signal），一般看到的 SPR 传感图（sensorgram）是以时间对共振信号绘图，其中，共振角/共振信号用共振单位（resonance unit，RU）表示，如图 3-2-2，首先将抗体固定于传感器金属表面，当含有抗原的流动相流经金属膜时，抗原与抗体特异性结合，随之共振角发生改变。当抗原−抗体结合达到平衡时，共振角度不再变化，科学家就是通过监测表面等离子共振反射光谱的共振峰变化实现对生物大分子间或大分子与小分子间相互作用的高灵敏检测。

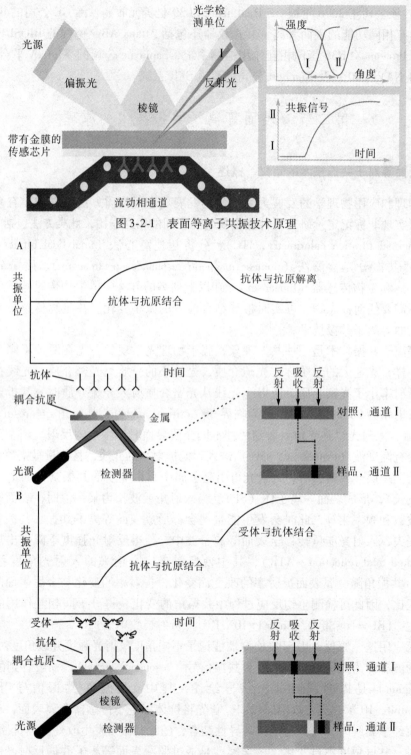

图 3-2-1　表面等离子共振技术原理

图 3-2-2　传感器检测的共振单位与样品流经芯片关系

A 芯片表面单次结合即解离对应的共振单位变化示意图；B 芯片表面多次进样引起的共振单位变化示意图。

在实际试验过程中，首先将空白流动液（running buffer）流经有固定配基的传感器表面，此时检测器得到的数值为基线。随后将含分析物的溶液流经传感器，检测器得到的信号称为"结合相"（association phase）。值得提出的是，分析液和空白对照液流经传感器的条件应尽量保持一致，以降低"噪音"。当结合相达到饱和时，再次使用"空白流动液"，得到的曲线为"解离相"（dissociation phase），解离相是可逆的结合过程，也就是分析物从传感器表面解离的过程，理想状态是信号回到基线。

在结合相测定过程中，传感器的信号反应呈增长趋势，达到的最高值称为传感平衡值（equilibrium sensor response）或饱和浓度对应的饱和值（saturation response）。当分析物黏度较高时，进样系统通常会被受试品污染，出现"携带效应"（carry over effect）。证实是否有"携带效应"的方法是用无分析物的缓冲液作为对照。若证实确实有此效应，可用空白流动液冲洗进样系统，但流出液不经过传感器表面进行消除。

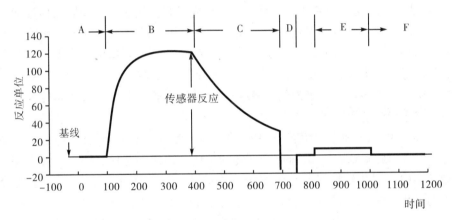

图 3-2-3　受体与配基相互作用典型传感谱

A 加样前的相；B 结合相；C 解离相；D 再生相；E 转入对照；F 稳定相。

二、表面等离子共振技术的特点

表面等离子技术是基于检测物质结合前后芯片表面折射率的改变，该技术具有如下特点：

1. 能够实现控温实时检测　　SPR 是监测不同角度反射光的强度，可实现实时监测和连续记录，因此可跟踪分子间相互作用的动力学过程，能反应分子间作用的全过程。仪器还能对芯片表面实施温控，结合实验可在 4～45℃任意选择。

2. 样品无需被标记　　基于 SPR 是检测由于折射作用引起的不同反射角度的光强的原理，样品不需要被标记（如放射性核素、蛋白标签或化学发光基团标记等等），所以分析物无需被改变性质，能够保持分子的活性，同时也降低了实验成本。

3. 样品用量少　　一般一个芯片表面仅需要约 1μg 蛋白量。

4. 检测过程快捷，可实现高通量实验分析　　一般一次相互作用测定能在 10 分钟内完成，芯片的再生也仅需要几分钟时间。灵敏度高，目前最新仪器的灵敏度可达到 10pmol/L。

　　5. 能跟踪监控固定在芯片配基的稳定性，且对复合物的定量测定不干扰反应的平衡。

　　6. 检测过程对分析物无影响，样品可回收。

　　7. 可用于混浊、有颜色样品溶液的测定。

　　8. 应用范围广泛，可用于核酸相互作用分析、细胞信号通路研究、酶分析、食品安全测定、环境监测、遗传学分析等方面应用。在药物研发领域，可从基础科学研究、高通量药物筛选、药物分子结构优化到生产工艺开发和质量控制，如分析瞬间互作、弱亲和力结合、先导化合物筛选和优化、蛋白质复合物的组装以及复杂的蛋白质互作网络等均有应用。

三、传感芯片

　　用于表面等离子共振技术的传感芯片是该技术的核心，现在主流芯片均采用 Kretschmann 结构，即在玻璃基片上覆盖一层金膜或银膜，然后再在薄膜表面连接基质固定生物分子，不同种类的基质可固定不同理化性质的分子。芯片表面的金属薄膜一般不能直接用于分子间相互作用的研究，一般是在其表面先覆盖一层巯基烷醇或烷基巯基分子，这样可避免其他分子与金属膜直接接触，同时也提供了与基质分子连接的物质条件。基质分子是通过内层共价连接至金属表面的巯基烷醇或烷基巯基分子上，然后其他生物分子可通过不同的方式连接至基质分子。

　　Eco Chemie BV 公司研发的传感芯片种类最多，但由于 Biacore 公司的系列产品在我国应用最为广泛，因此本章将以 Biacore 公司芯片为例介绍传感芯片的种类和用途。

　　芯片种类中应用数量最多的是葡聚糖修饰的芯片，如用于蛋白与其他生物分子间的相互作用的羧甲基葡聚糖芯片（CM5）、用于蛋白与其他生物分子间的动力学研究的羧甲基化程度低的葡聚糖芯片（CM4）和短链羧甲基葡聚糖芯片（CM3）、用于蛋白-小分子结合分析的 CM7 芯片、用于 His 融合蛋白的捕获固定的氮基三乙酸葡聚糖芯片（NTA）、用于生物分子与细胞、病毒之间的结合试验的平面所计划芯片（C1）、用于蛋白与磷脂相互作用，膜蛋白的结合研究的连接亲脂物质的葡聚糖芯片（L1）、用于蛋白与磷脂，膜蛋白的结合研究的疏水表面芯片（HPA）、用于核酸和糖链与其他生物分子之间的相互作用的连接链霉素的葡聚糖芯片（SA）、用于核酸和糖链与其他生物分子之间的相互作用的可逆性固定生物素化核酸和糖类芯片（CAP）等，表 3-2-1 介绍了 8 种主流芯片的设计原理和适用条件。

表 3-2-1　Biacore 常用芯片的种类、原理及用途

种类	原理及用途
CM5 芯片	是最常用的芯片，具有广谱的偶联性质，可连接蛋白、核酸、糖、有机小分子等。基质由线性葡聚糖构成，在溶液中向外伸展约 100nm，类似水凝胶，偶联的分子能在葡聚糖层内相对自由运动，可偶联带有氨基、巯基、羟基、羧基和醛基的分子

种类	原理及用途
CM4 芯片	与 CM5 相比，CM4 芯片是羧甲基程度相对低的葡聚糖芯片，其羧甲基化程度相当于 CM5 芯片的 30%，所偶联的基团与 CM5 芯片相同，但由于其表面电荷密度低，适合处理较复杂的体系，如溶解于培养基中的混合物等，该芯片表面低电荷的特性也使其适用于动力学研究
CM3 芯片	是短链羧甲基葡聚糖芯片，与 CM5 芯片相比，其葡聚糖链较短，该特性使得连接后的空间位阻相对较小，因此适用于与大分子（如病毒）的偶联
C1 芯片	仅有羧基化，没有葡聚糖基质。羧基化的表面使得其可偶联与 CM5 相同的基团，葡聚糖的缺失使得被偶联物的运动空间降为最低，可适用于对如完整病毒或细胞等体积大分子的偶联和分析
NTA 芯片	是将 NTA 连接在葡聚糖基质上。通过镍离子可捕获带有多组氨酸标签的分子，而此种芯片的再生也相对容易，仅需用含有 EDTA 的溶液洗脱即可
L1 芯片	是一种连接亲脂性物质的羧甲基化葡聚糖芯片，与 CM5 芯片相比，它适用于偶联与 CM5 相同基团的脂类分子，例如磷脂及膜蛋白等
HPA 芯片	也是一种适用于脂质和膜蛋白分子的芯片。与 L1 芯片不同，HPA 芯片没有基质，芯片表面仅是由长烷基硫醇直接连接在金属膜上
SA 芯片	是在葡聚糖基质连接有链霉素的芯片。由于目前生物素化技术已相对成熟，因此所有能被生物素化的核酸、蛋白质、糖等分子均可被 SA 芯片捕获

第三节　表面等离子共振技术在药物研究中的应用

应用表面等离子技术测定结合-解离过程可得到大量信息，从效应曲线中可得到不同浓度分析物浓度的曲线，可得知：①复合物生成的开始（结合相中效应升高部分）；②达到平衡和/或饱和（结合相终点的效应值）；③是否是可逆反应（是否有平稳的解离相）。除此以外，效应图还可以提供一些动力学信息，例如通过比较解离时达到基线的速度可比较两种复合物的稳定性。通过精密定量分析信号与时间和浓度的关系，可计算得到结合量子数、结合平衡常数以及复合物的生成机制。而且，当固定温度时可测定复合物形成过程中的热力学。

表面等离子共振技术应用在药物研究中的应用可真正实现实时观察生物分子之间相互作用的目的，得到其他技术方法难以得到的数据结果，并且其所应用的检测技术无需借助标记物进行分析，特别适合药物研究。使用该仪器，可以测定如下指标：

1. 动力学常数　通过实时监测结合在芯片表面分子质量的变化，得到两个分子之间的结合与解离常数、药物分子与受体蛋白/离子通道的亲和力（热力学）和动力学参数，为药物的研发提供充分的试验数据。

2. 浓度的测量　天然产物来源的药物是药物研发的重要物质来源，而天然提取物多为混合物，测定其中单一组分的浓度一直是对天然产物提取物研究的难题，而利用表面等离子共振技术可以很轻松地做到这点。

3. 分子相互作用模式的研究　在药物研发过程中，明确药物的作用机制极其重要，而应用表面等离子共振技术可测定两个分子之间互作的比例、结合位点和抗原决定簇的位点，也可研究突变后活力大小的变化，研究复合物形成次序等。

4. 蛋白质功能的研究　对于蛋白类药物的研发，此仪器可应用于蛋白质复合物的组装以及复杂的蛋白质互作网络等研究。

一、应用表面等离子共振方法在药物作用参数的计算中的应用

1. 结合分子数的化学计量　在研究两种分子相互结合时，我们希望知道究竟有多少个（N）分析物与配基相连，这个值不能从单一的连接试验中获得，而是需要与一个已知连接分子数的对照分析物经对比试验并用如下公式计算获得：

$$N = \frac{R_{分析物} \times \left[\dfrac{\delta n}{\delta C}\right]_{对照品} \times MV_{对照品}}{R_{对照品,饱和} \times \left[\dfrac{\delta n}{\delta C}\right]_{分析物} \times MV_{分析物}}$$

式中 R 为仪器反应值；$(\delta n/\delta C)$ 为折射率增量，可通过测定分析物或配基浓度（以重量/体积计）改变时所引起的折射率的改变来测定；MW 为分子量。

2. 结合的特异性分析　分析物在芯片表面产生任何吸附，都会引起仪器的正向反应，但传感器并不能区分所发生的吸附是与靶蛋白的特异性结合，还是与芯片表面的非特异性结合。在实验过程中通常可采用不同的方法区分特异性结合与非特异性结合，其中最常用的方法之一是在对照参比道中使用与待测配基结构相近但与分析物不能结合的对照配基作为对照，比如向待测配基的关键结合位点引入突变，可得到结构类似但无结合能力的对照配基。

另一种方法是在对照参比道中用已知可与配基关键位点共价结合的抑制剂封闭结合位点，然后即可分析试验通道中待测物与配基的结合方式。图 3-3-1 中右图为对照参比道，是

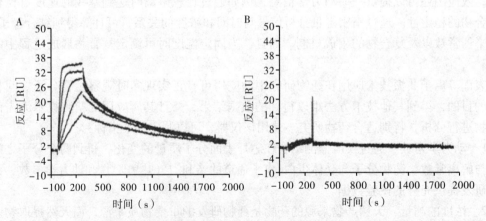

图 3-3-1　A 测定通道中待测物与配基的可逆结合；B 对照参比道中已知共价结合的小分子抑制剂与配基的不可逆结合

用已知共价结合小分子与配基结合的反应图，与之对比，即可得出左图中待测物与配基是可逆结合的结论。

3. 结合达到平衡时的亲和常数的计算　在研究可逆结合-解离过程时，平衡常数是重要参数，结合平衡常数 Ka 和解离常数 Kd 是当游离的受体、配基以及受体-配基复合物达到平衡时的浓度比值，应用表面等离子共振技术可测定可逆非共价结合的平衡常数。

$$[A]+[B] \Longleftrightarrow [AB]$$

$$K_a=\frac{[AB]}{[A][B]} \quad K_d=\frac{[A][B]}{[AB]} \quad K_a=\frac{1}{K_d}$$

应用 Langmurir 吸附等温方程可得到如下公式：

$$\theta_{eq}=\frac{K_d}{1+\dfrac{K_d}{[A]}}$$

式中 θ_{eq} 是芯片上与分析物结合的配基位点比例，该数值可由结合达到平衡时传感器的数值（R_{eq}）比结合达到饱和时的数值（R_{sat}）得到；［A］是受试物（分析物）的游离浓度，即流动液中受试物的浓度。将 θ_{eq} 和［A］代入方程，即可算出解离平衡常数 Kd。具体试验方法如图 3-3-2。

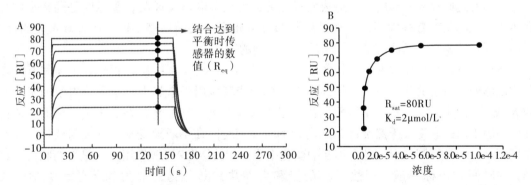

图 3-3-2　A 测定不同浓度分析物达到平衡时传感器的反应数值；B 以分析物浓度对传感器反应数值作图并得到饱和反应数值，计算得到解离平衡常数

需要指出的是，这种计算是基于理想的结合情况，即每一个结合位点只有一个受试物结合。在很多情况分子与配基的结合只具有弱亲和力，在此时就需要较高的分析物浓度，而高浓度则导致快速的结合过程（图 3-3-3）。

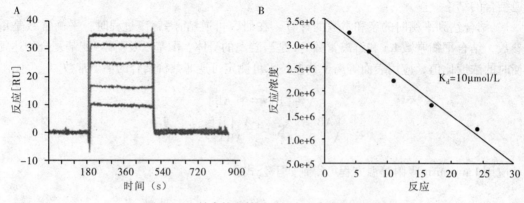

图 3-3-3　结合较弱情况时解离平衡常数的测定

4. 测定动力学参数　评价先导物和优化产物的活性，多是以体外（in vitro）对靶标的结合力（binding）或亲和力（affinity）为起点，然后测定对细胞的活性强度，以及体内（in vivo）对模型动物的效力，在研发初期以评价体外的亲和力作为预示体内药效的重要指标。

人们常常用体外数据预测体内的药效，这种模式有很大的不确定性，离体的亲和力与在体的药效之间存在非对应性，造成对优化方向的误导和研发风险，其原因是药物在体外和体内所处的状态有很大不同。体外靶标与体内靶标所处的环境不同，体外环境是封闭、平衡和固定的系统，而体内是开放、动态和变动的系统。

靶标与药物结合而被占据，是产生药效的基础。在封闭系统中，靶标、配体和其他参与物质够处于恒定的浓度，测定的药物与靶标的相互作用或亲和力，是用热力学的平衡常数 K_i 或 IC_{50} 值来表征，是配体与靶标在设定的条件下热力学平衡状态的浓度。然而，体内环境中的蛋白、底物（天然配体）和药物的浓度随时间在不断地变动。靶标与药物的相互作用则是动力学控制过程，是在不断的变化中建立起来的结合-离解作用，不呈平衡状态。这样，在时间的坐标导航，用热力学的亲和力参数判断药物的效力和药效动力学性质（pharmacodynamic property）是不同的，两者没有对应和接续关系，导致宏观上药效强度和持续时间常常与 IC_{50} 或 K_i 值脱节。

配体与受体蛋白相互作用是个动态过程，可以结合成复合物，又可离解成游离状态，在这当中结合和离解的速率是不同的。例如，两个相似的配体即使对同一靶标的 IC_{50} 或 K_i 值以及药代动力学性质相同，会由于结合特别是（或）离解速率常数的不同，体内产生药效的强度和持续时间有很大差异。药物-靶标复合物的离解速率不同，导致复合物的持续时间或长或短，药物在靶标结合部位的存留时间与药效持续的长短有直接关系。所谓配体动力学效率（kinetic efficiency，KE）和驻留时间（residence times），就是表征配体分子占据靶标所保持的时间，这些参数是评价化合物活性质量的一种量度。

配体与受体结合成复合物，大都是弱结合作用，例如氢键、静电引力、疏水作用等，由于没有形成牢固的共价键，复合物又可离解成游离的配体和受体，这种可逆性相互作用是个动态过程。参与结合力的性质和强弱不同，表现为复合物的结合和离解的速率不同。结合速率快，离解速率慢，则配体在受体部位停留时间长；若结合慢，离解快，则停留时间短，容易游离出的配体，从受体部位逃逸，因而作用时间短。这样，药物在细胞和体内的作用，表现出药效持续时间就不同了。配体-蛋白复合物的离解速率常数和配体驻留时间，是从微观结合的动力学角度描述配体的性质和质量。

$$[L]+[A] \underset{k_{off}}{\overset{k_{on}}{\rightleftharpoons}} [LA]$$

药物与受体的相互作用，大都为结合与离解的双向过程，生成 LA 的结合速率和离解速率分别为 k_{on} 和 k_{off} 表征，生成复合物的速率常数为 k_{on}；生成复合物 LA 的寿命可用离解速率常数 k_{off} 表示，k_{off} 越小复合物的寿命越长，k_{off} 越大，药物占据受体的时间越短。

根据动力学概念，单位时间内 LA 浓度的改变是结合速度常数及 [L] 和 [A] 之间存在如下关系：

$$\frac{d[LA]}{dt} = k_{on}[L][A]$$

而解离速度常数与 [LA] 及单位时间 [LA] 的改变量相关，公式如下：

$$-\frac{d[LA]}{dt} = k_{off}[LA]$$

式中 [LA] 是分析物与芯片表面配基的结合状况，可由传感器的信号反映；d [LA] /dt 为在测定时间内 LA 浓度的改变量；[A] 是分析物浓度，在体系中是固定的；[L] 是未被结合配基的量，可由固定在芯片表面配基的量减 [LA] 的量得到。由此，结合速度常数 k_{on} 和解离速度常数 k_{off} 均可计算得到。

二、表面等离子共振技术的常用分析方法

基于表面等离子技术的原理和现有可供选择的各种芯片，科研工作者对同一科研目的有多种分析、测定方法。其中，"一步法"是最简单的实时分析方案，是研究分析物单纯一步结合过程，常用于浓度分析和动力学研究。与"一步法"对应的是"多步结合分析法"，多步法主要用于研究多个分子复合物的结合过程，期间可通过改变多个分析物的流经芯片的顺序和浓度得到不同的数据和信息，用以分析复杂复合物的结合方式和空间结构。

在多步分析法中，若检测器检测的是分析物本身引起信号的改变，则该检测称为直接分析法；若检测器测定的是由除分析物以外的分子引起的信号改变时，称为间接测定法。下面将就这两种方法进行介绍。

1. 直接分析法 直接检测的原理十分简单，即检测由于分析物与芯片表面结合所引起的信号改变，虽然原理简单，但分析物需要是较大的分子，一般情况下，分子量不应小于 10KD。

2. 间接分析法 间接法是通过检测由分析物以外的分子引起的信号改变，根据结合方式的不同可分为信号放大检测法、竞争结合检测法和竞争抑制检测法。

（1）信号放大检测法：是当分析物分子量较小，直接检测不能得到足够的信号时可采用的方法。该方法首先在芯片表面固定一个可连接分析物的分子，然后将目标分析物流经芯片，最后需要流经可特异性结合目标分析物（而与芯片表面固定物无结合）的抗体。由于大分子量抗体的结合，芯片表面的信号被放大。需要指出的是目标分析物与芯片固定物及用于信号放大的抗体的结合位点不能相同或重叠。

（2）竞争结合检测法：特别适用于对小分子物质的检测，其原理是将小分子量的分析物与一个大分子量的高分子连接，然后当将不同浓度的分析物与一定连接有高分子的分析物一同流经芯片，高分子可增强传感器的灵敏性和信号强度。当分析物浓度高时，由高分子引起的信号降低，由此可得到分析物的结合状态。

（3）竞争抑制检测法：是将分析物分子连接在芯片表面，然后将待测定的分析物与一定量的抗体同时流经芯片，若待测定的分析物越多，则抗体与芯片结合引起的信号越小。

三、表面等离子共振技术的应用于药物研究领域实例

（一）表面等离子共振技术在药物设计和改造领域的应用

基于结构的药物设计与筛选可采用分子结构研究（X-ray 晶体衍射和 NMR 技术），结合计算机分子模拟运算可以快速地发现与药物靶点高效、特异性结合的分子构架或者分子片段库。Biacore 利用对靶点蛋白与分子的结合检测，实现对分子（片段）库中的候选物的生物结合验证（validation）、结合亲和度排序（ranking）、功能与结构关系（SAR）等全面数据，有力地支持和交叉验证了通过计算机运算获得的结果的有效性和合理性。并且，Biacore 所获得的动力学和热力学数据，也可以进一步被分子模拟计算所利用，优化模型，加速药物设计的进程。

表面等离子技术在药物设计领域的优势在于：①信息全面直接，可提供亲和力、动力学常数、热力学常数（焓变 ΔH、熵变 ΔS）多项信息，与分子的结构信息紧密关联，能够直接支持和验证结构方法获得的结果；②亲和力范围宽，小分子与靶点结合的两个特点是结合弱和结合信号低（由于其分子量小），比如 Biacore 亲和力检测范围可以涵盖 10^{-4} ～ 10^{-12} mol/L 的结合范围，可最大程度避免假阳性分子的呈现；③检测灵敏度高。Biacore T200 的有机分子检测下限也可以达到没有下限，真正实现基于化合物片段设计（fragment & structure based lead discovery）的新技术路线，可以更快地发现药物的关键结构和其他方法容易忽略的化合物结构，从而提高了得到的药物化合物的有效性（图3-3-4）。

（二）表面等离子共振技术在脂质体研究的应用

脂质体能够解决决定药物分子有效性的溶解性和穿过疏水屏障的问题。利用 SPR 技术可以测量不同结构药物分子或者不同溶液环境下向脂质体的载药效率。应用 L1 芯片和 HPA 芯片可以将脂质体固定在传感器表面，将药物通过微流路系统流过脂质体，就可以直接测量药物与脂相之间的结合亲和力和动力学，从而确定药物分子结构、脂质体成分、分子极性、溶液环境与脂质体载药效率间的联系。

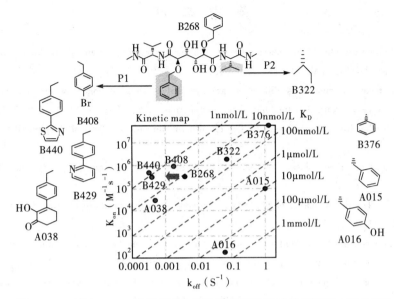

图 3-3-4　利用 Biacore 提供的动力学数据验证药物分子设计的有效性和合理性。化合物特定结构位置的基团选择会造成药物分子与靶点间的结合亲和力数量级的变化（1nmol/L～1mmol/L）。同时，不同结构和基团的选择会造成药物分子–靶点复合物分子的稳定性剧烈变化（k_{off}，0.001～$1S^{-1}$），这种变化与药物结构特征紧密联系。

（三）表面等离子共振技术在酶抑制剂筛选中的应用

酶是重要的药靶，应用 SPR 技术可以使用非常少量的且不需要标记的酶即可快速寻找其高亲和力的小分子化合物，为以酶为药靶的先导化合物的寻找提供了高效、快速筛选方法。

结语　　表面等离子共振技术是多学科综合应用的高科技技术，其关键技术之一是芯片的制备。随着纳米技术的发展，人们已经可以把单链 DNA 固定于金属膜表面，然后将与之互补的 DNA 与纳米颗粒连接并流经芯片表面，纳米颗粒可放大检测器信号，提高检测限和灵敏度。

小分子化合物是药物的重要组成部分，小分子化合物由于其分子量低导致其结合在芯片表面时引起的折射率改变变化不大，给检测和分析带来了一定困难。目前由于 SPR 技术已实现了与其他检测方法的联用，如与质谱（MS）、电化学等，可以提高对小分子的检测。

作为无需任何标记、应用纯物理方法发现、检测、考察、分析生物大分子间、或大分子与小分子间相互作用的方法，表面等离子技术将在药效化合物的发现、药物作用热力学和动力学等方面发挥更广泛的作用。

（郭　颖）

参 考 文 献

1. Wood RW. On a remarkable case of uneven distribution of light in a diffraction grating spectrum. Proceedings of the Physical Society of London, 1902, 18 (1): 269-275.

2. Fano U. The theory of anomalous diffraction gratings and of quasi-stationary wavers on metallic surfaces (Sommerfeld's waves). Journal of the Optical Society of America A, 1941, 31 (3): 213-222.

3. Ritchie RH, Ritchie RH. Plasma losses by fast electrons in thin films. Physical Review, 1957, 106 (5): 847-881.

4. Ferrell EAS aRA. Surface plasma oscillations of a degenerate electrom gas. Physical Review, 1960, 120: 130.

5. Kretschmann E. The determination of the optical constants of metals by the excitation of surface Plasmon. Z Physik, 1971, 241: 312-324.

6. Karlsson R. Michaelsson A and Mattsson L Kinetic-analysis of monoclonal antibody-antigen interaction with a new biosensor based analytical system. J Immunol Methods, 1991, 145 (1-2): 229-240.

7. Huber W, Mueller F. Bimolecular interaction analysis in drug discovery using surface Plasmon resonance technology. Current Pharmaceutical Design, 2006, 12: 3999-4021.

8. Sonezaki S, Yagi S, Ogawa E. Analysis of the interaction between monoclonal antibodies and human hemoglobin using a surface Plasmon resonance biosensor. J Immunol Methods, 2000, 238: 99-106.

9. Pieper-Furst U, Stocklein WFM, Warsinke A. Gold nanoparticle-enhanced surface Plasmon resonance measurement with a highly sensitive quantification for human tissue inhibitor of metalloproteinases-2. Anal Chim Acta, 2005, 550: 69-76.

10. Miura N, Higobashi H, Sakai G. Piezoeletric crystal immunosensor for sensitive detection of methamphetamine in human urine. Sensor Autuat B-Chem, 1993, 13: 188-191.

11. Karlsson R, Kullman-Magnusson M, Hamalainen MD. Biosensor analysis of drug-target interactions: direct and competitive binding assays for investigation of interactions between thrombin and thrombin inhibitors. Anal Biochem, 2000, 278: 1-13.

12. http://upload.wikimedia.org/wikipedia/commons/0/0c/Surface Plasmon Resonance.

13. Nordin H, Jungnelius M, Karlsson R, et al. Kinetic studies of small molecule interactions with protein kinases using biosensor technology. Anal Biochem, 2005, 340: 340-368.

14. Myszka DG, Kinetic. equilibrium and thermodynamic analysis of macromolecular interactions with BIACORE. Methods Enzymol, 2000, 325-340.

15. Nyberg S, Nordin H, Karlsson R, et al. Characterization of drug-plasma protein interactions using surface Plasmon resonance. Biacore publications, Biacore application Note 30, 2002, BR-9002-99.

第四章　化学发光技术在药理学研究中的应用

自然界丰富多彩而不断变幻的光线，给了人类无穷无尽的视觉体验，也是长久以来科学研究的一个主要内容和重要手段。

人们已经注意到，除了产生高温的物理、化学反应伴随有发光现象，自然界还存在有冷光。冷光是指物质在常温状态下，自身所发出的光线。荧光、磷光和化学发光是常见的冷光类型。

第一节　化学发光与生物发光

荧光是物质在外源性光源照射下，自身产生的光线；激发光是荧光产生的必要条件。

磷光是物质在外源性光源照射后，自身产生的能够维持一定时间的光线。

化学发光（chemiluminescence）是指在常温下的化学反应所伴随的发光现象。它的产生不依赖于激发光的存在。在生物体内，由生物酶催化的化学发光，也称为生物发光（bioluminescence）。人们熟悉的萤火虫发出的光，就是生物发光。

产生化学发光的化学反应通常会产生电子激发态的化学产物，这种化学产物可从激发态进入基态，同时发射出可见光，或可将能量转移给其他化学物质，使其发射出光线。化学发光的强度，依赖于化学反应中激发态产物的产量和激发态产物的发光量。通常化学发光的持续时间较短，仅为数秒。

所有生物发光反应一般都包含酶催化的分子氧对化学底物的氧化。这些化学底物统称为荧光素（luciferin），此类酶统称为荧光素酶（luciferase）。荧光素氧化时释放的能量一般比 ATP 水解产生的能量高 10 倍左右。

第二节　与生物发光和化学发光关联的化学反应

一、生物发光化学反应

自然界常见的生物发光反应主要发生在以下几种生物体（表4-2-1）。

表 4-2-1 自然界中几种生物体常见的生物发光反应

生物发光	化学反应			底物结构
细菌	Aldehyde +FMNH$_2$+O$_2$	荧光素酶 二聚体 80kD	Carboxylate +FMN+光	
萤火虫	Luciferin+ATP +Mg^{2+}+O$_2$	荧光素酶 单体 61kD	Oxyluciferin +AMP+PPi +CO$_2$+光	
海肾	Coelenterazine +O$_2$	荧光素酶 单体 36kD	Coelenteramide +CO$_2$+光	

（一）萤火虫

萤火虫的荧光素酶是最常见，研究得最清楚，也是实验中最常用的荧光素酶。该酶催化其底物 D-luciferin 氧化，快速发出短暂的光线，持续波峰约 15 秒，然后迅速衰变形成低水平的持续发光（图 4-2-1，图 4-2-2）。萤火虫荧光素酶催化的发光波长一般在绿色到黄色范围（图 4-2-3），随萤火虫种类不同而有所差异，并随反应的 pH 值而发生变化（图 4-2-1 ~ 图 4-2-3）。

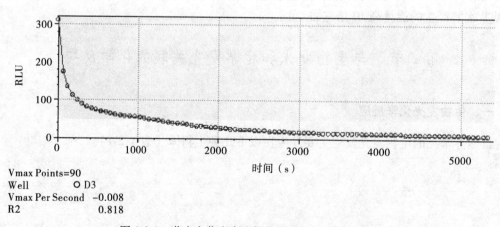

Vmax Points=90
Well   ○ D3
Vmax Per Second   −0.008
R2   0.818

图 4-2-1 萤火虫荧光素酶催化发光的长时动态过程

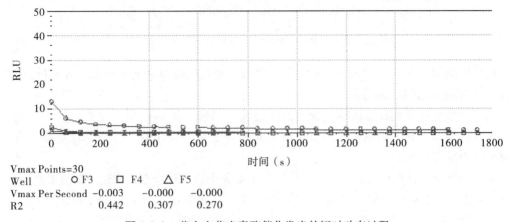

Vmax Points=30
Well　　　　　　O F3　　　□ F4　　　△ F5
Vmax Per Second　−0.003　　−0.000　　−0.000
R2　　　　　　　　0.442　　　0.307　　　0.270

图4-2-2　萤火虫荧光素酶催化发光的短时动态过程

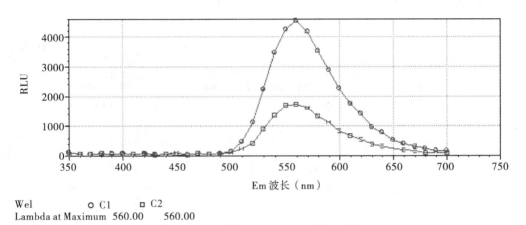

Wel　　　　　　O C1　　　□ C2
Lambda at Maximum　560.00　　560.00

图4-2-3　萤火虫荧光素酶催化发光的发射波长

　　萤火虫荧光素酶催化的发光过程中，主要涉及到以下几种物质：

　　1. 萤火虫荧光素酶（firefly luciferase/Luc）　它是由萤火虫荧光素酶的基因表达出的蛋白质，可以催化底物（D-荧光素）与 ATP 及 Mg^{2+} 结合，催化荧光素氧化为氧化型荧光素，并消耗 ATP 释放能量发光，产生 PPi、AMP 及 CO_2。它是整个反应的催化剂。

　　2. D-荧光素（D-luciferin）　荧光素酶催化反应的底物，在发光的反应中，与荧光素酶结合成酶–底物复合物。反应结束之后氧化为氧化型荧光素。

　　3. ATP　整个反应的能源物质，是真正的底物。

　　4. Mg^{2+}　荧光素酶的辅助因子。

　　该化学反应可分为以下三个步骤：

$$Luc+LH_2+ATP \xrightarrow{Mg^{2+}} Luc \cdot LH_2-AMP+PP_i（Eq. 1）$$

$$Luc \cdot LH_2 - AMP + O_2 \longrightarrow Luc \cdot Oxyluciferin^* + AMP + CO_2 \, (Eq. 2)$$

$$Luc \cdot Oxyluciferin^* \longrightarrow Luc \cdot Oxyluciferin + light \, (Eq. 3)$$

$$Luc + L + ATP \xrightarrow{Mg^{2+}} Luc \cdot L - AMP + PP_i \, (Eq. 4)$$

在反应的第一步（反应式1）中，荧光素酶将萤火虫的 D-荧光素转化为相应的酶-底物复合物：虫酶-荧光素-腺苷酸。

第二步反应如反应式2所示，荧光素酶是起到单氧合酶的作用；荧光素酶催化氧分子与荧光素的结合，转变为激发态的氧化型荧光素分子和二氧化碳，每一个分子都含有一个从氧分子中获得的氧原子。

第三步反应中，光是由激发态的氧化型荧光素分子衰变到基态，快速释放能量而产生的。这个过程中，非常高的光量子产率（在强碱溶液中，几乎每一个 LH_2 分子都放射出一个光子），不仅反映了机械催化效率，同时也反映了一个很好地使电子从激发态衰变的环境。

在第 4 个反应式中，脱氢型底物（L）和酶及 AMP 形成稳定的复合物，无法进行进一步的氧化反应，并占用酶，使发光反应无法持续进行。

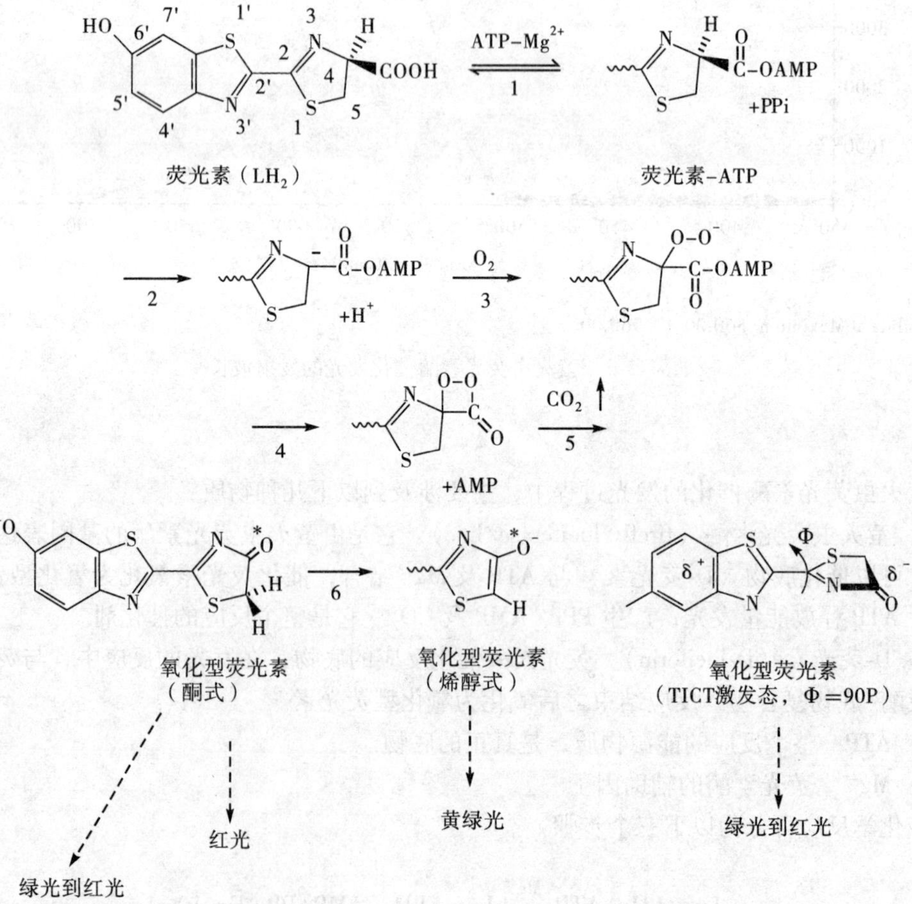

荧光素（LH₂）　　荧光素-ATP

氧化型荧光素（酮式）　　氧化型荧光素（烯醇式）　　氧化型荧光素（TICT激发态，Φ＝90P）

绿光到红光　　红光　　黄绿光　　绿光到红光

该生物发光反应的生化机制：

第 1 步：形成 ATP-酶-底物复合物，释放出 PPi。

第 2 步：一个质子通过一个荧光素酶主链上的氨基酸残基从腺苷酸 C-4 碳上游离，形成一个阴离子复合物。

第 3 步：氧分子加到新形成的阴离子上。

第 4 步：在二丙醇酸丙酯结构中，AMP 游离释放。

第 5 步：形成电子激发态的氧化型荧光素分子（酮式），释放二氧化碳。

第 6 步：激发态的氧化型荧光素分子发出光，进入基态。

在 pH 6.0 时，由于发光体为酮式结构，主要产生红光（最大发光波长在 615nm 处）；在中性和偏碱性环境中，激发态氧化型荧光素的构型为烯醇式结构，产生的我们所熟悉的黄绿色光的发光（最大发光波长在 560nm 处）。

（二）细菌

细菌荧光素酶是由双亚基组成的酶分子。它催化脂肪醛为底物的氧化反应，并以 FMN 为反应辅因子。细菌荧光素酶发光反应主要应用于细菌表达体系的研究工作中，在该体系中，无需额外添加反应底物。但细菌荧光素酶发光体系在哺乳细胞反应体系中很少用到。

（三）海洋生物

海胆或称海肾荧光素酶（renilla luciferase），是从腔肠科动物 *Renilla reniformis* 中发现的荧光素酶。该酶催化底物 coelenterazine 氧化，产生蓝光（波长约 480nm）。与前述两种荧光素酶不同，该反应不需任何辅因子参与。在宿主体内，这一发光反应与体内的绿色荧光蛋白联接，引起宿主产生绿色荧光。海肾荧光素酶发光体系也是实验室研究中普遍应用的一种发光检测体系，但由于其底物 coelenterazine 存在非酶催化性的自身氧化并产生发光，使这种发光体系的检测敏感性下降。

二、其他化学发光反应

一些人工合成的化合物，能够参与化学发光反应。

Luminol 和它的结构类似物可以被氧化，产生激发态产物，发射光线。

该反应可被一些金属离子如 Fe，Co 和一些生物过氧化酶催化。

Lucigenin 也有与 Luminol 类似的发光反应：

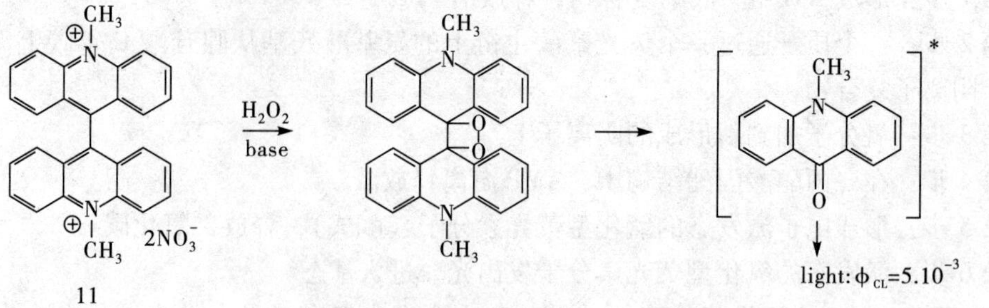

light: $\phi_{CL}=5.10^{-3}$

Acridinium 酯类化合物也可被氧化，产生发光反应：

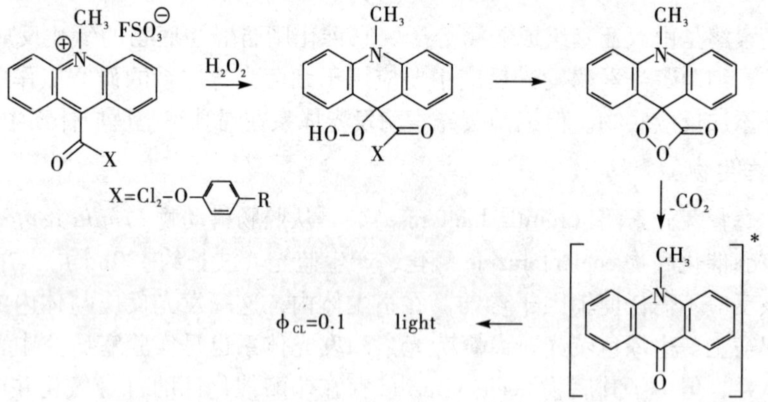

$\phi_{CL}=0.1$ light

在上述化学发光反应，和萤火虫荧光素酶催化的生物发光反应中，都形成重要的中间产物——Dioxetane 类物质。这种极不稳定的中间产物可直接分解，产生发光反应：

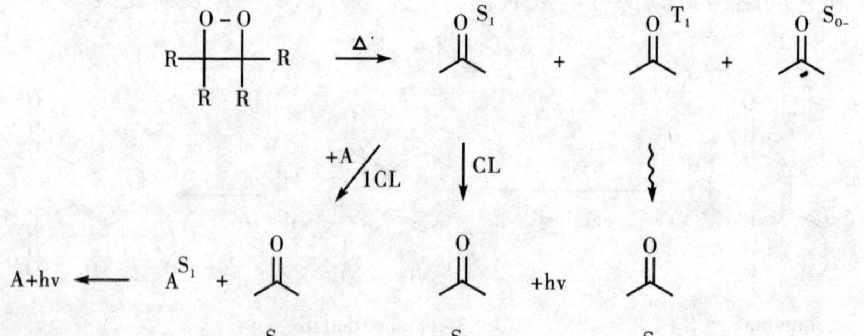

人们合成了系列化学性质稳定的 Dioxetane 类物质，它们可作为酶的底物，经催化形成不稳定的 Dioxetane 物质，而产生发光反应。以下反应是碱性磷酸酶催化的发光反应：

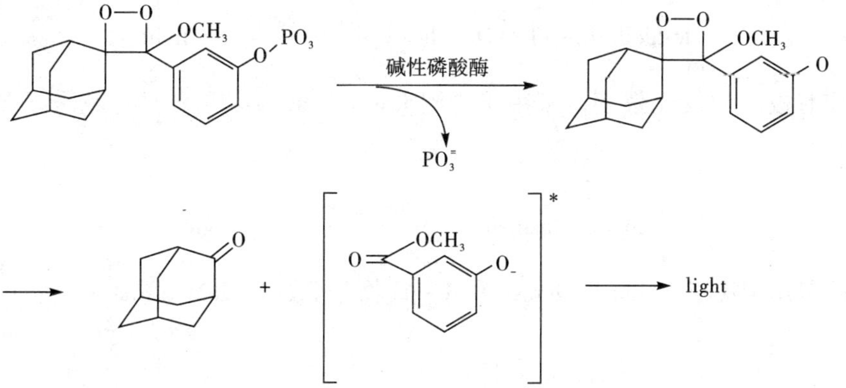

可作为碱性磷酸酶的化学底物的 Dioxetane 类物质，还有多种，如下所示：

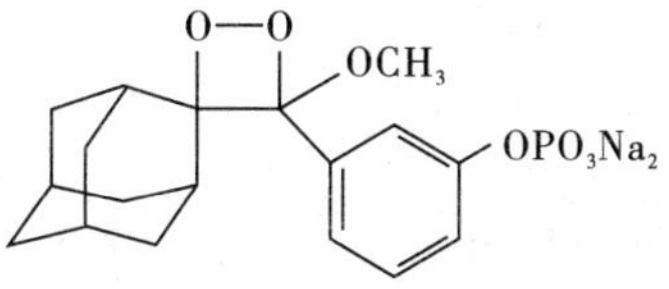

AMPPD 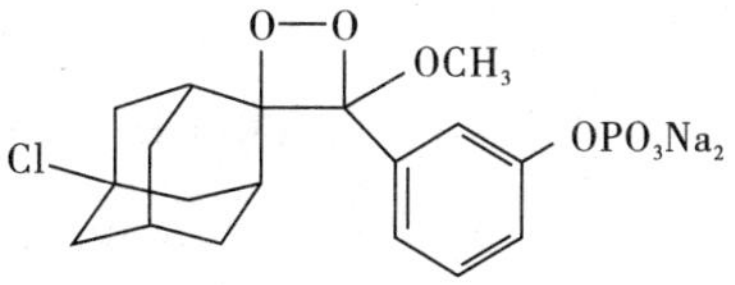　　　　　　　　　　CSPD

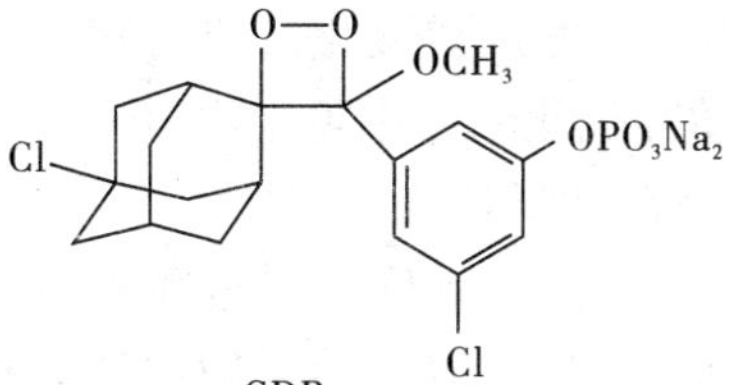

CDP 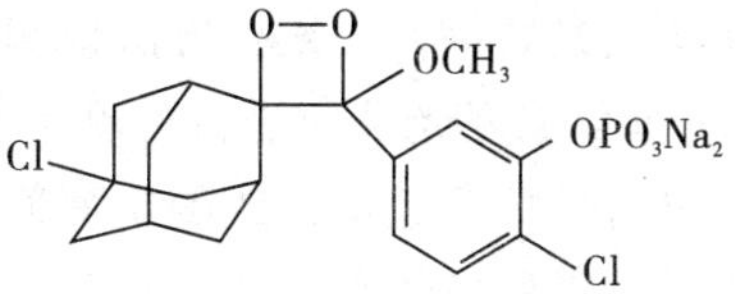　　　　　　　　　　CDP-Star

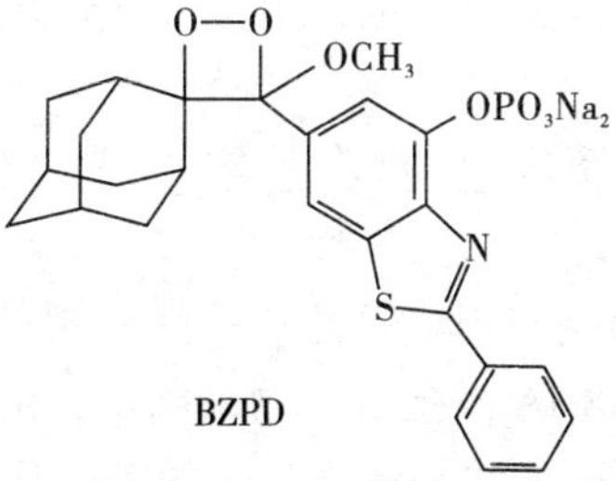

BZPD

Dioxetane 类物质还可作为其他多种酶的底物，如半乳糖苷酶等。

第三节　生物/化学发光可检测的目标分子

在每种化学发光反应中，参与反应的各个单一成分，都可以作为被检测的分子。最常应用的生物发光反应：

$$D\text{-luciferin}+ATP+O_2+Mg^2 \xrightarrow{\text{Firefly luciferase}} light$$

该反应有极高的发光效率，可用于检测 firefly luciferase 和各种底物分子如 ATP、D-luciferin 等。

$$Coelenterazine+O_2 \xrightarrow{\text{Renilla luciferase}} light$$

该反应可用于检测 renilla luciferase 和各种底物分子如 Coelenterazine。

$$Luminol+H_2O_2 \xrightarrow{\text{peroxidase}} light$$

该反应可用于检测一些过氧化酶如 HRP，和 luminol 及其类似物，与 H_2O_2 和其他氧自由基。Dioxetane 类物质作为酶的底物的化学发光反应，可用于检测相应酶和底物，其反应如下：

$$AMPGD \xrightarrow{\text{β-galactosidase}} light$$
$$AMPPD \xrightarrow{\text{AP}} light$$

除检测直接参与化学发光反应的酶和底物外，一些生物分子和酶也可以通过一些酶联反应，生成化学发光底物，用发光方法检测。如 ADP 经过磷酸化反应可转化成 ATP，再用 firefly luciferase 催化的发光反应进行检测；葡萄糖经氧化酶作用可生成 H_2O_2，经 Luminol 发光反应测定，可对葡萄糖定量，或测定葡萄糖氧化酶的活性。

用参与化学发光反应的单一成分标记生物分子，也是生物检测系统的一类方法。常见的有 HRP 或 AP 标记的抗体，用于检测抗体特异性物质；发光底物标记的多肽可用于测定相关的酶活性；核酸也可经间接或直接标记，用化学发光方法检测。

第四节　生物/化学发光的应用

报告基因检测，是基因转录调控实验研究中广泛应用的方法。细胞内基因转录表达活性，可以通过直接检测该基因 mRNA 或蛋白产物来确定，但 mRNA 或蛋白检测通常缺乏足够的敏感性和通用性。更为简便的方法是将该基因的顺式作用调控元件即 5′端非编码 DNA 序列，与报告基因重组，用重组质粒转染细胞，再检测报告基因的表达水平。以往常见的报告基因有氯霉素乙酰转移酶报告基因（chlorophenicol acetyltransferase，CAT）、β-半乳糖苷酶报告基因（β-galatosidase，β-gal）等，要使用同位素方法或显色方法对其活性进行显色。现在更为流行的方法，是使用 luciferase 作为报告基因，采用发光方法检测 luciferase 的活性。

firefly luciferase 基因一般与靶标 DNA 序列联接，检测该顺式作用调控元件的活性。采用化学发光法测定该酶的检测灵敏度达 10^{-20} mol，超过许多放射性核素方法的检测灵敏度；该酶的半衰期很短，在评价基因表达的诱导效应时，对实时瞬间分析具有较好的效果。报告基因检测中，需要有参照的报告基因校正不同样品的转染效率等条件。Renilla luciferase 基因与无关启动子 DNA 序列联接，是常用的内参照质粒。β-gal 基因也是常用的内参照报告基因，即可通过显色方法检测，也可用化学发光法测定。最新的内参照报告基因，是一种突变的 firefly luciferase 基因，它具有与普通 firefly luciferase 相同的酶催化反应和活性，但其发光反应产生的光波长，与普通的 firefly luciferase 有明显差异；含有这种内参照报告基因的 firefly luciferase 报告基因检测体系，由于使用相同的发光反应底物，同时检测不同波长的发光，因此具有测定更敏感、更精确、更快速、更经济的优点。

报告基因检测，也是信号转导效应测定的有效方法。luciferase 基因与特异性顺式调控元件序列联接，转染细胞后，检测不同外部因素如药物引起的活性改变，可以了解对这个信号通路的影响。这也是药物高通量筛选的一种有效方式。

细胞学研究中，确定和定量活细胞数量是最常遇到的实验工作。ATP 是细胞能量代谢的主要分子，通过测定 ATP 含量是确定活细胞数量的敏感方法。药物引起的细胞增殖或细胞杀伤作用，可以通过 ATP 定量测定。firefly luciferase 催化的发光反应，是 ATP 测定最敏感的方法。药物引起的细胞增殖、坏死或凋亡，其 ADP 和 ATP 含量和比例改变也有差异。通过化学发光法测定 ADP 和 ATP，有助与分析药物引起的细胞效应的差别。

细胞内氧自由基是伴随细胞多种氧化还原反应生成的活性分子，有重要的生理和病理意义。由于自由基的半衰期很短，需要用敏感的方法检测。利用 luminol 及其类似物如 isoluminol、lucigenin 等与氧自由基的发光反应，是检测氧自由基的一种方法。血液中白细胞对病原体吞噬过程中，出现呼吸爆发，伴随大量氧自由基的生成，用 luminol 与氧自由基的发光反应，可以监测这一过程。利用 luminol 与氧自由基的发光反应，还可以筛选一些抗氧化剂。

细胞内离子钙是重要的第二信使，对细胞功能的调节有关键作用。除采用 Ca 敏感的荧光探针检测细胞内游离钙外，也可利用一种钙敏感的发光反应测定细胞内钙。来源于海洋生物水母的发光蛋白 aequorin 与钙离子结合时会产生化学发光，其真正的发光底物是 aequorin 结合的 coelenterazine。Aequorin 的发光时间可持续达数小时至数天，可用来动态观察细胞内游离钙的变化，和药物对这种第二信使的影响。

化学发光也可应用于细胞酶学研究。细胞内多种蛋白酶，催化功能蛋白的成熟激活和降解失活。用成色基团或荧光基团标记蛋白酶特异性肽底物，可以测定这些蛋白酶的活性。同样，用发光底物如 luciferin、luminol 等标记蛋白酶特异性肽底物，则可以用化学发光方法更敏感地测定这些蛋白酶的活性。参与凋亡过程的一系列蛋白酶 caspase，就可采用这种方法检测。

化学发光更广泛地应用于多种生物酶学检测。特别在临床医学上，化学发光方法给临床酶学检测提供了简便、快速的手段。多种生物酶类的活性可以通过酶联反应，用化学发光测定；常见的酶有乳酸脱氢酶、肌酸激酶等。药理学研究中，药物作用的酶靶点很多，多种蛋白激酶靶点已成为药物研究的热点。除经典的放射性核素检测外，蛋白激酶的活性也可以采用化学发光方法检测，这给药物研究和筛选提供了更有力的工具。

蛋白质分子作为各种生物功能的执行体，是生物医学研究的一个主体。蛋白分子的特异性检测，常常依赖其特异性抗体为基础的免疫学测定。HRP 和 AP 是最常使用的抗体标志物，通过酶联反应，检测出目的蛋白。HRP 和 AP 催化的化学发光，是酶联免疫测定最敏感的方法，甚至超过放射免疫测定的灵敏度。在 Western blot 实验中，化学发光检测已成为主要的检测手段，取代了以往的显色检测和放免检测。化学发光可以和荧光偶联，使荧光物质激发产生荧光。利用这种生物发光共振能量转移（bioluminescence resonance energy transfer，BRET）技术，将两种蛋白分子基因分别与 Renilla luciferase 基因和荧光蛋白基因融合，在细胞内表达，可以观察两种蛋白的相互作用。

核酸的杂交检测，目前仍以放射性核素标记方法为主。非放射性核素标记方法，一般采用生物素标记核酸探针或地高辛标记核酸探针，再使用亲和素标记抗体或地高辛抗体和下游第二抗体检测。HRP 和 AP 标记的二抗可以用化学发光检测。现行非放射性核素检测方法的灵敏度尚不如同位素，人们还在尝试其他一些标记技术，如 Dioxetane 标记探针，以获得更高的敏感度。

核酸的序列测定，一般采用放射性核素或荧光标记方法，通过 DNA 聚合酶催化生成相应标记产物，进而分离和分析核酸序列。焦磷酸测序方法，则利用化学发光的高度敏感性，简单快速地对核酸序列进行测定。它利用 DNA 聚合酶催化 dNTP 掺入 DNA 末端时释放一个焦磷酸分子，用一种焦磷酸转移酶合成 ATP 或同类物质，再使用 firefly luciferase 催化的发光反应，从而测定出何种 dNTP 掺入 DNA 末端。这种方法极大地促进了核酸测序的速度，特别在单核苷酸多态性检测、DNA 甲基化检测中，有重要的使用价值。

许多生物小分子的检测，也可以用化学发光方法进行。这些小分子作为相应的酶底物，通过一些酶联反应，最终使用化学发光技术敏感地测定出来。

化学发光还可应用于组织器官甚至整体动物的研究。氧自由基的化学发光，可以在器官水平检测出来；用 Renilla luciferase 基因作为基因治疗的模式基因，可以了解基因治疗中基因表达的组织和器官特异性；肿瘤细胞转染 Renilla luciferase 基因后接种于动物体内，可用于动态观察肿瘤转移，和药物抗肿瘤作用。

第五节 生物/化学发光的检测方法

人类视觉对光线有极高的敏感性。一些化学发光可以用肉眼直接观察到。然而，记录和定量化学发光，需要一定的手段。简单的检测方法，可以用 X 线乳胶片曝光记录化学发光，并依据曝光量测定发光强度。发光记录仪可以定量测定发光强度，其原理和液闪计数器相同。实际上，液闪计数器可以用作发光记录仪，对液相化学发光进行测定。专门的发光记录仪，一般还配备有液体递送通道，可以对化学发光反应进行即时测定和动态测定。因光电倍增管的敏感性不同，不同仪器测定的光学单位 RLU，并不相同，甚至相差巨大。CCD 成像技术，是近年来应用广泛的检测技术，在化学发光检测和记录中也被广泛应用。CCD 取代 X 线片曝光已成为 Western blot 的主要方法。

　　由于光子检测方法的高度灵敏性，均相化学发光和固相化学发光的检测都成为首选的反应测定方法。一些流动相化学发光检测技术也在不断发展，使化学发光技术的应用越来越广泛。

第六节　生物/化学发光检测的优缺点

　　光子检测方法的高度灵敏性，是生物/化学发光技术的最大优点。化学发光技术的敏感度通常达到或超过同位素检测技术。化学发光反应本身的本底很低，化学发光的线性反应范围极宽，因此对目标分子的测定更为准确。与显色反应和荧光测定相比，化学发光技术的敏感度要高几个数量级。

　　化学发光技术具有快速的优点。特别是液相反应，仅需数秒或更短，就可完成多个样品的测定，适宜于自动化操作。这一个特点使其特别适用于样品或药物高通量筛选。

　　安全性是化学发光技术的另一个优点。目前为止，广泛应用的化学发光各种试剂尚未发现有明显毒性，为这些方法的应用提供了巨大的便利。

　　应用化学发光技术需要注意的一点，是发光反应的最适条件。化学发光的强度、波长和持续时间等往往与反应条件有很大关系。许多发光反应需要一系列酶联反应，各种酶的最适反应条件不一定相同。特别在药物研究和筛选中，除了靶标分子可能受到药物影响外，还需要考虑到药物对发光反应有关酶体系的影响。应该设置相应的对照排除这些额外影响。

（王　楠）

参 考 文 献

1. Afanasev I. Detection of superoxide in cells, tissues and whole organisms. Front Biosci (Elite Ed), 2009, 1：153-60.

2. Alegria-Schaffer A, Lodge A, Vattem K. Performing and optimizing Western blots with an emphasis on chemiluminescent detection. Methods Enzymol, 2009, 463：573-99.

3. Marques SM, Esteves da Silva JC. Firefly bioluminescence：a mechanistic approach of luciferase catalyzed reactions. IUBMB Life, 2009, 61 (1)：6-17.

4. O'Neill K, Lyons SK, Gallagher WM, et al. Bioluminescent imaging：A critical tool in pre-clinical oncology research. J Pathol, 2010, 220 (3)：317-27.

5. Roda A, Guardigli M, Pasini P, et al. Bioluminescence and chemiluminescence in drug screening. Anal Bioanal Chem, 2003, 377 (5)：826-33.

6. Rowe L, Dikici E, Daunert S. Engineering bioluminescent proteins：Expanding their analytical potential. Anal Chem, 2009, 81 (21)：8662-8.

7. Thorne N, Inglese J, Auld DS. Illuminating insights into firefly luciferase and other bioluminescent reporters used in chemical biology. Chem Biol, 2010, 17 (6)：646-57.

第五章　激光扫描共聚焦技术在药理学研究中的应用

激光扫描共聚焦显微镜（laser scanning confocal microscope，LSCM）是20世纪80年代发展起来的一项具有划时代意义的高科技新产品，是当今世界比较先进的细胞生物学分析仪器。此项技术的使用使人们在医学生物学上对活细胞的动态观察、细胞无损伤检测、免疫荧光标记和离子荧光探针的观察和研究方面有了更加得心应手的手段和工具。随着计算机、光学显微镜、高分辨率分析显示、激光源、激光功率、高敏感度检测器、声光转换电子控制和各种荧光标记物的发展，激光扫描共聚焦显微镜向更精、更快、多维和无损伤性分析的方向发展。该技术已广泛应用于细胞生物学、生理学、病理学、解剖学、胚胎学、免疫学和神经生物学等领域。

第一节　激光扫描共聚焦技术简介

激光扫描共聚焦显微镜主要是激光源加共聚焦显微镜，具体说就是利用激光作为光源，在传统光学显微镜基础上采用共轭聚焦原理和装置，并利用计算机对所观察分析对象进行数字图像处理的一套观察和分析系统。

一、激光扫描共聚焦显微镜（LSCM）的基本原理和组成

（一）LSCM 的工作原理

LSCM 利用放置在光源后的照明针孔和放置在检测器前的检测针孔实现点照明和点检测。来自光源的光通过照明针孔发射出的光聚焦在样品焦平面的某个点上，该点所发射的荧光成像在检测针孔上，该点以外的任何发射光均被检测针孔阻挡。照明针孔与检测针孔对被照射点或被检测点来说是共轭的，因此被检测点即共焦点，被检测点所在的平面即共焦平面。计算机以像点的方式将被检测点显示在计算机屏幕上，为了产生一幅完整的图像，由光路中的扫描系统在样品焦平面上扫描，从而产生一幅完整的共焦图像。只要载物台沿着 Z 轴上下移动，将样品新的一个层面移动到共焦平面上，样品的新层面又成像在显示器上，随着 Z 轴的不断移动，就可以得到样品不同层面的连续的光切图像。图 5-1-1 为 LSCM 工作的原理示意图。

（二）LSCM 的主要组成部件及其功能

LSCM 主要包括荧光显微镜、激光器、扫描头（照明针孔、检测针孔、荧光滤片系统、镜扫描系统和光电倍增管）、扫描头控制电路、计算机和图像输出设备。

1. 照明针孔（illuminating pinhole）　使激光经过照明针孔后形成点光源，点光源具有光源方向性强、发散小、亮度高、高度的空间和时间相干性以及平面偏振激发等独特的优

点，且与检测器针孔及焦平面形成共聚焦装置。

2. 光束分离器（beamsplitter）将样品激发荧光与其他非信号光线分开。

3. 物镜（objective）　激光点光源照射物体在焦平面处聚焦，激发荧光标记的样本发射荧光，形成焦点光斑。该光斑经过物镜、光束分离器等一系列装置的处理，分别在照明针孔及检测器针孔两处聚焦。共聚焦（confocal）的含义由此而来。

4. 检测针孔（detector pinhole）与光束分离器作用类似，起到空间滤波器的作用。最大限度的阻碍非聚焦平面散射光和聚焦平面上非焦点斑以外的散射光，以保证检测器针孔所接受到的荧光信号全部来自于样品光斑焦点位置，因此样品上衍射聚集光斑和检测器针孔成像光斑包含相同信息（两点共轭）。

5. 光电倍增管（PMT，检测器）接受通过针孔的光信号，转变为电

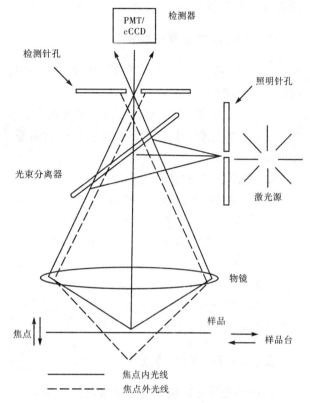

图 5-1-1　LSCM 的原理示意

信号传输至计算机，在屏幕上出现清晰的整幅焦平面的图像。

6. 激光器　图 5-1-1 中没有标出激光器，但标出的激光源是由激光器发出的激光形成的光源。共聚焦显微镜技术的发展离不开激光器的飞速发展，激光器由于其特殊的发光原理与特殊结构而具有普通光源所没有的许多优点。我们可以根据研究需要选择不同的激光器。如，紫外激光器 351nm，361nm，364nm，405nm，≥50mW；HeCd 激光 442nm，10/20/25mW；Ar 激光 458nm，488nm，514nm，25mW；ArKr 激光 488nm，568nm，30mW；Kr 激光 568nm，647nm，10/15mW；HeNe 激光 543nm，1mW；HeNe 激光 633nm，5/10mW 等。如果仪器配置多个激光器，就可以进行多荧光通道检测，以实现同时对样品进行多种标记。

对 LSCM 的各组成部分了解之后，我们能够进一步理解其整体工作原理，即：点光源照射样品产生的激发光斑被检测器以共轭的形式接收于焦平面，计算机以像点的方式将被检测点显示在计算机屏幕上。为产生一幅完整图像，我们可通过计算机控制的步动电动机带动显微镜移动，以实现在同一焦平面上的逐点扫描。同样，也可以通过沿 Z 轴方向逐渐改变焦平面，来完成对样品不同层面的扫描。亦即可对细胞或组织厚片进行类似 CT 断层扫

描的无损伤连续光学切片，经过计算机三维重建的处理，能够从任意角度观察标本的三维剖面或整体结构。

二、LSCM 的主要技术指标

对于不同厂家生产的不同型号的仪器，各项技术指标稍有不同，但大致相似，基本包括以下几项指标参数。

1. xy 分辨率　$R_{xy} = 0.4$ 波长/数值孔径，是传统显微镜 R_{xy}（0.61 波长/数值孔径）的 1.4 倍，但比起透射电子显微镜 0.1nm 的分辨率仍低很多，它是连接这两种常规技术的中间桥梁。

2. 待测样品最大厚度　2mm。

3. 样品最小光切厚度　40nm。

4. Z 轴最大分辨率　0.35μm。

5. 扫描速度　慢速扫描时，单向的扫描速度为 220 行/秒，512×512，2～3s；双向的扫描速度为 440 行/秒；中速扫描时，单向的扫描速度为 450 行/秒，512×512，1.7s；双向的扫描速度为 900 行/秒；快速扫描时，单向的扫描速度为 1000 行/秒，512×512，0.7s；双向的扫描速度为2000 行/秒。或者说，每个 512×512 像素的幅面最少 0.4s，512 像素每行最少 1.5ms。

三、LSCM 的技术特点

传统的光学显微镜使用的是场光源，标本上每一点的图像都会受到临近点的衍射或散射光的干扰；而 LSCM 利用激光扫描束经照明针孔形成点光源，对标本内焦平面上的每一点扫描（图 5-1-1），标本上的被照射点在检测针孔处成像，由检测针孔后的光电倍增管（PMT）或冷电荷偶合器件（cCCD）逐点或逐线接受，迅速在计算机监视器屏幕上形成荧光图像。照明针孔与检测针孔相对于物镜焦平面是共轭的，焦平面上的点同时聚焦于照明针孔和发射针孔，平面以外的点不会在检测针孔处成像，这样得到的共聚焦图像是标本的光学横断面，克服了普通显微镜图像模糊的缺点。

另外，在显微镜的载物台上加一个微量步进马达，可以使载物台上下步进移动，最小步进距离为 0.1μm，这样，细胞或组织各个横断面的图像都能清楚地显示，实现了"光学切片"的目的。

因此，LSCM 相对于普通的光学显微镜具有以下的优点：

1. LSCM 的图像是以电信号的形式记录下来的，所以可以采用各种模拟的和数字的电子技术进行图像处理。

2. LSCM 利用共聚焦系统有效的排除了焦点以外的光信号干扰，提高了分辨率，显著改善了视野的广度和深度，使无损伤的光学切片成为可能，达到了三维空间定位。

3. 由于 LSCM 能随时采集和记录检测信号，为生命科学开拓了一条观察活细胞结构及特定分子、离子生物学变化的新途径。

4. LSCM 除具有成像功能外，还有图像处理功能和细胞生物学功能。前者包括光学切片、三维图像重建、细胞物理和生物学测定、荧光定量、定位分析以及离子的实时定量测定；后者包括黏附细胞的分选、激光细胞纤维外科及光陷阱技术、荧光漂白后恢复技术等。

5. 荧光检测快、激发光强度控制精确、光漂白和荧光淬灭作用小。

需要注意的是，与普通的光学显微镜相比，LSCM 显著提高了分辨率，而为此付出的代价是由于舍弃了不需要的散焦光线而降低了信号的强度。

四、LSCM 系统的性能

当光孔尺寸很小，类似前面所述的"照明针孔"的含义时，激光扫描共聚焦显微镜才能真正起作用，如果光孔尺寸太大，和普通显微镜就没有什么区别了，这时光孔的尺寸对图像质量影响很小。实际上，显微镜使用者常常扩大光孔尺寸以从荧光或散射光很弱的样品获取更多的信号，因此，考虑光孔尺寸对图像各种性能的影响是非常重要的。

在共聚焦荧光系统中，随着光孔尺寸的增大，信号也增强，但纵向分辨率会下降。根据经验，信号开始随光孔尺寸增大而迅速增强，当光孔半径等于 4 时，达到极限值的 70%，之后缓慢增强。那么，使用者为什么有时把光孔调得远大于该值呢？因为光孔越大，纵向分辨率越低，光学切片效应也就越弱，标本的成像厚度也越大，对于较厚的标本，也就可以得到更强的信号。

表面上看，狭缝光孔可以产生较强的信号，但事实上，这只是由于纵向分辨率的降低使切片的成像厚度增大。所以，总的说来，狭缝光孔在图像质量方面似乎没有什么优越性。

基于系统受照像噪音的限制，有人研究发现信噪比随着光孔尺寸单调增大，事实上，由于杂散光线产生的噪音总会存在，检测器也会产生噪音，这些都会大大影响系统的噪音行为。

既然杂散光的强度在整个图像上是均一的，就可以用电子学方法扣除杂散光以增强反差。杂散光的存在确实影响信噪比，光孔半径值小时，信噪比从 0 开始增大，最后当光孔半径值很大时，信噪比下降。有趣的是，随着信号的减弱，光孔尺寸的选择范围变小，与最大信噪比对应的最佳孔径值也减少。例如，相对信号强度为 4×10^{-8} 时，最佳光孔半径减为 2.3。这些讨论表明，为提高检测信号而扩大孔径可能并不理想，因为同时也会检测到更多的散光。

第二节　样　品　制　备

LSCM 可以测定的样品种类很多，在药理学应用方面，涉及的生物样品包括组织切片、细胞（亚细胞）结构等。

LSCM 的载物台设计比较灵活，可以放置载玻片、培养皿、活细胞观察及灌流系统等多种常见器皿。要根据实验目的、样品种类及形态、物镜的工作距离、所用载物台设置等条件确定样品观察所用的承载方式。

如果仪器配置的是倒置显微镜，应该注意器皿底盘的厚度不能太厚。因为此时激发光要透过器皿的底部才能照射到样品上，由于物镜工作距离的关系，常常无法用高倍镜观察。

而且有些塑料器皿的底部透光性较差，不利于样品成像。同时，要保证所用器皿洁净、无划痕。

一、器皿

1. 载玻片、盖玻片　一般将盖玻片和载玻片配合使用：在盖玻片上培养贴壁细胞或粘贴组织切片，完成药物反应，进行样品固定和荧光标记等操作。样品处理后将盖玻片扣于载玻片上，使样品置于盖玻片和载玻片之间，上机观察测定。对于悬浮细胞，要在试管中完成样品处理，之后将其滴于载玻片上，再加上盖玻片，样品封于盖玻片和载玻片之间，上机观察测定。

上机测定时，要根据物镜的工作距离决定将盖玻片还是载玻片靠近物镜镜头。物镜放大倍数越大，焦距越短，则物镜的镜头和样品之间的距离（工作距离）也越小。尤其是使用高倍油镜（或水镜）观察时工作距离更短，要使盖玻片朝向物镜，镜头要贴到盖玻片上，使用时需要格外注意，防止镜头被盖玻片磨伤。使用低倍物镜观察时，载玻片、盖玻片的朝向可以任意。盖玻片的厚度通常要求在 $0.13 \sim 0.17mm$，载玻片的厚度为 $1.0 \sim 1.2mm$，且厚度要均匀。

载玻片、盖玻片适用于多种样品，药理学研究方面主要是对细胞（活的或经过固定的贴壁细胞、细胞甩片、滴片）、组织切片等进行形态学观察、静态荧光定量测量、三维重建等。

生物样品经过固定后可以用封片剂封片，以防止样品干燥和盖玻片脱落，尤其是对于倒置显微镜来讲。常用的封片剂有甘油：PBS（9∶1 或 1∶1），也可以用指甲油或特殊胶水在盖玻片四周进行涂抹、封闭。对于活细胞，可以使之悬浮于相应的溶液中，直接滴片和封片，立即观察，不加上述封片剂。

常规的载玻片、盖玻片优点是价格便宜、易得，使用方便；缺点是载玻片和盖玻片之间可容纳的液体较少，细胞和组织易于干燥，载玻片和盖玻片之间容易发生错位，活细胞易被挤压变形，而且一旦封片，则一般不易对细胞或组织做进一步的处理，因此不适合做加药实验和长时间观察活细胞的实验。

2. 培养皿　培养皿的结构特点是其在塑料平皿的圆形底部中央打出一个直径 10mm 左右的圆孔，并从平皿底部的外面粘上一片厚度约为 0.17mm 的透光性极好的盖玻片以密封圆孔，配有平皿盖。使用时，将相配套的培养皿支架放于显微镜的载物台，再将载有样品的培养皿放入到该培养皿支架，即可用显微镜观察样品或者用共聚焦显微镜扫描样品。

培养皿兼有平皿和盖玻片的双重优点：其底部的盖玻片为透光性极好的光学玻璃，其透光性比塑料平皿底部的透光性好；由于底部盖玻片厚度不大于 0.17mm，适用于高倍镜观察和高质量成像；观察时，细胞上方有液体覆盖，不必加盖玻片，因此能够保持细胞等样品不变形、不干燥，保持其原有形态；可以在皿中随时加入或吸出液体，因此，可以随时对细胞进行洗涤、加刺激物等处理，利于保持细胞的生长和实验操作；用倒置显微镜观察细胞时，可以盖着培养皿盖观察，保持细胞的无菌状态，利于细胞培养；节省试剂和细胞，简化操作过程。

　　与载玻片和盖玻片相比，培养皿的缺点是造价高，体积大，盛装液体后移动时易溅出。

　　培养皿可用于激光扫描共聚焦显微镜、荧光显微镜、相差显微镜、微分干涉显微镜及偏振光显微镜等。

　　3．其他　当观察样品所需放大倍数不高时，也可以直接将培养板放在载物台上进行观察、采图。在使用倒置显微镜进行观察时，必须注意器皿底部的厚度，保证光源能够穿透。

　　进行长时间活细胞观察时，可以采用专门的灌流系统。该系统可不断更新培养基，保持细胞在正常的生长环境内被观察。

二、标本制作要求

　　1．标本厚度　组织切片或其他标本不能太厚，否则激发光多数消耗在标本下部，而物镜观察的上部不能被充分激发。

　　2．载玻片、盖玻片　载玻片、盖玻片要光洁，无自发荧光；载玻片厚度应在 0.8 ~ 1.2mm，太厚会吸收较多的光，不能使激发光在标本上聚焦。

　　3．封片剂　所使用的封片剂甘油必须无色透明，无自发荧光。由于荧光在 pH 8.5 ~ 9.5 时较亮，不易很快褪去，常用甘油与 0.5mol/L pH 9.0 ~ 9.5 的碳酸盐缓冲液的等量混合液封片。

　　关于激光扫描共聚焦显微镜样品制备还可以参考文献的具体描述。

　　值得注意的是，实验标本要求单层并且能很好地贴附在样品池中。如果是培养的细胞，完全可以满足要求；关于病理标本的处理方法，可参考有关文献；若直接从动物取材或其他悬浮细胞，如血小板，则必须采取措施，对样品池进行处理。常用的粘贴剂有多聚赖氨酸、伴刀豆球蛋白、蛋清、cell-tak、vectabond、琼脂明胶等等，其中 cell-tak 的效果很好，但价格较贵；vectabond 是一种令人满意的廉价新产品。选用粘贴剂的标准是不影响实验目的，不毒害样品。

　　总之，与普通的显微镜相比，样品制备时需要考虑激光扫描共聚焦显微镜载物台对器皿的要求。对于各种染色、非染色、荧光标记的组织（包括活组织）样品，采用石蜡切片、冷冻切片都可以，但是样品的最大厚度 2mm；对于培养的细胞，可以是贴壁细胞，也可以是悬浮细胞的涂片。满足下列条件之一的样品都可以采用 LSCM 进行观察测试：①经荧光探针、试剂标记的单标、双标、三标等样品；②固定的或活的组织样品；③固定的或者是活的贴壁培养细胞，应培养在 Confocal 专用小培养皿或盖玻片上；④对于悬浮细胞，甩片或滴片后，用盖玻片封片即可。

第三节　常用的荧光染料

　　样品中荧光的来源主要有荧光染色、免疫荧光、荧光蛋白、诱发荧光等。实验样本要经过荧光染色后，才能进行激光扫描共聚焦显微镜观察和分析。目前荧光探针的发展非常迅速，其中分子探针公司就提供 1800 多种，因此，正确地选择荧光探针成为研究人员的首要任务。

选择荧光探针的主要步骤：①根据实验目的确定需要检测的目标；②确定可供选择的荧光探针的范围，主要考虑荧光探针的特异性和毒性、荧光的稳定性、荧光的光谱特性、样品中多重荧光之间的相互影响（光谱交叉）；③荧光探针与所用共聚焦显微镜系统的匹配情况。

市面上大多数激光扫描共聚焦显微镜用的是氩离子激光器，其主要发射峰位于488nm，和 FITC 的吸收峰接近。氩离子激光器的另一强峰位于514nm，可用于激发罗丹明或 Texas 红。另一种可供选用的激光器是氦-镉激光器，其发射峰位于442nm 和325nm，前者可用于吖啶橙、荧光素和福尔根-希夫试剂等染料，后者可用于 Hoeschst 和 DAPI。氦-氖激光器（633nm）和氪离子激光器（647nm）都可用于激发叶绿素。氪离子激光器在可见至紫外区有一系列发射峰。另一激光器是倍频氖 YAG 激光器，其发射波长为532nm。

一、细胞器荧光探针

（一）线粒体荧光探针

线粒体是真核细胞重要的细胞器，它不仅是机体的能量代谢中心，而且还参与多种重要的细胞病理过程。线粒体除了合成 ATP、调节氧化还原电势、调控细胞凋亡和基因表达外，还在生物生长、发育、衰老、疾病、死亡以及生物进化等方面具有重要意义。

标记线粒体的主要荧光探针有 JC-1、Rhodamine 123、SPMI、$DiOC_5$（3）、Mitotracker 等。

JC-1 在线粒体膜电位低时，以单体存在，最大激发波长为514nm，发射波长为527nm，呈绿色荧光；当线粒体膜电位升高时，JC-1 形成多聚体，呈红色荧光，激发波长为490nm，发射波长为590nm。JC-1 可以标记活细胞线粒体，为检测线粒体膜电位最佳探针，还可用于追踪凋亡细胞中的线粒体变化。

Rhodamine 123 可染活细胞，是一种能渗透入细胞，带阳离子的荧光探针，可检测线粒体膜电位，最大激发波长为505nm，发射波长为534nm。通过激光扫描共聚焦显微镜观察，可见到线粒体被 Rhodamine 123 染成绿色。当细胞被反复冲洗时，Rhodamine 123 通常不被细胞保留，但许多癌细胞可较长时间保留这种染料（>24h）。因此，可用来研究肿瘤细胞的多药抗药性和诊断某些癌症。

Mito-tracker 这类染料可以被动扩散入细胞内，染活细胞线粒体。可与 GFP、免疫荧光等进行多重标记。Mito-Tracker Green 是一种线粒体绿色荧光探针，检测时的最大激发波长为490nm，最大发射波长为516nm，可以用于活细胞线粒体特异性荧光染色。和 Rhodamine 123 或 JC-1 相比，Mito-Tracker Green 对于线粒体的染色不依赖于线粒体膜电位。Mito-tracker Orange（还原型）进入细胞内，被氧化以后才能发出荧光，其激发波长为551nm，发射波长为576nm。

（二）溶酶体荧光探针

溶酶体中含有多种酶，如糖苷酶、酸性磷酸酶、弹性蛋白酶、组织蛋白酶等等，是物质代谢的场所。标记溶酶体的荧光探针主要有 DAMP、Lyso Tracker、中性红（neutral red）等。

DAMP 是一种弱碱性胺，可以被酸性细胞器摄取并聚集，通过激光扫描共聚焦显微镜观察可以获得溶酶体图像，呈蓝色荧光，激发波长为 346nm。

Lyso-Tracker Red DND 是一种进行了荧光标记的带有弱碱性的红色荧光探针，检测时的最大激发波长为 577nm，最大发射波长为 590nm。它可以选择性地滞留在偏酸性的溶酶体中，从而实现对溶酶体的特异性荧光标记，因此，可以用于活细胞溶酶体特异性荧光染色。

Lyso-Tracker Green DND-26 是一种可以对活细胞中的酸性细胞器进行染色的荧光染料，可以标记溶酶体，是一种绿色荧光探针，具有 504/511nm 的最大激发/发射波长。

中性红和吖啶橙（acridine orange）也都可以对溶酶体进行荧光染色，但中性红和吖啶橙的染色缺乏特异性。中性红微偏碱性，可标记溶酶体等酸性细胞器，呈红色荧光，激发波长为 541nm，发射波长为 640nm。

（三）内质网荧光探针

内质网分为粗面内质网和滑面内质网两种，粗面内质网上附着有核糖体，其主要功能是合成蛋白质，包括肽类激素、酶素、抗体和结构蛋白。滑面内质网的功能是多方面的，比如在肝细胞中与解毒和糖代谢有关，在肾上腺皮质细胞中与甾体类激素合成有关，在骨骼肌细胞中与肌纤维收缩有关。研究内质网常用的荧光探针有 $DiOC_6$（3）、$DiOC_5$（3）和 ER-Tracker Red。

$DiOC_6$（3）和 $DiOC_5$（3）常用于内质网的研究，包括神经元、酵母中内质网的结构作用和动力学，以及不同细胞类型中内质网、线粒体和微管的形态关系。它们不仅可标记活细胞中的内质网，也可以用于甲醛固定的细胞。$DiOC_6$（3）进入细胞内与内质网结合，在激光激发下发出绿色荧光，根据内质网的形态学特征很容易识别。需要注意的是，在相对低浓度时，$DiOC_6$（3）聚集在线粒体中，而在高浓度时，则可聚集于其他膜性细胞器，包括内质网膜。使用 $DiOC_6$（3）标记检测时的最大激发波长为 484nm，最大发射波长为 500nm。

ER-Tracker Red 是一种内质网红色荧光探针，可以用于活细胞内质网特异性荧光染色，检测时的最大激发波长为 587nm，最大发射波长为 615nm。ER-Tracker Red 对细胞的毒性极低，而传统的 $DiOC_6$（3）对内质网染色的同时也对细胞有一定的毒性。

（四）高尔基复合体荧光探针

高尔基复合体的功能主要是将由粗面内质网运来的蛋白类物质进行加工、浓缩、储存和运送，最后形成分泌泡排除。高尔基复合体的荧光探针主要有 NBD C6-Ceramide 和 BODIPY FL C5-Ceramide 两种。

NBD C6-Ceramide 呈绿色荧光，激发波长为 466nm，发射波长为 536nm，是目前应用较广泛的选择性染色高尔基复合体的探针。它适用于活细胞和固定细胞的染色。还用于检测高尔基复合体和内质网之间的蛋白转运，一种遗传性脂代谢异常的疾病（Farber 疾病）的研究，细胞内凝血酶受体的转运和标记等等。

BODIPY FL C5-Ceramide 也呈绿色荧光，激发波长为 505nm，发射波长为 511nm。它比 NBD 衍生物更加明亮，且不容易衰减，因此在很多应用中都能够替代 NBD C6-Ceramide。

Golgi-Tracker Red 是 BODIPY TR 进行了荧光标记的 C5-ceramide，为一种高尔基体红色荧光探针，可以用于活细胞高尔基体特异性荧光染色，不适合用于固定细胞的标记，检测时的最大激发波长为 589nm，最大发射波长为 617nm。

二、细胞骨架荧光探针

细胞骨架主要包括微管、微丝和中间微丝，而微丝主要由细丝（肌动蛋白为主）和粗丝（肌球蛋白为主）组成，细胞骨架具有高度的活性和广泛的功能，因此应用荧光探针研究细胞骨架日益受到重视。

研究 F-肌动蛋白、G-肌动蛋白、微管蛋白的荧光探针列于表 5-3-1。更多荧光探针的资料可以参考相关文献。

表 5-3-1   细胞骨架荧光探针

探针名称	激发波长（nm）	发射波长（nm）	生物学应用
Rhodamine phalloidin	554	573	检测 F-肌动蛋白
Alexa Fluor 488 phalloidin	495	517	检测 F-肌动蛋白
Alexa Fluor 594 phalloidin	590	617	检测 F-肌动蛋白
DNase I，fluorescein conjugate	494	517	检测 G-肌动蛋白
DNase I，Alexa Fluor 594 conjugate	590	617	检测 G-肌动蛋白
Tubulin-Tracker Red	555	565	检测微管蛋白
荧光素秋水仙碱	248	460	检测微管蛋白

三、研究钙调节及活性的荧光探针

钙离子具有第二信使活性，它通过多种途径参与信号传递。它与钙离子受体相结合，进而激活蛋白激酶 C，从而引起一系列生理反应，所以钙在细胞内信号传递过程中发挥了重要的作用。表 5-3-2 列出了相关的荧光探针。更多荧光探针的资料可以查阅相关文献。

表 5-3-2   研究钙调节及活性的荧光探针

探针名称	激发波长（nm）	发射波长（nm）
Fluo-4 AM	488	525
Indo-1	356	405
Fura-2	340/380	476
Fluo-3	506	526
Calcium Green-1	507	530
Calcium Green-2	507	535

需要说明的是，Fura-2 AM 是一种可以穿透细胞膜的荧光染料。Fura-2 AM 的荧光比较弱，最大激发波长为 369nm，最大发射波长为 478nm，并且其荧光不会随钙离子浓度改变而改变。Fura-2 AM 进入细胞后可以被细胞内的酯酶剪切形成 Fura-2，从而被滞留在细胞内。Fura-2 可以和钙离子结合，结合钙离子后在 330~350nm 激发光下可以产生较强的荧光，而在 380nm 激发光下则会导致荧光减弱。这样就可以使用 340nm 和 380nm 这两个荧光的比值来检测细胞内的钙离子浓度，可以消除不同细胞样品间荧光探针装载效率的差异、荧光探针的渗漏、细胞厚度差异等一些误差因素。Fura-2 和钙离子结合后，最大激发波长为 335nm（最大激发波长随离子浓度的不同而有所不同），最大发射波长为 505nm。实际检测时推荐使用的激发波长为 340nm，发射波长为 510nm。如果做双波长检测，则推荐使用的激发波长为 340nm 和 380nm。

四、核酸荧光探针

核酸荧光探针在分子生物学领域中应用最广，主要应用于 DNA 和 RNA 的定量和定性分析。标记细胞核的探针种类众多，见表5-3-3。

表5-3-3 常用的核酸荧光探针

探针名称	激发波长（nm）	发射波长（nm）	生物学应用
PI（Propidium Iodide）	488	630	DNA/RNA
EB（Ethidium Bromide）	545	610	DNA/RNA
Hochest 33342	352	461	DNA A-T
Hochest 33258	352	461	DNA A-T
DAPI	364	454	DNA A-T
Chromomycin A3	450	570	DNA G-C
AO（Acridine Orange）	492	530	DNA
	492	640	RNA
TOTO-1	514	533	DNA
SYTO13	488	509	DNA
SYTO 86	528	556	DNA
SYTO 17	621	634	DNA

PI 既可标记 DNA 又可标记 RNA，PI 不能进入完整的细胞膜，常用于检测膜损伤、细胞凋亡、细胞核定位、核酸定量等。

AO 与核酸的结合分为强结合方式和弱结合方式2种，强结合方式又称插入性方式，主要与 DNA 结合，其荧光发射峰为 530nm，呈绿色荧光；弱结合方式即静电吸引结合方式，主要与 RNA 分子结合，其发射峰为 640nm，呈红色荧光。用激光扫描共聚焦显微镜双通道观察可见活细胞的胞核呈黄绿色荧光，胞质呈绿色荧光；死细胞呈红色荧光。

Hoechst33342、Hoechst33258 和 DAPI，这 3 种都是 DNA 的特异性的荧光染料，细胞毒性小，特异性强。与 DNA 结合后都是以紫外光激发，发射明亮的蓝色荧光，分辨率高。

五、其他

与抗体偶联、与配体偶联、与肽偶联、与人工合成的寡聚核苷酸偶联的探针，可用于免疫组化、荧光原位杂交、受体标记等。定位、定量研究中常用的荧光探针有异硫氰基荧光素（fluorescent isothiocyanate，FITC，490/520nm）、四甲基异硫氰基罗丹明（TRITC，541/572nm）、德州红（Texas Red，595/615nm）、藻红蛋白（PE，565/578nm）、cy3（552/570nm）、cy5（650/680nm）等。

（一）pH 荧光探针

BCECF AM 是一种可以穿透细胞膜的荧光染料，是检测 pH 的荧光指示剂。BCECF AM 没有荧光，进入细胞后可以被细胞内的酯酶剪切形成 BCECF，从而被滞留在细胞内。BCECF 在适当的 pH 值情况下可以被激发形成绿色荧光。最大激发波长和发射波长因 pH 的不同而有所不同，最大激发波长在 503nm 左右，最大发射波长在 520nm 左右，实际检测时推荐使用的激发波长为 488nm，发射波长为 535nm。

（二）检测蛋白质、酶、抗体的荧光探针

FITC 能够结合细胞内总蛋白质，它是检测蛋白质最常用的荧光探针，它还能广泛地结合各种特异性的配体。用 488nm 的激光器激发后，发出明亮的绿色荧光。光照下易淬灭，不易保存。

另一种常用的共价标志物是罗丹明，其光稳定性比 FITC 好。其衍生物 TRITC 是常用的共价标记探针，发红色荧光。

此外，有多巴胺受体荧光探针，用于多巴胺受体亚型的分类与区分；表皮生长因子受体荧光探针，用于跟踪表皮生长因子受体的内吞作用和表皮生长因子拮抗物的测定；还有组胺受体探针，用于观察细胞表面组胺受体的分布及生理生化状况等。

六、绿色荧光蛋白

绿色荧光蛋白（CFP、YFP、RFP）也是一种探针，发现于 20 世纪 60 年代，Shimomura 等首先从水母中分离出一种水母发光蛋白（aequoren），该蛋白与钙和肠腔素结合后可产生蓝色荧光。然而水母整体提取的颗粒都呈绿色，后来的研究证实在水母体内还存在另外一种发光蛋白即绿色荧光蛋白 GFP。研究表明，在水母体内 Ca^{2+} 和肠腔素与水母发光蛋白结合后，水母发光蛋白产生蓝色荧光，GFP 在蓝光的激发下，产生绿色荧光。

绿色荧光蛋白（GFP）已成为跟踪活组织或细胞内基因表达及蛋白质定位的标志物。该蛋白吸收光的波长最高峰在 395nm 处，在 479nm 处也有吸收峰；发射的绿色荧光波长最高峰在 509nm 处，在 540nm 处伴随有一小峰。因此内源性荧光基团受到紫外光或蓝光激发时，均可发出绿色荧光。

将外源基因与 GFP DNA 相连，GFP 可作为外源基因的报告基因实时监测外源基因的表达。该技术主要应用于对活细胞中的某种蛋白进行准确定位及动态观察，可实时原位跟踪

特定蛋白在细胞生长、分裂、分化过程中或外界刺激因子作用下的时空表达，如某种转录因子的核转位、蛋白激酶 C 的膜转位等；GFP 基因可与分泌蛋白基因连接后转染细胞，可动态观察该分泌蛋白分泌到细胞外的过程；GFP 基因与定位于某一细胞器特殊蛋白基因相连，就能显示活细胞中细胞核、内质网、高尔基复合体、线粒体等细胞器的结构及病理过程；利用荧光漂白恢复技术可观察分子的运动；通过荧光共振能量转移技术，GFP 还可以用于研究蛋白之间的相互作用。

第四节　LSCM 的功能

一、图像处理功能

（一）组织光学切片

共聚焦成像利用照明点与探测点共轭这一特性，可有效抑制同一焦平面上非测量点的杂散荧光及来自样品中非焦平面的荧光，从而获得普通光镜无法达到的分辨率，同时具有深度识别能力（最大深度一般为 200～400μm）及纵向分辨率，因而能看到较厚生物标本中的细节。它以一个微动步进马达（最小步距可达 0.1μm）控制载物台的升降，可以逐层获得高反差、高分辨率、高灵敏度的二维光学横断面图像，从而对活的或固定的细胞及组织进行无损伤的系列"光学切片"，得到其各层面的信息。这种功能也被形象地称为"显微CT"。

（二）三维图像重建

激光扫描共聚焦显微镜通过薄层光学切片功能，可获得标本的真正意义上的三维数据，经计算机图像处理及三维重建软件，沿 X、Y 和 Z 轴或其他任意角度来观察标本的外形及剖面，并得到其三维立体结构，从而能十分灵活、直观地进行形态学观察，并揭示出亚细胞结构的空间关系。

（三）细胞物理和生物化学测定

激光扫描共聚焦显微镜可进行低光探测、活细胞定量分析和重复性极佳的荧光定量分析，从而能对单细胞或细胞群的溶酶体、线粒体、内质网、细胞骨架、结构性蛋白质、DNA、RNA、酶和受体分子等细胞特异结构的含量、组分及分布进行定性、定量、定时及定位测定，同时还可测定分子扩散、膜电位、氧化-还原状态和配体结合等生化反应变化程度。

另外，激光扫描共聚焦显微镜可以对细胞的面积、平均荧光强度、积分荧光强度、细胞周长、形状因子及细胞内颗粒数等参数进行自动测定。

（四）荧光的定量、定位分析

激光扫描共聚焦显微镜可对单标记或双标记细胞及组织标本的共聚焦荧光进行定量分析，并显示荧光沿 Z 轴的强度变化；同时还可自动将荧光图像与相差图像重叠以显示荧光在形态结构上的精确定位。另外，借助于光学切片功能可在毫不损失分辨率的条件下测量标本深层的荧光分布。激光扫描共聚焦显微镜也非常适用于高灵敏度的快速免疫荧光测定，可以准确监测抗原表达、荧光原位杂交斑点及细胞结合和杀伤的形态学特性并做定量分析。

（五）Ca^{2+}、pH 及其他细胞内离子的实时定量测定

利用 fluo-3、indo-1 等多种荧光探针，激光扫描共聚焦显微镜可对单个细胞内各种离子（Ca^{2+}、K^+、Na^+、Mg^{2+} 和 pH）的比例及动态变化做毫秒级实时定量分析；可以定量探测胞质中 Ca^{2+} 对肿瘤启动因子、化学因子、生长因子及各种激素等刺激的反应；使用双荧光探针 fluo-3 和 SNARF 可同时测定 Ca^{2+} 和 pH 值。因此，激光扫描共聚焦显微镜能完成活细胞生理信号的动态监测。

二、细胞生物学功能

（一）黏附细胞的分选

Meridian 公司生产的 ultima 型激光扫描共聚焦显微成像仪能对黏附细胞进行分选，这种不改变细胞周围培养环境、细胞铺展程度和生长状态的分选方式是至关重要的。它有两种方式，一种是 Ablation 方式，另一种是 Cookie Cutting 方式。

1. Ablation 方式　在特制的培养皿上有两类细胞，一类是未做荧光染色的细胞群，另一类是做荧光染色的细胞群，利用高能激光把染色的细胞群杀死，而把未染色的细胞群保留并且继续培养。这种方式适用于数量较多细胞的分选。

2. Cookie Cutting 方式　利用高能量激光于底部带膜的特制培养皿上在欲选细胞周围切割成八角形，而非选细胞则因在该几何形状之外而被除去，它适用于选择数量较少的突变细胞、转移细胞和杂交瘤细胞。

运用上述两种方法，激光扫描共聚焦显微镜可以实现总体扫描细胞群，根据细胞的物理和生化特性进行分选，对小概率发生的突变细胞进行筛选，不改变细胞形态、类型和活性而克隆细胞，分离细胞亚群以进行定量荧光分析。

（二）激光细胞显微外科及光陷阱技术

激光扫描共聚焦显微镜可将激光当作"光子刀"使用，可以完成细胞膜瞬间穿孔、线粒体、溶酶体等细胞器灼烧，染色体切割，神经元突起切除等一系列细胞外科手术。

光陷阱技术是利用激光的力学效应，将一个微米级大小的细胞器或其他结构钳制于激光束的焦平面，称为光钳。可利用光钳技术来移动细胞的微小颗粒和结构（如染色体、细胞器）、进行细胞融合、机械刺激及细胞骨架弹性测量等。

（三）荧光漂白恢复（FRAP）技术

FRAP 技术是利用高能量激光照射细胞的某一区域，使该区域的某种荧光淬灭，该区域周围的非淬灭荧光分子会以一定的速率向受照射区域扩散，用激光扫描共聚焦显微镜可直接对此扩散速率进行检测，由此揭示细胞结构和各种变化的机制，因而可用于研究细胞骨架的构成、核膜结构和大分子组装等。

（四）细胞间通讯的研究

动物细胞中缝隙连接介导的胞间通讯研究在细胞增殖和分化中起着非常重要的作用。

激光扫描共聚焦显微镜测量细胞缝隙连接介导的分子转移，观察相邻细胞之间的胞间通讯，可用于研究肿瘤启动因子、生长因子和细胞内 Ca^{2+}、pH 和 cAMP 对缝隙连接和胞间通讯的影响。

（五）细胞膜流动性的测定

细胞膜荧光探针受到极化光线激发后，其发射光极性依赖于荧光分子的旋转，这种有序的运动自由度取决于荧光分子周围的膜流动性，所以极性测量能间接反映细胞膜的流动性。通过专用的计算机软件，激光扫描共聚焦显微镜可对细胞膜的流动性进行定量和定性分析。这种细胞膜流动性的测定在进行膜的磷脂酸组成分析、药物作用位点和药物作用效应、温度反应测定和物种比较等方面有重要作用。

（六）光活化技术

许多重要的生物活性物质和化合物（如神经递质、细胞内第二信使、核苷酸、Ca^{2+} 及某些荧光素等）均可形成笼锁化合物。当处于笼锁状态时，其功能被封闭，一旦被特定波长的瞬间光照射，光活化从而解笼锁，恢复原有的活性和功能，在细胞增殖、分化等生物代谢过程中发挥功能。笼锁-解笼锁的测量是一种光活化测定技术，LSCM 具有光活化测定功能，可以控制使笼锁探针分解的瞬间光波长和照射时间，从而人为地控制多种生物活性产物和其他化合物在生物代谢中发挥功能的时间和空间。

第五节 LSCM 在医学生物学上的应用

激光共聚焦显微镜适用于细胞生物学、细胞生理学、神经生物学和神经生理学等几乎所有涉及细胞研究的医学和生物研究领域。

一、活细胞或组织的观察

激光共聚焦显微镜在医学生物学上应用的最大特点是对活细胞进行无损伤性的实时观察分析。它能观察各种染色、非染色、荧光标记的组织、培养细胞、黏附细胞、细胞涂片、石蜡切片和冷冻切片等样品。它能对活细胞、组织进行形态和功能相结合的研究，包括细胞、组织结构的精确描绘、二维和三维甚至多维定位，以及上述结构的动态变化，并进行准确的定性、定量、定时和定位分布观察。还能够对细胞生物物质、离子进行准确定性、定量、定时和定位分布检测，直观观察细胞离子通道，并对其变化作动态描绘。实时记录细胞在生理和病理及药理情况下，对外界因素如细胞处理和药物的作用所产生的快速反应。

1. 对活细胞和组织切片进行连续断层扫描 能获得精细的单个细胞或群细胞或所观察的局部组织的各个层面结构，包括细胞特异结构，如细胞骨架、染色体、细胞器和细胞膜系统，样品的深层结构等，也能获得完整的 3D 图像。

2. 细胞内离子荧光标记 通过单标记、双标记或三标记，甚至更多重标记，检测细胞的 pH 值和钠、钾、钙、镁等离子浓度及其动态变化。

3. 观察荧光探针标记的活细胞或切片标本的细胞生物物质 如膜标记、细胞示踪、免疫物质、免疫反应、受体或配体、核酸等，可以在同一个样品上进行同时多物质标记，同时观察。

4. 长时程观察细胞迁移和生长　目前激光扫描共聚焦显微镜的软件一般均可自动进行定时和定位方式的激光扫描，而且由于新一代激光扫描共聚焦显微镜检测效率的提高，只需要很小的激光能量就可以达到较好的图像质量，从而减小了每次扫描时激光束对细胞的损伤，因此，可以用于数小时的长时程定时扫描，记录细胞迁移和生长等细胞生物学现象。

二、生物领域的应用

对活细胞或组织的观察，具体可应用于下列研究领域。

1. 细胞生物学　细胞结构，细胞骨架，细胞膜结构、流动性、受体，细胞器结构和分布变化，细胞凋亡。

2. 生物化学　酶、核酸、荧光原位杂交、受体分析。

3. 药理学　药物对细胞的作用及其动力学。

4. 生理学　膜受体，离子通道，细胞内离子含量、分布、动态分析。

5. 遗传学和胚胎学　细胞生长、分化、成熟变化，细胞组织的三维结构甚至更多的结构，染色体分析，基因表达，基因诊断。

6. 神经生物学　神经细胞结构，神经递质的成分、运输和传递，递质受体，离子外流，神经组织（如大脑皮质）结构、细胞分布。

7. 微生物学和寄生虫学　细菌、寄生虫形态结构（表面和内部结构）。

8. 病理学及病理学临床应用　活检标本的快速诊断，肿瘤诊断，自身免疫性疾病诊断，宫颈上皮细胞涂片诊断。

9. 生物学，免疫学，环境医学和营养学等。

三、医学领域的应用

LSCM 在药物研究各个研究领域的应用涉及以下多方面的内容。

（一）在细胞及分子生物学中的应用

1. 细胞、组织的三维观察和定量测量。

2. 活细胞生理信号的动态监测。

3. 黏附细胞的分选。

4. 细胞激光显微外科和光陷阱功能。

5. 光漂白后的荧光恢复。

6. 细胞凋亡的研究。

上述 1～5 项的内容，将在本章第六节详述。以下简单介绍 LSCM 在细胞凋亡研究中的应用。

细胞凋亡是由体内外因素触发细胞内预存的死亡程序而导致的细胞死亡过程。细胞凋亡作为生理性、主动性过程，能够确保生物正常生长发育，维持内环境稳定，发挥积极的防御功能。用激光扫描共聚焦显微镜观察凋亡细胞，可见凋亡细胞体积变小，细胞质浓缩，细胞核变小，出现染色质沿核膜内侧排列的核边聚集现象。细胞凋亡的晚期，细胞核裂解为碎块，产生凋亡小体。

细胞凋亡是生物体内广泛存在的，由细胞特定基因控制，以细胞 DNA 降解为特征的细胞自发过程，与机体中多种生理及病理过程密切相关。因而，对细胞凋亡的研究现已成为细胞生物学研究的热点之一。激光扫描共聚集显微镜结合众多荧光探针的应用，成为细胞凋亡超微结构及分子水平变化的有力手段。

（二）在神经科学中的应用

1. 定量荧光测定　对活细胞进行定量测定，具有很好的重复性，分析神经细胞和胶质细胞的某些物理及生物化学特性；监测抗原表达，细胞结合和杀伤等特征。在多发性硬化病人大脑活检标本上观察病变组织的微血管内皮细胞特异性地表达。

2. 细胞内离子的测定　使用多种荧光探针，对神经细胞的 Ca^{2+}、pH 及其他各种细胞内离子进行定量和动态分析。

3. 神经细胞的形态观察　激光扫描共聚焦显微镜使用模拟荧光处理，可将系列光学切片的数据合成三维图像，并可从任意角度观察。如 Joshi 等观察了细胞突触的骨架的三维图像。三维重建图像可使神经细胞及细胞器的形态学结构更加生动逼真。

（三）在耳鼻喉科学中的应用

1. 内耳毛细胞亚细胞结构的研究　1993 年 Ikeda 等应用激光扫描共聚焦显微镜研究内耳毛细胞的亚细胞结构，用 Rhodamine 123 染色，见线粒体分布于表皮板下和核下，加入 1mmol/L 三硝基酚使线粒体膜电位减小，荧光强度明显减弱。用 DIOC6（3）染色，观察到内质网分布于表皮板下直至细胞核区域，呈网状，核下及侧膜下也有分布，胞质中则极少，探讨了蛋白激酶（PKC）在三磷酸肌醇/钙信号系统中的作用。

2. 荧光测钙技术用于内耳毛细胞的研究　钙离子在细胞的生命活动中起着重要作用，它参与调节细胞功能，如肌肉收缩，细胞运动，递质合成与释放，信息传递，细胞换能等。激光扫描共聚焦显微镜的荧光测钙技术可探测到细胞内钙浓度的细微变化，当内耳毛细胞受到各种生理及病理因子刺激时，可用荧光测钙技术观察细胞内钙离子浓度的变化，为研究毛细胞的功能提供了新的手段。

3. 内耳毛细胞离子通道的研究　Issa 等用膜片钳的全细胞记录法将 Fluo-3 导入毛细胞，用激光扫描共聚焦显微镜观察，当毛细胞去极化时其底部侧膜上平均有 18 个亮点（钙内流所至），然后对同一毛细胞进行连续超薄切片电镜观察，证明这些亮点即为突触前活性区。

4. 嗅觉研究　Schild 等用激光扫描共聚焦显微镜和钙荧光探针研究嗅觉感受器神经元的钙通道分布，以 Fluo-3 和 Fura-red 染色后行双发射比例测量，测出其胞内游离钙呈不均匀分布，观察显示嗅觉感受器神经元的钙通道位于胞体部，与同一部位的钾通道一起构成适应性调节机制，而对树突尖端纤毛的钙依赖性换能过程无干扰。

（四）在肿瘤研究中的应用

1. 定量免疫荧光测定　激光扫描共聚焦显微镜采用免疫荧光对肿瘤细胞的抗原表达、细胞结构特征、抗肿瘤药物的作用及机制等方面进行定量的观察和监测，为较理想的形态学观察方法。先采用荧光标记特异性抗原或抗体，使其与特异性抗体或抗原结合，再采用激光扫描共聚焦显微镜对其进行定性、定量和形态学分析。近年来报道较多的是 P53 肿瘤相关抗原等的定位、定性和定量分析。采用荧光标记某些蛋白分子，然后测定其平均荧光强度和积分荧光强度，从而对某些细胞结构蛋白分子进行定量分析。

2. 细胞内离子分析　激光扫描共聚焦显微镜可以准确地测定细胞内 Ca^{2+}、K^+、Na^+、Mg^{2+} 等离子的含量及 pH。但在肿瘤细胞中研究报道较多的为 Ca^{2+} 的测定，通过测定 Ca^{2+} 的胞内浓度，可以了解肿瘤启动因子、生长因子刺激肿瘤细胞后肿瘤细胞的反应。

3. 图像分析　肿瘤细胞的二维图像分析：激光扫描共聚焦显微镜有较好的分辨率，因此其二维图像非常清晰。采用无损伤光学切片，可显示肿瘤细胞各层面的图像，亦可充分显示肿瘤细胞内线粒体、内质网、高尔基复合体、微管、微丝、细胞桥、染色体等亚细胞结构的形态特征。近年来，激光扫描共聚焦显微镜在肿瘤研究中应用最多的为某些特殊蛋白或亚细胞结构的细胞内定位。如 Bu-G 等采用激光扫描共聚焦显微镜对瘤细胞内的一种受体相关蛋白进行了亚细胞水平的定位和功能分析，取得了较好的实用效果。同时，激光扫描共聚焦显微镜还可用于肿瘤细胞的细胞面积、细胞周长的测定和细胞核面积等的测定，从而使形态学研究更为客观。

4. 三维重建　激光扫描共聚焦显微镜可以将各层面的细胞图像进行三维重建和处理，因此，可以分析肿瘤细胞的三维立体特征，亦可研究肿瘤细胞内亚细胞结构的立体形态学变化及其空间关系。同样，激光扫描共聚焦显微镜亦可用于肿瘤细胞核和染色体的三维立体形态研究。如，Gilbert N 等采用激光扫描共聚焦显微镜对 RNA 多聚酶和 DNA 进行了空间三维定位。

（五）在内分泌领域的应用

1. 细胞内钙离子的测定　利用激光扫描共聚焦显微镜，借助 Ca^{2+} 荧光探针 indo-1 或 fura-2 对单个的垂体促性腺激素细胞内 Ca^{2+} 浓度进行测定，并观察白介素-2 的作用，结果发现白介素-2 可增加混合的垂体细胞群中促性腺激素细胞的基础 Ca^{2+} 水平，并增强该细胞自发的 Ca^{2+} 浓度波动（Ca^{2+} 震荡）。这提示白介素-2 可通过间接的旁分泌机制影响促性腺激素细胞 Ca^{2+} 动员。

2. 免疫荧光定位及免疫细胞化学研究　借助特定的与抗体结合的荧光探针，利用激光扫描共聚焦显微镜可对细胞内某些成分（抗原）进行免疫荧光定位及定量分析。如利用激光扫描共聚焦显微镜对垂体生长激素（GH）和催乳素（PRL）混合瘤组织切片进行观察，以抗 GH 和 PRL 抗体作免疫标记，再加入与荧光染料罗丹明（GH）和 FITC（PRL）双标记的二抗，结果发现垂体泌乳素生长素细胞可同时检测到罗丹明和 FICT 荧光信号，并且证实在同一分泌颗粒内同时有罗丹明和 FICT 信号，这一研究证明垂体泌乳生长素细胞同一分泌颗粒内同时存在 GH 和 PRL。

3. 细胞形态学研究　利用激光扫描共聚焦显微镜，借助于特定的荧光探针，可对细胞及细胞内部结构进行形态学分析。如利用激光扫描共聚焦显微镜对纯化的生精细胞平均大小进行测量，发现精母细胞大小在 $225 \sim 500\,\mu m^2$，精子大小在 $100 \sim 225\,\mu m^2$ 之间。

（六）在血液病研究中的应用

观察血液和骨髓细胞的形态及功能变化是血液学研究的主要内容，在这个领域激光扫描共聚焦显微镜有着广泛应用。

1. 在血细胞形态及功能研究方面的应用　经典的形态学手段如普通光学显微镜、相差显微镜及电子显微镜，仅能观察细胞的形态，而不能检测其功能，即使是荧光显微镜也仅能对细胞表面的荧光进行定性分析，而激光扫描共聚焦显微镜可对黏附（贴壁生长）的单个细胞或细胞群的胞内、外荧光作定性甚至定量、定位、实时分析，从而对细胞内组分如线粒体、内质网、高尔基复合体、DNA、RNA、Ca^{2+}、Mg^{2+}、Na^{+}等的分布、含量等进行测定，并可进行动态观察，对受刺激后的细胞及其组分变化进行实时动态观察，使细胞结构和功能方面的研究达到分子水平。如利用激光扫描共聚焦显微镜和荧光标记的染色体特异性探针杂交定位对人 T 淋巴细胞进行观察，发现在细胞周期的 G_1 期着丝点位于核膜周边，并经常与核膜接触，而端粒区却位于核中心，未见到由于同源染色体配对，当细胞向 G2 期转化时，着丝点向核中央移位，染色体凝聚，并出现空染区，首先证实了在有丝分裂前染色体就有明显的三维结构变化。

在急性早幼粒细胞白血病中 PML 蛋白是存在于核小体内的与白血病发生密切相关的蛋白，它的受抑可能会导致早幼粒细胞性白血病细胞的生长失控，Chelbi Alicx 等用激光扫描共聚焦显微镜发现干扰素可诱导 PML 蛋白的表达，PML 蛋白可传递干扰素的抗分化作用，从而抑制白血病细胞的生长，由此揭示了干扰素抵制急性早幼粒细胞性白血病细胞恶性生长的机制。

2. 在细胞凋亡研究中的应用　细胞凋亡是正常细胞维持群体数量稳定、清除转化细胞、防止癌变及胚胎发育和免疫系统中克隆选择所必需的生理现象。它的异常与许多疾病的发生发展有关，用共聚焦显微镜观察到凋亡细胞的细胞器是完整的，并保留了胞膜表面的免疫活性，Torigoe 等使用激光扫描共聚焦显微镜发现激活的 T 淋巴细胞与抗原一接触，就可触发胞内 Ca^{2+} 的浓度迅速上升，从而诱导凋亡。Kressel 将 DNA 片段 3′端荧光标记，结合激光扫描共聚焦显微镜观察放线菌素 D 诱导的 K562 细胞的凋亡，发现与细胞坏死过程明显不同，凋亡初期，核内的非核仁区 DNA 片段沿核膜呈新月状分布，核仁无变化，凋亡加速期，细胞核变成几个强染标记的圆形小体，而 NaN_3 或快速冻融引起坏死的细胞无此变化。

（七）在眼科研究中的应用

1. 观察组织、细胞结构

（1）观察晶状体细胞、组织结构及其变化规律，在特定的条件下，证实线粒体与核在晶体上皮细胞、纤维细胞的分化过程中同步破坏、消失的关系。

（2）结合特殊的荧光染色在活体上观察角膜外伤修复中细胞移行及成纤维细胞的出现；观察放射性角膜切开术后，角膜上皮及成纤维细胞中 f-肌动蛋白、非肌凝蛋白、表面膜和细胞外纤维结合素等的分布及变化以及它们在伤口收缩过程中的作用。

（3）利用激光扫描共聚焦显微镜观察视网膜中视神经细胞的分布以及神经元的树枝状形态。观察证实肌凝蛋白在视网膜色素上皮（RRE）运动中的作用，观察经过培养的视皮质神经细胞中 M1 受体的分布情况及外界对它的影响。

2. 三维重建　利用激光扫描共聚焦显微镜能在活体上保持标本不受损害性干扰的情况下，对标本作连续的光学切片，将收集到的图像经过计算机软件的分析，作出三维重建的图像，得到较为清晰的立体结构图像。如 Rummelt 用双重荧光染色的方法，分别着染了葡萄膜黑色素病中的肿瘤实质细胞和血管，然后通过三维重建，清楚地观察到肿瘤和微血管的关系，并以此为依据判断肿瘤的进程。

（八）在肾脏病中的应用

系统观察正常人肾小球系膜细胞的断层扫描影像及三维立体影像，图像更加清晰，从计算机分析系统可从外观到内在结构，从平面到立体，从静态到动态，从形态到功能几个方面对系膜细胞的认识得到提高。

第六节　LSCM 的应用举例

一、定位和定量荧光测定

普通的荧光显微镜由于显微镜结构和激发光源的限制使得成像比较模糊，只能测定细胞内的荧光总量，有一定的误差。LSCM 以激光为光源，对细胞分层扫描，单独测定，经积分后能得到细胞荧光的准确定量，重复性极佳。它适于活细胞的定量分析，可测定细胞内溶酶体、线粒体、DNA、RNA、酶和结构性蛋白质等物质的含量和分布，常用于原位分子杂交、肿瘤细胞识别、单个活细胞水平的 DNA 损伤及修复的定量分析。它适于快速高灵敏度测量，减少光淬灭的影响，在定量免疫荧光测定方面应用广泛，如作各种肿瘤组织切片抗原表达的定量分析，检测肿瘤相关抗原表达的定位定量信息，检测药物对机体免疫功能的作用，检测自身免疫性疾病的多种抗原及药物对机体免疫功能的作用，检测细胞结合和杀伤的形态特征并作定量分析等。细胞定量荧光测定可选用单荧光、双荧光和三荧光方式，能自动测定细胞面积、平均荧光强度、积分荧光强度等多种参数。

借助于 LSCM 激光共聚焦系统，我们可以获得生物样品高反差、高分辨率、高灵敏度的二维图像，进行共聚焦图像分析；可以得到完整活的或固定的细胞及组织的系列光学切片，从而得到各层面的信息，三维重建后可以揭示亚细胞结构的空间关系；能测定细胞光学切片的物理、生物化学特性的变化，如 DNA 含量、RNA 含量、分子扩散、胞内离子等，也可以对这些动态变化进行准确的定性、定量、定时及定位分析。

免疫荧光标记法可以分为单标记与双标记法。其中免疫荧光单标记是指只标记一种蛋白分子，方法比较简单，只要按照染色步骤去做，通常不存在太多的问题，但要注意固定液的选择，固定液选择的合适与否，可能会直接影响染色结果。而免疫荧光的双标记是指同时标记细胞内两种蛋白分子，方法稍微复杂一些，首先应注意两种二抗所带荧光素的发射光不应重叠且尽量远离，通常可以选择 FITC 和 TRITC、Alex 488 和 TRITC、FITC 和 Cy5 或 Cy3 和 Cy5 等来组合。染色时，通常情况下，两种一抗可以同时孵育，然后同时孵育两种二抗，但当染色结果显示一种颜色非常弱，而另一种颜色比较强时，应考虑先孵育颜色较弱的一抗且延长孵育时间。其他步骤同免疫荧光单标记。应注意两种一抗的种属来源不能相同。

对单标、双标或三标的免疫荧光标记样品进行定位定量分析，这项技术可以进行细胞膜受体分析，某种蛋白或酶的分布与表达，微丝、微管的分布，两种或三种蛋白的共存与共定位，蛋白与亚细胞器的共定位，核转录因子转位，细胞的增殖、分化，细胞凋亡的检测与荧光原位杂交的染色体基因定位技术。

定位与定量应用中的常用探针有与抗体偶联、与配体偶联、与肽偶联、与人工合成的寡聚核苷酸偶联的探针，可用于免疫组化、荧光原位杂交、受体标记等。

二、三维重建（3-D reconstruction）

普通荧光显微镜分辨率低，显示的图像结构为多层面图像的叠加，结构不够清晰。LSCM 能以 $0.1\mu m$ 的步距沿轴向对细胞进行分层扫描，得到一组光学切片，经模/数转换后作为二维数组贮存。这些数组通过计算机进行不同的三维重建算法，可作单色图像处理、双色图像处理，组合成细胞真实的三维结构。旋转不同角度可观察各侧面的表面形态，也可观察不同的断面细胞内部结构，测量细胞的长宽高、体积和断层面积等形态学参数。通过模拟荧光处理算法，可以产生在不同照明角度形成的阴影效果，突出立体感。通过角度旋转和细胞位置变化可产生三维动画效果。LSCM 的三维重建广泛用于各类细胞骨架和形态学分析、染色体分析、细胞程序化死亡的观察、细胞内细胞质和细胞器的结构变化的分析和检测等方面。

LSCM 的三维重建功能，主要应用于细胞及分子生物学研究领域，进行细胞、组织的三维观察，其中应用最广泛的领域是神经生物学，也可以用于肿瘤、眼科和肾脏病的研究。

Castano 等对大鼠脑干和脊神经节组织浸染，制成 $100\mu m$ 厚切片，以 $0.5\mu m$ 的 Z 轴步距连续获取组织的光学切片（>100 个），运用功能软件，使神经元的三维立体结构在拓扑学上得到完整的重建。三维重建图像经过旋转，显现了表皮内神经末梢的分布情况，并清楚显现神经末梢与上皮细胞间的位置关系。Welsh 等运用三维重建功能对松果体深部腺体及其他特殊神经组织进行了观察。

Judy 等以 EdtBr（0.01%）和 EosinY（1%）对视网膜组织切片及腹腔液图片染色，运用 LSCM 三维重建功能，已建立起对腹膜乳头状浆液瘤细胞中沙样瘤体形成的观测方法。

借助于 LSCM 的高分辨率和三维重建功能，我们能从细胞、亚细胞、细胞核整体结构上和超微结构上观察细胞的凋亡。

Svetlova 等对用 5-iododexyuridine 标记以 5-fluorodeoxyuridine 处理的人 S 期染色体进行观测，发现绝大多数 S 期染色体纤维为半环状结构，两个半环状结构彼此相连，构成"S"或"ω"状结构，其特点是柔韧、灵活，所有半环状结构相连呈现出不同的三维空间结构构象。

三维重建也被应用于细胞测量。Wendy 等对正常人体液中间皮细胞进行了三维重建测量，得到核胞比（NCR）平均值，并将此法与传统的立体点技术测量法进行了比较，结果发现两种方法存在明显差异。

激光扫描共聚焦显微镜技术及其光学切片因其省时、省力、自动化，已经广泛应用到生物医学的各个领域。

三、动态荧光测量

细胞形态学的动态变化，多种功能分子、离子在静息及刺激条件下的改变，应该来自于对活细胞的观察。LSCM 通过对荧光标记样品的点、线或二维图像扫描及三维图像重建，实施完成单次、多次单色或双发射光比率测量，可以直接探测到分子、离子在化学因子、细胞因子及激素等作用下毫秒级的快速变化。下面，我们通过对 Ca^{2+} 的研究，介绍 LSCM 动态荧光测量的应用情况。

（一）游离 Ca^{2+} 测量

细胞钙的生物学功能以及调控，一直是细胞及分子生物学的一个重要研究领域，Ca^{2+} 不仅可单独作为传递信息的第二信使，对细胞生长分化起着重要作用，而且还参与或协调其他信息系统的代谢并诱发一系列细胞形态、生理及分子生物学方面的变化。通过多种钙敏荧光探针单标记或双标记细胞内钙离子，LSCM 可以精确定位和测量活细胞内 Ca^{2+} 的时空分布以及在刺激条件下的动态变化。

检测游离 Ca^{2+} 变化的荧光探针多为 Ca^{2+} 螯合剂，不与 Ca^{2+} 结合时不发荧光，通常也不能进入细胞膜，只有与乙酰甲酯相连方可进入细胞内，被细胞内酯酶水解并与细胞内游离钙结合后发出荧光。

利用 Indo-1、Fura-2、Fluo-3、Calcium green 等荧光探针可以测量 Ca^{2+} 在活细胞内的浓度及变化。一般来说，电生理记录装置加摄像技术检测细胞内离子量变化的速度相对较快，但其图像本身的价值较低，而激光扫描共聚焦显微镜可以提供更好的亚细胞结构中钙离子浓度动态变化的图像，这对于研究钙等离子细胞内动力学有意义。最好与电生理等技术相结合来观察离子变化与电生理学指标的相关性。

对心肌细胞和外分泌细胞的研究发现，Ca^{2+} 不仅是整个细胞的第二信使，同时也可在亚细胞结构充当第二信使。心肌细胞区域性 Ca^{2+} 的浓度增加，是由于单个内质网 Ca^{2+} 释放通过瞬时开启而引起，而外分泌细胞局部的 Ca^{2+} 信号变化，有可能与 IP3 敏感性钙库或 IP3 高亲和性受体在细胞局部聚集有关。因此，可以采用 LSCM 对细胞钙区域性定位，并测量其动态变化。

由于核周区钙的扩散，采用传统方法很难对核内 Ca^{2+} 进行准确的定位及动态分析。Burnier 等通过 Fluo-3-AM 和 Rhod-2-AM 两种钙敏荧光探针，运用 LSCM 分别对静息状态及在受体依赖性物质（血管紧张素 II、抗利尿激素）刺激下，血管上皮及平滑肌培养细胞内，特别是核内 Ca^{2+} 进行了精确定位和动态测量。研究发现，静息状态下胞质 Ca^{2+} 浓度高于核内，经激素作用后两部分 Ca^{2+} 均有升高，而由血管紧张素 II 和抗利尿激素引起的核内 Ca^{2+} 升高，与细胞的增殖效应有关。

通过对 Ca^{2+} 的动态荧光测量，在研究多核破骨细胞中也有重要发现。众所周知，钙和破骨细胞在骨组织的吸收改建中均起重要作用。单个多核破骨细胞的形态变化，代表不同的功能阶段（静息、破骨、迁移等），胞外 Ca^{2+} 的升高和机械刺激细胞膜，均可引起破骨细胞内钙浓度增加。多伦多大学的学者采用 LSCM 对单个多核破骨细胞内相同或相似区域的钙的分布及变化进行研究。研究发现，破骨细胞相同区域经过降钙素及钙通道增强剂刺激，其 Ca^{2+} 浓度的变化情况明显不同。结果表明，破骨细胞内存在区域性钙转运屏障，胞内存在多个隔离的空间功能区，各区有独立的调控系统，包括对 Ca^{2+} 信号的调节，而在刺激条件下，Ca^{2+} 的增加常常限定在一定区域内，或由刺激区扩散到其他区域，但并不是细胞的所有区域。

总之，LSCM 对 Ca^{2+} 的研究应用很广泛，通过 LSCM 对胞内、核内钙转移的研究，对心肌细胞的钙变化研究，免疫细胞钙信号的研究，对 Ca^{2+} 信号在细胞凋亡中作用的研究都取得了满意的结果，而更多的研究则是将 LSCM 应用于神经生物学中对神经元 Ca^{2+} 动态测量的研究。目前，LSCM 以其独特的优势已成为钙研究中的重要手段之一。

（二）pH 值测量

LSCM 除了动态测量活细胞或组织内游离 Ca^{2+} 的浓度之外，还可以动态检测活细胞内 H^+ 浓度（pH）和其他离子的浓度，利用 LSCM 能够迅速对样品的点、线或二维图像扫描，可以检测药物进入细胞的动态过程、定位分布及定量分析。

测量细胞内 pH 常用的荧光探针有 BCECF 和 6-COFDA，这 2 种 pH 荧光探针都是荧光素的衍生物，还有 SNARF 系列以及 DCH 等 pH 指示剂。

通过选择合适的荧光探针，可对细胞内 Ca^{2+}、Na^+ 及 pH 等作荧光标记，并对它们进行比率值和浓度梯度变化测定。借助光学切片功能可以测量样品深层的荧光分布以及细胞光学切片的生物化学特性的变化。不同时间段的检测结果可测定细胞内离子的扩散速率，了解它对肿瘤启动因子、生长因子以及各种激素等刺激的反应。细胞内离子测量广泛用于肿瘤研究、组织胚胎学、细胞生物学和药理学等领域。

四、荧光漂白恢复

荧光漂白恢复（fluorescence recover after photo-bleaching，FRAP）技术是利用高能量激光束将细胞内某一部分中选定靶区域的某种荧光淬灭，然后观察邻近相同的荧光标记物重新扩散入该区域的速度和方式，从而分析细胞内蛋白质运输、受体在细胞膜上的流动和大分子组装等细胞生物学过程。激光扫描共焦显微镜系统的软件通常具备荧光漂白恢复测量的功能，完成这一过程的测量需要时间序列扫描。一般来说，需要用荧光蛋白等标志物标记需要研究的分子，进行细胞转染表达后再做此项实验。

荧光漂白恢复技术可以用来测定活细胞的动力学参数，通过高强度脉冲激光照射细胞某一区域，造成该区域荧光分子的光淬灭，该区域周围的非淬灭荧光分子会以一定的速率向受照射区域扩散，这个扩散速率可通过低强度激光扫描检测，因而可得到活细胞的动力学参数。FRAP 技术适用于所有锚定生长的细胞，且不会造成细胞损伤。

LSCM 可以控制光淬灭作用，实时监测分子扩散率和恢复速率，反映细胞结构和活动机制，广泛用于研究细胞骨架构成，核膜结构跨膜大分子迁移率等领域。

另外，荧光漂白恢复的多少（即荧光漂白恢复率）和荧光漂白恢复的快慢（即荧光漂白恢复速率）可以代表分子的运动速度，因此，LSCM 具有的 FRAP 技术为细胞间通讯

（cell communication）和小分子流动性研究提高了一种全新的方法。或者说，细胞间通讯和膜的流动性是 FRAP 技术的重要应用。

细胞中缝隙连接介导的胞间通讯在细胞增殖、分化和代谢中起着重要作用。通过测量细胞缝隙连接分子的转移，我们可以研究肿瘤启动因子和生长因子对缝隙连接介导的胞间通讯的抑制作用及细胞内 Ca^{2+}、pH 值等对缝隙连接作用的影响，并监测环境毒素和药物在细胞增殖和分化中所起到的作用。选定经荧光染色后的细胞，借助于光漂白作用或光损伤作用使细胞部分或整体不发荧光，实时观察检测荧光的恢复过程，可直接反应细胞间通讯结果。

Confocal 可利用 FRAP 技术检测细胞间通讯，其原理是一个细胞内的荧光分子被激光漂白或淬灭，失去发光能力，而临近未被漂白细胞中的荧光分子可通过缝隙连接扩散到已被漂白的细胞中，荧光可以逐渐恢复。由于光漂白过程是不可逆的，因此可通过观察已发生荧光漂白细胞其荧光恢复过程的变化量来判断细胞缝隙连接的通讯功能。常用的荧光探针是 6-羧基荧光乙酰乙酸、CFDA、FITC。

Margaret 等成功地利用 FRAP 技术检测了细胞间通讯，对经 6-carboxyfluorescein diacetate 染色的人成纤维细胞和 HT 细胞不同时间点的荧光恢复率进行了测定，并进一步探测了肿瘤启动因子和杀虫剂对 HT 细胞胞间通讯的影响。

除了在细胞间通讯研究中的应用之外，FRAP 还成功用于细胞膜分子流动性的分析、胞质及细胞器内小分子物质转移性的观测等。LSCM 有专用的软件用于对细胞膜的流动性进行定量和定性分析，这就是共聚焦显微镜的 TIRF 技术。例如，利用 NBD-C6-HPC 荧光探针标记细胞膜磷脂，然后用高强度的激光束照射活细胞膜表面的某一区域，使该区域的荧光淬灭或漂白，再用较弱的激光束照射该区域。可检测到细胞膜上其他地方未被漂白的荧光探针流动到漂白区域时的荧光重新分布情况。荧光恢复的速率和程度可提供有关的信息，如用于观察细胞受体介导内吞过程中膜磷脂流动性的变化情况。NBD-C6-HPC 在温度稍高时可能会进入细胞内，因此荧光染色和测量时应在低于常温的环境下进行。

由此可见，FRAP 技术在方法学上有着广泛的应用领域，将成为肿瘤学、药物毒理学及神经生物学等领域的一种新型的研究手段。

五、笼锁-解笼锁的测量（caged-uncaged）

笼锁化合物全称为光致不稳定笼锁化合物，为具有生物活性的化合物。笼锁-解笼锁的测量就是本章第四节所说的光活化技术。

笼锁化合物的种类包括笼锁的神经递质、笼锁的第二信使、笼锁钙等。常用的笼锁神经递质有笼锁谷氨酸和笼锁 γ-氨基丁酸。笼锁谷氨酸的活化光谱范围为 300～380nm，实验通常采用紫外激光进行光解笼锁，光活化释放活性谷氨酸的量取决于激发光的强度、激发体积以及笼锁谷氨酸的浓度等。光解笼锁释放的活性谷氨酸可与各种谷氨酸受体结合引起细胞反应，如，光解笼锁释放的谷氨酸激活神经元树突上的谷氨酸受体引起神经活动。利用 LSCM 选取特定的照射时间和波长，人为控制光解谷氨酸从而诱导神经活动。通常利用笼锁神经递质研究突触功能和神经通路。

还可以利用笼锁荧光探针研究大分子运动和细胞系分化；利用笼锁代谢物研究细胞代谢和骨骼肌收缩；利用笼锁钙离子研究胞质钙和平滑肌；利用笼锁肽和蛋白质抑制新陈代谢、激活酶等。

六、荧光共振能量转移（fluorescence resonance energy transfer，FRET）

能量从分子的一个部位向另一个部位传递，或能量从一个分子向另一个分子传递，为通常的能量转移。能量的提供者叫能量供体，能量的接受者叫能量受体。

荧光共振能量转移是距离很近的两个荧光分子间产生的一种能量转移现象。当供体荧光分子的发射光谱与受体荧光分子的吸收光谱重叠，并且两个分子的距离在10nm范围以内时，就会发生能量转移，即荧光共振能量转移现象，使得受体发射的荧光大大增强。

利用这项技术可检测某一细胞中或生物体内两个蛋白质分子是否存在直接的相互作用，如果两个蛋白质分子的距离在10nm之内，一般认为这两个蛋白质分子存在直接相互作用。荧光共振能量转移广泛用于研究活细胞内蛋白分子之间或蛋白分子内的相互作用，获得有关两个蛋白分子之间相互作用的空间信息，可应用于检测受体与配体的结合，研究蛋白分子的共定位、蛋白分子聚合体、转录机制、转换途径、分子运动、蛋白折叠等生物学问题。荧光共振能量转移实验中常用的供体-受体荧光分子对：FITC/TRITC，Alexa488/cy3，Cy3/Cy5，BFP/GFP，BFP/YFP，GFP/dsRED等。

七、黏附细胞分选（adhered cell sort）和显微手术（micro-operation）

采用台扫描方式的LSCM，由于激光束固定在显微镜的光轴上，可对载物台上的样品作精确的定位扫描，从而对所要选择的细胞进行分选。Meridian公司的LSCM能够理想地进行这项工作，在不改变细胞培养周围环境，细胞铺展程度和生长状态情况下进行细胞分选。分选方法有两种，一种是光刀切割法（cookie-cutter），将细胞贴壁培养在特制培养皿上，利用高能激光在所选细胞周围作八角形切割，只在其间保留所选细胞，选择条件取决于特定荧光和细胞形态学参数，这种分选方法特别适用于选择数量较少的细胞，如突变细胞、转移细胞和杂交瘤细胞等。第二种方法是激光消除法（laser ablation），用高能量激光自动杀灭不需要的细胞，留下完整的活细胞亚群继续培养，这种方式取决于细胞荧光特性，特别适于对数量较多的细胞选择。

这两种方式可以总体扫描细胞群，进行细胞物理和生化特性的选择；能对百万分之一概率发生突变的细胞作筛选；能不改变细胞类型、形态和活性而克隆细胞；能分离细胞亚群并进行定量荧光检测；能存储细胞位置对特定细胞重复测定。这两种细胞分选方式效率和精确度都很高。

借助LSCM我们可以把激光作为"光子刀"应用，来完成细胞膜瞬间打孔，线粒体、溶酶体和染色体的切割，以及神经元突起切除等显微细胞外科手术。

八、激光光陷阱技术（optical trap）

激光光陷阱技术又称为光摄技术，就是利用光学梯度力形成的光陷阱，产生具有传统机械镊子挟持和操纵微小物体的功能。当微米级范围的颗粒落入一个非均匀光场中，它将趋于特定的平衡位置，如果没有外界强有力的干扰，物体不会偏离光学中心。由于外界作用和粒子自身运动等原因产生的中心偏离也会很快恢复原位，光造成一个势能较低的陷阱区域，当物体的动能不能克服周围势垒时，它将留在陷阱内。这种固定是光子动量的结果，与照明强度和波长直接有关。较大物体比较小的结构需要更多的陷阱能量。光摄可以保持处于生产环境中的细胞仍与外界沟通的条件下，对目标细胞进行非接触式的捕获与固定，并进行精确地操作，克服了以往单细胞操作中细胞难以固定和易产生机械损伤的弱点。这项新技术广泛应用于染色体、细胞器的移动，细胞骨架弹性测量，细胞周期和调控研究等方面，尤其是在检测细胞骨架时，光陷阱是目前能检测其弹性和流变性的唯一技术。

第七节 结 语

激光扫描共焦显微镜是20世纪80年代发展起来的高科技医学图像分析仪器，与传统的荧光显微镜相比，分辨率有了进一步提高，能得到真正具有三维清晰度的图像，并可探测某些低对比度或弱荧光样品。能动态测量 Ca^{2+}、pH、Na^+、Mg^{2+} 等影响细胞代谢的各种生理指标，对细胞动力学研究有着重要的意义。由于其高分辨率、高灵敏度、高放大率等特点，在细胞水平上可作多种功能测量和分析。同时，激光扫描共聚焦显微镜可以处理活的标本，不会对标本造成物理化学特性的破坏，更接近细胞生活状态参数测定，成为分析细胞学的一项重要研究手段，已经应用于荧光定量测量、共聚焦图像分析、三维图像重建、活细胞动力学参数分析和细胞间通讯研究等方面，在细胞及分子生物学、神经科学，以及肿瘤、血液病、肾脏病等研究领域有着广泛的应用。激光扫描共聚焦显微镜的出现，在一定程度上推动了肿瘤的研究进展。它为肿瘤细胞生物学、分子生物学、细胞通讯、细胞形态学研究、细胞的抗药物代谢、细胞膜及其受体等领域的研究提供了有效手段。

可见激光扫描共聚焦显微镜是普通显微镜的质的飞跃，是电子显微镜的一个补充。当然，LSCM 也存在一些局限性，比如激光管有使用寿命的限制；检测过程中需要使用荧光染料，增加了检测成本；激光存在荧光漂白作用及细胞毒性，应在使用过程中加以注意。随着新技术的不断发展、新软件的不断开发及各个学科的相互渗透，LSCM 设备和应用技术将不断完善，会将生物医学的基础研究引向深入，并且在生物医学和生命科学领域里将发挥更重要的作用，我们相信激光扫描共聚焦显微镜技术还将会有更广阔的发展前景。

（杜国华）

参 考 文 献

1. 余礼厚. 激光共聚焦显微镜样品制备方法（一）——细胞培养样品. 电子显微学报，2010，29（2）：185-188.
2. 边玮. 激光共聚焦显微镜样品制备方法（二）——组织切片样品. 电子显微学报，2010，29（4）：399-402.
3. Anders JJ, Salopek M. Meningeal cells increase in vitro astrocytic gap junctional communication as measured by

fluorescence recovery after laser photobleaching. J Neurocytol, 1989, 18：257–264.

4. Bao L, et al. Localization of neuropeptide Y Y1 receptors in cerebral blood vessels. Pros Natl Acad Sci USA, 1997, 94：12661–12666.

5. 陈耀文，林珏龙，赖效莹，等. 激光扫描共聚焦显微镜系统及其在细胞生物学中的应用. 激光生物学报，1998，7（2）：131–134.

6. 刘畅，顾玲，步宏. 激光扫描共聚焦显微镜在细胞凋亡研究中的应用. 医学综述，2001，7（10）：583–584.

7. 朱珊珊，黄志江. 激光扫描共聚焦显微镜在生命科学研究中的应用. 国外医学麻醉学与复苏分册，2005，26（2）：118–119.

8. 侯燕鸣，胡剑江，王毅. 激光扫描共聚焦显微镜技术及其在生物医学领域中的应用. 国际中医中药杂志，2010，32（6）：567–569.

9. 张向阳，门金娥，郑海萍，等. 激光扫描共聚焦显微镜观察贲门肿瘤细胞药物诱导后 Ca^{2+} 浓度变化的意义. 第四军医大学学报，2007，28（3）：262.

10. 王金志，缪竞诚，盛伟华，等. ING4 基因的克隆及其诱导 HeLa 细胞凋亡的实验研究. 中国病理生理杂志，2007，23（1）：127–131.

11. 杨怡姝，李岚，李泽琳，等. 激光扫描共聚焦显微镜研究 APOBEC3G 蛋白的亚细胞定位. 病毒学报，2007，23（1）：16–21.

12. 刘芙蓉，李彦姝，张红艳，等. 激光共聚焦扫描显微镜观察 ERα 和 MTA1 在乳腺癌细胞内的共定位. 电子显微学报，2011，30（3）：244–249.

13. B Wiesner, V Hagen. Measurement of intracellular Ca^{2+} changes using novel caged cyclic nucleotides and confocal laser scanning microscopy. Journal of Photochemistry and Photobiology B：Biology, 1999, 49（2–3）：112–119.

14. George D, Tsibidis, Jorge Ripoll. Investigation of binding mechanisms of nuclear proteins using confocal scanning laser microscopy and FRAP. Journal of Theoretical Biology, 2008, 253（4）：755–768.

15. Kristin Rule Gleitsman, Michihiro Tateyama, Yoshihiro Kubo. Binding kinetics and fraction of immobile enzymes bound to cellulose fibrils studied through confocal laser scanning fluorescence microscopy and FRAP. Biophysical Journal, 2010, 98（3-suppl）：747a.

16. Minchul Kang, Charles A Day, Emmanuele DiBenedetto, et al. A quantitative approach to analyze binding diffusion kinetics by confocal FRAP. Biophysical Journal, 2010, 99（9）：2737–2747.

17. Ben Corry, Prithwish Pal, Annette Hurst, et al. A site-directed FRET confocal microscopy approach for studying conformational changes in the mechanosensitive ion-channels, MscL and MscS. Biophysical Journal, 2009, 96（3-Suppl）：254a–255a.

18. Chen Y, Periasamy A. Localization of protein-protein interactions in live cells using confocal andspectral imaging FRET microscopy. Indian Journal of Experimental Biology, 2007, 45（1）：48–57.

第六章 双向凝胶电泳和飞行质谱技术在药理学研究中的应用

双向–十二烷基硫酸钠–聚丙烯酰胺凝胶电泳（two dimension-sodium dodecyl sulfate-polyacrylamide gel electrophoresis，2D-SDS-PAGE）技术和基质辅助激光解析电离–飞行时间–质谱（matrix assisted laser desorption ionization-time of flight-mass spectrometry，MALDI-TOF-MS）技术是当前蛋白质组学研究最常用的两个核心技术。根据蛋白质的等电点和相对分子质量的特异性，通过 2D-SDS-PAGE，实现对药物处理后的组织和细胞中成千上万种蛋白质的分离，经过染色和计算机图像分析，对图谱上的蛋白质进行定位和定量，将差示蛋白点酶切，行 MALDI-TOF-MS 快速精确测定，得到肽质量指纹（peptide mass fingerprint，PMF）数据，进行数据库检索，鉴定出这些蛋白质，并进行功能验证。这些蛋白质可能是已发现的或未发现的，可能是有功能的或无功能的，可能是已修饰的或未修饰的，可能是相互作用的，或许不是。然而这些蛋白质有可能为药物筛选提供新的靶标，为药物的效应及机制研究提供新的依据。

第一节 双向凝胶电泳技术

一、背景

溶液中带电的分子能够在电场中迁移，这种现象叫电泳（electrophoresis）。迁移率与电场强度和分子所带的电荷密度（荷质比）有关。蛋白质因其碱性或酸性氨基酸侧链在一定的 pH 值溶液中可解离，故带有一定的电荷。所有氨基酸残基所带正负电荷的总和即是该蛋白质的净电荷。在低 pH 条件下，蛋白质的净电荷为正，相反则为负。若在某一 pH 值溶液中，蛋白质的净电荷为零，则此 pH 值即是该蛋白质的等电点（isoelectric point，pI）。不同的蛋白质因其氨基酸组成不同而有不同的 pI。当外加一个电场时，荷电的蛋白质分子就会在电泳缓冲液中向正极或负极迁移。而当电场消失时，电泳所形成的区带因扩散而重新混合。因此蛋白质需要在基质中进行电泳。聚丙烯酰胺凝胶因其网状结构对蛋白质有固化支持作用，同时调整丙烯酰胺和甲叉双丙烯酰胺的浓度和比例，可方便地制备不同孔径的凝胶，后者对一定分子质量范围的蛋白质还具有选择性分离作用，因而聚丙烯酰胺凝胶成为首选的蛋白质分离基质。另一方面，在常规的电泳中，电泳缓冲液的 pH 值是单一的，蛋白质的电荷密度不变，在电场作用下最终迁移到阳极或阴极。如若在 pH 梯度中电泳，蛋白质就会移动到其 pI 位置（净电荷为零）停止移动，从而实现不同蛋白质的分离。这即是等电聚焦（isoelectric focusing，IEF）电泳。1975 年，Patrick O'Farrell 首次用 IEF（在聚丙烯酰胺管状胶上）和 SDS-PAGE 方法，在水平和垂直两个方向上对大肠杆菌提取的蛋白质进行了分离，经染色后，得到了一张约含 1000 个蛋白质的二维电泳图谱。

二、双向凝胶电泳原理

双向凝胶电泳（two-dimensional gel electrophoresis，2DGE）是指第一向在高压电场下，按照不同蛋白质分子所带电荷量的差异，以等电聚焦（IEF）方式进行电泳分离。然后在第一向垂直方向上按蛋白质分子量大小的不同，进行第二向十二烷基硫酸钠–聚丙烯酰胺凝胶电泳（SDS-PAGE）。

对于第一向的 IEF 电泳，目前的进展是使用固相 pH 梯度（immobilized pH gradient，IPG）胶条，这已成为蛋白质组学的标准程序之一。IPG 胶使用的是一些在一端带有弱酸或弱碱缓冲基团的非两性分子的混合物，丙烯酸双键引起的固相化反应，使它们被固定在聚丙烯酰胺凝胶基质上，在电场中不会移动，从而形成固相 pH 梯度（IPG）。加上样品后，蛋白质向其各自的 pI 迁移，最后实现第一向 IEF 分离。IPG 胶条中，宽 pH 梯度范围的有 pH 3 ~ 10，pH 3 ~ 12；中范围的有 pH 4 ~ 7，pH 6 ~ 11，pH 5 ~ 8；窄范围的有 pH 3.5 ~ 4.5，pH 4.0 ~ 5.0，pH 4.5 ~ 5.5，pH 5.0 ~ 6.0，pH 5.5 ~ 6.5。胶条的长度有 7cm，11cm，13cm，18cm，24cm 五种供选择。

在第二项的 SDS-PAGE 中，SDS 是一种阴离子表面活性剂，它能破坏蛋白质分子间的非共价结合，使蛋白质变性而改变原有的构象。当 SDS 单体大于一定浓度时（1mmol/L），可以与蛋白质结合，形成带负电荷的蛋白质-SDS 复合物。蛋白质-SDS 复合物所带的负电荷大大超过了蛋白质分子原有的电荷，因而消除了不同蛋白质分子间的电荷差异。蛋白质分子在 SDS 系统中的共迁移率不再受电荷和分子形状等因素的影响，其迁移率主要决定于蛋白质分子量的大小。

2DGE 是目前唯一可以在一块凝胶上同时分离数千乃至上万个蛋白质的方法。其高分辨率、高重复性和兼具微量制备的性能是其他分离方法比不上的。

三、双向凝胶电泳技术流程

双向凝胶电泳技术流程如图 6-1-1。

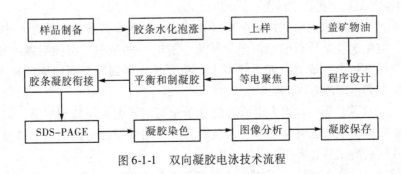

图 6-1-1　双向凝胶电泳技术流程

（一）样品制备

1. 基本原则　制备蛋白质样品应遵循以下基本原则。

（1）对样品的处理尽可能最小化，时间尽可能短，避免蛋白质的丢失。

（2）样品须保持在低温环境和蛋白酶抑制剂存在条件下，减少蛋白质的降解。

（3）样品裂解液应新鲜配制，尽可能溶解全部蛋白质，打断蛋白质间的非共价键结合，使之以分离的多肽链形式存在。

（4）通过超速离心清除所有的杂质，避免脂类、核酸、盐等物质的干扰。

（5）避免蛋白质的修饰作用。含有尿素的溶液加热温度不超过 37℃，以免发生蛋白质的氨甲酰化修饰。

2. 样品预分级　通常可采用细胞或组织中的全体蛋白质进行蛋白质组研究，也可进行样品预分级，即将细胞或组织中全体蛋白质分成几部分，分别进行蛋白质组研究。如专门分离出细胞核、线粒体或高尔基体等细胞器的蛋白质成分。样品预分级可提高低丰度蛋白质的上样量和检测值，可针对某一细胞器的蛋白质组进行详细研究。

3. 细胞破碎　细胞破碎的方法有多种，可根据样本来源和研究目标加以选择，即样本是来源于细胞悬液、实体组织，还是来源于其他生物材料，是研究所有的蛋白质，还是细胞内的亚细胞器组分。破碎方法有温和裂解与剧烈裂解两种。温和裂解法包括渗透裂解、冻融裂解、去污剂裂解和酶裂解，剧烈裂解法包括超声波裂解、高压裂解、研磨裂解、机械匀浆裂解和玻璃珠振荡裂解。需要注意的是细胞裂解时，蛋白酶会释放出来，故细胞破碎应在含有蛋白酶抑制剂的强变性溶液中进行。

4. 蛋白质样品提取

（1）总蛋白提取：大多采用一步法进行蛋白质样品的制备。由于不同蛋白质的溶解度及丰度常存在较大的差异，因此也可采用分级或按蛋白质组分分级顺序提取，其目的是尽量把细胞中的全部蛋白质提取出来。

（2）亚细胞器的蛋白质提取：应用超离心方法分离和提取生物大分子和细胞亚单位结构。超离心方法利用细胞内各种颗粒大小、形状和密度不同，在不同离心力场下进行差速离心或在不同密度梯度下进行密度梯度离心，从而获得不同亚细胞器组分。

5. 蛋白质沉淀及干扰物质清除

（1）蛋白质沉淀：被用来从污染杂质（如盐、去污剂、核酸、脂类等）中有选择性地分离蛋白质，避免这些杂质影响双向电泳结果。有时一些蛋白质沉淀后就不能再溶解了，并有可能改变样本蛋白的成分。如果样本十分重要，想得到完整而精确的样本蛋白质谱，应避免使用沉淀和重溶的方法。

（2）干扰物清除：第一向 IEF 电泳对低分子量的离子型杂质特别敏感，同时样本中的非蛋白性杂质能干扰电泳分离和电泳结果显影。可采用微型透析试剂盒、清蛋白和 IgG 清除试剂盒以及核酸酶试剂盒来清除干扰物质。

6. 培养细胞总蛋白的制备　主要操作参考以下步骤进行：

（1）裂解缓冲液配制：30mmol/L Tris，8mol/L 尿素，4% CHAPS，pH 8.5。

（2）将细胞用预冷的 PBS 缓冲液漂洗 3 次，离心收集于 1.5ml 离心管中，并进行细胞计数。

（3）将 1×10^7 细胞重悬于 1ml 裂解液中。

（4）细胞样品管置冰浴中，用超声细胞破碎仪处理 1s，放置 15s，再处理 10s，如此循环 15 次。

（5）超声处理后，将样品置 4℃ 冰箱中孵育 30min。

（6）离心（12 000r/min，30min，4℃），取上清液测定蛋白质浓度，样品分装后 –80℃ 保存备用。

7. 亚细胞器蛋白质样品制备　主要操作参考以下步骤进行：

（1）配制 SE 缓冲液：0.25mol/L 蔗糖，1mmol/L EDTA。

（2）将细胞用无菌生理盐水洗 3 次后，加入 SE 缓冲液，低温下研磨成匀浆。

（3）取匀浆物离心（1000g，20min，4℃），沉淀部分为细胞核。取上清液离心（3000g，10min，4℃），沉淀部分为线粒体；取上清液再在 16 300g、4℃ 下离心，沉淀部分为溶酶体，上清液为内质网和核糖体。所得的亚细胞器为粗提物，用作 2DGE 需进一步纯化。

例如，高纯度线粒体蛋白质样品制备，方法如下：

（1）溶液配制：①MSHE 缓冲液：0.22mol/L 甘露醇，0.07mol/L 蔗糖，0.5mmol/L EGTA，0.1% 牛血清清蛋白，2mmol/L Hepes/KOH，pH7.4；②纯化液：225mmol/L 甘露醇，1mmol/L EGTA，25mmol/L Hepes，0.1% 牛血清清蛋白。

（2）取肝脏，用 0.25mol/L 蔗糖冲洗 2 次，剪碎，加入 MSHE 缓冲液（1/10，W/V），4℃ 下匀浆。

（3）两层纱布过滤后离心（600g，5min，4℃）；取上清再离心（10 300g，10min，4℃）。

（4）沉淀物重悬于 MSHE 缓冲液中。

（5）轻轻加到 20ml 含 30% Percoll 的纯化液中，离心（95 000g，30min，4℃）。

（6）收集密度 1.052 ~ 1.075g/ml 之间的悬液。

（7）加入 40mlMSHE 缓冲液，离心（6300g，10min，4℃）以除去 Percoll。

（8）用 150mmol/L KCl 和 MSHE 缓冲液分别洗 2 次，获得纯化后的线粒体。

（9）加入 1ml 裂解缓冲液（配方同上），4℃ 孵育 2h，冰上超声，然后离心（12 000g× 30min，4℃），取上清，获得线粒体总蛋白。

8. 动物组织总蛋白质样品制备　以动物肝组织分离总蛋白为例，主要操作参考以下步骤进行：

（1）取肝组织，用 0.25mol/L 蔗糖冲洗 2 次。

（2）加液氮，用碾钵磨碎肝组织。

（3）迅速将肝组织粉末转移至 1.5ml 离心管中，防止解冻。

（4）按每 400mg 肝组织加入 1ml 裂解缓冲液（配方同上），进行匀浆。

（5）加 50μg/ml RNase 及 200μg/ml DNase，于 4℃ 放置 15min。

（6）离心（15 000g，60min，4℃）。

（7）取上清并分装，–80℃ 保存备用。

（二）胶条水化泡涨和上样

商品化的 IPG 干胶条在加样前需在水化液中泡涨，以便样品蛋白进入胶条凝胶基质中。水化分为加样与不加样水化。此处介绍加样水化。

1. 水化液配制　8mol/L 尿素，2% CHAPS，15mmol/L DTT，0.5% IPG 缓冲液。分装 -20℃ 保存，不可反复冻融。

2. 吸取适量含有样品蛋白的水化液，放入瓷质胶条槽中（图 6-1-2 左）。一般根据胶条的长度来确定加入样品水化液的体积数，如 7cm，11cm，18cm，24cm 胶条，分别加水化液 125μl，200μl，350μl，450μl。同样，7cm，11cm，18cm，24cm 胶条的参考上样量分别为 10 ~ 100μg，50 ~ 200μg，100 ~ 300μg，200 ~ 400μg，但最佳上样量要根据实验结果来优化。

3. 戴上手套（预防角蛋白污染），从 -20℃ 冰箱中取出 IPG 干胶条，常温下放置 5min。从酸性端剥去胶条凝胶面上的保护膜，胶面朝下，胶条尖端（或阳性端）朝胶条槽的尖端方向，成锐角轻压胶条缓缓放下（图 6-1-2 右），可前后移动，避免生成气泡或赶走气泡，最后放下胶条平端（或阴性端），使水化液浸湿整个胶条。特别注意胶条的两端要与槽的两端电极相接触。

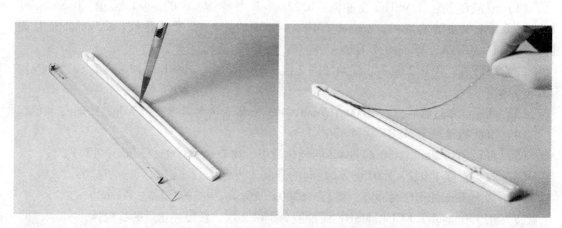

图 6-1-2　固相 pH 梯度干胶条水化上样

（三）覆盖矿物油

在覆盖矿物油之前，最好先让胶条吸收液体 1h。从胶条的中间向两端加矿物油，确保完全覆盖住槽中胶条。然后盖上槽盖子。在胶条上覆盖矿物油，是为了防止缓冲液蒸发，引起溶液浓缩，导致尿素沉淀。

（四）程序设计和等电聚焦

1. 将盛有水化上样胶条的槽尖端背面电极与 IPGphor 等电聚焦仪（图 6-1-3）的阳极平台接触，胶条槽的平端背面与 IPGphor 等电聚焦仪的阴极平台接触。

2. 设置运行程序　IPG 胶条的水化温度、电压、时间和最大电流，对 24cm 胶条，分别为20℃、30V、12h和50A/条；IEF电泳时的温度和梯度电压，对24cm胶，分别为20℃和200V，1h；500V，1h；1000V，1h；达稳态后在0.5h内升至8000V，4~8h，或达到指定的伏小时（Vh）。

3. IEF电泳后，暂不进行第二向的IPG胶条可夹在两层塑料薄膜中于-80℃保存几个月。

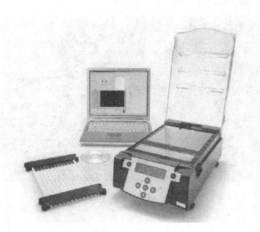 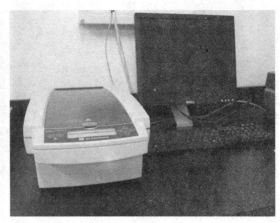

图6-1-3　Ettan IPGphor Ⅱ（左）和IPGphor Ⅲ（右）等电聚焦电泳仪

（五）胶条平衡和凝胶制备

1. 胶条平衡　IEF电泳完成后，IPG胶条需经2次平衡。平衡目的有三：①通过平衡液中的二硫苏糖醇（DTT）或β-巯基乙醇使变性的蛋白质分子中的二硫键保持还原状态，利于SDS与蛋白质充分结合；②将IEF中水化成分及高浓度的脲扩散出去；③在第二步平衡中加入碘乙酰胺（IAM），使蛋白质去除烷基化，防止它们在第二向电泳过程中重新氧化。

（1）溶液配制：①平衡储液：50mmol/L Tris-HCl（pH8.8），6mol/L尿素，30%甘油，2% SDS（W/V），200ml；②平衡液A，平衡储液20ml，DTT 40mg；③平衡液B，平衡储液20ml，碘乙酰胺（IAM）600mg，痕量溴酚蓝。

（2）取平衡液A适量（24cm胶条，15ml），放入透明平衡管中，将IPG胶条支持膜贴着管内壁（注意凝胶面朝上），轻轻推入管中。每管一条。用Parafilm封口。置振荡仪上振荡15min，倒掉平衡液A。

（3）取平衡液B适量（24cm胶条，15ml），放入平衡管中。用Parafilm封口。置振荡仪上振荡15min，倒掉平衡液B。

（4）用去离子水润洗胶条1s，将胶条的边缘置于滤纸上，以吸去多余的平衡缓冲液。

2. 凝胶制备　在第一向胶条平衡的同时，制备第二向均一凝胶。均一胶通常可以得到良好的结果。

（1）按仪器说明书装好灌胶模具（图6-1-4左），可同时制备6块凝胶。从模具正中的凹槽口灌入凝胶溶液。

（2）灌胶后，立即在每块凝胶上铺上一层水饱和的正丁醇或异丙醇，减少凝胶暴露于空气中，以形成平展的凝胶面。

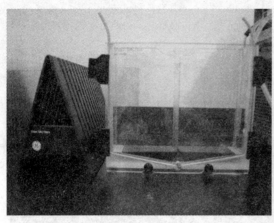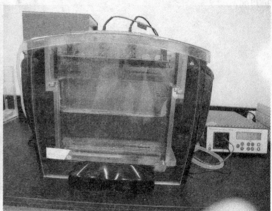

图6-1-4　Ettan DALT six 系统——灌胶装置（左）和电泳槽（右）

（六）第一向胶条与第二向凝胶衔接及 SDS-PAGE

1. 胶条与凝胶衔接

（1）在电泳槽（图6-1-4右）中装满电泳缓冲液，打开温控系统，调节温度为15℃。

（2）将平衡好的第一向胶条浸入电极缓冲液中几秒。

（3）将胶条支持膜贴着其中的一块玻璃板（图6-1-5），用一薄尺平行地将胶条轻轻往下推，使整个胶条下部边缘与第二向凝胶的上部面完全接触，确保胶条与凝胶之间，玻璃板与凝胶支持膜间无气泡产生。另外，在胶条的一端插一张含分子量标志蛋白溶液的小纸片于凝胶面上。

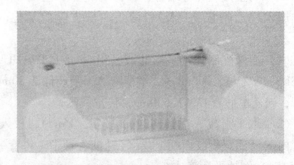

图6-1-5　第一向胶条与第二向凝胶的衔接

（4）用低熔点0.5%琼脂糖密封液封顶，使胶条完全覆盖住。一般的方法是先将琼脂糖密封液融化（75℃），等到其温度降下时（60℃）加到胶条上，在5min内使胶条固定住。在密封液中加0.01%溴酚蓝，可以观察到电泳过程。琼脂糖密封液也可密封胶边缘之间的缝隙，但温度不能太高，否则琼脂糖在胶化前会沿着缝隙流下。刚加入琼脂糖密封液后，常会在胶条下面和背面产生气泡，速用镊子、薄尺或平头针头轻压胶条的塑料支持膜的上方，驱除气泡。

2. SDS-PAGE　将胶盒插入电泳槽中，开始电泳。低功率转移，高功率分离。同时进行多块凝胶电泳，功率等倍增加，但时间不变。SDS-PAGE 的功率、时间和温度如下：①转移，5W/胶，30~45min，20℃；②分离，20W/胶，6~8h，20℃。电泳过程中，第一向胶条可不必除去。

当溴酚蓝染料迁移至凝胶底部边缘 1cm 时，结束电泳，关闭电源。将胶转移到染色盒里固定，准备染色。

（七）凝胶染色

凝胶染色主要有考马斯亮蓝染色法、银染色法、荧光显色法和放射性核素标记法。最常用的是银染法和考马斯亮蓝染色法。银染法的灵敏度是考马斯亮蓝染色法的约 50 倍，故一般用银染法进行分析处理，再用考染法进行样品制备。使用荧光材料（如 SYPRO Ruby）的荧光染色法灵敏度最高。

1. 考马斯亮蓝染色

（1）特点：染色过程简单，所需试剂少，操作简单，无毒性，背景及对比度良好，与下游的蛋白质鉴定方法兼容，可检测 100ng 蛋白质。

（2）步骤：将凝胶置染色液（0.1% 考马斯亮蓝 R250，25% 甲醇、10% 冰醋酸）中染色 3~4h，然后换脱色液（25% 甲醇，10% 冰醋酸）脱色至背景清晰为止。

2. 硝酸银染色　银染法可检测到 8~10ng 蛋白质，适于含量低的蛋白样品分析，但操作步骤较多。

（1）固定：将凝胶置固定液（乙醇 100ml，冰醋酸 25ml，用双蒸水稀释至 250ml）中 30min。

（2）敏化：转至敏化液（乙醇 75ml，25% 戊二醛，V/V，1.25ml，乙酸钠 17g，用双蒸水稀释至 250ml）中 30min。

（3）漂洗：双蒸水漂洗 3×5min。

（4）银反应：置银反应液（25mg/L 硝酸银溶液 25ml，甲醛 0.1ml，用双蒸水稀释至 250ml）20min。

（5）漂洗：双蒸水漂洗 2×1min。

（6）显影：置显影液（碳酸钠 6.25g，37mg/L 甲醛 0.1ml，搅拌促溶后稀释至 250ml）2~5min。

（7）终止：置终止液（EDTA-Na-2H$_2$O 3.65g，用双蒸水稀释至 250ml）10min。

（8）漂洗：双蒸水漂洗 3×5min。

（9）保存：置保存液（870mg/L 甘油，用双蒸水稀释至 250ml）20min；然后置保存液（870mg/L 甘油 11.5ml、乙醇 75ml，用双蒸水稀释至 250ml）2×30min。

以上银染步骤，因含有戊二醛，后者会修饰蛋白质，所以不能与质谱兼容。以下是与质谱分析兼容的银染方法（表6-1-1）。

3. 荧光染色及差异凝胶电泳　荧光染料 SYPRO Ruby 是一种基于钌的金属螯合染料，其凝胶染色的灵敏度比银染高 3~30 倍，线性范围超过三个数量级，也高于银染，对一些银染无法染色的蛋白质（如糖蛋白）可以染色，且对染色时间要求不严格，对蛋白质无固定作用，与质谱兼容性好，是一种较理想的检测方法。具体操作步骤如下。

表 6-1-1　质谱相容性的蛋白质银染

步骤	试剂	时间（min）
固定	40% 乙醇，10% 乙酸	30
水洗	H_2O	3×5
敏化	30% 乙醇，0.2% 硫代硫酸钠，6.8% 醋酸钠	30
水洗	H_2O	3×10
银反应	0.25% $AgNO_3$，0.04% 甲醛	20
水洗	H_2O	2×1
显色	2.5% Na_2CO_3，0.02% 甲醛	2～4
终止	0.4% 甘氨酸	10

（1）溶液配制：①固定液（1000ml）：7%（V/V）乙酸，10%（V/V）甲醇；②SYPRO Ruby 染料溶液。

（2）将凝胶放入聚丙烯塑料平皿（不使用有吸附的玻璃平皿），加入固定液，使凝胶在平皿中自由漂浮，往复式摇床上摇动 30min。

（3）倒出固定液（操作时用塑料纸薄片支持凝胶，手套不要接触凝胶）。将凝胶放在 SYPRO Ruby 染料溶液（16cm×20cm×1mm 凝胶，放 350ml）中染色 90min，置摇床上，黑暗中温育过夜。

（4）弃去染色液，加入同染色液体积的固定液，摇床上摇动 30min。

（5）用 300nm 蓝色透射仪或激光扫描仪呈现蛋白。最大激发波长 300nm 和 420nm，最大发射波长 618nm。

荧光染料 Cydye 是 N-羟基琥珀酰二亚胺衍生物，有 Cy2，Cy3，Cy5 三个成员，分为最小量标记染料和饱和量标记染料两类，前者用于较易获得的大量样品标记，后者用于稀少微量样品标记。Cydye 染料对不同的蛋白质样品标记后进行 2DGE，这被称为荧光差异凝胶电泳（difference gel electrophoresis，DIGE）。如使用最小量标记染料中的 Cy3 和 Cy5 分别标记接受药物处理的和未接受药物处理的蛋白质样品（只标记在每个蛋白质的一个赖氨酸残基上，其他的赖氨酸不会被标记），而 Cy2 标记内标样品，内标由药物处理样品与药物未处理样品等量混合后而成。将三种不同荧光标记的样品混合后，在同一 2D 胶内共分离（即 IEF 和 SDS-PAGE，在第二向电泳时须用弱荧光玻璃板），得到的凝胶经荧光扫描仪扫描成像，图像效果可与 2DGE 后再染色的效果相媲美。此法灵敏度与银染相类似，而内标的使用，让计算一块或几块胶上同一种蛋白的比例变得容易，同时在很大程度上消除了由于胶与胶的差异而引起的蛋白质定量不准的问题。

Cydye 饱和量标记染料可对微量样品中蛋白质丰度的变化进行较为精确的定量。它标记蛋白质样品中所有半胱氨酸残基。由于其静电荷为零，标记的蛋白质没有电荷变化。实验时，先用饱和量标记染料中的 Cy5，标记接受药物处理的样品，也标记未接受药物处理的样品；再用 Cy3 标记内标样品，内标由药物处理样品与药物未处理样品等量混合而成。然后取半量内标与 Cy5 标记的未接受药物处理的样品混合，进行 2DGE；同时另半量内标与 Cy5 标记的接受药物处理的样品混合，进行 2DGE。这样得到两张凝胶，经激光共聚焦荧光扫描仪以特定波长扫描后成像。通过同一胶上 Cy5 标记样品中每个蛋白点与 Cy3 标记内标中的相应蛋白点相比较，可求得一个相对表达量的比值。而经药物处理的与未经药物处理的不同凝胶图像的比较，则可发现药物处理后蛋白质表达水平的细微差别。

据报道，DIGE 方法与相对/绝对定量同量异位素标签（isobaric tags for relative and absolute quantification，iTRAQ）方法鉴定蛋白质的灵敏度基本一致。

（八）图像分析

用来获取 2DGE 图像的仪器主要有两种：扫描仪（图 6-1-6 左）和电荷偶合摄像装置（charged-coupled device，CCD）照像机。CCD 成像仪能够用来获取多种染色方法的双向凝胶电泳（2DGE）图像，包括考染、银染等。而 DIGE 图像的获取需荧光扫描仪（图 6-1-6 右），在不同激发光下扫描成像。

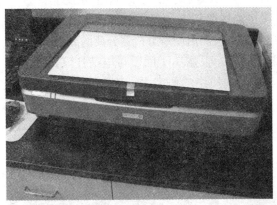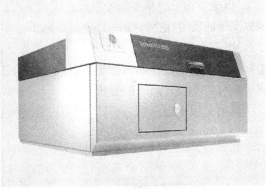

图 6-1-6　ImageScanner（左）和 Typhoon 荧光扫描仪（右）

2DGE 图像分析包括图像加工、蛋白质斑点检测与定量、凝胶匹配、数据分析、结果解释等。现最为常用的 2DGE 图像分析软件有 ImageMaster、PDQUEST、Melanie、Progenesis 等。以下是 ImageMaster 图像分析的主要步骤，详细操作见产品说明书。

1. 获取图像，并选择待分析的图像部分。
2. 检测并自动定量 2DGE 图像中的蛋白质斑点。
3. 手工编辑图像文件（如增加、删除、分开斑点，顶点、边缘增长等）。
4. 进行图像背景消除。
5. 对下一块胶重复以上 2~4 步骤。

6．确定参考胶，并将其他胶与之匹配。

7．必要时，校正蛋白质分子量或等电点。

8．分析结果。

9．储存结果，并整合到 ImageMaster 数据库中。

DIGE 图像的分析软件，如 DeCyder 2D 7.0，能实现自动检测、降噪、定量、归一化，并能增加胶与荧光图像间的匹配度。具体操作参见产品说明书。

第二节　MALDI-TOF 质谱技术

一、背景

质谱（mass spectrometry，MS）在 20 世纪初就已经产生，多用于无机物或小分子有机物的鉴定，直到 20 世纪 80 年代末随着软电离技术的出现而进入生物大分子（如蛋白质）的鉴定领域。所谓软电离是指样品分子电离时保留整个分子的完整性，不会形成碎片离子。目前用于生物大分子软电离的技术有基质辅助激光解吸电离（matrix assisted laser desorption ionization，MALDI）和电喷雾电离（electrospray ionization，ESI）。这类采用软电离技术的 MS 的快速发展，使得蛋白质组学成为分子生物学和生物医药研究中的一项重要技术。

MS 通常由三个基本部分组成：①离子源：将待测样品转变为气相离子；②质量分析器：根据离子的质量/电荷（m/z）比分离离子；③检测器：检测由质量分析器分离的离子。

MS 基本原理是将样品分子在真空状态下离子化后，根据离子间质量电荷比（m/z）的差异来分离并确定样品的分子质量和结构信息。在蛋白质组学研究中，MS 主要进行完整肽离子的分析和碎片离子的分析。

目前，用于蛋白质分析的 MALDI-TOF-MS（图 6-2-1 左）和 ESI-MS（图 6-2-1 右），以

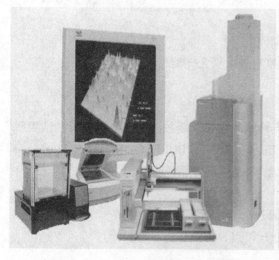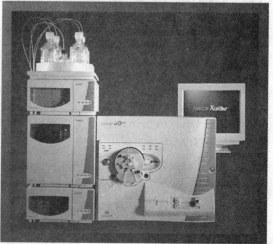

图 6-2-1　MALDI-TOF-MS（左）和 ESI-MS（右）

完全不同的方式工作，产生不同但互补的信息。前者主要用于测定多肽的质量，适于分析较纯的蛋白样品，后者主要用于分析多肽的序列，适于对复杂蛋白质混合物样品进行分析。装备优良的蛋白质组学实验室常具有这两种仪器。本节主要介绍 MALDI-TOF-MS。

二、MALDI-TOF-MS 原理

基质辅助激光解析电离-飞行时间-质谱（matrix assisted laser desorption ionization-time of flight-mass spectrometry，MALDI-TOF-MS），是以 MALDI 为离子源，飞行时间检测器为质量分析器所构成的仪器，其工作原理是将待分析物和基质溶解在有机溶剂中并放置在金属样品板（盘）上，有机溶剂蒸发后，剩下包含样品的基质晶体。当用激光（如 337nm 的氮激光）照射晶体时，基质分子吸收大部分激光能量并迅速产热，致使基质晶体升华膨胀并进入气相，同时将样品分子带入气相，进而诱导它们离子化。样品分子只吸收少量激光能量，避免了分子化学键的断裂。基质在样品离子形成过程中充当了质子化或去质子化试剂，使样品分子带上正电荷或负电荷（单电荷肽离子）。形成的气态离子经由前方施加的瞬间电压，被加速进入质量分析器无电场的真空飞行管中飞行，最后达到检测器，检测器记录离子到达的时间和强度。由于离子飞行时间（t）与其质荷比（m/z）的平方根成正比，因而离子质荷比越高（或质量越重），其飞行速率越慢，到达检测器时间越晚，这样不同质荷比的离子就被分开，进而得到解析。

延长飞行路径，增加飞行时间，可提高质谱仪的质量解析度和精度。故有线性飞行时间质量分析器质谱和反射飞行时间质量分析器质谱之分，后者的分辨率和质量测量准确度高于前者。

目前，MALDI-TOF-MS 能分析 fmol 量的肽，在内标校正下，能达 5ppm 的质量准确度，适合于高通量蛋白质的分析，用肽质量指纹谱（PMF）方法对单一系统一天可鉴定几百个蛋白质。

MALDI 离子源与串联 TOF 质量分析器（TOF-TOF）或四极杆（quadrupole，Q)-TOF 混合质量分析器联合组成的质谱仪（即 MALDI-TOF-TOF-MS 和 MALDI-Q-TOF-MS）也非常敏感，可上 384 个样品，适合于高通量分析。

三、MALDI-TOF-MS 分析技术流程

MALDI-TOF-MS 分析技术流程见图 6-2-2。

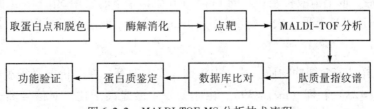

图 6-2-2　MALDI-TOF-MS 分析技术流程

（一）取差异蛋白点和脱色

1. 取点　经 2DGE 图像分析确定的差异蛋白质点，可用半自动化或全自动化切点仪（图 6-2-1 左），也可手动切下。戴上手套，将 2D 胶平铺于玻璃板上，用干净的手术刀沿差示蛋白点周围将其切下，尽可能接近蛋白点以减少背景胶，同时取非蛋白区域胶块作为空白对照。切下的胶块移至预先洗干净的 0.5ml Eppendorf 管中。

2. 考染脱色　将凝胶切成 1～2mm² 小块，用水清洗几次后，浸入 50～100μl 脱色液（50%乙腈，25mmol/L 碳酸氢铵），振荡 20min，弃去脱色液，重复数遍直至蓝色褪尽。

3. 银染脱色　新鲜配制脱色工作液（30mmol/L 铁氰化钾，100mmol/L 硫代硫酸钠，用前 1∶1 混合）。取此液 30～50μl 浸泡凝胶块，振荡至凝胶中黄色褪尽，弃去脱色液，用水洗凝胶至无淡黄色溶液。将凝胶块置于 100mmol/L 碳酸氢铵中平衡 15min，重复操作一次，准备酶解消化。

（二）胶内消化

制备肽谱（peptide mapping）的酶需要具有以下特点：①酶的水解位点专一，至少要有 2 个切点；②酶切产生的肽段大小适合质谱分析并有利于数据库检索；③酶自身稳定，不易自降解。胰蛋白酶和 Clu-C 蛋白酶较多用于肽谱制备。胰蛋白酶水解位点在赖氨酸（K）和精氨酸（R）的羧基端，Clu-C 蛋白酶在 pH 4.0 条件下水解天冬氨酸（D）和谷氨酸（E）。

1. 还原、烷基化及脱水处理　在消化前，要对凝胶样品进行还原、烷基化和脱水处理。

（1）还原：向含有凝胶样品的 Eppendorf 管中加 50μl 还原液（100mmol/L 碳酸氢铵，10mmol/L DTT），57℃温育 60min。

（2）烷基化：室温冷却，去掉还原液，加入 50μl 用 100mmol/L 碳酸氢铵新鲜配制的 55mmol/L 碘乙酰胺，室温暗处放置 30min。

（3）脱水：吸去碘乙酰胺烷基化溶液，用 100mmol/L 碳酸氢铵冲洗 2 次，然后用乙腈脱水。加足够的乙腈洗涤凝胶块 3 次，至凝胶块完全变白。继而充分干燥凝胶块，至其呈尘土样。

2. 消化

（1）取胰蛋白酶，用 50mmol/L 碳酸氢铵（含 5mmol/L 氯化钙）配成 0.1g/L 的溶液，置冰浴中。

（2）取上述酶液 10μl，让凝胶块吸收，吸干后再加，冰浴 45min。胶块吸胀后吸去多余的酶液，再加入足够的不含酶的缓冲液覆盖凝胶块，37℃消化过夜。

（3）酶解后，取上清液移至一新的 Eppendorf 管，余下的胶用 50μl 萃取液（5%三氟乙酸∶50%乙腈＝1∶1）萃取 2 次，每次超声 10min。合并萃取液，干燥后进行质谱分析。

（三）点靶

1. 脱盐　样品若含缓冲物质、盐、去污剂、变性剂等，在分析前必须脱盐。因为即使微量的钠（m/z＝23）和钾（m/z＝39），由于易发生激光离子化，对信号离子也会有很强的抑制作用。可利用 C_{18} ZipTip 树脂吸头脱盐，也可自制 C_{18} 树脂吸头脱盐，方法如下。

（1）取一移液器吸头，在吸头端剪一小口。

（2）制备 C_{18} 反相凝胶树脂混悬液。

（3）向吸头先加入 $50\mu l$ 甲醇，然后加入 $2\sim3\mu l$ 凝胶树脂混悬液，用移液器轻轻推动甲醇以在吸头末端形成填充短柱。

（4）用 0.1% 三氟乙酸（TFA）平衡填充柱。

（5）取 $9\mu l$ 水与 $1\mu l$ 七氟丁酸加入多肽提取液，使七氟丁酸的浓度为 55%。

（6）将酸化的多肽提取液上填充柱，轻轻推动溶液通过柱子。随后将流过液再过柱。如此重复 5 次，以增加多肽在柱上的保留。

（7）用 0.1% 三氟乙酸（$20\mu l$）洗柱。

（8）用乙腈：0.5% 甲酸（1∶1）溶液 $3\sim5\mu l$ 洗脱柱上多肽。

2. 基质和样品溶液配制　α-氰基-4 羟基肉桂酸（CCA）适合作为 MALDI 的基质，因为它具有较高的灵敏度并在 MALDI 板上形成均一的基质层，在蛋白质组学中用于分子量小于10000Da 的蛋白和肽分析。CCA 用 50% 乙腈（含 0.1% 三氟乙酸）配制，浓度为 10mg/ml，充分涡旋振荡，离心后取上清液使用。样品溶于 0.1% 三氟乙酸中，最好配成 $10\sim100$pmol/μl 备用。

3. 点样

（1）充分清洗样品板。

（2）样品与基质以 1∶1 体积充分混合均匀，取 $0.5\sim1\mu l$（点样量控制在 $1\sim10$pmol 范围），加到样品板上，室温干燥后，将样品板送入质谱仪。

（四）MALDI-TOF 分析

1. 校准标准品　分外标法和内标法。标准品的分子量最好与待测样品的分子量接近，以确保校准曲线线性良好。通常肽质量图谱研究采用血管紧张素 I 或 II（精确分子已知）作为内标法标准品。肽段标准品的贮存液浓度常为 100pmol/μl，工作液用 0.1%（V/V）的三氟乙酸水溶液稀释到 $1\sim10$pmol/μl 即可。校准标准品的浓度须与待测样品（范围 $1\sim 10$pmol/μl）的浓度相似，以确保结果的准确性。

2. 仪器操作　一般有如下参数需选择：线性或反射模式、离子源加速电压及导出电压、紫外或红外激光波长、离子延迟萃取时间、飞行管达到的真空度、质谱信号单次扫描累加次数、正离子或负离子谱测定。参数确定后，进行多肽样品肽质量指纹谱测定。

（五）肽质量指纹谱

肽质量指纹谱（peptide mass fingerprinting，PMF）是指蛋白质被酶切位点专一的蛋白酶水解后用 MS 测到的肽片段质量图谱。由于每种蛋白质的氨基酸序列（一级结构）都不同，蛋白质被酶解后，产生的肽片段序列也各不相同，其肽混合物质量数也具特征性，故称为指纹谱。

用 PMF 鉴定蛋白质是目前较常用的方法。即用实验测得的蛋白质酶解肽段质量数在蛋白质数据库中检索，寻找具有相似质量的肽，从而鉴定蛋白质。由于蛋白质可能存在翻译后修饰，电泳过程中某些氨基酸也会引入质量修饰（如烷基化），故 PMF 中会有一些质量数与理论值不符。但 PMF 鉴定蛋白质并不需要全部肽质量数与理论值相符。可先取一定质量的胰蛋白酶肽段，与数据库中完整的蛋白质目录（该目录由正确的、完整的基因组序列转换而来）进行比较，结果有可能发现目录中有与之质量完全一样的肽片段。如果在全部肽质量的目录中，这种匹配是唯一的，则几乎可以肯定这两个肽段是相同的。在目录中与之匹配的肽段的序列位置和来源已知，从而可以肯定待测胰蛋白酶肽与之来自相同的蛋白质。然后可以用未知蛋白质的第二个胰蛋白酶肽段以相同方式与目录匹配。这样根据未知蛋白质的多个肽段与目录中已知的同一个蛋白质的多个肽段相匹配来确定未知蛋白质或给未知蛋白质评分。

必要时，可选取肽混合物中的某一肽段通过 ESI-MS/MS 进行测序加以鉴定。

（六）数据库检索和蛋白质鉴定

除了 PMF 外，还可利用蛋白质的其他属性，如相对分子质量、等电点、序列、氨基酸组成等，在蛋白质数据库中检索，寻找与这些参数相符的蛋白质。在多种影响因素中，MS 数据的质量、数据库的准确性、使用的检索算法和软件的功能，决定蛋白质鉴定的质量。

检索时，常输入以下参数以限定检索范围：①数据库（database）；②蛋白种属（organism species/organism classification，OS/OC）；③蛋白的等电点（pI）；④相对分子质量（Mw）范围；⑤半胱氨酸的质量修饰；⑥肽质量数误差范围（mass tolerance）；⑦未水解的酶切位点数（maximum number of missed cleavage sites）；⑧最少相符的肽数目（maximum number of peptides required to match）等。

常用的蛋白质检索程序有 Mascot、PeptIdent、ProFound、MS-Fit、Peptide Search、MOWSE、Sonar 等。其网址如下。

Mascot（http://www. matrixscience. com）-Matrix Science Ltd. , London，UK

PeptIdent（http://www. expasy. ch/tools/peptident. html）

ProFound（http://prowl. rockefeller. edu）-The Rockefeller University，& ProteoMetrics，LLC，USA

MS-Fit（http://prospector. ucsf. edu）-UCSF，USA

PeptideSearch（http://www. mann. embl-heidelberg. de）-EMBL Heidelberg，Germany

MOWSE（http://www. seqnet. dl. ac. uk）-HGMP Resource Centre，UK

Sonar（http://service. proteometrics. com/prowl/sonar. html）-ProteoMetrics，LLC，Canada

（七）功能验证

如果在数据库中找不到，有可能是发现了新蛋白，要进行序列分析，合成 DNA 探针来表达、分离和鉴定这一蛋白，随后进行蛋白质功能验证，并作与药物作用和疾病模型相关分析。验证的方法包括：用已知酶（如磷酸激酶）去验证新蛋白的活性；用小分子配体与新蛋白结合，探究新蛋白的功能；用确定的化学探针去研究其生物学。根据一个靶基因家族成员设计和合成的小分子化合物，对家族的其他成员也可能有效；通过蛋白-蛋白相互作用，以及根据新蛋白的序列和三维结构，来确定新蛋白的功能。

第三节　2DGE 和 MALDI-TOF-MS 技术在药理学研究中的应用

将蛋白质组学中的双向凝胶电泳（2DGE）和生物质谱（MS）技术应用到药物药理研究，所形成的分支学科称为药物蛋白质组学（pharmaceutical proteomics）。通过研究疾病（模型）状态下及药物处理后的差示蛋白质及其特征，寻找新的、潜在的药物作用靶标，阐述药物的效应（疗效）及机制，评价药物的耐药性和安全性，探索药物-蛋白质、蛋白质-

蛋白质的相互作用，是这门分支学科的主要应用方向。

一、寻找新的、潜在的药物作用靶标

阿尔茨海默病（Alzheimer disease，AD）是一种神经退行性疾病，以大脑皮层和海马细胞外β-淀粉样蛋白（β-amyloid protein，Aβ）沉积、细胞内 tau 蛋白磷酸化致神经原纤维缠结（neurofibrillary tangles，NFT）形成及选择性神经元和突触丢失为主要特征，并以进行性记忆障碍和认知功能低下为主要临床表现。目前，尚无治愈 AD 的特效药。Boyd-Kimball 等运用药物蛋白质组学技术，观察了 γ-谷氨酰半胱氨酸乙酯对培养的神经元细胞中蛋白免遭 Aβ 诱导的氧化应激损伤的保护作用。研究确认了两个蛋白在 Aβ 处理后被显著氧化，即 14-3-3ζ 和甘油醛-3-磷酸脱氢酶。预先给予 γ-谷氨酰半胱氨酸乙酯，由于上调了谷胱甘肽的合成，从而避免了神经元细胞中这两个蛋白受到 Aβ 介导的氧化作用，进而避免了 NFT 的形成和神经元的变性。结果提示，14-3-3ζ 和甘油醛-3-磷酸脱氢酶可能是 γ-谷氨酰半胱氨酸乙酯的潜在作用靶标。Poon HF 等给年老的快速衰老小鼠脑室内注射导向 APP 基因 Aβ 区域的反义寡核苷酸，降低了该鼠的脂质过氧化和蛋白氧化，并改善了认知缺陷。蛋白质组学分析发现三个特异蛋白（aldoase 3，coronin 1a 和 peroxiredoxin 2）羰基水平（氧化应激生物标志）比对照组显著降低，α-ATP 合酶也显著降低，而 profilin 2 在该鼠脑里显著增加，提示 Aβ 水平的降低，从而保持了模型鼠学习和记忆的改善。可见，该反义寡核苷酸的作用与这三个特异蛋白质相关联。

笔者实验室使用培养的新生 Wistar 大鼠海马神经细胞，预先给予黄皮酰胺对映体（clausenamide，Clau：0.5μmol/L）后，加入 AD 造模剂 okadaik acid（OA，10nmol/L）处

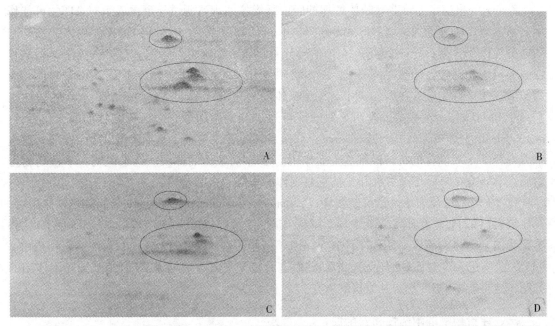

图 6-3-1　OA 损伤和黄皮酰胺（Clau）对映体作用后的大鼠海马神经细胞中总蛋白双向凝胶电泳图

A　正常组；B　OA 组（10nmol/L）；C　（-）Clau 组（0.5μmol/L）+OA（10nmol/L）；D　（+）Clau 组（0.5μmol/L）+OA（10nmol/L）。

理24h，收获细胞，提取总蛋白，2DGE 分离，银染，图像扫描。结果显示（图 6-3-1 圈中蛋白点），①OA 组（图 6-3-1B）的蛋白表达明显低于正常组（图 6-3-1A）；②（+）Clau 组（图 6-3-1D）的蛋白表达明显低于抗 AD 候选药物（−）Clau 组（图 6-3-1C）；③（−）Clau 组的蛋白表达高于 OA 组，而（+）Clau 组的蛋白表达略低于 OA 组，因为此浓度的（+）Clau 对神经细胞有一定损伤作用。这些结果提示 Clau 对映体作用后，海马神经细胞中的蛋白质组表达存在明显差异。将图 6-3-1 圈中蛋白点取下，胰蛋白酶解消化后，在飞行质谱仪上检测，检测结果与 Mascot 蛋白质数据库进行比对，得分比较高的蛋白，包括：①tubulinα（188 分），vimentin（130 分），tubb5 protein（84 分），tubulinβ4（64 分）；②ATP合酶 β 亚基（198 分），ATP 合酶（189 分），线粒体 ATP 合酶 β 亚基前体（189分），线粒体 F1 复合体（189 分），$^+$H transporting（189 分），$^+$H 转化 F1 复合体 β 亚单位（144 分）。大部分为微管蛋白和能量相关蛋白，多未曾与 Clau 的作用机制联系起来研究，是潜在的 Clau 作用靶点。

二、阐述药物的效应及机制

Saltana R 等在原代培养的神经元细胞上研究了自由基清除剂和抗氧化剂黄原酸酯 D609 对抗 $A\beta_{1-42}$ 的蛋白氧化作用。药物蛋白质组学研究发现，单独给予细胞 $A\beta_{1-42}$，四个蛋白（甘油醛-3-磷酸脱氢酶、丙酮酸激酶、苹果酸脱氢酶和 14-3-3ζ）显著被氧化，而预先给予 D609（24 小时），保护了这些蛋白不受到 $A\beta_{1-42}$ 介导的氧化作用，同时显示 D609 改善了 $A\beta_{1-42}$ 诱导的氧化修饰作用。结果显示了 D609 的作用机制。

Zhang 等报道了布洛芬对映体处理神经成纤维瘤细胞后所诱导蛋白质组对 AD 的可能作用。通过 iTRAQ 偶联 2D LC-MS/MS 分析技术，有 13 个差示表达蛋白被检测出来，按细胞功能分为以下 3 类：5 个代谢酶，6 个信号分子和 2 个细胞骨架蛋白。在第一类中，磷酸甘油醛异构酶和磷酸甘油酸变位酶 1，在 S-对映体处理的细胞中上调水平高于 R-对映体，而脂肪酸合酶正好相反；在第二类中，S-对映体使 peroxiredoxin 1 和 peroxiredoxin 6 的表达水平高于 R-对映体。这些结果说明 S-对映体可通过调节脂肪酸合酶、磷酸甘油酸变位酶 1、peroxiredoxin 1 等来降低 ROS（reactive oxygen species）的生成，从而降低 AD 的发展。这也部分解释了 S-对映体的抗神经细胞炎症作用高于 R-对映体的原因。结果说明，手性药物蛋白质组学研究结果可用于解释和比较左右旋体的作用和机制差异。

Li YB 等报道荷瘤小鼠经灵芝多糖（ganoderma lucidum polysaccharides，GlPS）作用后，其血清蛋白22 个显著升高，16 个显著降低（图 6-3-2）。对其中 3 个蛋白点经 ES-Q-TOF-MS 鉴定为结合珠蛋白前体（Mascot 评分59 分）、载脂蛋白 A-2（212 分）和血清淀粉样蛋白 A（355 分）。进一步验证显示，表达增加的血清淀粉样蛋白 A 参与 GlPS 对细胞间黏附作用的抑制，这可能是 GlPS 的抗肿瘤机制所在。

三、评价药物的耐药性和安全性

长春碱类药物能抑制人白血病细胞微管形成而发挥抗肿瘤作用。但长久使用会产生耐药性。将耐药细胞株和敏感细胞株内的总蛋白经 2DGE 和 MS 分析，发现 10 种蛋白质的表

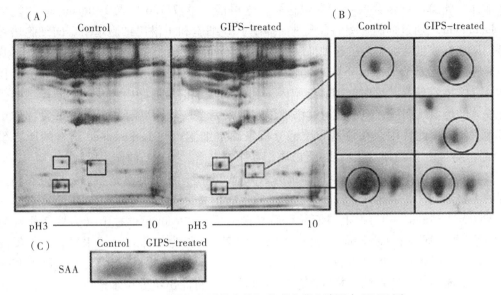

图 6-3-2　对照组和灵芝多糖组荷瘤小鼠血清蛋白 2DGE 图

A　2DGE 胶上三个蛋白点放大图；B　及蛋白印迹分析两组荷瘤小鼠血清中 SAA 的表达；C　IEF：pH3-10；GIPS：100mg/kg（Li YB，*et al*，2008）。

达水平有差异。在耐药株细胞中 α-微管蛋白和 β-微管蛋白表达均下降，且存在多种修饰形式，如 α-微管蛋白经乙酰化修饰后变得更稳定而不易受到长春花碱类药物的抑制。同时还发现另一种抑制微管聚合的热休克蛋白 90 的表达也下降。这些蛋白的变化，解释了长春花碱类药物的耐药机制。

免疫抑制剂环孢素 A（cyclosporine A，CsA）有肾脏毒性。Varela 等运用药物蛋白质组学技术分析 CsA 处理后的大鼠肾脏蛋白，鉴别出一种新的钙调蛋白（calbindin D）。生理状态下这个 28kD 的蛋白参与钙离子的结合和转运。当它受到 CsA 的影响在肾脏表达下降时，就会导致肾小管钙化，从而影响其他物质的转运，产生肾脏毒性。

四、探索药物-蛋白质、蛋白质-蛋白质间的相互作用

蛋白质通过彼此结合形成具有特定功能的多组分复合物，从而使蛋白质一起工作。双杂交系统、噬菌体展示、免疫共沉淀、亲和色谱是研究蛋白质相互作用的常用方法，而以质谱为基础的蛋白质组学技术，联合上述方法可以建立蛋白质-蛋白质相互作用图谱。药物处理后，蛋白质间的结合或蛋白质复合物组分可能会发生变化。通过免疫共沉淀或亲和色谱以及 MS 分析，相互作用的未知蛋白质可得以鉴定。以疾病缓解型抗风湿药 Leflunomide 为例。

风湿性关节炎是一种自身免疫性疾病。迄今该病的病原学和发病机制、免疫抑制剂以及抗炎药物的作用模式尚未研究透彻。Leflunomide 是一种小分子口服免疫抑制剂，能有效

治疗风湿性关节炎。其体内代谢产物 A771726 具有药理活性，能可逆地抑制二氢乳清酸脱氢酶活性，此酶是重新合成嘧啶的限速酶，这可能是 A771726 以及 Leflunomide 的抗炎机制。Leflunomide 通过抑制嘧啶的合成进而抑制了 B 细胞和 T 淋巴细胞增殖。向细胞培养液中添加尿嘧啶或胞嘧啶可对抗这种抑制效应。Leflunomide 还能在 T 细胞中抑制核因子 κB 实现阻断肿瘤坏死因子 TNF-α 介导的细胞应答，这种机制也依赖于嘧啶的生物合成。其代谢产物 A771726 在较高浓度时能抑制细胞因子和生长因子信号通路中涉及的不同类型的受体和非受体的酪氨酸激酶，但不能通过添加尿嘧啶来完全恢复，提示 Leflunomide 发挥作用还有其他机制。由此启用亲和色谱和质谱分析来确定细胞内与 Leflunomide 结合的所有蛋白质，试图从药物-蛋白质、蛋白质-蛋白质相互作用方面，阐述新的作用机制。

实验取培养的小鼠单核细胞/巨噬细胞系 RAW264.7，此细胞系是参与免疫应答和炎症过程的主要细胞，并表达针对各种细胞因子的疾病相关受体。将细胞（2×10^8 个）裂解后离心（22000g，35min，4℃），上清液稀释后直接加到 Fractogel 色谱柱上（另取 2ml 作为对照），此柱预先偶联上 Leflunomide 的衍生物 A950277（作为配体）并用水平衡，收集流出液。先用去离子水和 PBS 冲洗柱子，然后用 0~0.5mol/L NaCl 梯度溶液洗脱；再用 PBS 冲洗柱子，继而用 A771726 浓度梯度溶液特异性洗脱，将流出组分用水透析并冻干；最后用连续的水、6mol/L 尿素、60% 氰化甲烷/0.1% 氟化钠除去柱上剩余蛋白质和脂类。测定流出组分中蛋白质含量，进行 SDS-PAGE，银染（制备胶用考染），MS 鉴定，BIAcore（biomolecular interaction ananlysis，BIA）分析。

通过 MS，鉴定出了 Leflunomide 活性代谢产物 A771726 在细胞内可能结合的 10 个蛋白质（包括四种糖酵解通路中的酶），分子量从大到小分别为 HSP84、HSC73、丙酮酸激酶、延伸因子 1α、γ-actin、GAPDH、MDH、LDH、磷酸甘油酸激酶、应激蛋白 MSP23。A771726 与特定蛋白质间的亲和作用导致这些蛋白质的共洗脱。共洗脱的蛋白质与糖酵解酶复合物（有 10 种酶组成）发生蛋白质-蛋白质相互作用。BIAcore 分析表明，丙酮酸激酶、GAPDH、MDH、LDH 与 A771726 的结合是一种直接相互作用，且 A771726 与丙酮酸激酶、GAPDH、LDH 的结合常数和它与二氢乳清酸脱氢酶的结合常数处于相同的数量级。研究表明，快速增殖的细胞通过糖酵解或分解谷氨酰胺产生能量，而 Leflunomide（A771726）通过抑制糖酵解（如抑制葡萄糖生成乳酸），同时与谷氨酰胺分解反应中的酶相互作用（如促进丙酮酸激酶同工酶 M2 的二聚化），影响产能过程，从而发挥其抗增殖和抗炎症乃至抗风湿的作用。

（朱传江）

参 考 文 献

1. 钱小红，贺福初. 蛋白质组学：理论与方法. 北京：科学出版社，2003.
2. 陈主初，肖志强. 疾病蛋白质组学. 北京：化学工业出版社，2006.
3. 郭葆玉. 药物蛋白质组学. 北京：人民卫生出版社，2007.
4. 沃兴德. 蛋白质电泳与分析. 北京：军事医学科学出版社，2009.
5. Richard M Twyman 著/王恒樑等译. 蛋白质组学原理. 北京：化学工业出版社，2007.

6. Raimund Mannhold，Hugo Kubinyi，Gerd Folkers 编著/周兴茹，裴瑞卿译. 药物研究中的蛋白质组学. 北京：科学出版社. 2008.

7. Richard J Simpson 主编/何大澄主译. 蛋白质与蛋白质组学实验指南. 北京：化学工业出版社，2006.

8. O'Farrell PH. High resolution two-dimensional electrophoresis of proteins. J Biol Chem，1975，250；4007-4021.

9. Wu WW，Wang G，Back SJ，et al. Comparative study of three proteomic quantitative methods，DIDG，cICAT，and iTRAQ，using 2D gel-or LC-MALDI TOF/TOF. J Proteome Res，2006，5：651-658.

10. Boyd-Kimball D，Sultana R，Poon HF，et al. Gamma-glutamylcysteine ethyl ester protection of proteins from Abeta（1-42）-mediated oxidative stress in neuronal cell culture：a proteomics approach. J Neurosci Res，2005，79：707-713.

11. Farr SA，Banks WA，Pierce WM，et al. Proteomic identification of less oxidized brain proteins in aged senescence-accelerated mice following administration of antisense oligonucleotide directed at the Abeta region of amyloid precursor protein. Brain Res Mol Brain Res，2005，138：8-16.

12. Sultana R，Newman SF，Abdul HM，et al. Protective effect of D609 against amyloid-beta1-42-induced oxidative modification of neuronal proteins：redox proteomics study. J Neurosci Res，2006，84：409-417.

13. Zhang J，Sui J，Ching CB，et al. Protein profile in neuroblastoma cells incubated with S-and R-enantiomers of ibuprofen by iTRAQ-coupled 2-D LC-MS/MS analysis：possible action of induced proteins on Alzheimer's disease. Proteomics，2008，8：1595-1607.

14. Li YB，Wang R，Wu HL，et al. Serum amyloid A mediates the inhibitory effect of Ganoderma lucidum polysaccharides on tumor cell adhesion to endothelial cells. Oncology Reports，2008，20：549-556.

15. Verrills NM，Walsh BJ，Cobon GS，et al. Proteome analysis of vinca alkaloid response and resistance in acute lymphoblastic leukemia reveals novel cytoskeletal alterations. J Biol Chem，2003，278：45082-45093.

16. Varela MC，Arce A，Greiner B，et al. Cyclosporine A-induced decrease in calbindin-D 28kD in rat kidney but not in cerebral corex and cerebellum. Biochem Pharmacol，1998，55：2043-2046.

17. 王菊蓉，郭葆玉. 蛋白质组学在药学研究中的应用. 医学分子生物学杂志，2004，1：242-244.

18. 李学军. 药物蛋白质组学与药物发现. 生理科学进展，2002，33：209-214.

第七章　转基因与基因敲除动物在药理学研究中的应用

21 世纪初，人类和小鼠基因组序列草图的公布标志着生命科学进入了一个新的纪元——后基因组时代。自此，人们开始把目光更多地投向了基因的功能与作用研究。于是，包括转基因动物和基因敲除动物在内的各种遗传工程动物模型，在与人类疾病密切相关的生物医药科研工作中备受科学家们的青睐和推崇。本章简要介绍转基因、基因敲除动物技术及其在药理学研究中的部分应用情况。

第一节　转基因动物在药理学研究中的应用

一、转基因动物

（一）转基因动物技术简介

转基因技术（transgenic technique）是指将一种或多种生物体（供体）的基因或基因组提取出来，或者人工合成基因，按照人们的愿望，进行严密的设计，经过体外加工重组，转移到另一种生物体（受体）的细胞内，使之能在受体细胞遗传并获得新的遗传性状的技术。人们常说的"遗传工程""基因工程""重组 DNA 技术"均为转基因技术的近义词。经转基因技术修饰的生物体在媒体上常被称为"遗传修饰生物体"（genetically modified organism，GMO）。转基因动物（transgenic animal）是指通过转基因技术的应用，将确定的外源基因导入染色体基因组内进行稳定整合，并能遗传给后代的动物。

1974 年，Jaenisch 和 Mints 将猴空泡病毒（Simian vacuolating virus 40，SV40）的 DNA 注入到小鼠胚胎的囊胚腔，并获得了基因组中整合有 SV40 DNA 的小鼠；1976 年，Jaenisch 用反转录病毒感染小鼠囊胚，获得了转基因小鼠，并能够将导入的反转录病毒 DNA 遗传给子代小鼠。1982 年，Palmiter 将人生长激素的编码基因通过受精卵原核注射的方法，建立了过度表达人生长激素的转基因小鼠。在得到的 7 只小鼠中，有 6 只生长加快，体型明显增大，被称为"超级小鼠"（supper mice），引起全世界的轰动。30 多年来，转基因动物的研究得到了广泛、深入地开展。

在国外，目前已有鼠、兔、羊、牛、猪、鸡、昆虫、鱼、猴等多种转基因动物问世。国内近些年也有一些转基因动物得到成功复制，如清华大学培育成功的转基因斑马鱼、山东省东营市农科所培育成功的转基因兔、广西大学动物科学学院培育出的带有巴马香猪长肉基因的小白鼠、上海医学遗传研究所培育出的 5 头有目的基因整合的转基因羊和含有人血清清蛋白的转基因试管牛等。尤其值得一提的是，作为"国家遗传工程小鼠资源库"的南京大学模式动物研究所目前拥有 481 个小鼠品系，已经为 80 余家科研单位提供遗传工程小鼠7万余只，其中包括心血管、肥胖、糖尿病、免疫缺陷、老年痴呆、肿瘤等多种动物模型。但是，从整体水平上讲，我国用于研究人类重大疾病的转基因和基因敲除动物模型的种类和质量，还不能满足这些疾病研究的需要。为此，国家在科研条件发展"十二五"专项规划中明确提出：要"围绕人类重大疾病、新药创制等科研需求，通过基因修饰、遗传筛选和遗传培育等手段，研发相关动物模型资源""建立稳定的大鼠遗传修饰技术体系，实现转基因与基因敲除大鼠研制的常规化、标准化和规模化""加快建立大型实验动物遗传修饰技术和模型分析技术体系，研发和应用非人灵长类、小型猪、树鼩等遗传工程动物模型资源"。

在转基因动物的技术上，除了经典的显微注射法，目前还建立了反转录病毒载体法、胚胎干细胞（embryonic stem cell）法、精子载体法、原生殖细胞技术等。转基因动物的生产步骤主要包括：目的基因的选择（视生产目的而定），将重组基因转入受精卵，将转入了外源基因的受精卵植入同期发情的受体动物（在植入前完成整合胚胎的检测、筛选、建立胚胎干细胞系），对所生动物的基因整合、表达情况进行检测，对整合、表达的转基因动物进行育种试验，建立由成功转基因个体或群体组建的转基因系。

（二）转基因动物的研究意义及应用领域

由于外源基因能在转入动物的活体内表达并接近真实地再现其调控功能，开展转基因动物的研究有着非常重要的意义。

一方面，打破了常规育种难以突破的物种之间的生殖隔离，使人们找到了一条按照自己意愿定向改造动物遗传性状的有效途径。人们既可以利用此项技术进行动物品种的改良，如改良动物的生长速度和抗病能力、改善肉蛋奶和毛皮的品质等，从而提高动物生产的社会和经济效益；也可以将转基因动物作为生物反应器，以替代传统方法而大量生产目的基因，如培育所产鸡蛋中含人体所需蛋白质的转基因鸡、作为动物乳腺生物反应器开发成功的转基因兔、将转基因动物培育成制药工厂等；也还可以利用转基因动物（如转基因猪）的器官进行人类器官移植。

另一方面，人们通过建立特定的转基因动物模型，研究外源基因在整体动物中的表达调控规律，将分子、细胞及动物整体水平相结合，具有系统的整体性和独立性，从而开辟一条跨时空的四维体系研究特定基因的新手段。利用这一技术，人们可以在动物基因组的特定位点对基因结构进行修饰或引入预设的基因突变，来建立特定的动物模型，以模拟人类某些疾病的发生和发展过程，从而为这些疾病的成因、发病机制、诊疗技术研究以及药物研发工作提供重要的技术支持。目前已经建立的人类疾病转基因动物模型有老年退行性疾病、地中海贫血、高血压、肺气肿、成骨不全症、唐氏综合征、乙型肝炎、镰刀形细胞贫血症和淋巴组织生成、真皮炎及前列腺炎。

应该说，转基因动物技术的发展越来越快，正在朝着修饰、精确性和可调性的目标逼近，而其在生命科学研究中的应用也越来越广泛。不过，就转基因动物技术本身而言，也还存在一些问题，诸如转基因的表达水平较低、难以控制转基因在宿主基因组中的行为、制作转基因动物的成本高而效率低，这是目前几乎所有从事转基因动物研究的实验室都面临的问题，也是制约这项技术广泛应用的关键。此外，随着转基因动物技术的不断发展，它所带来的伦理问题和对生物多样性的可能性威胁日益受到人们的关注。人类必须严格遵循相关的法律法规，以使转基因动物技术得到健康和快速的发展。

二、转基因动物在药理学研究中的应用

前面提到，转基因动物的一个重要应用领域就是建立特定的动物模型，以模拟人类某些疾病的发生和发展过程，从而为这些疾病的成因、发病机制、诊疗技术研究以及药物研发工作提供重要的技术支持。目前，转基因动物模型已经在药理学研究的各个领域中得到不同程度的应用。

（一）在肿瘤药理学研究中的应用

1. 肿瘤转基因动物模型的建立　Brinster 等（1984 年）将癌基因导入小鼠受精卵，所产生的小鼠能形成脑脉络丛乳头瘤，从而开创了肿瘤研究的新纪元。多种肿瘤转基因及基因突变型转基因动物模型的建立，极大地推动了肿瘤形成分子机制的研究，在癌基因、抑癌基因的研究中获得丰硕成果，并为潜在致癌源的测试、肿瘤治疗及抗癌药物的筛选开拓了新途径。用转基因动物模型对几十种涉及肿瘤形成的癌基因进行了深入研究，包括生长因子基因（wnt-1，int-2）、细胞因子受体基因（erb B2，rtt）、信号转导分子基因（ras，im-1，abl，eps，LCK）、涉及细胞生长的胞质蛋白基因（bcl-2），以及编码转录因子或直接调节细胞复制的核蛋白基因（myc，N-myc，L-myc，fos，jun，病毒 Taq，反转录病毒的 tat）等。目前，在上述研究的基础上，建立了血液系、神经组织、皮肤和软组织、脉管组织、乳腺、胰腺、前列腺、晶状体、垂体、心、肝、肺、肾、骨等 15 类组织和器官的特异性肿瘤模型。如 2007 年 10 月出版的《癌症研究》杂志报道，在实验鼠前列腺中发现了一种肿瘤抑制基因 Par-4，它所产生的蛋白质对肝癌、前列腺癌等多种癌症都能产生免疫力，还能抵抗乳腺癌、胰腺癌和头颈癌等。

2. 癌基因研究　研究证明，各种脊椎动物都携带有癌基因，在正常情况下并不引起细胞癌变，只有在某些条件下才能被激活致使癌基因发生扩增、癌基因中甲基基因的丢失等变化而导致细胞癌变。癌基因的这些研究首先是借助转基因动物发展起来的，将突变的原癌基因直接导入小鼠生殖细胞系建立转基因小鼠模型，为解决这一问题提供了直接证据。因此建立携带有肿瘤基因的转基因动物，是癌基因激活和肿瘤发生研究的一种极为重要的新方法。

（1）癌基因激活是肿瘤形成的关键：Htewart 等（1985 年）用胰岛素基因增强子与 SV40 大 T 抗原基因重组，产生的转基因小鼠常发生胰腺癌；Quaife 等（1987 年）用大鼠弹力蛋白酶 I 基因的增强子和激活的 H-ras 基因（12 位 Val 取代 Gly）组成融合基因，制备的转基因小鼠几乎 100% 发生胰腺癌，直接证明了癌基因突变是肿瘤形成的起因。随后的实验证明，许多病毒和原癌基因制备的转基因小鼠能稳定地发生肿瘤，其子代常不可避免地发生特异性肿瘤，因而进一步确认癌基因激活是肿瘤形成的关键。

（2）癌基因间的协同作用研究：传统的研究认为肿瘤形成是一个多步骤过程，关键靶基因突变导致细胞连续发生生物学改变，以至细胞恶性病变。转基因小鼠的研究支持并扩展了这一概念。Sinn 等（1989 年）建立了两个转基因小鼠系，其一为 MMTV（小鼠乳腺癌

病毒）启动子控制的 c-myc，另一个为相同启动子控制的 v-H-ras。将两者杂交并与带有 myc 和 ras 的转基因小鼠进行比较研究，发现它们发生肿瘤的组织类型相同，主要为乳腺癌。但在肿瘤发生时间上有明显不同，50% 发生肿瘤的时间分别为：myc 转基因小鼠 325d，ras 转基因小鼠 168d，同时携带 myc 和 ras 的小鼠 46d，并在 160d 时 100% 发生肿瘤，证实 myc 和 ras 基因在体内肿瘤的形成过程中具有协同作用。Murakami 等（1993 年）证实转化生长因子 α（TGFα）基因和 c-myc 基因在肝中共同表达能够加速肝癌的发生。

3. 肿瘤病因与发病机制的研究　通过对乳腺癌转基因小鼠的研究表明，肿瘤生长与正常细胞同样受内源激素组织内的多肽生长因子的调控。乳腺管上皮细胞的异常增生是由于癌基因和肿瘤抑制基因等的遗传改变，才导致更多的恶性细胞克隆的增长，形成乳腺癌。转基因动物的研究还支持了肿瘤发生至少需要 2 次转化的肿瘤多步发生的假说，如通过转 c-myc 和 SV40 基因的实验研究结果表明，转入的 c-myc 和 SV40 基因在动物各个器官都能表达，但仅有少数几个器官会发生癌变。这就有力地支持了肿瘤多步发生的假说。

利用转基因技术制备某些高频率发生肿瘤的转基因动物，可使我们加深对肿瘤发生发展过程的了解，分析某一确定组织的前癌状态。利用这些前癌状态的转基因动物，还可为有关肿瘤多步发生中"第二步打击因子"的实验提供强有力的手段。将不同的癌基因再导入这些处于前癌状态的动物，可以证实它们对肿瘤发生发展的不同影响，并有可能为抗癌治疗建立更多可靠的动物模型。

4. 抗肿瘤药物的筛选　Mickisch 等（1991 年）利用转基因技术建立了多药转基因鼠模型，使多药耐药性（multidrug resistance，MDR）基因在转基因鼠骨髓中表达，在骨髓细胞表面产生多药转运蛋白，然后测定转基因鼠能否保护骨髓细胞免受化疗药物的损害。用 7 种可被多药转运蛋白转运的抗肿瘤药物（长春碱、长春新碱、多柔比星、柔红霉素、紫杉醇、依托泊苷、放线菌素 D）和 3 种不被多药转运蛋白转运的抗肿瘤药物（顺铂、甲氨蝶呤、5-氟尿嘧啶）进行试验，以正常非转基因动物作对照。研究结果表明，前 7 种药物使对照组动物白细胞数下降 50%，而转基因鼠则没有骨髓抑制现象；后 3 种药物可使转基因鼠和对照组的白细胞数同时下降，引起骨髓抑制现象。MDR 转基因动物模型的建立，为抗肿瘤药物的研究提供了一个简单而有效的模型，它可以模拟人类肿瘤对药物的代谢，因而在新的抗肿瘤药物的筛选、剂量限制和毒性研究中发挥重要作用。

（二）在免疫药理学研究中的应用

1. 免疫机制研究　Goodnow 等把重排的 Ig 基因和其对应的抗原基因分别注射到小鼠受精卵产生转基因小鼠，为研究免疫耐受性产生的机制提供了动物模型。Kisielow 等利用转基因动物技术对自身反应性 T 淋巴细胞克隆的排除进行了研究，证明了 T 细胞克隆灭活学说，对克隆灭活理论的研究具有重要意义。

转基因小鼠在肝细胞损伤免疫机制研究中也有独特的用途。Chisari FV 建立了第一个乙肝病毒（HBV）转基因小鼠，发现所有转基因小鼠在临床和组织上均表现正常。HBsAg 阳性的转基因小鼠用 HBsAg 加上福氏完全佐剂不能诱导产生特异性抗体，而 HBsAg 阴性的转基因小鼠则产生免疫反应。Babinet 发现虽然转基因小鼠产生 HBsAg，但在 6 个月内没有任何病理变化，表现为一种持续的带毒状态。这一结果验证了这样一个假设：乙肝病人的肝细胞损伤不是由 HBVHBsAg 表达直接引起，而是通过对肝细胞膜上的病毒抗原发生免疫反应造成。因此，可以用转基因小鼠模型来研究免疫耐受与肝细胞损伤的关系，以探讨发病机制。此外，转基因小鼠还为研究第 I 和第 II 型主要组织相容性抗原的功能提供了有力的手段。

2. 免疫功能研究　转基因动物技术对于探索免疫潜能细胞（immunocompetent cell）的发生和体内调节是一非常有用的工具。免疫球蛋白基因在转基因小鼠中可被表达，充分显示了转基因技术在富含特定抗体的 B 细胞种群研究中的作用。此外，转基因动物技术在免疫球蛋白的多样性即免疫球蛋白基因的重排方面具有独特的优点，是其他任何实验方法所不及的。Brinster 等（1983 年）将一功能性重排的小鼠免疫球蛋白（Ig）K 基因注入小鼠受精卵，建立了功能性重排 Ig 转基因动物。在连续的传代中，都能获得稳定和正常表达的模型。他们的结果还提示，导入的功能性 K 轻链基因控制内源性轻链基因的重排能力与转基因的高水平表达有关。这说明产生轻、重链的数量对于有效的等位排斥是有影响的。把鸡 λ 基因和兔 K 基因片段导入小鼠，可研究免疫球蛋白基因片段重排的组织特异性。结果表明，这些轻链转基因不仅能在 B 细胞中重排，在胸腺中也能重排（正常情况下胸腺是不能发生 K 基因重排的）。因此，这些小鼠表达了杂交的 Ig 分子，这提示在遗传工程动物中产生种间单抗是可能的。

3. 病毒性疾病的研究　由于 HBV、HCV（丙肝病毒）、HTLV（人嗜 T 淋巴细胞病毒）、HIV（人类免疫缺陷病毒）及猴 SV40 病毒等只感染人和灵长类动物，转基因技术则成为研究这些病毒的有效模型，并已取得不少进展。目前，已制备成功的有 HBV、AIDS（艾滋病）和人白血病 I 型病毒的小鼠转基因模型。例如，将 HBV 的 X 基因、S 基因等特定基因导入小鼠基因组，以研究特定基因表达产物对乙肝的致病机制；将受自身启动子控制的 MX1 基因导入（MX1-）小鼠，在被注射干扰素、双链 RNA 后，MX1 启动子被激活，MX1 蛋白表达，可使该转基因小鼠能抵抗高达 5000 个致死剂量的流感病毒的攻击。

4. 免疫相关疾病的研究

（1）糖尿病：尽管在糖尿病的患者中免疫异常时有报道，但免疫异常与糖尿病产生的因果关系还难以确定，转基因动物技术为研究免疫因素是否参与糖尿病的形成及其形成的机制提供了有效手段。Allisin 等以大鼠的胰岛素启动子控制 I 型主要组织相容性复合体（MHC I）基因，以此重组基因建立转基因小鼠。用该转基因小鼠研究结果表明，转基因小鼠中出现的胰岛素依赖性糖尿病（IDDM），仅仅是由于 MHC I 在胰岛 β 细胞中的过量表达导致胰岛功能障碍、胰岛素分泌减少而引起，在此发病过程中并无自身免疫反应发生，为 IDDM 病因学研究提供了直接的证据。

（2）类风湿关节炎：类风湿关节炎（rheumatoid arthritis, RA）是一种常见的慢性自身免疫性疾病，以外周关节进行性破坏为特征，常伴有全身系统性损害。尽管 RA 的病因尚不明了，但许多研究显示遗传因素约占 60%，其中约 30% 来自人类白细胞抗原（HLA）II 类复合体。普遍的观点认为，RA 相关 HLA-DR 分子提呈自身抗原给自身反应性 T 细胞，是引发 RA 炎症反应的关键。为此，在前人研究的基础上，Woods 等（1994 年）建立了人鼠嵌合型 HLA-DR4（*0401）转基因鼠。实验证实，来自转基因鼠的 B 细胞能将抗原肽提呈给人 T 细胞克隆。在抗原肽免疫后，该转基因鼠能够模拟人 HLA-DR 限制性免疫应答。转基因动物模型的成功建立为研究 RA 的发病机制和致病抗原肽的筛选提供了基础。2007 年，Taneja 等将 HLA-DR4（∗0401）转基因鼠与 AE⁰ 鼠（一种完全缺失自身 MHCⅡ分子的小鼠）进行交配，获得了 DR4. AE⁰ 鼠。在Ⅱ型胶原（CⅡ）诱导后，DR4. AE⁰ 鼠 CIA 的发生率高，且雌鼠远多于雄鼠。在发生关节炎的鼠体内能检测到高水平的 IgM-RF 和抗 CCP 抗体。该模型的建立是对 HLAⅡ类转基因鼠的一次重大革新，将为今后 RA 的研究提供更为可靠的依据。

（三）在心脑血管疾病药理学研究中的应用

1. 高血压疾病的研究　目前认为，在血压调节中起关键作用的是肾素–血管紧张素系统（renin angiotensin system，RAS）。对高血压的相关基因包括 RAS 的一些基因进行的转基因动物研究，已先后建立了血管紧张素原（angiotensinogen，AO）、肾素（renin，Ren）、心房利钠因子（atrial natriuretic factor，ANF）和精氨酸加压素（arginine vasopressin，AVP）等转基因动物模型，如高血压大鼠、高血压小鼠、低血压小鼠等模型。

（1）高血压大鼠：Mullins 等（1990）将 DAB/2J 小鼠的肾素-2（Ren-2）基因（包括 5′上游 5.3Kb 和 3′下游 9.5Kb）片段注射进大鼠受精卵原核，培育出转肾素基因的低肾素型高血压大鼠模型。该转基因大鼠 4 周龄时血压开始升高，9 周龄时达到最高为 200～260mmHg（对照组 120～130mmHg）。转基因大鼠血浆肾素原（prorenin）水平明显升高，而肾素和血管紧张素Ⅰ（AngⅠ）却较低。正常情况下，在 DAB/2J 小鼠颌下腺表达的 Ren-2 基因在转基因大鼠中发生了易位表达。在转基因大鼠的肾脏中 Ren 基因的表达被抑制，而体内 AO 基因的表达并没有受到影响，因而转基因大鼠血浆 AO 水平没有明显改变。即使在饮水中给以低水平的转换酶抑制剂（ACEI）卡托普利 10mg/（kg·d），也能将转基因大鼠的血压降低至 80～120mmHg。该转基因大鼠和高血压病人的症状比较相近。

（2）高血压小鼠：为建立高血压转基因小鼠，Ohkubo 等（1990 年）分别构建了两种融合基因，即用小鼠的金属硫蛋白（metallothionein）启动子（MT）调节大鼠的 AO 基因和 Ren 基因，分别建立相应的转基因小鼠，培育出既含有大鼠 AO 基因又含有大鼠 Ren 基因的转双基因小鼠。该转基因小鼠血压明显升高，雌鼠达 131.8±9.5mmHg（对照组106.6±5.5mmHg），雄鼠为 125.8±6.7mmHg（对照组 95.3±4.4mmHg）。如果对转基因鼠进行 $ZnSO_4$ 诱导 1 个月，转基因鼠血压还能进一步升高，且该转基因鼠对 ACEI 敏感。Fukamizu 等（1993 年）通过类似的方法分别培育出人 AO 和 Ren 的转基因鼠。二系小鼠交配产生既含有人 AO 基因又含有人 Ren 基因的转双基因小鼠。尽管人 AO 和人 Ren 转单基因小鼠中血压均未升高，但在转双基因小鼠中却出现了高血压症状，从而建立了高血压转基因小鼠模型。同时，也解释了 AO 和 Ren 转单基因小鼠血压不升高而转双基因小鼠血压升高的原因。因为 Ren 具有种属特异性，人的 Ren 不能把小鼠的 AO 水解为 AngⅠ，小鼠的 Ren 也不能把人的 AO 水解为 AngⅠ。尽管人和小鼠的 AngⅠ是等同的，但 AO 和 Ren 的转单基因小鼠也都不能增加 AngⅠ的产生，因此也不能对转基因鼠产生影响而出现高血压症状。在国内，基于多巴胺（dopamine，DA）在调节血压方面的重要作用，董伟等（2008 年）建立的 D5^F173L 转基因小鼠，在 4 月龄、6 月龄、16 月龄的血压都明显升高，且其心脏功能与结构都符合原发性高血压的特征，表明该转基因小鼠可作为原发性高血压的动物模型。

（3）低血压小鼠：ANF 具有利钠、利尿、扩张血管和降低血压等生理功能，在血压和体液调节中起着重要作用。为使 ANF 在转基因鼠中高水平表达，Steinhelper 等（1990 年）将肝脏组织特异性启动子 Transthretin 启动子（TTR）和小鼠 ANF 的结构基因拼接在一起，通过显微注射进行转基因动物研究，使 ANF 在转基因鼠的肝脏中高水平表达，培育出了低血压转基因动物模型。该转基因鼠的动脉压为 75.5 ± 0.9mmHg（对照组为 103.9 ± 2.0mmHg），未伴有心率、血浆、摄水量、尿液电解质和排尿量等异常，但 ANF 的利钠和利尿作用并不明显。

2. 动脉粥样硬化研究　动脉粥样硬化（atherosclerosis，AS）的形成与脂代谢紊乱有关。到目前为止，已对载脂蛋白（apolipoprotein E，ApoE）、低密度脂蛋白（low density lipoprotein，LDL）、胆固醇脂运转蛋白（cholesteryl ester transfer protein，CETP）等进行了转基因动物研究。

ApoA-1 是高密度脂蛋白（high density lipoprotein，HDL）主要的蛋白质成分（占 70%），主要在肝组织中合成，小鼠与人类不同，仅含单一种类的 HDL。Rubin（1995 年）制备了携带完整的人 ApoA-1 基因的 C57BL/6 小鼠，在肝组织中获得了高度的表达，总 ApoA-1 水平比正常小鼠高出 1~2 倍，而且出现了多种类的 HDL。ApoE 是清除乳糜微粒和极低密度脂蛋白的受体的配体。Plump（1993 年）通过基因打靶技术，制备了缺失 ApoE 基因的小鼠，3~4 个月即出现早期 AS 征象，8 月龄时冠状动脉入口出现闭塞，表现为严重的高胆固醇血症和脂蛋白异常。Ito（1990 年）制备了 ApoC-3 转基因小鼠，其血浆甘油三酯的浓度达到 1 488mg/dl（对照组 40mg/dl），因此又称高甘油三酯血症（HTG）小鼠。

CETP 可调节 HDL 的形成，促进脂类代谢。Agellon（1990 年）用小鼠的金属硫蛋白启动子 MT 与 CETP 基因构建了一个重组基因，获得了转 MT-CETP 基因的小鼠，所表达出的 CETP 具有与人血浆 CETP 相同的生物活性，该模型小鼠产生了严重的低胆固醇血症，但甘油三酯的水平不受影响。

3. 心肌梗死与心律失常的研究　血栓形成是引起心肌梗死的主要原因，血纤维蛋白溶酶在血栓形成和溶解过程中起关键性的作用。血纤维蛋白溶酶通常以非活性的酶原形式存在，必须被激活才能具有活性，因此血纤维蛋白溶酶原激活抑制物（Plasminogen activator inhibitor，PAI）基因成为制备转基因动物的基础。Eriekson（1990 年）培育了转 PAI 基因的小鼠，其特点是能自然形成血栓。小鼠的尾尖、后肢先后出现皮下出血、水肿，最后坏死、脱落，显然是静脉闭塞造成的。

Field（1988 年）用 ANF 启动子调节 SV40T 抗原基因而构建成一个融合基因，以此建立的转基因小鼠表现为心律失常和右心房肥大。心电图检查发现心动过速、早搏和传导阻滞等。

（四）在老年退行性疾病药理学研究中的应用

1. 老年性痴呆的研究　老年性痴呆又称阿尔茨海默病（Alzheimer disease，AD），是中枢神经系统（central nervous system，CNS）的一种慢性、进行性变性疾病，以认知功能障碍、老年斑（Senile plaques，SPs）、神经原纤维缠结（neuro-fibrilary tangle，NFT）、颗粒空泡变性为特征。迄今为止，对其确切病因、发病机制尚未真正了解，也缺乏特效治疗。近年来，国内外学者为探讨 AD 的发病机制和开发有效的治疗药物，相继建立了一些 AD 转基因动物模型。目前常用制作转基因动物模型的基因有淀粉样前体蛋白（amyloid precursor protein，APP）、早老素（PS1、PS2）、Tau 蛋白和 ApoE，近几年国外学者又报道了 α_1 抗糜蛋白酶（ACT）基因、内质网相关的结合蛋白质（ERAB）基因可能与 AD 有关。

（1）APP 转基因动物模型：Aβ 是衍生于 β-APP 的 38~42 个氨基酸的神经毒性多肽。以血小板源性生长因子为引物，与人类带有 Val1717Phe 突变的 APP 基因片段结合成 PDAPP 基因，以显微注射法导入小鼠受精卵中，移植到假孕雌鼠输卵管内，产生携带此突变基因的幼鼠即为 PDAPP 转基因鼠，能够高水平表达 APP。运用弥散张量成像（Diffusion tensor magnetic resonance imaging，DTI）技术观测到 PDAPP 鼠大脑灰质和白质均有损害，且 Aβ 沉积量随年龄增长而逐渐增多。Frackowiak 等（2003 年）在 thy-1 增强子调控下，将大量表达瑞典型序列突变的 β-APP 基因（APPsw）按上述方法转录到小鼠体内产生 Tg2576 小鼠。此种小鼠脑血管平滑肌细胞所表达的 β-APP 大约是生理水平的 4 倍，并包含了大量的 Aβ_{1-40} 和 Aβ_{1-42}，形成细胞内 Aβ 免疫反应阳性颗粒。这种大量表达 APP 基因的 PDAPP 鼠模型表现为神经细胞外硫黄素 S 阳性的 Aβ 沉积，突触减少，胶质细胞增生，胆碱能神经末梢变异和大脑皮质神经元退行性改变。

（2）PS1 转基因动物模型：由于已知 PS1 基因突变与 AD 的早期发病有关，Duff 等（2003 年）用血小板生长因子 β_2 增强子引导神经元的表达，制作出伴有 M146L 或 M146V 的 PS1 基因突变转基因模型（方法同前）。这种模型通过选择性增加 A$\beta_{42(43)}$ 的神经毒性和破坏细胞内 Ca^{2+} 的稳定性，促进神经元变性从而导致 AD 发病。

（3）ApoE 转基因动物模型：已知 ApoE4 能够与神经细胞外可溶性 Aβ 高亲和力结合促进淀粉样斑块形成，调节 Tau 蛋白磷酸化过程，促进细胞骨架瓦解和 NFT 形成。一些研究者采用人类基因组 ApoE 的不同等位基因，通过动物自身启动子和 3′增强子，将突变的 ApoE4 基因通过上述方法转录到小鼠体内构建完成 ApoE4 转基因鼠模型。子代小鼠中存在大量 SPs，胆碱乙酰转移酶（choline acetyltransferase，ChAT）活性明显降低。

（4）双重（或多重）转基因动物模型：与前述模型相比，双重（或多重）转基因鼠能更全面的表达出 AD 的特征。Dickey 等（2003 年）用 APP 和 PS1 两种突变基因制作淀粉样蛋白沉积的转基因模型，可模拟 AD 早期记忆功能障碍，且在 Aβ 沉积区记忆形成相关基因的 mRNA 表达减少，但缺乏 NFT 的形成。Lewis 等（2001 年）将 Tau 突变和 APPsw 突变的基因转录到小鼠中，其后代为双重转基因鼠（JNPL3），边缘叶和嗅皮质区出现 NFT 的病理改变。在国内，近几年，中国医学科学院实验动物研究所将 APPswe 突变基因小鼠与转 PSΔE9 基因突变小鼠杂交，培育出了 APPswe/PSΔE9 双转基因 C57BL/6J 小鼠模型。该模型于 4、5 月龄后出现老年斑，6、9 月龄后老年斑数量体积明显增加，出现与 AD 患者较相似的老年斑改变，学习、记忆能力随着年龄的增加而呈下降趋势，是较理想的 APP 小鼠模型。

2. **帕金森病的研究**　帕金森病（Parkinson disease，PD）是仅次于 AD 的第二大中枢神经系统退行性疾病。PD 的主要临床症状为运动迟缓、静止性震颤、肌肉僵直、步态和姿势异常。其病理特点为黑质致密部多巴胺（DA）能神经元的变性坏死和胞质内包涵体——路易小体（Lewy body）的出现。目前，PD 的病因不明，认为与环境和遗传因素密切相关。左旋多巴胺（Levodopa，L-DOPA）是公认的最典型的治疗药物，但其只能控制 PD 的症状，却不能逆转 PD 的自然病程。大多数 PD 为散发，遗传因素不起主要作用。家族性 PD 病例为数较少，但其遗传因素起关键作用。目前已发现的家族性致病基因包括 α-synuclein、Parkin、ubiquitin c-terminal hydrolase L1。α-synuclein 是 Lewy 小体的主要成分，它的变异可导致家族性 PD 的 DA 能神经元变性。近年来，国内外学者在 PD 的转基因动物模型上开展了一些研究。

Masliah 等（2000 年）发现高度表达人类 α-synuclein 的转基因小鼠具有 PD 的部分特征，如纹状体 DA 神经末梢丢失，在胞质有 α-synuclein 和 ubiquitin 阳性包涵体形成，运动功能障碍。这些转基因小鼠包涵体与人类 Lewy 小体有差别，主要表现在缺乏纤维样结构特征。有时在细胞核内也可见到包涵体，这与人类 PD 明显不同。一些转基因鼠只有包涵体形成和运动障碍，无 DA 能神经元变性，这些小鼠脑干神经元病变更明显。野生型与突变型 α-synuclein 转基因小鼠具有相似的病理改变。Feany 等（2000 年）制作出的 α-synuclein 转基因果蝇具备 PD 的许多重要特征，包括 DA 能神经元缺失，神经细胞内纤维样包涵体形成，运动功能障碍等。由于果蝇的遗传规律研究透彻加上其寿命短，这一模型对了解某些新蛋白在 PD 发病机制中的作用有重要价值。如这种模型可以用来发现阻止 DA 神经元变性的抑制基因和促进 α-synuclein 基因表达的易感基因。

在国内，刘嘉琳等（2010 年）在 α-synucleinA53T 转基因小鼠 PD 模型的脑组织中检测到了 S100B 蛋白（是一种主要由星型胶质细胞合成的脑内特异蛋白，对中枢神经系统具有双向影响：生理量时，对中枢神经系统的发育、可塑性和损伤的修复都是必不可少的；高浓度时，具有毒性作用，导致神经系统功能紊乱）的表达情况，构建了 S100B 转基因小鼠模型。该模型的建立为研究该基因在 PD 中的作用提供了工具。

第二节　基因敲除动物在药理学研究中的应用

一、基因敲除动物

（一）基因敲除动物技术简介

基因敲除（gene knockout）又称基因定位突变、基因剔除或基因打靶，它是应用一段外源 DNA，通过 DNA 同源重组（homologous recombination），使得胚胎干细胞特定的内源基因被破坏而造成其功能丧失，然后再通过胚胎干细胞介导得到该基因丧失的动物模型。基因敲除动物（gene knockout animal）是指利用基因敲除技术制作出的在特定基因组位点上的目的基因被删除或灭活的动物。基因敲除了可以中止某一基因的表达外，还包括引入新基因及引入定位突变，既可以用突变基因或其他基因敲除相应的正常基因，也可以用正常基因敲除相应的突变基因。显然，在基因敲除的实际操作中常常需要转基因技术的配合。基因敲除技术与早期生理学研究中常用的切除部分-观察整体-推测功能的三部曲思想相似。

基因敲除是 20 世纪 80 年代发展起来的一门新技术。1981 年，Evans 和 Martin 利用小鼠胚胎内细胞团建立的体外可以连续扩增和传代的具有发育全能性的胚胎干细胞，为基因敲除奠定了技术基础。5 年后，Robertson 等对胚胎干细胞进行转基因操作，并获得胚胎干细胞来源的小鼠个体。到 1987 年，Thomas 首次建立了完整的胚胎干细胞基因敲除的小鼠模型。1993 年，Gu 等将 Cre-LoxP 技术系统用于胚胎干细胞的打靶，建立了条件性基因剔除和基因敲入（gene knockin）技术。此后的 10 多年中，基因敲除技术得到了进一步的发展和完善。

　　理论上，基因敲除可适用于任何能产生胚胎干细胞的物种，但在目前，基因敲除最常用的靶细胞是小鼠胚胎干细胞，研究得最多、最深入的也是基因敲除小鼠。由于从小鼠得来的实验结果有时并不能准确反映人类的客观情况，如一些肿瘤的生长在小鼠和人类身上并不一样，对小鼠肿瘤生长几乎没有作用的生化路径对人类却有重要影响，所以小鼠并不是一个理想的关于人类疾病的实验对象。相反，大鼠体型较大，其生理学特征易于研究，在很多方面比小鼠更接近于人类，是多种人类疾病的理想动物模型，也是适宜的可以将基因组和功能结合起来的动物模型。但由于难以获得其胚胎干细胞，大鼠在人类疾病研究和药物研制方面的实际应用受到了很大的限制。可喜的是，继美国南加州一个科研小组在 2008 年 12 月 26 日《细胞》杂志上宣布他们首次成功地在大鼠胚胎中提取到胚胎干细胞后，美国威斯康星医学院及法国国家卫生院等部门的研究人员于 2009 年 7 月 24 日《科学》杂志上宣布他们利用锌指核酸技术成功创建了首个基因靶标剔除大鼠。显然，基因敲除大鼠模型的建立将为人类疾病的研究带来更大的便利。

　　目前，基因敲除技术在国外已比较成熟。在国内，也有一些单位在基因敲除领域开展了研究工作，并取得了可喜的成绩。例如，军事医学科学院杨晓研究了 Smad3、Smad4 等基因的功能，上海生化所李亦平成功地鉴定了 3 个与骨骼发育有关的新基因，安徽中医学院蔡钦朝等探讨了肿瘤坏死因子受体 II 在朗格罕细胞迁移中的作用、CD45 蛋白酪氨酸磷酸酶与小鼠表皮 γδT 细胞发育的关系，第二军医大学戴旭明等将小鼠胚胎干细胞中凝血因子 IX（mFIX）基因定向敲除，为建立血友病 B 的转基因小鼠模型奠定了基础，北京大学医学部谭焕然教授成功研究了肝葡萄糖激酶基因条件敲除 2 型糖尿病小鼠模型，将有助于推动 2 型糖尿病的发病与治疗的研究、诠释和筛选抗糖尿病药物，前面提到的南京大学模式动物研究所更是在基因敲除领域做了大量的研究工作。

　　基因敲除的主要步骤包括：构建基因敲除载体；将基因敲除载体通过一定的方法（常用电穿孔法）导入同源的胚胎干细胞内，使外源 DNA 与胚胎干细胞基因组中相应部分发生同源重组，进而使外源 DNA 得以表达；筛选发生同源重组的阳性克隆胚胎干细胞，通过核移植法或囊胚腔注射法构建重构胚；将重构胚植入假孕母体内使之发育成动物个体；通过形态观察或遗传检测从出生的动物群中筛选出纯合的基因敲除动物（通过囊胚腔注射法构建重构胚而获得的动物为嵌合体动物，需要在嵌合体动物之间进行交配而获得纯合的基因敲除动物）。基因敲除的技术路线虽不复杂，但由于高等真核细胞内外源 DNA 与靶细胞 DNA 序列自然发生同源重组的概率非常低，约为百万分之一，要把基因敲除成功的细胞筛选出来是一件非常困难的工作。因此，同源重组的筛选和检测就成了基因敲除技术所要解决的关键问题。

（二）基因敲除动物的研究意义及应用领域

胚胎干细胞基因敲除途径建立转基因小鼠技术的成熟，首次使体外精细的基因操作与小鼠的整个生长发育和生命过程得到了直接的结合，为探讨高等动物基因组结构和功能提供了有效的方法。由基因敲除技术产生出的特殊小鼠已经对哺乳类生物学的各领域，包括发育生物学、癌生物学、免疫学、神经生物学和人类遗传学产生了极大影响。比如，通过基因敲除而产生的小鼠就具有与原来小鼠不同的基因性状和特征，也就可以明确看出这一目的基因的变化会引发什么样的疾病，从而为探讨这些重大疾病的发展和药物治疗的情况提供了很好的、稳定的动物模型，也使进一步的科学实验变得更加有的放矢，结果更可靠。

基因敲除的应用领域主要有：建立人类疾病的转基因动物模型，为医学研究提供材料；改造动物基因型，鉴定新基因和/或其新功能，研究发育生物学；治疗遗传病，这包括去除多余基因或修饰改造原有异常基因以达到治疗的目的；改造生物、培育新的生物品种。

细菌的基因工程技术是 20 世纪末分子生物学史上的一个重大突破，而基因敲除技术则可能是遗传工程中的另一重大飞跃。这项新技术在基础理论研究及实际应用中都将有着广阔的应用前景。不过，与转基因动物技术类似，基因敲除技术也有可能使原本可以对抗人类病毒入侵的动物成为人类病毒的易感动物。所以，从事动物基因敲除研究的科学家要对研究工作可能导致的对社会潜在危害有清醒的认识，以对社会负责的态度来开展相关研究工作。

二、基因敲除动物在药理学研究中的应用

如前所述，在基因敲除动物模型上，由于功能基因被封闭，在这些基因调控下的功能活动受到影响，疾病的发生和变化也就凸显出来。最重要的是，在这一特定条件下的动物疾病表现，与人类的发病过程非常相似。因此，基因敲除动物模型的建立为探讨目的基因在机体内的功能与发病机制研究、药物的作用靶点及新药研发工作，提供了一种很好的研究工具。

（一）在肿瘤药理学研究中的应用

肿瘤的发生和发展是一个多因素、多步骤和多基因参与的复杂过程。抑癌基因的失活与癌基因的激活是其中的关键环节。目前已有数十个抑癌基因被发现和克隆，如 P53、RB、WT1、NF1、DCC、MCC、APC、P16、P21 等。

P53 基因是最重要的抑癌基因之一，50% 以上的人类肿瘤与该基因的突变有关。作为一个转录因子，P53 参与调控众多与细胞周期休止、凋亡、抗血管生成、细胞分化、DNA 损伤和基因组稳定性维持等过程有关的基因表达。Takahashi 等（1992 年）首先报道通过反转录病毒转染的野生型 P53 基因，可在人肺癌细胞中稳定表达并抑制 P53 基因缺失和突变的肿瘤细胞生长。Fujiwara（1994 年）等发现介导野生型 P53 表达载体的反转录病毒可抑制鼠肺癌动物模型的生长达 62%～100%。Nishizaki 等（1999 年）报道，重组腺病毒介导 P53 导入人非小细胞肺癌 A226Br 细胞后，利用 RT-PCR 检测发现，P53 蛋白在 36h 后可明显抑制血管内皮细胞生长因子 VEGF 和诱导一种新的血管生成抑制因子的表达。目前，P53 抑癌基因治疗已应用于临床试验，以治疗非小细胞肺癌、肝癌、卵巢癌、前列腺癌和膀胱癌等。

Rb 基因是第一个被鉴定的抑癌基因。Rb 基因编码的蛋白是一种 DNA 结合蛋白，能调节多种与细胞增殖有关基因的转录。Xu 等（1996 年）报道，构建 Rb 基因 N 端序列的腺病毒重组载体并导入非小细胞肺癌和膀胱癌细胞，可降低其在裸鼠体内的致瘤性。Lefebvre 等（1998 年）将 Rb 基因导入淋巴细胞样细胞，Rb 基因获得表达并可降低细胞在 SCID 小鼠体内肿瘤的形成率。

此外，治疗癌症的许多药物都是化疗药物，这些药物都是直接以 DNA、RNA 代谢或细胞有丝分裂周期中的控制点为靶点。因此，抗肿瘤药物的许多靶点的敲除可能会导致细胞凋亡或对细胞代谢和器官生长有影响。例如，DNA 修饰剂、β 微管蛋白抑制剂、拓扑异构酶抑制剂都是普遍用于化疗的药物，它们不仅可以抑制肿瘤的生长，还会对含有快速分裂期细胞的正常组织产生毒性反应。

（二）在免疫药理学研究中的应用

近年来，随着基因敲除动物模型技术的发展，科研人员在免疫学方面建立了几十种免疫分子基因敲除动物模型，将免疫学研究特别是免疫耐受的研究推到一个新的阶段。例如：TCR 基因敲除后，小鼠胸腺发育不全，脾中 B 细胞增多；免疫球蛋白 u 链基因被敲除后，B 细胞发育受阻；MHC Ⅰ 和 Ⅱ 类抗原基因、β_2 微球蛋白基因被敲除后，小鼠均缺乏 CD4$^+$、CD8$^+$ 型 T 细胞；RAG 重组酶基因被敲除后，出现免疫球蛋白重排障碍，等等。Gu 等（1993 年）成功地将鼠 K 轻链恒定区 ck 基因敲除并用人的 ck 基因片段取代，在纯合体中 B 淋巴细胞产生了含有人的 ck 的抗体分子，具有抗体的反应性，产生了"拟人化"的抗体，有着巨大的潜在社会效益。

信号转导与转录活化因子（Signal transducers and activators of transcription）简称 Stat，可被多种细胞因子、生长因子和激素所激活，并通过 Jak-Stat 途径进行胞内转导。在选择性敲除编码特异性 Stat4 和 Stat4 基因的基础上，美国 Jackson 实验室培育生产出 BALB/c 背景的 C. 129S2-Stat4^{tm1Gru}/J 小鼠和 C. 129S2-Stat6^{tm1Gru}/J 小鼠。C. 129S2-Stat4^{tm1Gru}/J 小鼠因 Stat4 缺陷而主要表现为 Th1 型免疫反应缺陷，倾向于 Th2 型免疫反应。C. 129S2-Stat6^{tm1Gru}/J 小鼠因 Stat6 缺陷而主要表现为 Th2 型免疫反应缺陷，倾向于 Th1 型免疫反应。由于有此独特的生物学特性，C. 129S2-Stat4^{tm1Gru}/J 小鼠和 C. 129S2-Stat6^{tm1Gru}/J 小鼠目前已在自身免疫、感染免疫、肿瘤免疫、移植免疫等方面得到广泛应用，取得大量研究成果。我国华中科技大学医学院病原生物学系寄生虫学室已引进 C. 129S2-Stat4^{tm1Gru}/J 小鼠和 C. 129S2-Stat6^{tm1Gru}/J 小鼠，并将其应用于血吸虫免疫方面的研究。

（三）在心脑血管疾病药理学研究中的应用

原发性高血压（essential hypertension，EH）及其并发症已成为影响人类健康的第一大疾病。然而 EH 的发生机制目前尚不明了，交感神经系统在 EH 发生中的作用是近年来研究的热点。儿茶酚胺是交感神经发挥作用的神经递质，其主要成分是多巴胺（DA）。近年来，国外学者对 DA 与 EH 的关系进行了深入研究，建立了 5 个 DA 受体亚型（$D_1 \sim D_5$）的基因敲除小鼠模型，并发现 5 种 DA 受体基因敲除小鼠均有 EH 的表型，提示了 DA 受体在调控血压中的重要作用。此外，以 DA 受体为作用靶点的药物正在研发之中，部分药物已投放市场，Fenoldopam 即为具有降血压作用的静脉用类受体激动剂。

ApoE 基因敲除小鼠是目前在动脉粥样硬化（AS）药物研究领域中应用最多的基因敲除动物模型。研究表明，将正常小鼠的骨髓移植到 ApoE 基因敲除小鼠后，其血清中即可发现 ApoE，而血浆清除脂蛋白的能力明显增强。故认为骨髓移植是防止饮食所至小鼠 AS 的有效措施。Witting 等（1999 年）敲除了小鼠 LDL（低密度脂蛋白）受体基因与 ApoE 基因后，给其饲喂与人的营养水平相似的饲料时，其早期心脏病发病率明显高于对照组，且其症状表现与人的相似。该模型可用于心脏早期发病机制的研究。Leheste JR 等（2003 年）利用 Cre-LoxP 系统敲除心肌细胞缝隙连接蛋白 43（C_X43）后，获得的小鼠心肌细胞特异性的 C_X43 表达终止，从而成功地制作出基因敲除小鼠心衰模型。

脑缺血时，活性氧自由基（reactive oxygen species，ROS）的产生超出了细胞对其清除的能力而形成氧化应激，从而引发脂质、蛋白质和 DNA 等大分子物质遭受破坏，导致细胞损伤甚至死亡，介导再灌注损伤。超氧化物歧化酶（superoxygenerized degenerase，SOD）是脑缺血氧化应激中具有抗氧化作用的主要酶之一，它能催化歧化超氧阴离子生产 H_2O_2，而后经谷胱甘肽过氧化物酶（glutathione peroxidase，GSH-PX）或过氧化氢酶（catalase，CAT）催化生成 H_2O，为 ROS 引起的脑缺血损伤提供保护作用。大量研究表明，SOD 转基因和基因敲除鼠可为脑缺血的机制研究及治疗脑缺血的药物研究提供重要条件。目前，多种模拟 SOD 的化合物和被修饰的化合物已经不同程度的得到开发研究，进一步的数据业已证实它们对脑缺血损伤具有明显的保护作用。

（四）在糖尿病药理学研究中的应用

2 型糖尿病是一种复杂的多基因疾病，胰岛素抵抗和 β 细胞分泌功能障碍是其发病过程中的两个主要环节。胰岛素的生理作用是通过与位于细胞膜上的胰岛素受体（insulin receptor，IR）结合来实现的。IR 在哺乳动物的所有组织中都有表达，但肌肉、肝脏、脂肪及神经组织是胰岛素作用的主要靶器官。利用基因敲除技术，尤其是基于 Cre-LoxP 系统的条件性基因敲除技术建立的基因敲除动物模型，可谓是进行 2 型糖尿病研究的一种新手段。

在国外，Accili D 等（1996 年）利用单基因敲除技术培育的 IR 缺失纯合子（$IR^{-/-}$）小鼠出生时表型与野生型相似，但哺乳不久即出现代谢异常，生长迟缓，骨骼肌萎缩，脂肪细胞的脂肪含量明显减少，血浆甘油三酯、游离脂肪酸升高，最后发生糖尿病酮症酸中毒，生后 1 周死亡；而 IR 缺失杂合子（$IR^{+/-}$）小鼠无明显的代谢异常，最终只有 10% 在成年时出现糖尿病。Kadowaki T 等（2000 年）报道，基因敲除 IR 底物-1 的纯合子（$IRS-1^{-/-}$）小鼠生长迟缓和外周胰岛素抵抗，并有高甘油三酯血症和高血压的综合征，但由于其 β 细胞增生，胰岛素代偿性分泌增加，空腹血糖正常。（$IRS-1^{-/-}$）小鼠保留部分胰岛素作用促使了 IR 底物-2 的发现：（$IRS-2^{-/-}$）小鼠存在着外周胰岛素抵抗和 β 细胞功能障碍，在早期就出现明显的糖耐量异常，10 周时发展成糖尿病，这是第一个胰岛素信号蛋白单基因突变影响胰岛素分泌和功能的 2 型糖尿病动物模型。然而，至今还没有发现 2 型糖尿病患者 IRS-2 的突变，IRS-1 的突变却出现在 10 ~ 20% 的患者中。Jarvis FM 等（2000 年）的研究认为，葡萄糖转运载体-4 基因敲除后，杂合子（$Glu-4^{-/-}$）雄鼠随着年龄的增长，出现外周胰岛素抵抗，随后发生高血压和糖尿病。Glu-4 的一个等位基因敲除可导致严重的胰岛素抵抗，并出现与 2 型糖尿病病人相似的糖尿病性心肌病和脂肪肝，因此认为（$Glu-4^{-/-}$）杂合子小鼠是研究非肥胖性2型糖尿病的良好模型。

在我国，据中国生物技术信息网报道，北京大学医学部谭焕然教授于2005年首先建立了2型糖尿病模型小鼠——肝葡萄糖激酶基因敲除小鼠模型，该模型已经可以进入产业化应用阶段。该模型的建立将有助于推动2型糖尿病的发病与治疗的研究、诠释和筛选抗糖尿病药物。

（五）在药物作用新靶点研究中的应用

关于药物作用的靶基因，据文献报道，目前已上市的药物所作用的靶点只有约120个，因此，利用基因敲除技术寻找药物作用的新靶点仍具有很大的潜力。通过药物作用的新靶点来设计开发新药是目前国外创新药物开发的一条重要线索。如COX-2、PDE_5、BCR-ABL等新靶点的发现，引发了一系列的新药发现。1998年，以COX-2为作用靶点的新药赛来西布（Celecoxib）作为治疗关节炎的新药通过审批，COX-2作为该药的作用靶点第一次实现产业化；同年，西地那非（Sidenafil）作为勃起障碍的新药上市；2001年，能够抑制BCR-ABL致癌基因、对治疗慢性髓样白血病的Gleevec通过审批。虽然目前每年只有2~3个作用于新靶点的药物上市，但这些新的靶点为治疗疾病提供了全新的机制，为一些以前无法治疗的疾病提供了新的希望，具有巨大的潜力。

总之，转基因和基因敲除动物模型在药理学研究中有着非常重要的应用价值。其特色之处就在于人们可以利用转基因和基因敲除动物技术，将分子、细胞及动物整体水平相结合，从而能够跨时空地研究目的基因在整体动物中的表达和调控规律。当然，在任何一种动物模型上都不能全部复制出人类疾病的所有表现，因为动物毕竟不是人体。模型实验只是一种间接性研究，只可能在一个局部或一个方面与人类疾病相似。所以，模型实验结论的正确性是相对的，最终还必须在人体上得到验证。若在动物模型的复制过程中一旦发现与人类疾病不同的现象，必须分析差异的性质和程度，找出异同点，以便正确评估。

（李学勇）

参 考 文 献

1. 陈宏. 基因工程原理与应用［M］. 北京：中国农业出版社，2004.

2. Jaenisch R，Mintz B. Simian virus 40 DNA sequences in DNA of healthy adult mice derived from preimplantation blastocysts injected with viral DNA. Proc Natl Acad Sci USA，1974，71（4）：1250.

3. Jaenisch R. Germ line integration and mendelian transmission of the exogenous moloney leukemia virus. Proc Natl Acad Sci USA，1976，73（4）：1260.

4. Plamiter RD，Brinster RL，Hammer RE，et al. Dramatic growth of mice that develop from eggs microinjected with metallothionein-growth hormone fusion genes. Nature，1982，300（5893）：611.

5. 郝光荣. 实验动物学（第二版）［M］. 上海：第二军医大学出版社，2002.

6. 楼士林，杨盛昌，龙敏南，等. 基因工程［M］. 北京：科学出版社，2002.

7. 何清. 最新医学实验动物研究评析与手术创新、管理创新实务全书［M］. 吉林：吉林电子出版社，2005.

8. 施新猷. 转基因动物在生物医学研究中的应用［J］. 中国实验动物学杂志，1995，5（1）：53-55.

9. 赵义，栗占国. 以 HLA II 类转基因鼠研究类风湿关节炎的发病机制 ［J］. 中国实验动物学报，2008，16 (5)：396-399.

10. 何泉，王芳菲，陈兰英. 心血管疾病转基因动物模型的建立 ［J］. 高血压杂志，1996，4 (1)：76-79.

11. 董伟，杨志伟，曹兴水，等. 不同鼠龄的人多巴胺 D5^{F173L} 突变基因转基因高血压小鼠血压及心脏结构与功能分析. 中国比较医学杂志，2010，20 (8)：1-5.

12. 郭学军，张永斌，陈嘉，等. 转基因动物在心血管系统疾病研究中的应用与展望 ［J］. 中国医学研究与临床，2004，2 (19~20)：48-50.

13. 方芳. 老年性痴呆动物模型研究 ［J］. 国外医学神经病学神经外科学分册，2004，31 (5)：474-477.

14. 袁慧. 张苏明. Alzheimer 病多重转基因小鼠模型研究进展 ［J］. 中华老年医学杂志，2004，23 (12)：896-897.

15. 唐军，徐海伟，周光纪，等. 阿尔茨海默病转基因小鼠的研究现状与展望 ［J］. 中国行为医学科学，2006，15 (2)：190-191.

16. 陈欢意，牛平. 帕金森病动物模型的研究进展 ［J］. 解剖科学进展，2005，11 (4)：362-366.

17. 王玉凯，徐严明. 帕金森病 α-触核蛋白基因表达和转基因动物的研究进展 ［J］. 国外医学神经病学神经外科学分册，2002，29 (3)：247-249.

18. 李厚达主编. 实验动物学 (第二版) ［M］. 北京：中国农业出版社，2003，149-152.

19. Evans MJ, Kaufman MH. Establishment in culture of pluripotential cells from mouse embryos. Nature, 1981, 292 (5819)：154.

20. Martin GR. Isolation of a pluripotent cell line from early mouse embryos cultured in medium conditioned by teratocarcinoma stem cells. Proc Natl Acad Sci USA, 1981, 78 (12)：7634.

21. Robertson E, Bradley A, Kuehn M, et al. Germ-line transmission of genes introduced into cultured pluripotential cells by retroviral vector. Nature, 1986, 323 (6087)：445.

22. Thomas KP, Capecchi MR. Site-directed mutagenesis by gene targeting in mouse embryo-derived stem cells. Cell, 1987, 51 (3)：503.

23. Gu H, Zou YR, Rajewsky K. Independent control of immunoglobulin switch recombination at individual switch regions evidenced through Cre-LoxP-mediated gene targeting. Cell, 1993, 73 (6)：1155.

24. 傅继梁. 基因工程小鼠 ［M］. 上海：上海科学技术出版社，2006，19-38.

25. Prives C, Hall P A. The p53 pathway. J Pathol, 1999, 187：112.

26. 赵小平，柳晓泉，王广基. 基因敲除模型与药物作用新靶点的发现 ［J］. 中国医科大学学报，2004，35 (1)：1-6.

27. 孔利佳，程喻力. C. 129S2-Stat4^{tm1Gru}/J 小鼠和 C. 129S2-Stat6^{tm1Gru}/J 小鼠特性及应用 ［J］. 中国比较医学杂志，2008，18 (4)：78.

28. 曾春雨. 重视多巴胺受体在高血压发生中的作用研究 ［J］. 高血压杂志，2006，14 (7)：508-510.

29. 卢丽，陈系古，黄冰. 基因敲除动物的研究和应用 ［J］. 中国实验动物学报，2006，14 (2)：152-155.

30. 王译晗，张霞，张婷慧，等. 转基因鼠在脑缺血氧化应激研究中的应用 ［J］. 中国比较医学杂志，2012，22 (3)：44-49.

31. 周丽斌. 基因敲除技术在 2 型糖尿病研究中的应用 ［J］. 国外医学内分泌学分册，2002，22 (3)：177-179.

32. Hopkins AL, Groom CR. The druggable genome ［J］. Nature *Rev Drug Discov*, 2002, 1：723-730.

第八章　CYP450 高表达体系在药理学研究中的应用

细胞色素 P450（cytochrome P450，CYP450s）是参与体内多种内外源物生物转化的主要药物代谢酶，在先导化合物药代特性早期评价及结构改造、药物体内生物转化途径及调控机制以及临床药物相互作用预测等方面具有重要意义。

先导化合物药代特性评价是新药早期研发的重要内容，不仅可为新药结构设计及修饰提供重要思路，还可针对先导化合物代谢过快或生成毒性代谢物的特性进行结构改造以获得安全稳定的候选物，使之更具有开发价值，并且还可合成有效代谢物或模拟有效代谢物的结构以获得新药候选物。而基于药酶诱导或抑制的代谢性相互作用，可引起药效和药代动力学变化，导致严重的毒副反应，是影响临床联合用药安全性和有效性的重要因素。此外，药物的毒性与药物代谢反应类型、药物代谢的种属和性别差异、药物代谢的立体选择性差异以及药酶的基因多态性等密切相关。CYP450s 高表达系统是进行体外药物代谢研究的重要技术体系，利用其单一同工酶表达量高的特点，可在早期药代特性评价、代谢途径和代谢产物研究以及基于药物相互作用的安全性评价中发挥重要作用。本章将着重介绍 CYP450s 高表达系统的建立及其在药理学研究中的应用。

第一节　CYP450s 的组成、特性及功能

一、CYP450s 的组成

CYP450s 由一系列包埋于内质网膜中功能相关的同工酶组成，是一类具有相同的亚铁血红素催化氧化活性中心、相近空间折叠和螺旋结构、能够催化氧原子转移的超家族氧化还原酶。CYP450s 中绝对保守的半胱氨酸与活性中心亚铁血红素中的铁形成硫醇盐离子键，成为铁的一个配体，当血红素被连二亚硫酸钠还原后再与 CO 络合可在 450nm 产生特征吸收峰。

CYP450s 是由多个成分组成，包括 CYP450、细胞色素 b5（cytochrome b5）、NADPH-细胞色素 P450 还原酶（NADPH-cytochrome P450 reductase，CPR）、细胞色素 b5 还原酶（cytochrome b5 reductase，CBR）以及磷脂。上述成分中，CYP450 蛋白是底物和分子氧结合的部位，决定底物和产物的特异性。细胞色素 b5、CPR、CBR 则主要参与 CYP450s 催化反应过程中的电子传递，而磷脂可以加速电子传递，提高 CYP450s 的氧化作用。

CPR 和 CBR 都属于黄素蛋白吡啶核苷酸细胞色素还原酶。CPR 是 CYP450s 催化反应的主要电子供体，将来自于 NADPH 的电子传递给 CYP450s，而 CBR 则将来自于 NADH 的电子通过细胞色素 b5 传递给 CYP450s。细胞色素 b5 除作为电子传递蛋白外，在重组酶系统

中与 CRP 和 CYP450s 共表达还可以提高 CYP450s 活性，影响某些 CYP450s 催化反应的选择性。如 CYP17A 催化黄体激素 17α-羟化反应和 17，20-裂解反应，重组酶系统中加入细胞色素 b5 可使黄体激素 17，20-裂解反应活性强于黄体激素 17α-羟化反应。

由于磷脂对膜结合 CYP450s 的构象、催化反应速率以及与底物的亲和力具有重要影响，因此 CYP450s 必须与磷脂结合，才能发挥催化活性。

二、CYP450s 的特性

（一）光谱特性

还原状态下的 CYP450s，与 CO 结合后在波长 450nm 处可出现最大吸收。多年来此特性已被广泛应用于测定各种生物样品中 CYP450s 的水平。此外，某些底物与 CYP450 结合后也导致吸收光谱的改变，按其差示光谱变化特点的不同分可为三个类型，即 I、II 和改良 II 型。I 型的最大吸收在 385～390nm，峰谷在 420nm；II 型与 I 型相反，最大吸收在 430nm，峰谷在 390nm；改良 II 型与 II 型极为接近，最大吸收在 409～445nm，峰谷在 365～410nm。引起 I 型光谱改变的化合物有苯巴比妥、氨基比林、SKF525-A、氯丙嗪、睾丸酮等，引起 II 型光谱改变的化合物有苯胺、皮质醇、氰化物、鱼藤酮等。已知多数引起差示光谱改变的化合物都是 CYP450s 的底物，也有少数化合物是该酶的抑制剂。底物差示光谱的类型与底物的性质、CYP450s 的类型和状态有关，而强度取决于底物的浓度，同时也受其他底物、溶剂、pH、离子强度等因素的影响。已知 I 型光谱的底物多为药物、化学毒物、杀虫剂等。差示光谱特性可作为研究 CYP450s 是否参与代谢的指标。由于该特性仅反映化合物和 CYP450s 结合的关系，还需进行其他相关研究以确定 CYP450s 的作用。

（二）膜结合特性

CYP450s 主要存在于动物细胞的微粒体和线粒体中，其中多数是以膜结合形式存在于微粒体。线粒体 CYP450 酶系统中 CYP450s 与内膜结合，而还原酶系统则溶解于线粒体嵴间隙。目前认为，微粒体 CYP450s、CPR 和 CBR 的 N-末端以及细胞色素 b5 的 C-末端都是跨膜脂质双层并固定于膜内氧化还原系统的成分。如 CYP1A1 在有/无 N-末端 30 残基的条件下进行的旋转扩散研究提示微粒体 CYP450 系统中蛋白和脂质的相互作用。此外，由于底物的亲脂性不同，膜磷脂的组分和结合特性可影响 CYP450s 与底物结合以及 CYP450s 与还原酶的作用。在 CYP450s 分离纯化过程中，由于 CYP450s 嵌入内质网膜，其疏水性趋向聚合而难以形成晶体，因此造成分离纯化的困难。此外，由于 CYP450s 的膜结合特性，使其底物需要具备一定的脂溶性。

（三）底物特异性

以往研究表明，来源于不同种属、不同组织 CYP450s 的分子量、光谱特性、分布特点、免疫学特性、氨基酸顺序、底物特性和调控机制均有不同程度的差异。人体基因组包含 57 个 CYP450 基因，分为 17 个基因家族 43 个亚族，其中线粒体 CYP450s 具有明显的底物特异性，可代谢内源性固醇类化合物，较少参与外源物代谢，而肝微粒体 CYP450s 则具有广泛的底物特异性，但只有 CYP1～4 家族参与药物和外源物的 I 相代谢。已知多数临床药物的代谢与 CYP1A1，CYP1A2，CYP2A6，CYP2C8，CYP2C9，CYP2C19，CYP2D6，CYP3A4 关系密切，其中 CYP3A 亚族在人体内药物代谢中发挥十分重要的作用。此外，CYP1A1，CYP1A2，CYP2C，CYP2E1 在人和啮齿类动物外源物解毒和活化过程中作用也十分活跃。

目前已知大多数化学致癌物都是 CYP1A 的底物。

CYP2 家族是目前已知的 CYP450 同工酶中最大且最复杂的家族，包括 CYP2A、CYP2B、CYP2C、CYP2D、CYP2E、CYP2F 等。CYP2A6 参与亚硝胺类化合物和黄曲霉毒素 B1 的激活；CYP2B6 参与前致癌剂的激活和解毒。CYP2C 底物广泛，在药物代谢中起重要作用。CYP2C19 催化具有两个氢键受体的酰胺类或弱碱性化合物的代谢。CYP2D6 有显著的遗传多态性，20% 临床用药经其代谢。CYP2E1 在一些致癌物、肝毒素的激活和解毒中发挥重要作用，并且在自由基产生和氧化应激过程中扮演重要角色。CYP2F1 和 CYP2S1 均参与催化萘的毒性反应。

CYP3A 在人体肝脏中含量最多，其底物覆盖面极广，可参与某些致癌物及大多数临床口服用药的生物转化，是影响口服药物首过效应和造成药物间相互作用的重要原因。

据统计，目前 CYP450s 催化反应类型达 40 余种，可能是自然界最具多样性的生物催化剂。CYP450s 的底物包括体内原有的类固醇激素、花生四烯酸、脂肪酸、胆酸、维生素 D3 等，而人类制造的 20 万种化合物中大多数可能是 CYP450s 的底物，包括药物、致癌物、抗氧化剂、农药、有机溶剂、染料等。CYP450s 对某些底物有高度的选择性，同时也具有交叉的底物特异性。

（四）可诱导性

CYP450s 的催化活性主要取决于酶含量。某些化合物包括药物、化学毒物等既是 CYP450s 的底物又是诱导剂，可通过不同的诱导机制提高体内 CYP450s 水平。CYP450s 酶诱导的主要作用机制是基因转录水平的提高，非转录机制包括 mRNA 或 CYP450s 酶蛋白稳定性的提高，如乙醇对 CYP2E1 的诱导是通过提高 mRNA 的稳定性，抑制 CYP2E1 的脱辅基蛋白的降解，降低同工酶蛋白的降解速率实现的。目前认为 CYP 基因水平的诱导过程由核受体介导。*CYP1A* 基因由芳烃受体（aryl hydrocarbon receptor，AhR）调控，*CYP2* 和 *CYP3* 基因活化通过配基活化的孕烷 X 受体（pregnane X receptor，PXR）和/或组成型雄甾烷受体（constitutive androstane receptor，CAR）调控基因转录，CAR 和 PXR 同属于核受体 1 基因家族并共用视黄醛 X 受体（RXR）。正常情况下，核受体与阻遏物结合，基因转录保持在一定水平。诱导剂可使阻遏复合物解聚，并进一步形成激活复合物促进基因转录。多环芳烃（aromatic hydrocarbon，AH）诱导剂与其受体结合后再与 AH 受体核转运蛋白形成结合物，进入核内后作用于某些调控元件，促进转录合成。此外，同一化合物可诱导多个 CYP450s 的表达，即诱导剂与 AH 受体结合后进入核内，再与 Ah 基因串（编码不同酶的多个结构基因以基因串或座的形式连接）的调控元件相互作用，导致同工酶的合成增加。

CYP450s 不仅可将无活性的化合物转化为有活性或毒性的代谢产物，同时也可将活性和有毒物质代谢灭活。因此，诱导的利弊受到多种因素影响，如化合物本身的性质、器官和组织特异性、诱导同工酶的类型等。某些药物可通过诱导作用加速其他药物的代谢速率，导致治疗作用降低或毒性反应，如苯巴比妥可增强安替比林和华法林等药物清除速率，而某些药物如抗肝炎药双环醇可通过诱导药物代谢酶，加速化学毒物和致癌物的代谢，降低肝毒性。

（五）基因多态性

基因多态性通常表现为同一种属内不同个体之间存在酶活性、含量的个体差异。由于CYP450s 的基因多态性具有明显种族和地域的差异，因此，CYP450s 的基因多态性也是药物作用个体差异的分子基础，可以改变药物的药代动力学，导致药效降低或毒副作用的增加，尤其对于治疗指数低的药物或单基因缺陷即可导致酶活性缺失等更为重要。几乎所有代谢外源物的 CYP450s 均具有基因多态性，变异最多的 CYP2D6 有 80 多种等位基因发生100 多种变异。根据基因变异情况可分为四种表型。慢代谢型（poor metabolizers，PM），携带两个缺失的等位基因，因此完全缺乏酶活性，这类人群因代谢受阻，药物易蓄积体内而中毒。中间代谢型（intermediate metabolizers，IM），携带一个失活的等位基因造成酶活性降低。快代谢型（extensive metabolizers，EM），带有两个有功能的等位基因，酶活性正常。超快代谢型（ultrarapid metabolizers，UM），带有两个以上活性基因拷贝。

CYP450s 因变异程度不同，其催化能力也有很大差别。体外研究表明，对于特异性底物，CYP2B6、3A4/5 代谢活性差别可分别相差 80 和 750 倍；CYP1A2、2C9、2C19 和 2D6的代谢活性可从无明显活性到 342.9 ~ 1461.0pmol/min/mg。体内研究报道，CYP2D6 的基因型与 CYP2D6 代谢依赖性药物的口服清除率之间有着密切联系。EM 个体口服抗精神病药物奋乃静、珠氯噻醇（Zuclopenthixol）的清除速率分别是 PM 个体的 3 倍和 2 倍。个体间药物代谢酶呈多态性，而不同种属之间多态性又有不同的分布和突变类型，对个体进行基因型鉴定和代谢型分类有助于临床合理用药、避免不良反应发生。

三、CYP450s 的功能

CYP450s 的末端加氧功能使其在激素合成、药物代谢、外源物降解及前致癌物的活化等方面发挥着重要作用。

（一）CYP450s 对内源物的代谢

CYP450s 不仅对药物和其他外源性化合物的代谢极其重要，对甾体激素、生理活性物质（前列腺素、白三烯等）的生物合成、维生素 A/D 和脂肪酸的羟基化以及内源性生物碱（可待因、吗啡）的合成和转化也有重要意义。

CYP1 ~ 3 家族参与激素的代谢，如 CYP1A 催化雌激素的代谢，CYP3A 催化雄激素的代谢。

CYP11、17、19、21、39、46 和 51 家族参与从胆固醇到类固醇甾体的生物合成，如胆固醇的侧链裂解、17β-、17α-、21-、24-羟化以及雄激素的芳构化都依赖 CYP450s，有的反应发生在微粒体，有的则在线粒体。

CYP4 家族参与花生四烯酸和脂肪酸的代谢；CYP5A1 参与血栓素 A_2 的合成；CYP7 家族参与胆汁酸的合成；CYP24A 参与维生素 D 的降解；CYP26 家族与维 A 酸的羟化有关。

（二）CYP450s 对外源物的代谢

人类在日常生活中可接触到各种对健康有影响的外源性化合物，尤其是环境致癌物、化学毒物与药物。上述外源物进入机体后绝大多数要经 CYP450s 代谢转化。代谢可以使脂溶性物质转变为水溶性物质，从而利于药物在体内的消除。在代谢过程中，CYP450s 主要具有使外源物活性减弱或丧失的"解毒"代谢功能，但也有少数外源物通过代谢活性增加或原本无毒的化合物转化为活性中间物而产生毒性，这种所谓的"增毒"功能越来越引起众多学者的重视。

CYP450s 催化外源物的代谢具有底物范围广、结构差别大、底物有交叉性的特点。人体基因组包含 57 个 CYP450 基因，分为 17 个基因家族 43 个亚族，只有 CYP1 ~ 4 家族参与药物和外源物的 I 相代谢，以 CYP1A2、CYP2C9、CYP2C19、CYP2D6 和 CYP3A4 为主。

CYP1 家族包括 CYP1A1、CYP1A2、CYP1B1 三种同工酶蛋白。CYP1A1 广泛分布于肺、皮肤、喉、胎盘及脑等肝外组织，参与烃类致癌物的代谢。多环芳烃（PAH）是环境化学致癌物的主要组成物质，通过呼吸或饮食进入体内，经 CYP1A1 代谢为活性中间物而致癌，主要致癌靶器官为肺和皮肤。

CYP1A2 在肝组织中有特异性表达，约占肝脏 CYP450 总量的 10%。芳胺、杂环胺及一些含卤烃化物均是 CYP1A2 的重要底物，CYP1A2 也是代谢某些黄嘌呤类药物如丙米嗪（Imipramine）、普萘洛尔（Propranolor）、氯氮平（Clozaping）、茶碱、咖啡因的重要同工酶。早在 20 世纪 40 年代 Miller 等就发现，染料中芳胺化合物的致癌作用是由于在体内代谢为活性亲电子物质并与生物大分子形成加合物所致。目前在实验动物及人体组织中进一步发现，膀胱癌和结肠癌中的芳胺类如氨基联苯、杂环芳胺类如 2-氨基-6-甲基咪唑异 (4,5-b) 吡啶可经 CYP1A2 代谢，生成的活性中间体可与蛋白质及 DNA 结合。

CYP2 家族是目前已知 CYP450s 中最大、最复杂的家族，包括 CYP2A、CYP2B、CYP2C、CYP2D、CYP2E、CYP2F 等众多亚族。CYP2A6 约占肝脏 CYP450 总量的 10%，主要参与尼古丁的代谢以及亚硝胺类化合物和黄曲霉毒素 B1 的激活。CYP2B6 占肝脏 CYP450s 的 1% ~ 10%，参与药物代谢以及前致癌剂的激活和解毒。

CYP2C 由 4 个同工酶组成，除 CYP2C18 外，CYP2C8、2C9、2C19 均在肝脏表达，占 CYP450 总量的 20%，对临床常用药物如华法林（S-warfarin）、甲苯磺丁脲（Tolbutamide）、美芬妥英（S-mephenytoin）的代谢起重要作用。CYP2C19 多催化具有两个氢键受体的酰胺类或弱碱性化合物的代谢。

CYP2D6 具有显著的遗传多态性，20% 临床用药经其代谢，参与大多数抗抑郁药及镇静药物代谢。此外，CYP2D6 还参与致癌物 NNK [4-甲基亚硝氨-1- (3-吡啶基)-1-丁酮] 的激活。最近，Romker 等还发现 CYP2D6 的高活性及 CYP3A 的低活性与 p53/Rb 抑癌基因的突变关系密切，对膀胱癌的发展也有促进作用。

CYP2E1 在人及啮齿类动物肝脏中表达的个体间差异较小，主要参与乙醇、丙酮、氯仿等小分子化合物代谢，可被乙醇等小分子化合物诱导。含卤烃化合物可经 CYP2E1 等同工酶代谢，生成肝毒性活性中间产物。如四氯化碳经 CYP2E1 代谢成为三氯甲烷自由基（$CCl_3 \cdot$）及相应的过氧化自由基（$CCl_3O_2 \cdot$）。上述高毒性活性中间物可损伤 DNA 和膜蛋白，改变肝细胞基因表达，启动膜脂质过氧化降解，最终导致胞内外 Ca^{2+} 平衡状态改变，机体重要抗氧化物谷胱甘肽（Glutathione，GSH）耗竭，引起化学性肝损伤和癌变。四氯化碳引起的上述改变与刺激立即早期基因（immediate early genes, IEGs）、c-fos、c-jun 的表达密切相关，表达水平的增加程度取决于组织中 CYP2E1 的表达水平和各同工酶的组成。

CYP2F1 主要在呼吸道表达，催化萘和 3-甲基吲哚的毒性反应。CYP2S1 存在于肝外组织的上皮细胞，尤其在暴露于外源物的上皮组织，如呼吸道、胃肠道等组织含量较高，CYP2S1 也参与萘的毒性反应。

CYP3A 是人肝脏中含量最丰富的 CYP450，占肝脏 CYP450s 的 30%，个别人体内 CYP3A 含量可达到 CYP450 总量的 60%。约 50% 的药物和外源物经其代谢，该亚族主要有 CYP3A4、CYP3A5、CYP3A7、CYP3A43 四种同工酶。CYP3A7 仅在胎儿肝脏中存在，而 CYP3A5 只存在于 10%~20% 的成人中。CYP3A4 是 CYP3A 亚族最主要的组成形式，该酶主要通过 C-或 N-脱烃、C-羟化等反应来代谢药物。CYP3A 的底物覆盖面极广，从致癌物黄曲霉毒素 B_1、6-氨基芴到大多数临床口服用药的生物转化都有 CYP3A 的参与。因此，一般认为 CYP3A 是影响口服药物首过效应的主要酶系，也是造成药物间相互作用的重要原因。

CYP4 家族中 CYP4A11 是在人肾脏中发现的、通过 cDNA 克隆鉴定 CYP450s。该酶通过 ω 及 ω-1-羟化反应代谢脂肪酸，可能还参与某些化学致癌物的代谢。在非吸烟者中，CYP4B1 可能是肺中含量最多的一种 CYP450s，具有较明显的种属特异性，如兔 CYP4B1 可代谢激活致癌物 2-芴胺及肺毒素 4-甘薯黑疤霉酸（4-ipomeanol），而人 CYP4B1 无此作用。

CYP450s 主要可以使内、外源化合物发生氧化反应，但是当外界环境发生改变时，可能出现不同的催化机制，如在缺氧情况下可以启动过氧化物支路，通过过氧化物提供氧原子使底物羟基化；或者通过氧还原机制，不形成羟基化合物，而是产生超氧化物、过氧化物。此外，CYP450s 还可催化还原反应，亚铁型 CYP450s 可提供电子，在缺氧条件下进行分步反应，许多化合物如 N-氧化物、染料、环氧化物等都可以接受 2 个电子而被还原。CYP450s 催化的反应类型多样，甚至对化学结构相似的底物也可表现出多种反应类型，被称为万能催化剂。

第二节 CYP450s 高表达体系的建立

一、动物 CYP450s 高诱导微粒体体系

肝脏是药物代谢的主要器官，结构不同的诱导剂可以诱导不同的肝脏药物代谢酶，使 CYP450s 和相关的黄素蛋白还原酶发生不同程度的诱导，但是细胞色素 b5 对外源性药物和化合物的诱导相对不敏感。大鼠腹腔注射苯巴比妥后肝微粒体蛋白含量增加，CYP450 含量和 CPR 活性可分别提高 78% 和 66%，而细胞色素 b5 含量无明显变化。已知不同诱导剂可以选择性诱导 CYP450s，基于此特点，早期研究多应用苯巴比妥、地塞米松、3-甲基胆蒽等经典诱导剂以体内给药方式处理动物，应用超速离心法制备得到不同 CYP450s 的高诱导微粒体体系，测定被诱导 CYP450s 水平和活性（表 8-2-1）。如大鼠腹腔注射多环芳烃化合物 3-甲基胆蒽后，可通过 AhR 激活 CYP1A 基因转录，使其蛋白合成增加，CYP1A 活性增加约 30 倍，而其他 CYP450s 活性增加不明显（表 8-2-2）。

表 8-2-1　动物常用 CYP450s 诱导剂的体内给药方式和剂量

CYP450 亚型	诱导剂	给药方式	剂量
CYP1A	3-甲基胆蒽	腹腔注射	30mg/kg，每日一次，连续三日
CYP2B	苯巴比妥	腹腔注射	80mg/kg，每日一次，连续三日
CYP2E	20% 乙醇	灌胃	5ml/kg，一次
CYP3A	地塞米松	腹腔注射	100mg/kg，每日一次，连续四日

表 8-2-2　诱导剂对大鼠肝微粒体 CYP450s 的诱导

参数	单位	对照组	3-甲基胆蒽	苯巴比妥	乙醇	地塞米松
微粒体蛋白含量	mg/ml	15.4±3.5	11.2±1.9	21.0±5.0	12.0±3.0	10.3±1.3
CYP450 含量	nmol/mg	0.7±0.2	0.7±0.2	1.5±0.5	0.8±0.2	0.6±0.2
CYP1A	pmol/min/mg	60±5	2032±652	207±50	102±28	73±8
CYP2B	pmol/min/mg	1.1±0.2	1.5±0.4	37.0±5.0	1.2±0.3	1.3±0.5
CYP2E	nmol/min/mg	1.8±0.3	1.5±0.4	1.6±0.5	3.2±0.3	3.0±0.9
CYP3A	nmol/min/mg	0.8±0.3	0.8±0.2	1.9±0.4	0.9±0.2	5.2±0.9

　　采用经典诱导剂动物体内给药方法制备得到的 CYP450s 高诱导微粒体体系具有科学、可靠、制备量大、一次给药可同时诱导多个组织/同工酶等特点，可满足大样本研究的需要，并可用于代谢产物的制备、了解不同种属动物 CYP450s 的蛋白结构和功能以及临床药物相互作用的评价。同时也应注意诱导剂对同工酶的选择性不强，只能相对特异性地诱导某一同工酶，且诱导过程受动物体内环境的影响。此外，尽管人和动物肝微粒体 CYP450s 在结构和功能方面存在一定的相似性，但由于种属差异，采用动物微粒体进行实验，其结果尚不能完全反映人体内的实际情况。

二、人源肝细胞 CYP450s 高诱导体系

　　原代人肝细胞含有参与药物和外源物生物转化的主要药物代谢酶，包括 CYP450s、葡萄糖醛酸转移酶、谷胱甘肽巯基转移酶、硫酸转移酶等。此外，肝细胞还具有 CYP450s 诱导调节通路的所有基因，因此与人体内具有良好的相关性，被认为是体外评价药物的"金标准"。

　　为避免个体差异对实验结果造成偏差，建立人源肝细胞 CYP450s 高诱导体系使用的人肝细胞需要至少来自 3 个以上供体。将人肝细胞与诱导剂温孵三天后测定被诱导 CYP450s 含量和活性，同时可制备得到人肝细胞 CYP450s 高诱导体系。应用该体系进行酶活性测定时，可以采用底物与细胞直接温孵的方法，也可以收集细胞制备微粒体后再与底物温孵。底物与细胞直接温孵所需的细胞数较少、操作简单而且更为直接，而制备微粒体可以进行 Western blot 分析或用作进一步研究。

人源肝细胞 CYP450s 高诱导体系保留了肝脏基本单位的结构和特性，含有必要的辅助因子，进行酶学试验不需要加入 NADPH。由于温孵在细胞水平进行，较之微粒体的亚细胞水平更能反映肝脏实际的药物代谢特征，如药物与肝细胞膜转运蛋白间的相互作用是肝脏药物清除的重要影响因素，而完整的肝细胞具备膜转运蛋白。此外，较之整体药物试验，肝细胞研究体系相对纯净，影响因素可控，可排除其他因素的干扰直接观察酶对底物的选择性代谢。一些对人体有较大损害的物质不适合进行整体试验，肝细胞体系无疑成为很好的替代方法，可在体外较好地反映人体内诱导效果。

新鲜的人原代肝细胞不易获得，并且酶活性容易丧失，甚至在培养 24 小时内酶含量就出现下降。随着冻存技术的发展，人原代肝细胞已可保存较长时间，而采用快速解冻的方法复苏冻存肝细胞解决了细胞复苏后存活率低的问题。研究表明，冻存肝细胞 CYP1A2、2B6、2C9 和 3A4 的活性及 mRNA 和蛋白表达均可被诱导剂诱导，在酶学领域应用广泛。冻存人原代肝细胞的优点是不需要受肝源的限制，并且实验结果具有一定的重现性，克服了新鲜肝细胞由于供体间差异所致的重复性差的问题。

同样，诱导剂对人原代肝细胞 CYP450s 的选择性不强，只能相对特异性地诱导某一同工酶，对 CYP2D6 和 CYP2E1 目前还没有公认的诱导剂（表 8-2-3）。此外，由于细胞分离和保存技术要求较为苛刻，导致酶活性不稳定是目前肝细胞体系的主要问题。因此，有必要提高分离冻存技术，稳定细胞中的代谢酶活性。多数情况下，转录水平与酶活性有较好的相关性，但有些化合物对酶有双重作用，既可上调酶转录水平，也可产生酶活性抑制作用，对酶的最终的效应取决于诱导或抑制的程度及用药的疗程，即最初表现为对酶的抑制，随着新蛋白的合成，可能表现出对酶的诱导作用。由于酶活性的改变将影响药物的清除率，因此酶活性评价是反映酶诱导作用的重要指标。在实际操作中可同时测定 mRNA 转录水平或对酶蛋白水平进行 Western blot 分析，以全面评价诱导剂对 CYP450s 的诱导作用。

表 8-2-3 常用诱导剂对人肝细胞 CYP450s 的诱导

CYP450 亚型	诱导剂	诱导剂浓度（μmol/L）	诱导倍数
CYP1A2	奥美拉唑	25 ~ 100	14 ~ 24
	β-萘黄酮	33 ~ 50	4 ~ 23
	3-甲基胆蒽	1, 2	6 ~ 26
CYP2A6	地塞米松	50	9.4
CYP2B6	苯巴比妥	500 ~ 1000	5 ~ 10
CYP2C8	利福平	10	2 ~ 4
CYP2C9	利福平	10	3.7
CYP2C19	利福平	10	20
CYP3A4	利福平	10 ~ 50	4 ~ 31

三、人源重组 CYP450s 异源表达体系

随着分子生物学和重组技术的飞跃发展，对哺乳动物来源的 CYP450 cDNA 进行精细操作并使其在异源系统中表达成为可能。基因重组的人源 CYP450s 在药物的体外代谢研究中得到越来越广泛的应用。基因重组 CYP450s 是利用基因工程及细胞工程技术，将调控 CYP450s 的表达基因整合到细菌、酵母、昆虫或哺乳动物细胞中，经细胞培养，表达高水平 CYP450s，再经纯化可获得单一 CYP450s。该系统的优点为：解决了种属差异的问题，不受肝细胞来源的限制，具有单一性，即只表达单一 CYP450s，因此对于底物的选择无需高特异性，可用于鉴定参与化合物代谢的 CYP450s。重组 CYP450s 活性较高，可以产生 pmol 级的代谢产物，在毒性产物结构分析/制备以及毒理学研究方面发挥重要作用，如可以重组 CYP450s 等位基因变异体用于药物代谢多态性的研究。由于重组人源性 CYP450s 只表达单一 CYP450s，具有活性高、重现性好的特点，因此适用于高通量筛选。不足之处在于细胞色素 b5 及 CPR 表达水平的差异会影响酶特异性底物的 V_{max} 和 K_m 值。

重组 CYP450s 表达体系的构建中，表达体系的选择非常重要，决定了产物的性质以及可能产生的杂蛋白。目前几个常用的表达体系，如细菌、酵母、昆虫细胞和哺乳动物细胞等系统都已被用来进行人源 CYP450s 的表达。根据 cDNA 转染宿主细胞方式又可分为瞬时表达和稳定表达系统，每个系统都各具优缺点。

大肠埃希菌（*E. coli*）表达系统属于原核表达系统，是基因表达技术中发展最早、应用最广泛的经典表达系统。*E. coli* 因其遗传背景清楚、繁殖快、成本低、表达量高、易于操作，并有多种可供使用的突变菌株和强启动子等优点。该系统的主要缺点是表达的 CYP450 酶活性需要 CPR 参与，且原核表达系统缺乏转录后加工、翻译后修饰的能力，使其表达产物往往不能正确加工和折叠，从而影响了表达产物的构象和免疫原性，部分蛋白活性较低甚至没有活性，此外，*E. coli* 还可能由于产生内毒素等原因导致表达不成功，因此需要对 cDNA 进行适当修饰以减少上述缺点。如对 cDNA 的 5′-端和 3′-端进行修饰剪切、修饰起始密码子以避免 mRNA 形成 2 级结构、对部分碱基进行更换以提高与 *E. coli* 序列的相似性等。采用修饰后 cDNA 进行表达可以提高 CYP450 在 *E. coli* 中的表达量。修饰牛 CYP17A1，将第 2 个密码子 TGG（色氨酸）换成 GCT（丙氨酸，大肠埃希菌中 *lac* 操纵子的结构基因）；根据 *E. coli* 第 4、5 个密码子富含 AU 序列，将牛 CYP17A1 第 4、5 个密码子 CTC、CTG 替换为 TTA（沉默突变）；将第 6、7 个密码子最后一个核苷酸分别替换为 A 和 T（沉默突变），沉默突变可以避免稀有密码子的使用并降低 mRNA 形成二级结构。经过修饰，牛 CYP17A1 表达量显著增加。同样的 N-末端修饰方式随后被更多地应用于人源 CYP450s 的表达。同时，通过运用不同技术手段，如采用不同菌株、伴侣蛋白共表达、降低培养温度、依靠信号序列分泌蛋白进入间质、使用融合蛋白等，已有多个人源 CYP450s 成功地在 *E. coli* 中表达（表 8-2-4）。由于原核表达系统缺乏翻译后的加工修饰功能，表达的蛋白多以包涵体形式存在，要经过复杂的复性过程才可能具有生物学活性，因而较少用于活性功能研究，适用于大量制备以便于结构分析研究。近年有研究表明，CYP450s 与哺乳动物 CPR 共表达后，可表达出明显的催化活性，因此细菌表达体系有可能作为代谢产物生物合成的生物反应器。

表 8-2-4　人源 CYP450s 在大肠杆菌的表达

CYP450 亚型	细胞系	表达载体	表达量（nmol/l）
1A1	DH5α	pCW	20～25
1A2	DH5α	pCW	700
1B1	DH5α	pCW	200
2A6	DH5α	pCW	210
2B6	MV1304	pCW	25～80
2C8	XL-1 blue	pCW	1500
2C9	XL-1 blue	pCW	500
2C18	XL-1 blue	pCW	450
2C19	XL-1 blue	pCW	700
2D6	DH5α	pCW	90
2E1	DH5α	pCW	160
2E1	DH5αMCR	pSE420	–
3A4	DH5α	pCW	370
3A5	DH5α	pCW	260
3A7	DH5α	pCW	50
3A43	TOPP3	pSE380	28
19A1	DH5αF'IQ	pCW	240
24A1	JM109	pKK223-3	–
27A1	JM105	pBS Ⅱ SK⁻	150

　　酵母是一种单细胞低等真核生物，具有易培养，繁殖快，便于基因操作等特点。酵母表达系统结合了原核和真核蛋白表达系统的优点成为第一个成功表达哺乳动物 CYP450s 的异源表达系统。较之于原核表达系统，酵母具有较完整的细胞、亚细胞结构（内质网等），几乎不存在蛋白酶水解和包涵体形成的问题。此外，酵母表达系统具有一定的翻译后加工能力，收获的外源蛋白质具有一定程度的折叠加工和糖基化修饰，性质较原核表达的蛋白质更加稳定，适合于稳定表达有功能的外源蛋白质，并可大规模发酵进行生产，成本低廉。此外，酵母本身的 CPR 与哺乳动物细胞相近，可在酵母细胞进行有效的电子传递；酵母细胞中本底 CYP450s 含量相对较低，生长周期较短，表达量和催化活性相对较高（表 8-2-5）。不足之处在于酵母细胞壁较厚，坚固难破；可供酵母表达系统选择的载体相对较少；贮备的亚铁血红素有限；某些菌株内源性 CYP450s 可能会干扰光谱及催化结果的分析；产物蛋白质表达水平差异较大。

　　常用的酵母表达系统，如酿酒酵母（saccharomyces cerevisiae）、甲醇营养型酵母中的巴斯德毕赤酵母（pichia pastoris）以及裂殖酵母（schizogenesis pombe）表达系统都可进行人源 CYP450s 的表达（表 8-2-6）。酿酒酵母在分子遗传学方面最早被人们认识，也是最先作为外源基因表达的酵母宿主。后来又发展了以甲醇营养型酵母为代表的第二代酵母表达系统。其中毕赤酵母是继酿酒酵母之后被迅速推广的一种异源基因表达的宿主菌。最初的酿酒酵母难以高密度培养，分泌效率低，几乎不分泌分子量大于 30kD 的外源蛋白质，也不能使所表达的外源蛋白质正确糖基化，而且表达蛋白质的 C 端往往被截短，通过基因敲除改造后的酿酒酵母可以克服上述缺陷。值得注意的是，酿酒酵母表达的外源蛋白质往往被高度糖基化，糖链上可以带有 40 个以上的甘露糖残基，糖蛋白的核心寡聚糖链末端含有 1, 3-甘露糖，致使产物的抗原性明显增强。巴斯德毕赤酵母易于高密培养，在几乎不含蛋白质的培养基中有较高产率，遗传稳定，可进行包括多肽折叠、糖基化、乙酰化、甲基化等多种翻译后修饰，具有蛋白质降解调控并可定位至亚细胞结构，能够构建分泌的蛋白便于提纯。利用酵母系统表达 CYP450s 需要注意酵母细胞在表达蛋白时具有密码子偏好性，避免使用与稀有 tRNA 互补的密码子，减少基因中串联密码子的数量。此外，共表达人源 CPR 和细胞色素 b5 可以提高重组 CYP450s 的活性，如在酵母细胞中共表达 CPR 和细胞色素 b5 后，CYP3A4 对睾酮 6β 羟基化的催化活性提高了 30 倍。

近年发展起来的杆状病毒介导的昆虫细胞表达系统（baculovirus expression vector system，BEVS）是一种高效表达重组蛋白的真核细胞表达系统。该体系成本相对较高，对技术和设备有较高要求，操作程序也较复杂。但该系统提高了良好的真核表达环境，对 CYP450s 酶功能的鉴定有重要的价值。已知昆虫细胞几乎不表达 CYP450s，可以提供一个真核表达环境以实现 CYP450s 的高效表达，包括实现重组蛋白的正确折叠、二硫键形成、寡聚化以及其他翻译后修饰，从而获得具有生物活性的 CYP450s，其表达产物在结构及功能上接近天然蛋白。此外，由于杆状病毒具有 2 个可利用的强启动子（*polh* 和 *p*10），可以实现 CYP450s 与 CPR 的共表达，得到高水平、高活性 CYP450s。较之于哺乳动物细胞表达系统，此系统最突出的特点是重组蛋白表达水平高，周期短。此外，昆虫表达系统可直接用整个细胞裂解液检测而无需制备微粒体，大大方便了 CYP450s 与底物反应性的检测。BEVS 的缺点是杆状病毒感染会导致宿主死亡，因此每一轮蛋白合成均需要重新感染及添加亚铁血红素。

表 8-2-5　人源重组 CYP450s 不同表达体系的比较

影响因素	表达体系			
	大肠埃希菌	酵母	杆状病毒/昆虫细胞	哺乳动物细胞
培养周期	1 ~ 2 天	数天 ~ 1 周	数天 ~ 1 周	数周
表达量	高	中等	高	低/中等
技术要求	低	低	中等	高
花费	低	低	高	高
内源性单加氧酶系统	无	CYP450、CPR	无	CYP450、CPR、b5
共表达 CPR 是否必要	是	是	是	否
补充亚铁血红素是否必要	是	否	是	否
是否需要 N-末端修饰	是	否	否	否

　　用于外源基因表达载体的杆状病毒只有核型多角体病毒（nuclear polyhedrosis viruses, NPV）。BEVS 主要包括两大类，即目前欧美国家应用最广泛的苜蓿银蚊夜蛾核型多角体病毒（AcNPV）表达系统和以中、日应用为代表的家蚕核型多角体病毒（BmNPV）表达系统。AcNPV 表达系统主要利用昆虫培养细胞，如草地贪夜蛾卵巢细胞系 sf21 及其克隆株 sf9 和粉纹夜蛾胚胎细胞系 Tn-Hi5 进行表达。而 BmNPV 表达系统由于可以利用我国饲养量最大的经济资源昆虫-家蚕作为表达载体从而具有成本低、适合产业规模化生产的优点。值得注意的是，杆状病毒在细胞中多次传代后，可引起基因组的变化，长期多次传代的病毒还可引起表达水平的降低。因此要限制病毒的传代次数，一般控制在 2~3 代以内。

表 8-2-6　人源 CYP450s 在酵母系统的表达

CYP450 亚型	酵母	细胞系	表达载体	表达量（pmol/mg）
1A1	S. cerevisiae	YHE2	P31GAPFL	156
1A1	S. cerevisiae	W（R）	pYeDP60	66
1A2	S. cerevisiae	W（R）	pYeDP60	62
2A6	S. cerevisiae	W（R）	pYeDP60	17
2B6	S. cerevisiae	W（R）	pYeDP60	33
2B6	S. pombe	CAD65	pRE1	–
2C9	S. cerevisiae	MT8-1	pAAH5	200
2C9	S. cerevisiae	W（R）	pYeDP60	300
2C9	S. pombe	CAD68	pRE1	–
2C19	S. cerevisiae	W（R）	pYeDP60	49
2C19	S. pombe	CAD66	pRE1	–
2D6	S. cerevisiae	yCY3	pYES2/CT	35
2D6	S. cerevisiae	W（R）	pYeDP60	30
2D6	P. pastoris	X-33	pPICZA	120
2D6	S. pombe	CAD64	pRE1	–
2E1	S. cerevisiae	W（R）	pYeDP60	149
3A4	S. cerevisiae	Y1153	pYeDP	50
3A4	S. cerevisiae	yCY107	pYES2/CT	90
3A4	S. cerevisiae	W（R）	pYeDP60	291
3A4	S. pombe	CAD67	pRE1	–
4F8	S. cerevisiae	W（R）	pYeDP60	44
17	P. pastoris	GS115	pCDc17	300
21	S. pombe	MB175	pNMT1-TOPO	–

　　BEVS 自 20 世纪 80 年代初问世至今，不断改进完善，目前以 Bac-to-Bac 杆状病毒表达系统应用最为广泛。此系统因其经历从细菌（Bacteria）到杆状病毒（Baculovirus）的过程，故称为 Bac-to-Bac 杆状病毒表达系统。与传统的 BEVS 相比，Bac-to-Bac 系统具有两大优点：一是利用穿梭质粒（bacmid）在大肠杆菌中高效复制后，再提纯转染昆虫细胞，大大缩短了重组病毒构建所需时间，传统方法至少需要 6 周，而 Bac-to-Bac 系统用 7～9 天即可获得所需要的重组杆状病毒；二是由于重组病毒 DNA 在细菌内产生，可根据菌斑颜色进行筛选（蓝白筛选），不存在野生型和非重组型病毒交叉污染的问题，因此不需要传统繁琐的空斑分析纯化重组病毒，而且转座率高，纯化率几乎达 100%。

　　Bac-to-Bac 的基本原理和过程如图 8-2-1 所示。pFastBac 供体质粒（donor plasmid）含有杆状病毒启动子（*polh* 或 *p*10 启动子），在 mini-Tn7 左右臂间含有一个完整的表达框，包括庆大霉素（Gentamicin）抗性基因、杆状病毒启动子、多克隆位点及 SV40 poly（A）。辅助质粒（helper plasmid）表达转座酶含有四环素（Tetracycline）抗性基因。首先将外源基

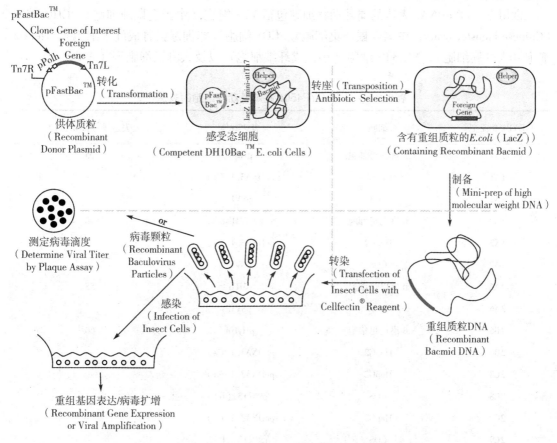

图 8-2-1　利用 Bac-to-Bac® 表达系统进行目的蛋白表达示意

（引自 Invitrogen 公司 Bac-to-Bac® 表达系统说明书）

因插入到杆状病毒启动子下游的多克隆位点，再将重组供体质粒转入含辅助质粒和 Bacmid 的 *E. coli* 宿主（*DH*10Bac）中，pFastBac 供体质粒上的 mini-Tn7 转座子，在辅助质粒的作用下将外源目的基因插入到 Bacmid 中。由 miniTn7 转座子将供体质粒上的表达框插入到 Bacmid 的靶位点，干扰了 *lacZα* 基因的表达，使 β-半乳糖苷酶失活。在含有卡那霉素、庆大霉素、四环素和显色物质 Bluo-gal 或 X-gal 的培养板上进行扩增时，β-半乳糖苷酶可将显色物质转化为有颜色的产物，得到蓝色菌落，而包含重组质粒的克隆缺乏此功能，在蓝色背景下呈白色。因此，可通过菌落的颜色进行重组病毒的筛选。通过单菌落的培养，抽提得到重组 Bacmid 基因，随后转染昆虫细胞获得重组病毒，进行重组蛋白表达。

哺乳动物细胞表达系统是最理想的真核表达系统，其表达的蛋白可以得到正确的折叠交联，较完善的加工修饰，在结构功能上比较接近天然蛋白。哺乳动物细胞易被重组的 DNA 转染，经过筛选可以得到转化的细胞，具有遗传稳定性和可重复性。但哺乳动物细胞表达系统成本较高，操作复杂，蛋白表达量相对较低，而且要获得一个比较稳定的转基因细胞系周期较长，且其内源 CYP450s 含量较高。

常用于 CYP cDNAs 表达的哺乳动物细胞包括 V79 细胞（中国仓鼠肺细胞）、CHO 细胞（Chinese hamster ovary，中国仓鼠卵巢细胞）、COS 细胞（非洲绿猴肾成纤维细胞）、HepG2 细胞（人肝癌细胞）、NIH3T3 细胞（小鼠成纤维细胞）以及人淋巴细胞等（表 8-2-7）。

表 8-2-7　人源 CYP450s 在哺乳动物细胞的表达

CYP450 亚型	细胞	表达载体	表达量（pmol/mg）
1A1	B 淋巴母细胞	pHSR	25
1A1	HepG2	pcDNA3.1（+）	–
1A1	COS	pSVL	–
1A2	B 淋巴母细胞	pEBVHistk	40
1A2	HepG2	pcDNA3.1（+）	–
1A2	COS	pSVL	–
2A6	B 淋巴母细胞	pMF6	55
2A6	COS	pSVL	–
2B6	B 淋巴母细胞	pHyHo	60
2B6	HepG2	pcDNA3.1（+）	–
2C8	HepG2	pcDNA3.1（+）	–
2C8	COS	p90213（B）	–
2C9	HepG2	pcDNA3.1（+）	–
2C9	COS	p90213（B）	–
2C18	COS	pCMV-4	–
2C19	HepG2	pcDNA3.1（+）	–

续　表

CYP450 亚型	细胞	表达载体	表达量（pmol/mg）
2D6	B 淋巴母细胞	pEBVHistk	160
2D6	HepG2	pTracer-EF A	19
2D6	HepG2	pcDNA3.1（+）	—
2E1	B 淋巴母细胞	pHyHo	40
2E1	HepG2	pcDNA3.1（+）	—
3A4	B 淋巴母细胞	pHyHo	20
3A4	CHO	pDHFR31	27
3A4	V79	pSVh3A4	6
3A4	HepG2	pcDNA3.1（+）	—
3A4	COS	pCMV-2	—
3A5	COS	pCMV-2	—
4A11	COS	pCMV-4	—

　　COS 细胞系是一个瞬时转染的真核表达系统，操作相对简单，便于通过检测表达以确证 cDNA 的阳性克隆，也利于快速分析引入克隆化 cDNA 序列中的突变。因表达酶产量不高，不易用 CO 相差分光光度法检测全酶的含量，因此适用于研究酶的定位和酶的结构功能关系，如利用定点突变研究 CYP450s 与底物的结合。

　　V79 细胞系生长快，染色体组型稳定，不表达内源性 CYP450s，但其内源性 CPR 活性较低，需要共表达 CPR。

　　CHO 细胞利于外源基因的稳定整合，较易大规模培养，能在无血清和蛋白的条件下生长，但其产量较低。筛选标记主要是二氢叶酸还原酶基因（DHFR）、谷氨酰胺合成酶基因（GS）。GS 系统是新近发展的高效扩增表达 CYP450s 的系统，与 DHFR 相比，有更高的扩增效率，但长期连续培养时生长状况不佳，而后者表达水平较低，细胞生长却良好。

　　HepG2 细胞自身 CYP 的表达明显低于原代培养的肝细胞（约为原代肝细胞的 10%），该系统具有很多表达优势，如不需要修饰 CYP450s 的 DNA，侵染性强，拷贝数高，蛋白表达量较高，常被用来表达 CYP450s。由于 HepG2 细胞还具有一些 Ⅱ 相药物代谢酶，在毒理学研究方面应用较广。

　　B 淋巴母细胞适于稳定表达，有足够的内源 CPR 和细胞色素 b5，但操作较复杂。

　　目前认为，应用重组 CYP450s 异源表达系统得到的研究数据往往会出现很大差异，其原因涉及表达体系不同，宿主细胞不同，表达载体不同，稳定表达还是瞬时表达等，上述因素都可能影响与 CYP450s 协同作用的电子传递蛋白 CPR 和细胞色素 b5 的表达水平，进而影响 CYP450s 的催化活性。CPR 是 CYP450s 催化反应必需的电子传递体，单纯表达 CYP450s 很难获得满意的催化活性，必须引入 CPR 以满足高表达 CYP450s 对电子传递的需要。引入 CPR 的方式有两种：一种方法是外源添加，外源添加的 CPR 需要与 CYP450s 和脂质重新组合，才能获得高活性 CYP450s；另一方法是 CYP450s 和 CPR 共表达。CPR 与 CYP450s 共表达可以使 CYP450s 催化活性增强，但是光谱分析往往显示 CYP450s 酶得率降低，结合 Western blot 分析结果，推测 CYP450s 光谱得率减少可能与高水平 CPR 表达影响亚铁血红素与 CYP450s 的结合、降低亚铁血红素在表达蛋白中的稳定性有关。

细胞色素 b5 根据不同 CYP450s、底物和实验条件，对 CYP450s 活性可以分别表现为激活、抑制或无影响，如 CYP1A2、2A6 和 2E1 分别与细胞色素 b5 共表达后，经 CYP1A2 代谢的 5 种化合物中只有 1 种化合物的代谢略有增加，依赖 CYP2E1 和 CYP2A6 的致突变剂 N-nitrosodiethylamine 的代谢分别增加 3 倍和 23 倍，而 N-nitrosodi-n-propylamine 只经与细胞色素 b5 共表达的 CYP2E1 和 CYP2A6 代谢。以往研究表明，细胞色素 b5 可通过加快电子传递、增加 NADPH 消耗以提高 CYP2E1 和 CYP3A4 活性。细胞色素 b5 还可通过诱导 CYP3A4 构象变化激活 CYP3A4。随着细胞色素 b5 与 CYP2C9 比值的增加，可以表现出 CYP2C9 活性先增高后降低的趋势，其原因包括诱导 CYP2C9 构象变化、增加底物与活性氧的碰撞概率等多种作用机制，细胞色素 b5 对 CYP2D6 没有任何作用。此外，有研究发现某些经 CYP450s 催化的反应不仅需要细胞色素 b5 协同，还需要一定的磷脂环境才能促使酶发挥最大的催化活性。

每一种表达体系及其细胞系都各具优缺点，选择哪个系统进行表达应根据实际需要来决定。CYP450s 对表达体系也有一定的选择性，如人 CYP3A5 在除人淋巴细胞系统外的多数表达体系中均表达良好。CYP2F1 虽然在人淋巴细胞系统表达水平不高，但是在 BEVS 系统根本不表达。此外，还需要综合考虑研究目的、方便程度、成本、实验条件、所需产量、实验所需时间、CYP 基因 GC% 含量、二级结构、启动子和在 mRNA 中可能存在的剪切位点以及系统的适应性等多种因素。

第三节　CYP450s 高表达体系的应用

各种 CYP450s 高表达体系已在 CYP450s 结构/功能和新药研究的各个方面得到广泛应用，各有所长，互相补充。动物 CYP450s 高诱导微粒体体系简单易得，适用于对大量先导化合物进行初步筛选；人源肝细胞 CYP450s 高诱导体系保持了完整的微观结构，可以较准确地反映药物的代谢特性；而人源重组 CYP450s 表达体系只含有单个 CYP450 酶，对于鉴定参与药物代谢的 CYP450s 类型有较大优势。

一、在 CYP450 研究中的应用

对于在人体内含量不高的 CYP450s，由于无法进行大量纯化阻碍了对酶结构和功能的深入认识，而重组 CYP450s 高表达体系则能有效地解决这一问题。如 CYP1B1 在多环芳烃化合物和杂环胺类化合物的代谢方面发挥重要作用，其底物与 CYP1A1、1A2、3A4/5 有高度交叉，不同之处是对某些底物表现出区域选择性（regioselectivity），即优先选择与分子内不同位置的某一相同功能基团发生反应而生成异构体。对其催化活性的进一步研究需要大量纯化的 CYP1B1，于是利用 *E. coli* 对 CYP1B1 进行体外重组，获得了大量表达的

CYP1B1。比较人与啮齿类动物 CYP1B1 发现，啮齿类动物 CYP1B1 缺乏雌二醇羟化活性，对多环芳烃化合物有不同于人的区域选择性。

重组人源 CYP450s 高表达体系表达 CYP450s 具有单一性，即只含有 1 种 CYP450s，利用这一特性，可采用重组人源 CYP450s 高表达体系筛选同工酶的特异性抑制剂，如（+）-N-3-benzyl-nirvanol 和（−）-N-3-benzyl-phenobarbital 对重组人源高表达 CYP1A2、2A6、2C8、2C9、2D6、2E1 和 3A4 的抑制作用<16%，而对 CYP2C19 的抑制约为 80%，上述两种化合物因此作为 CYP2C19 的强选择性抑制剂应用到药物代谢的早期筛选。

CYP450s 的基因多态性是药物作用个体差异的原因之一。由于酶结构中关键氨基酸发生变化可导致突变体蛋白活性的下降或上升，应用重组 CYP450s 异源表达系统构建 CYP450s 及其多态性等位基因的表达体系可以研究基因突变对酶活性的影响和机制。以甲苯磺丁脲为底物，在重组 *E. coli* DH5α 模型研究 CYP2C9*7 ~ *12 催化活性表明，与 CYP2C9*1 野生型比较，CYP2C9*11 和 CYP2C9*12 催化活性明显降低。CYP2C9*11 对 0.1mmol/l 和 1mmol/l 甲苯磺丁脲催化活性分别降低 80% 和 60%。酶促动力学分析显示 Km 大约升高 3 倍，内在清除率下降 60%。CYP2C9*12 催化活性下降 40%，内在清除率下降 20%~30%。CYP2C9*7 ~ *10 与野生型比较，催化活性没有显著性差别。CYP2C9 蛋白晶体结构分析表明，R335 位于 J-J' 螺旋处，能与 D341 氨基酸残基形成氢键，维持 CYP2C9 蛋白结构稳定。CYP2C9*11 在 335 位发生 R 到 W 改变，影响蛋白结构稳定造成活性降低。

此外，重组人源 CYP450s 高表达体系还被应用于手性药物代谢差异的研究及 CYP450 抗体的生产和制备。随着该技术的进一步发展，必将进一步促进对 CYP450s 功能和特异性的认识。

二、在新药研究中的应用

基因重组 CYP450s 可用于鉴定参与药物代谢的 CYP450s，如将抗肿瘤药鬼臼乙叉甙与 9 种 cDNA CYP450s 温孵，CYP3A4 表现出最大的催化活性，其次为 CYP1A2 和 CYP2E1。结合抑制试验结果提示，CYP3A4 是代谢鬼臼乙叉甙的主要同工酶，CYP1A2 和 CYP2E1 作为次要同工酶也参与其代谢。

在药物相互作用研究中，重组人源性 CYP450 酶系同样发挥重要作用。将抗真菌药 Miconazole（MIC）、Tioconazole（TIO）、Clotrimazole（CLO）和 Sulconazole（SUL）分别与 8 种重组 CYP450s 温孵，测定探针药的代谢速率。结果表明，上述 4 药对 8 种 CYP450s 均有抑制作用，其中 CLO 对 CYP2A6、2B6、2C9、2C19 和 3A4 有强抑制作用（抑制作用>85%），MIC 对除 CYP1A2 和 2E1 外的 CYP450s、SUL 对全部 9 种 CYP450s、TIO 对除 CYP2E1 外的 CYP450s 均有强抑制作用。因此推测此类药物在体内具有引起药物相互作用的潜在可能。

目前 CYP450s 高表达体系在药物代谢研究领域广泛应用，如采用动物 CYP450s 高诱导微粒体体系和重组人源高表达体系进行代谢产物制备；应用人源肝细胞高诱导体系进行毒理学和药物对 CYP450s 的诱导作用研究；应用重组 CYPs 高表达体系研究药物代谢的种属差异等。值得注意的是，对于 CYP450s 不是其主要药物代谢酶的药物，采用重组人源

CYP450s 高表达体系评价药物对 CYP450s 的抑制作用时，需要慎重对待试验结果。例如，吉非贝齐在人肝细胞和重组人源 CYPs 高表达体系中对 CYP2C8 的抑制结果有很大出入。在重组人源 CYP450s 高表达体系，吉非贝齐对 CYP2C8 没有明显抑制作用；在人肝细胞中，吉非贝齐预温孵 30min 后，对 CYP2C8 的 IC_{50} 为 1.7μmol/L，其原因为吉非贝齐在人肝细胞中生成了葡萄糖醛酸结合产物，吉非贝齐葡萄糖醛酸结合物对 CYP2C8 可产生较强抑制作用。

综上所述，CYP450s 高表达体系已在 CYP450 的结构/功能/特性研究以及药物代谢研究中发挥重要作用，随着各相关学科和分析技术的发展，CYP450s 高表达体系将更加完善，不仅促进对 CYP450 酶系的进一步认识，还将更广泛地应用于药理学、毒理学以及农业和环保等其他研究领域。

（李　燕　盛　莉）

参 考 文 献

1. Wattanachai N, Tassaneeyakul W, Rowland A, et al. Effect of Albumin on Human Liver Microsomal and Recombinant CYP1A2 Activities: Impact on In Vitro-In Vivo Extrapolation of Drug Clearance. Drug Metab Dispos, 2012, 40 (5): 982-989.

2. Lee CA, Jones JP 3rd, Katayama J, et al. Identifying a Selective Substrate and Inhibitor Pair for the Evaluation of CYP2J2 Activity. Drug Metab Dispos, 2012, 40 (5): 943-951.

3. Parkinson A, Kazmi F, Buckley DB, et al, System-dependent outcomes during the evaluation of drug candidates as inhibitors of cytochrome P450 (CYP) and uridine diphosphate glucuronosyltransferase (UGT) enzymes: human hepatocytes versus liver microsomes versus recombinant enzymes. Drug Metab Pharmacokinet, 2010, 25 (1): 16-27.

4. Peters FT, Dragan CA, Schwaninger AE, et al. Use of fission yeast heterologously expressing human cytochrome P450 2B6 in biotechnological synthesis of the designer drug metabolite N- (1-phenylcyclohexyl)-2-hydroxyethanamine Forensic Sci Int, 2009, 184 (1-3): 69-73.

5. Crewe HK, Barter ZE, Yeo KR, et al. Are there differences in the catalytic activity per unit enzyme of recombinantly expressed and human liver microsomal cytochrome P450 2C9? A systematic investigation into inter-system extrapolation factors. Biopharm Drug Dispos, 2011, 32 (6): 303-318.

6. Omura T. Structural diversity of cytochrome P450 enzyme system. J Biochem, 2010, 147 (3): 297-306.

7. Mohutsky MA, Romeike A, Meador V, et al. Hepatic drug-metabolizing enzyme induction and implications for preclinical and clinical risk assessment. Toxicol Pathol, 2010, 38 (5): 799-809.

8. Li AP. Human hepatocytes: isolation, cryopreservation and applications in drug development. Chem Biol Interact, 2007, 168 (1): 16-29.

9. Gómez-Lechón MJ, Castell JV, Donato MT. Hepatocytes-the choice to investigate drug metabolism and toxicity in man: in vitro variability as a reflection of in vivo. Chem Biol Interact, 2007, 168 (1): 30-50.

10. Chu V, Einolf HJ, Evers R, et al. In vitro and in vivo induction of cytochrome p450: a survey of the current practices and recommendations: a pharmaceutical research and manufacturers of america perspective. Drug Metab Dispos, 2009, 37 (7): 1339-1354.

11. Christensen H, Mathiesen L, Postvoll LW, et al. Different enzyme kinetics of midazolam in recombinant

CYP3A4 microsomes from human and insect sources. Drug Metab Pharmacokinet, 2009, 24 (3) : 261-268.

12. Johansson I, Ingelman-Sundberg M. Genetic polymorphism and toxicology – with emphasis on cytochrome p450. Toxicol Sci, 2011, 120 (1) : 1-13.

13. Yoshitomi S, Ikemoto K, Takahashi J, et al. Establishment of the transformants expressing human cytochrome P450 subtypes in HepG2, and their applications on drug metabolism and toxicology. Toxicol In Vitro, 2001, 15 (3) : 245-256.

14. Roy P, Yu LJ, Crespi CL, et al. Development of a substrate-activity based approach to identify the major human liver P-450 catalysts of cyclophosphamide and ifosfamide activation based on cDNA-expressed activities and liver microsomal P-450 profiles. Drug Metab Dispos, 1999, 27 (6) : 655-666.

15. Venkatakrishnan K, von Moltke LL, Court MH, et al. Comparison between cytochrome P450 (CYP) content and relative activity approaches to scaling from cDNA-expressed CYPs to human liver microsomes: ratios of accessory proteins as sources of discrepancies between the approaches. Drug Metab Dispos, 2000, 28 (12) : 1493-1504.

第九章　血糖钳夹技术及其在抗代谢综合征药理学研究中的应用

代谢综合征（metabolic syndrome，MS）是以胰岛素抵抗（insulin resistance，IR）为病理基础、多种代谢成分异常聚集的病理状态，是一组复杂的代谢紊乱症候群，如高血压、血脂异常、糖代谢异常包括糖耐量异常（impaired glucose tolerance，IGT）和糖尿病（diabetes mellitus，DM）、肥胖、脂肪肝以及高尿酸血症等。MS 患者罹患心脑血管及肾脏疾病的危险明显高于正常人。因此，MS 的防治在临床及基础医药学研究领域备受关注。

在 IR 状态下，为满足机体对胰岛素需求量增加的需要，胰腺代偿性分泌过量胰岛素。长此以往，胰岛 β 细胞负荷加重，凋亡速度加快，功能受损，最终发展为功能失代偿，表现为糖耐量异常或糖尿病。目前认为 IR 和 β 细胞功能（beta cell function）衰竭是 2 型糖尿病的两大病理基础。

评价机体 IR 及胰岛 β 细胞功能的研究方法很多，包括胰岛素耐量、口服及静脉葡萄糖耐量、HOMA 指数、血糖钳夹等，其中以血糖钳夹技术最为精确，该技术已成为评估 IR 和胰岛 β 细胞功能的"金标准"。本章将较详细介绍血糖钳夹技术的发展背景、技术原理、实验步骤及应用范例。

第一节　发 展 背 景

血糖钳夹技术（glucose clamp）是根据葡萄糖–胰岛素的负反馈原则，建立的一种开放性、可受研究者控制的定量分析糖代谢和胰岛素分泌的方法。追溯血糖钳夹技术的发展历程，数位科学家对该技术的创立和应用起到了重要的推动作用。自 20 世纪 70 年代初，Andres 及其同事最先提出血糖钳夹技术概念，并作了论述，在后续的临床研究中应用血糖钳夹结合同位素示踪技术，动态地监测和分析在胰岛素作用下，糖、脂和蛋白质的代谢途径。1979 年，美国耶鲁大学医学院的 DeFronzo 教授将血糖钳夹技术进行了详细的描述，由此推动了该技术在世界范围内广泛应用于临床。1983 年，澳大利亚科学家 Kraegen 教授将该技术用于实验动物。自此，血糖钳夹技术便成为糖尿病药理学研究领域的一个经典的实验室技术手段。目前，该技术是公认的用于评价胰岛素抵抗及研究胰岛 β 细胞功能的金标准。

血糖钳夹的具体定义是通过持续性输注可控制浓度及速率的外源性胰岛素和/或葡萄糖，控制和维持血糖达到所需的稳定状态（目标血糖值），以检查葡萄糖、胰岛素及其他物质的代谢过程。依据目标血糖值，将血糖钳夹技术分为以下三种类型：高胰岛素正常血糖钳夹（hyperinsulinemic euglycemic clamp）、高血糖钳夹（hyperglycemic clamp）和低血糖钳夹（hypoglycemic clamp）。其中，高胰岛素正常血糖钳夹用于评价机体胰岛素敏感性，高血糖钳夹用于评价胰岛 β 细胞功能，低葡萄糖钳夹用于评价胰岛素介导的低血糖反应与对抗调节机制。另外，高胰岛素正常血糖钳夹可结合同位素示踪技术（扩展血糖钳夹），拓展应用于定量分析肌肉或肝脏组织中葡萄糖代谢和利用率。综上，血糖钳夹即是把血糖控制在一定浓度，分为正常血糖、高血糖和低血糖三种钳夹，其中前两种最常用，作为评价机体胰岛素抗性和胰岛 β 细胞功能的金标准。

血糖钳夹技术作为评价胰岛素敏感性和胰岛 β 细胞功能的金标准已在医药研究领域广泛使用，为基础和临床研究胰岛素与血糖间的负反馈性调节提供先进和精准的手段。该技术目前应用于代谢综合征和糖尿病，尤其是 2 型糖尿病发病机制的研究，以及许多药物或非药物预防和治疗的药效学评价。国外临床和基础研究中使用该技术的相关研究报道较多，国内主要用于对临床糖尿病患者发病机制的研究中。近年，在临床前药理药效学实验动物研究中，血糖钳夹技术作为评价胰岛素抵抗和胰岛 β 细胞功能的基本方法，也逐步在代谢综合征和糖尿病研究领域中开始应用。本章将参考国外相关文献报道并结合国内已有研究进展，较详细阐述血糖钳夹技术在抗代谢综合征及糖尿病药理学研究中的应用。

第二节 技 术 原 理

血糖钳夹技术是通过调节外源胰岛素和（或）葡萄糖的输注速率，使机体血糖水平维持在正常、高血糖或低血糖水平，通过记录外源性葡萄糖的输注速率、测定机体胰岛素分泌以及血清其他代谢物质或激素分泌等指标，定量分析机体糖代谢和胰岛素分泌的方法。

三种类型血糖钳夹技术的原理如下：

一、高胰岛素正常血糖钳夹

高胰岛素正常血糖钳夹技术主要是在外源性胰岛素与体内葡萄糖代谢平衡情况下，反映组织对外源性胰岛素反应的敏感性。其原理是：恒速输注外源胰岛素以维持血胰岛素在一个高水平，同时通过调节葡萄糖输注速率以维持血糖稳定在基础水平（正常水平）。由于输注的高剂量胰岛素使体内葡萄糖不断代谢，必须不断输注葡萄糖才能使血糖维持在正常水平。当机体血糖稳定在正常水平状态时，表明外源葡萄糖的输注速率（glucose infusion rate，GIR）和机体内葡萄糖的代谢速率达到了平衡，此时葡萄糖输注速率（GIR）就相当于机体各组织摄取和代谢葡萄糖的速率。因此，GIR 值即可反映机体的胰岛素敏感性，GIR 值越大，机体胰岛素敏感性越高。

二、高血糖钳夹

持续输注外源性葡萄糖，将血糖控制在所需要的高水平，形成血葡萄糖-胰岛素反馈环路，即血糖升高时会刺激胰腺分泌胰岛素，以观察胰岛 β 细胞对葡萄糖的反应性和分泌胰岛素的最大能力。通过测定血清中胰岛素水平，判断机体胰岛素的分泌功能。在持续高葡萄糖的刺激下，胰岛素的分泌呈双相。Ⅰ 相在输糖 10 分钟内出现，反映 β 细胞胰岛素的储备功能。Ⅱ 相则反映 β 细胞的合成和分泌功能。当体内血糖稳定在所需的高血糖水平状态时,即钳夹实验血糖达到稳态,表明机体利用葡萄糖的空间饱和,此时的 GIR 值则反映了机体的葡萄糖代谢速率,胰岛素分泌也达到了其最大能力。

三、低血糖钳夹

输注外源性胰岛素以维持血胰岛素在一个较高水平,同时又输注葡萄糖使血糖可控制性地、逐步地降至所要求的低血糖范围内,此时,对血糖敏感的组织会出现某些病理生理变化,从而分析触发低血糖反应的血糖阈值、低血糖对各组织的危害,以及对抗低血糖的激素调节作用。

第三节 实验步骤

一、基本仪器及设备

血糖钳夹实验中主要涉及的基本实验仪器设备:血糖仪,用于实时监测机体血糖水平的变化;微量注射泵,用于恒速输注外源胰岛素;微量蠕动泵,用于输注葡萄糖以达到目标血糖水平,并依据实时血糖值的变化而调节其输注速率;动物固定器或固定板,前者用于清醒动物,后者用于麻醉动物,钳夹实验时固定和稳定实验动物。另外,在钳夹实验中还需要动物恒温毯等保温装置,用于实验动物保温,动物术前、术中、术后体温维持,动物体温控制,测量与监测体温等。

二、实验步骤

(一) 高胰岛素正常血糖钳夹

在以往的药理学研究中,通常较多的研究者会选择在实验动物麻醉状态下进行钳夹实验。但随着国内外实验室条件的改善和仪器设备的更新,越来越多的糖尿病研究实验室开始选择在动物清醒状态下进行正常血糖钳夹实验。由于清醒动物的高胰岛素正常血糖钳夹能够更真实、更准确地反映动物在非应激、自然状态下的糖代谢过程,因此,在抗糖尿病及代谢综合征药物药理研究领域,该项技术逐渐成为评价胰岛素抵抗状态的一种新趋势。

下面将以小鼠为例,介绍清醒动物高胰岛素正常血糖钳夹的试验技术步骤 (图 9-3-1)。

1. 手术及术后恢复 小鼠于麻醉后行颈静脉插管手术,插管沿皮下从颈后穿出并固定于背部;术后恢复 5 ~ 7 天,定期注射低浓度肝素于插管以保持插管的畅通,选择体重波动小于 10% 的动物进行钳夹试验。

2. 连接装置 动物禁食 4 ~ 6 小时后,置于固定器内稳定一段时间,测定其空腹血糖。由静脉插管注射一定量肝素,用于疏通插管及全身血液肝素化。用三通管将插管连接于微量注射仪 (恒速输入胰岛素) 和蠕动泵 (输入葡萄糖)。

3. 钳夹试验 首先恒速输入胰岛素,剂量为 8 ~ 20mU/(kg·min) (此剂量根据动物模型不同适当选择),其后每 5 ~ 10 分钟尾尖取血监测血糖,当血糖降至正常水平以下 (小于

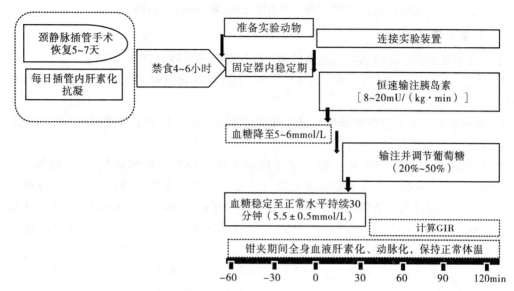

图 9-3-1 清醒动物高胰岛素正常血糖钳夹技术实验步骤示意图

5.5mmol/L）时开始输入葡萄糖液，并调节其输注量使血糖稳定维持在 5.5±0.5mmol/L 约 30 分钟，此时钳夹试验达到稳态，以稳态下 5~6 次葡萄糖输注速率平均值作为 GIR（葡萄糖输注速率），根据平均稳态的 GIR 值判断外周组织胰岛素敏感性的变化。

4. 注意事项 小鼠血糖钳夹试验，特别是清醒小鼠高胰岛素正常血糖钳夹技术已在国外一些实验室中逐渐开展和应用，但目前国内相关报道较少。主要由于小鼠血管较细、难于分离致手术和插管难度加大，且一般代谢综合征和糖尿病模型动物具有血管壁薄，易穿破、易粘连等特点，导致插管手术的成功率及动物术后存活率降低，因此，在进行该项试验前，需熟练掌握模型动物插管技术。另外，试验时须对清醒动物进行合适的固定，保持其处于非应激状态，从而排除其他因素的干扰；由于小动物的血容量较少，输液时间长短、输液速度快慢、采血量及次数多少等多方面因素也决定着试验的成功率。在试验中，还需要注意仪器精密度及准确性，避免插管中出现气泡，保持室内温度恒定（25℃）、实验环境安静等。

麻醉状态下的高胰岛素钳夹试验，动物禁食 4~6 小时，麻醉、固定，行颈静脉插管手术（若是大鼠试验，还应进行颈动脉或股动脉插管手术，用于采血检测血糖），术后稳定30 分钟后开始钳夹试验，之后试验步骤同前。

结合同位素示踪扩展血糖钳夹技术，一般用于分析在胰岛素作用下，糖、脂、蛋白质代谢途径的改变。包括分析肝脏葡萄糖代谢及输出量。其基本方法是：在正常的钳夹试验前 1 小时，输注一定量^{3}H 标记的葡萄糖，根据所标记底物的放射性，分别计算葡萄糖消失率（rate of disappearance of glucose, Rd）即葡萄糖利用率，葡萄糖显现率（rate of appearance of glucose, Ra），结合 GIR 值，计算肝糖输出量（hepatic glucose production,

HGP）；另外，在钳夹接近稳态时，输注^{14}C 标记的葡萄糖，还可以进一步通过直接测定肌肉、脂肪组织中的放射性活性计算胰岛素作用组织的葡萄糖代谢差异。

（二）高血糖钳夹

下面以小鼠为例，介绍麻醉动物血糖钳夹的试验技术步骤（图 9-3-2）。

1. 手术　动物禁食 4~6 小时，麻醉并固定，行颈静脉插管手术，术后稳定一段时间开始试验。

2. 连接装置　测定空腹血糖后，经静脉插管注射一定量肝素全身抗凝后，将插管连接至蠕动泵。

3. 钳夹试验　注射初始剂量葡萄糖（根据不同动物模型探索剂量），一般为 100~300mg/kg BW，使血糖迅速升至较高水平后持续输入并调节葡萄糖输注量，每 5 分钟采集血样监测血糖，通过调节葡萄糖输注量，使血糖水平维持在 14.0±0.5mmol/L。并且在钳夹试验开始前、开始后第 1、5、10、15 分钟（Ⅰ相胰岛素分泌）、钳夹期间每隔一段时间（每隔 30 分钟）以及稳态时任意两个时间点（Ⅱ相/最大胰岛素分泌量）采血并保留血样，用于测定血清胰岛素，绘制胰岛素分泌曲线。最终根据稳态的 GIR 值及胰岛素分泌曲线判断胰岛 β 细胞功能状态。

4. 注意事项　在高血糖钳夹试验中，应特别注意实时监测动物的血糖水平。特别是胰岛功能紊乱的动物模型中，由于胰岛素分泌功能的缺陷，常会导致初始剂量糖负荷后，血糖突然增加，且高糖状态持续不下降，此时应密切关注试验动物的状态，避免高糖昏迷致死。另外，根据不同的模型选择合适的糖负荷的初始剂量。

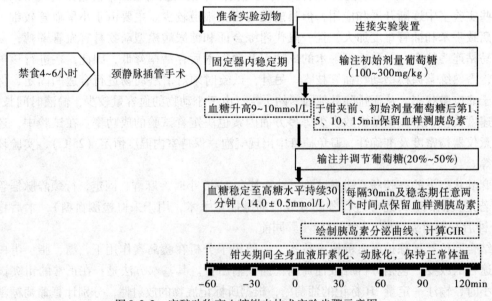

图 9-3-2　麻醉动物高血糖钳夹技术实验步骤示意图

（三）低血糖钳夹

1. 手术　实验动物麻醉并固定，行颈静脉插管手术，术后稳定一段时间开始试验。

2. 连接装置　测定初始血糖后，经静脉插管注射一定量肝素全身抗凝后，用三通管将插管连接于微量注射仪（恒速输入胰岛素）和蠕动泵（输入葡萄糖）。

3. 钳夹试验　首先恒速输入胰岛素，剂量为 1.5mU/（kg·min）（此剂量根据动物模型不同适当选择），其后每 5~10 分钟尾尖取血监测血糖，使血糖缓慢降至正常水平以下（小于 5.5mmol/L），此时可输入一定量葡萄糖液，并调节其输注量使血糖稳定下降并维持在 2~3mmol/L 约 30 分钟，依据试验目的之不同，采集血样或组织样本进行检测。

第四节　应 用 范 例

血糖钳夹技术在临床前药理学研究领域中的应用范围包括量化评价胰岛素敏感性、胰岛 β 细胞功能、抗糖尿病药物的药理作用研究、作用机制探讨等。上述的三种钳夹实验中，高胰岛素正常血糖钳夹和高血糖钳夹在药理学研究中较常用，下面分别举例描述两种钳夹的具体应用。

一、高胰岛素正常血糖钳夹的应用

大量流行病学研究调查表明，IR 在 2 型糖尿病、血脂异常、肥胖、动脉粥样硬化、高血压、冠心病等疾病的发展过程中扮演了重要的角色，公认为 IR 是这些疾病的共同发病基础，这使人们更加清晰地将这些疾病通过 IR 联系起来。高胰岛素正常血糖钳夹技术是评价 IR 的金标准，常应用于相关疾病实验动物模型特点的评价及相关治疗药物药理作用的研究。

1. 模型建立　在抗代谢综合征或 2 型糖尿病药理学研究中，常需要购买或建立用于评价疾病的实验动物模型，包括胰岛素抵抗、代谢综合征或 2 型糖尿病动物模型。高胰岛素正常血糖钳夹可用于评价比较正常动物和模型动物的胰岛素抵抗状态，确定模型的形成时间和胰岛素抵抗程度等。

2. 药效学评价　评价药物（临床前、上市后）干预后对模型动物胰岛素敏感性的改善作用，如评价胰岛素增敏剂类新药及具有胰岛素增敏作用药物的药效及作用机制。

3. 胰岛素抵抗与其他疾病的关系　在代谢综合征相关疾病如高血压、脂肪肝、高血脂动物模型中，评价胰岛素抵抗状态与疾病的相关性。

应用实例：采用高胰岛素正常血糖钳夹试验，评价一种新型的胰岛素增敏剂类药物 Chiglitazar，对 MSG（mono sodium glutamate）诱导的具有代谢综合征特征的肥胖大鼠模型的胰岛素敏感性的改善作用。

在本研究中，受试药物：Chiglitazar，属于胰岛素增敏剂类新药，阳性对照药物为罗格列酮（Ros）。实验动物：MSG 肥胖大鼠，具有代谢综合征特征的模型动物（Con），同时选择正常 Wistar 大鼠为正常对照组（Nor）。MSG 肥胖大鼠灌胃 Chiglitazar（剂量分别设为 5、10、20mg/kg），每天一次，连续约 3 周，采用高胰岛素正常血糖钳夹技术评价正常大鼠、MSG 肥胖大鼠及灌胃 Chiglitazar 和 Ros 各组动物的胰岛素抵抗状态。

实验结果：钳夹试验稳态时的平均 GIR 值结果显示（图9-4-1），MSG 肥胖大鼠（Con）的 GIR 值低于正常 Wistar 大鼠（Nor）（$P<0.01$ vs Nor），表明 MSG 肥胖大鼠模型具有胰岛素抵抗的特点；药物治疗后，罗格列酮和 Chiglitazar 各剂量组动物的 GIR 值与 Con 组相比显著增加，表明 Chiglitazar 能够显著改善 MSG 肥胖大鼠的胰岛素抵抗状态，且与阳性药物 Ros 作用相当（$P<0.01$ vs Con）。

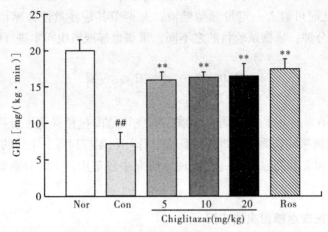

$^{\#}P<0.05$, $^{\#\#}P<0.01$ v.s.Nor; $^{*}P<0.05$, $^{**}P<0.01$ v.s.Con

图 9-4-1　Chiglitazar 提高 MSG 肥胖大鼠的胰岛素敏感性

二、高血糖钳夹的应用

在 1 型和 2 型糖尿病中，都存在 β 细胞分化、再生，胰岛素合成、储存、分泌等功能变化，这些变化最终导致胰岛素分泌不敷代谢的需要。因此，胰岛 β 细胞功能的改变是"质及量"的动态变化。高血糖钳夹中，通过静脉输注葡萄糖使血糖升高并维持在一定的高血糖状态，葡萄糖负荷后的 0～10 分钟内的胰岛素分泌反映第 I 相胰岛素分泌量，钳夹期间每 30 分钟取血、稳态后的血胰岛素均值即为最大胰岛素分泌量，通过绘制胰岛素分泌曲线可动态监测胰岛素分泌功能的改变。因此，高血糖钳夹技术主要用于测定胰岛素早期和晚期分泌量，是经典和公认的方法。该技术也常应用于评价疾病实验动物模型特点及相关治疗药物药效学的研究中。包括：①发现早期或潜在的 β 细胞功能缺陷；②评价抗糖尿病药物的疗效；③糖尿病防治和发病机制研究。

应用实例：采用高血糖钳夹试验，评价代谢综合征模型动物 MSG（mono sodium glutamate）诱导的肥胖小鼠的胰岛素分泌功能，并在该模型中评价 DPP4 抑制剂西他列汀（Sitagliptin）对胰岛素分泌功能的影响。

在本研究中，受试药物 Sitagliptin，是一类新型抗糖尿病药物。实验动物 MSG 肥胖小鼠，是一种具有代谢综合征特征的模型动物（MSG），同时选择正常 ICR 小鼠为正常对照组

（Nor）。考察 MSG 肥胖小鼠的胰岛 β 细胞功能特点及 Sitagliptin 对胰岛素分泌功能的直接影响。

实验结果：钳夹试验中胰岛素双相分泌曲线结果显示（图9-4-2），与正常小鼠相比，MSG 肥胖小鼠（MSG）空腹血清胰岛素水平显著升高，具有高胰岛素血症特征；MSG 小鼠糖负荷后 1 分钟时的胰岛素分泌能力以及钳夹稳态期的最大胰岛素分泌量明显低于正常小鼠（$P<0.05$），提示 MSG 小鼠胰岛素分泌功能紊乱，具有 I 相分泌缺失和最大胰岛素分泌能力降低的特点；Sitagliptin 可提高 MSG 小鼠 I 相胰岛素分泌能力，且增加最大胰岛素分泌量（$P<0.01$ vs MSG）。

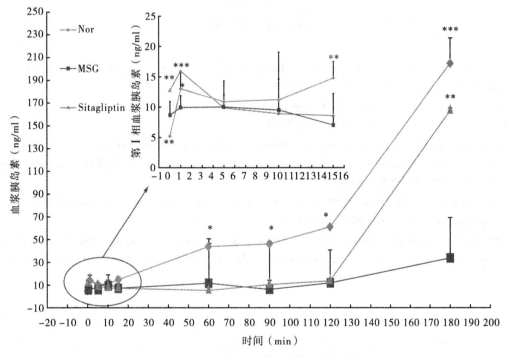

图 9-4-2　Sitagliptin 改善 MSG 肥胖小鼠的胰岛素分泌功能

三、低血糖钳夹的应用

低血糖钳夹常用于临床分析糖尿病患者出现低血糖反应的原因。长期用胰岛素治疗的 1 型糖尿病患者极易发生无意识性低血糖反应，与糖尿病病程及严格血糖控制有关。应用低血糖钳夹试验评价并分析其原因，发现在低血糖状态时，1 型糖尿病患者缺乏分泌胰高血糖素的能力，由于患者反复发作的低血糖，降低了触发对抗调节激素释放的血糖阈值；另外，在低血糖钳夹中还发现 1 型糖尿病患者的交感神经活性和肾上腺素能受体活性下降，与年龄因素一起，导致对低血糖的反应性下降。

总之，高胰岛素正常血糖钳夹与高血糖钳夹，是评价机体胰岛素抵抗及胰岛 β 细胞功能的金标准。早期，国内主要将这两种钳夹技术应用于临床糖尿病人群发病机制及早期临床试验药效学评价的研究中（如胰岛素药效临床评价），限于该技术操作的复杂性、需特殊设备、费用较高等特点，在基础药理学研究中受到了一定限制。近年，随着实验室条件改善及设备更新，越来越多的药理学研究实验室开始应用血糖钳夹技术。胰岛素抵抗是代谢综合征、糖尿病及高血压、冠心病、动脉粥样硬化等多种疾病发生发展的共同土壤。胰岛β细胞功能变化也是近年糖尿病领域中的研究热点。因此，血糖钳夹技术不仅能够用于糖尿病和代谢综合征研究领域，也为其他相关的基础药理学研究和药效学评价提供了一个很好的实验技术平台。

（刘率男　申竹芳）

参 考 文 献

1. Insel PA, Liljenquist JE, Tobin JD, et al. Insulin control of glucose metabolism in man: a new kinetic analysis. J Clin Invest, 1975. 55（5）: 1057-66.

2. DeFronzo RA, Tobin JD, Andres R. Glucose clamp technique: a method for quantifying insulin secretion and resistance. Am J Physiol, 1979. 237（3）; E214-23.

3. Burnol AF, Leturque A, Ferre P, et al. A method for quantifying insulin sensitivity in vivo in the anesthetized rat: the euglycemic insulin clamp technique coupled with isotopic measurement of glucose turnover. Reprod Nutr Dev, 1983. 23（2 B）: 429-35.

4. Kraegen EW, James DE, Bennett SP, et al. In vivo insulin sensitivity in the rat determined by euglycemic clamp. Am J Physiol, 1983. 245（1）; E1-7.

5. Grunstein HS, James DE, Storlien LH, et al. Hyperinsulinemia suppresses glucose utilization in specific brain regions: in vivo studies using the euglycemic clamp in the rat. Endocrinology, 1985. 116（2）: 604-10.

第十章　微透析技术在神经药理学研究中的应用

　　众所周知，哺乳动物的器官是极其复杂的，其中又包含有复杂的化学作用体系。在实验研究中，这些器官组织通常被处理成细胞或者亚细胞级别来进行化学分析。这种传统的分析方法虽然能够有效的分析各个分离的组织，但是却不能准确确定化学反应与部位之间的联系和化学反应在组织中发生的确切情况。而一直以来，科研工作者通常采用的用于确定组织生物化学反应位置的诊断采集方法，如血液、体液采样等，则显得过于繁琐。而微透析技术（microdialysis，MD）作为一种新型活体细胞外液生化采样分析技术，其最大优点就是在基本不干扰体内生命过程的情况进行在体（in vivo）、实时（real time）和在线（on line）的取样，可在麻醉或清醒的生物体上使用，特别适合深部组织和重要器官的活体生化研究。且所取样品是由透析膜透析而来，其中大多不含蛋白质、酶等大分子物质，样品稳定性高。其亦作为一种给药途径，将药物直接递送到指定位置，从而可避免药物经过人体大循环系统带来的不良反应和危害。总的来说，微透析技术是一种将灌流取样和透析技术结合起来并逐渐完善的从生物活体内进行动态微量生化取样的新技术。值得一提的是微透析技术目前已成为神经药理学、实验神经生理学和神经化学的重要研究工具之一。

第一节　微透析技术的发展历史

一、微透析技术的出现

　　微透析技术的基础理论是半透膜的选择透过性。最初人们研究选择透过现象，实验材料基本局限于细胞膜、膀胱膜等生物膜。后来随着材料科学的发展，人工半透膜的发明，这一理论才逐渐显示出其实际价值。

　　微透析一词起源于20世纪50年代后期，最早由美国和瑞典的研究人员提出。1958年，Kslan最早设想将半透膜技术应用于生物取样实验中，他在发表的论文中描述一种边透析边提取血液中的极性类固醇物质的方法。这为后来研究者对微透析技术的认识设定了一个大致的范围。后来的实际应用也证明微透析技术最有可能解决神经化学实验中遇到的不可连续取样和取样繁琐问题。而且现代微透析取样技术就是由早期神经化学实验室中的灌流取样技术发展和延伸而来的新技术。早期试验中，研究者们构思在动物组织内植入一个"人工毛细血管"，用生理溶液（灌注液，perfusate）对其进行灌注，然后通过分析渗透液中的物质来反映组织液中物质组成。后来微透析技术逐渐发展为一种新型的生物采样技术，最初主要用于研究脑内神经递质的释放。

二、微透析技术的早期发展

19 世纪 60 ~ 70 年代，微透析技术作为一种新型取样技术，得到了较广泛的应用，并得到了一定的发展。1961 年，Gaddum 在前人研究的基础上发明了一种推拉式灌流取样技术，并把它应用于脑细胞外神经化学物质的浓度变化监测。在此之后，这项技术在实际应用中得到许多改进完善，曾广泛的应用于脑中许多部位的神经递质的检测。1966 年，Bito 等人运用离子交换色谱法分析了受测物的浓度，这也是人类科学历史上首次应用透析原理对脑内细胞外液中神经化学物质进行取样分析的试验。在试验中，狗的顶叶及额叶中被植入了一个内部充满了葡聚糖生理盐水的"透析囊"（dialysis sac），在狗正常生活 10 周后，手术取出"透析囊"中的透析液，运用了离子交换色谱法测定了其中氨基酸的浓度。

1972 年，Delgado 和他的助手们将推拉式灌流技术与"透析囊"相结合，设计成一种与现代使用的透析探头结构原理相似的装置——"透析棒"（dialytrode），将其植入猴的尾核头部和杏仁核内，灌流的同时收集透析液，并用气相色谱法分析透析液中的多巴胺（DA）浓度。这可以说是一项里程碑的试验，试验中的联用技术可以称为是微透析技术的第一次系统研究，也是人们现在所用的微透析技术的雏形。但是微透析取样的一大特点就是取样量少，而当时的分析仪器要求测试液必须达到一定的量，正是由于分析技术不能够与微透析取样技术完美匹配，微透析技术在整个 70 年代未能再得到深入的研究应用。

三、微透析技术的后期发展

在微透析技术的后期发展中，做出贡献最大的可以说是瑞典科学家。19 世纪 80 年代，瑞典研究者们通过不断的努力，微透析技术才得到进一步改进，透析探头的体积做得越来越小，种类也越来越多样。同时，由于高灵敏度的分析方法的发展，两者极大地刺激了微透析技术的推广应用。从 21 世纪 80 年代至今的 20 多年时间内，微透析技术得到了蓬勃发展。目前，各实验室所使用的微透析装置模式大同小异，都是由 21 世纪 80 年代的瑞典学者们设计而来的。此后，由于微透析技术的优势，其应用范围也越来越广，基本上每一种分析方法都会涉及微透析领域。发展至今，探头的种类已可以满足在各类器官组织中取样的要求，如脑、肝、胆和血管等。比较传统的与分析仪器联用的有液相色谱仪、毛细管电泳仪等。1986 年，Westerink 和 Tuinte 首次利用高效液相色谱电化学检测器在线分析了脑部植入探针的清醒小鼠的神经递质的释放。1997 年，Tucci 等人运用毛细管电泳和激光诱导荧光检测器仅用了 6 秒钟就分析了脑微透析样品中的谷氨酸浓度。微透析技术的优越性逐渐体现。

第二节 微透析技术的基本原理

透析是指穿过膜的选择性扩散过程。可用于分离分子量大小不同的溶质，低于膜所截留阈值分子量的物质可扩散穿过膜，高于膜截留阈值分子量的物质则被保留在半透膜的另一侧。微透析技术是以透析原理为基础的在体取样技术，是在非平衡条件下（流出的透析液中待测化合物的浓度低于它在探针膜周围样品基质中的浓度），用灌注液灌注埋在组织中的微透析探针，组织中的待测化合物沿浓度梯度扩散进入透析液，又被连续不断地带出，从而达到从活体组织中取样的目的，通过测定流出液即透析液中待测物的浓度来研究组织待测物水平，这是一种动态的连续取样方法。原理如图 10-2-1。

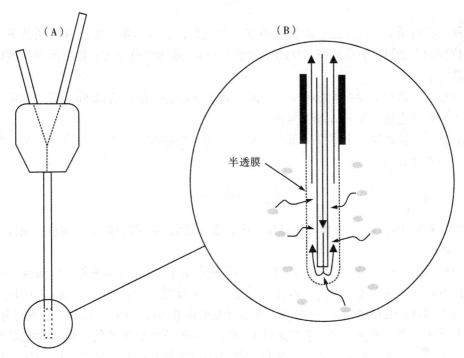

图 10-2-1　微透析技术的基本原理

　　微透析技术的基本原理是：在机体组织内植入一根极细的透析管（称为微透析探针，microdialysis probe），用于模拟体内细小的血管，透析管中流动的人工生理溶液则模拟了血液。透析膜的本质是半透膜（semipermeable membrane），透析膜具有一定的截留分子量（一般 5～50KU），只有分子量小于截留值的化合物才可以自由通过透析膜，在组织液和灌注液之间进行物质交换，如小分子药物和水分子；其他大分子则不能通过透析膜，如蛋白质大分子。灌注液以一定的速度通过微透析探针，在膜的两侧则产生了浓度梯度。如果探针周围组织中药物的浓度大于灌注液中的浓度，药物会扩散进入探针中；相反，如果灌注液中药物的浓度大于组织中的浓度，药物则由探针内进入组织中。由于灌注液的流速一般在 0.5～5μl/min，探针回路中不会产生压力，由此引起的超滤现象则可忽略。超滤（ultra filtration，UF）又称错流过滤（cross filtration），是一个压力驱动的膜分离过程，它利用多孔材料的拦截能力，将颗粒物质从流体及溶解组分中分离出来。物质通过透析膜的扩散遵守 Fick 扩散定律。

　　扩散定律是由 A Fick 提出的，故又称菲克（Fick）定律，包括 Fick 第一定律和 Fick 第二定律。第一定律用于稳态扩散，即扩散过程中各处浓度及浓度梯度不随时间变化；第二定律用于非稳态扩散，即扩散过程中各处浓度和浓度梯度随时间发生变化。

Fick 第一定律是 A Fick 在 1855 年通过实验导出的。他指出在稳态扩散过程中，扩散流量 J 与浓度梯度 dc/dx 成正比：

$$J = -Ddc/dx$$

D 称为扩散系数，是描述扩散速度的重要物理量，它表示单位浓度梯度条件下，单位时间单位截面上通过的物质流量，D 的单位是 cm^2/s。式中的负号表示物质沿着浓度降低的方向扩散。

但由于实际情况下稳态扩散很少，大部分属于非稳态扩散，所以 Fick 第二定律应用较广，微透析采样也适用于 Fick 第二定律。

Fick 第二定律由第一定律推导而来。在非稳态扩散过程中，若 D 与浓度无关，则 Fick 第二定律的表达式为：

$$\delta c/\delta t = D\delta^2 c/\delta x^2$$

式中的 t 为时间。这个方程不能直接应用，必须结合具体的初始条件和边界条件，才能求出积分解。

微透析取样时样品量一般只有 $1 \sim 10\mu l$，因为透析时流速极慢。另外，收集样品时，透析过程也不可避免地会稀释样品。因而样品量少、浓度低（$1pmol/l \sim 1\mu mol/L$）是其取样特点，故常用高效液相色谱法（HPLC）和高效毛细管电泳法（HPCE）对样品进行分析。

如上所述，微透析取样在非平衡条件下进行，透析液中测得的化合物浓度明显低于取样探针周围样品基质中的实际浓度，而我们研究的目的是获得组织间隙中受测化合物的浓度。于是人们用体内相对回收率（relative in vivo recovery）来修正测量值，即先测定透析管内透析物的浓度和组织间隙中透析物浓度的比值，再根据这个比值推测组织中的浓度。此内容在下文中会详细讲解。然而，以上对回收率的测定都是假设细胞间隙的化学物质浓度稳定的情况。事实上，随着疾病进程的改变，组织间液的浓度会有所变化。如血-脑屏障通透性改变，形成水肿，颅内压（intracranial pressure，ICP）改变，脑温度的波动和胶质细胞形成过多等均会导致探针周围化学物质浓度的改变，而先前测定的回收率显然会有所改变。因此，在使用微透析时必须定期进行测定以修正回收率。

第三节　微透析取样分析

一、微透析探针

原则上，只要一种微透析探针可植入，它就可用于局部组织生物化学采样。微透析采样所需设备少，成本低，这也是许多不同方向的研究者选择在实验中运用微透析采样的原因。微透析系统一般由微透析探针、连接管、收集器、灌流液和微量注射泵组成。微透析探针是核心部件，由透析膜（管）与入液管和出液管连接而成。微透析可以根据实验要求和药物的性质，选择应用不同类型的探针进行实验。微透析探针有多种形式，按其构造大致可分为 4 类：①同心圆式探针（cylindrical probe 如图 10-3-1A）；②线性探针（linear probe 如图 10-3-1B）；③柔性探针（flexible probe 如图 10-3-1C）；④分流探针（shunt probe 如图 10-3-1D）。

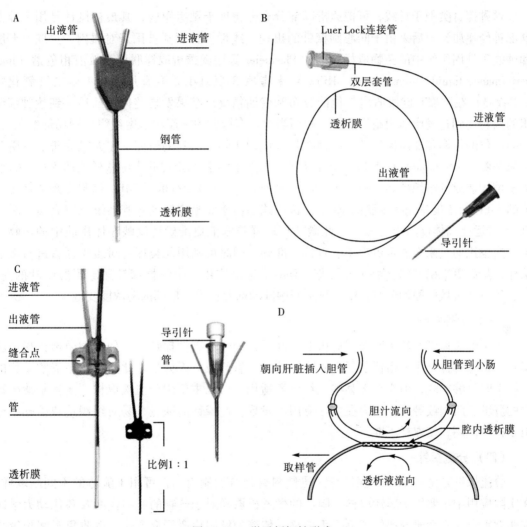

图 10-3-1 微透析探针形式

（一）同心圆探针

这种探针的主要构造是一个同心套管，透析膜在套管的顶端。灌流液在内管流动，通过透析膜，达到采样点。探针一般直径为 250～350μm。这类探针主要用于脑部取样，也有报道称其亦可用于眼部取样。实际应用时，探针外部套管可固定于颅骨上，探针可插入待测的脑部区域，因而可以实现神经递质释放的实时监测。材质上讲，这种形如大头针型的探针是刚性结构，因此很难被固定在血管和内部器官等柔软组织上，同时动物的移动也可能引起探针内部套管刺穿透析膜或血管壁，更严重地可以撕裂植入部位的组织，因而此类探针很少应用于清醒动物的血管或内部组织器官。

（二）线性探针

这种探针类似于针线，可把透析膜部分充分包埋于靶组织内，其最初设计是用于监测脑部神经递质，但后来由于同心圆探针的出现，线性探针逐渐被用于对肌肉、皮肤、肝脏和肿瘤等外周组织中的药物取样。例如 Plasmeier 等用微透析取样联用高效液相色谱（high performance liquid chromatogram，HPLC）来考察 3-氨基-1, 2, 4-苯并三嗪-1, 4-二氮氧化物（SR4233）在肿瘤和健康肌肉部位的分布和代谢情况。结果发现整体用药后，到达肿瘤组织的药物比到达健康肌肉组织要少。然而当对埋有探针的肿瘤和肌肉组织分别局部给药时，肿瘤部位的代谢却比肌肉活跃。线性探针也应用于经皮给药的研究。在大鼠皮肤上涂用 5-氟尿嘧啶（5-fluorouracil，5-FU）乳膏剂后，用线性探针测定皮肤中细胞外液的 5-FU 浓度。由于植入造成的组织破坏最小（无出血、水肿），能够被持续取样 24h。结果发现离体皮肤中的 5-FU 的浓度是完整皮肤的 40 倍，这可能是由于完整皮肤的脉管系统比较完整，对 5-FU 的转运比离体皮肤更有效，因此微透析取样技术能更准确地反映在体皮肤中的药物浓度。这也比通过采血测定更简单、直接、准确。同时可利用此类探针对组织器官进行多点采样，从而更准确获得药物分布数据。Davies 等就应用三个线性探针测定了肝中叶的前、中、后三个区域的酚的分布，结果显示肝中叶的前部比中、后部的酚浓度要低。

（三）柔性探针

为了解决血管及软组织的微透析取样问题，相较于刚性探针，一种柔性微透析探针应运而生。这种探针主要由覆盖了半透膜的熔融硅管组成。因为尽管此探针用在清醒动物的血管上时足够柔软，但它对于某些组织仍不适用，所以主要用于血液取样，尤其是清醒动物的肝脏、肌肉或肿瘤。因为在实际应用中发现，此探针的缺点是易对组织造成损伤，或由于排斥作用，使取样不准。

（四）分流探针

分流探针是由一个线性探针与一段塑料管组合而制得的，可用于流体的不间断取样，在实际应用中主要用于胆汁取样。胆汁的微透析取样对于药物的肝胆代谢及药代动力学研究非常重要，它为研究提供了第一手信息。传统的肝胆代谢研究方法，有收集时间长等缺点，收集胆汁的时间一般需要至少 48h，长时间的收集会造成胆盐的严重流失及药代动力学参数的改变。分流探针的完全植入可以通过塑料管使胆汁回流入小肠，从而降低了长时间的取样过程中胆盐流失量。这种方法也在实际试验中广泛的应用，Scott 等人利用分流探针成功的研究了苯酚及其代谢物在胆汁中的代谢和排泄。同时分流探针还可用于研究药物的肝肠循环（entero-hepatic circulation，EHC），Heppert 等人选用存在肝肠循环的药物，分别对 2 只大鼠用药，其中一只采用传统方法收集胆汁取样，另一只植入分流探针，不收集胆汁，直接取样。结果比较两者药物曲线的差异，发现有完整胆汁回流的具有更高的药物浓度。而收集胆汁测定的则相对较低，表明此药存在肝肠循环。

上述探针各具优点，其选用应按照实际情况而定。且如果按照连接的方式分类，又可将透析探针分为两大类：串联式，即透析膜与入液、出液管以串行的方式连接，这种连接方式适合脑、皮肤、血管等部位的取样，其优点是简便易行，一旦植入可随动物移动而移动，其缺点是要在出入口各打一孔，会对动物组织产生过多的损伤；并联式，即透析膜与入液、出液管以并行的方式连接，这种连接方式适合脑、脏器、肿瘤和血管等部位的取样，而且它通过立体定位仪能准确地定位到需测定的部位。此类探针包括环型、并列型、同心型和分流型。目前，国内也有人在开展新型探针的研究。实际应用时，探针的选择可参考表 10-3-1。

表 10-3-1 微透析在各组织中的应用

取样部位	应用举例	实验对象	探针类型
脑部	谷氨酸盐、甘氨酸、氨基乙磺酸浓度	鼠	同心圆
	血脑屏障	鼠	同心圆
	脑中不同部位利福平的浓度	人	同心圆
	金刚烷胺和美金刚的测定	鼠	同心圆
眼部	玻璃体液体取样测定阿昔洛韦	兔	同心圆
	普萘洛尔在眼部的药代动力学	兔	同心圆
皮肤	甲基尼古丁透皮吸收	人	线性
	聚合物对依诺沙星透皮吸收的影响	鼠	线性
肌肉	头孢曲松在肌肉中的浓度	鼠	线性
血液	头孢曲松在血液中的浓度	鼠	柔性
	曲匹西隆的测定及其药代动力学研究	鼠	柔性
肿瘤	SR4233 在肿瘤中的分布和代谢	鼠	线性
胆汁	胆汁中酚及其代谢物	鼠	分流
肝脏	肝的代谢	鼠	线性
同一器官多探针同时取样	对肝中叶（前、中、后三个部位）取样，研究代谢及分布	鼠	线性
不同器官多探针同时取样	胆汁、血样和肝中酚的分布	鼠	分流、柔性

微透析探针的外径一般为 $150 \sim 500\mu m$，现在国内外采用微透析探针的外径一般为 $300\mu m$，使用时有效透析膜的长度和探头直径要根据取样部位选择，并按照待测化合物选择其截留分子量。探针的截留分子量一般在 $5000 \sim 50000$，商品用探针常在 $9000 \sim 18000$。分子量越大穿膜效率越低，膜管材料常选用生物相容性和稳定性较好的材料，从而使之不与体内成分发生反应，如纤维素、聚碳酸酯/醚、乙腈-甲代烯丙基磺酸钠共聚物等。膜孔径需均匀一致，灌流液是生理性溶液，与细胞外液渗透压相等。

　　微透析取样的具体操作步骤可大致分为 3 步：①用具有一定截流分子质量的半透膜制成透析管，安上进水与出水管即成为微透析探针（microdialysis probe），探针有不同类型，目前应用最普遍的是同心圆型，现代实验中探针均可购买，所以这一步可以省略；②植入探针，实验时先将动物麻醉，脑部取样时头部固定于立体定位仪上，将微透析探针按动物立体定位图谱垂直或水平地插入动物特定脑区，其他组织探针的植入按照实验所需，当然也可采用无麻醉操作法；③探针埋入后灌流液由微量注射泵以低流速注入探针，到达探针的顶端透析管处与被取样的机体发生物质交换，进入膜的化学物质被连续流动的灌流液带出探针，因而这种取样方式是一种动态连续的过程。

二、微透析取样的校正

　　由于微透析取样不可避免的引起了待测物质浓度的降低，所以一直以来困扰人们的一个问题就是如何对取出的样品进行准确可靠的校正。早期的工作中，有人用体外校正的方法对探针的回收率进行校正，这是由于以前的理论研究认为决定相对回收率是膜的性质，因而体外相对回收率可以代替从活体取样的实际回收率。而由于实际被测物质在体内和体外的传导阻力及分析物质的性质是不一样的，所以这种方法逐渐被弃用了。为了得到受测物质在细胞间液的实际浓度，相对回收率（relative recovery，RR）是一个必不可少的参数。相对回收率的广义表达为：

$$RR = C_{outlet} - C_{inlet} / C_{ECF} - C_{inlet}$$

　　其中，C_{outlet} 为透析液中受测物浓度，C_{inlet} 表示灌流液中的药物浓度，C_{ECF} 细胞外液中的浓度。

　　为确保微透析取样校正方法的可靠性、准确性，人们在这方面做了很多研究工作。其中探针回收率是影响微透析结果的重要因素，它取决于取样部位的生物学性质、透析膜的物理性质（材料、孔径、长度及几何形状等）、待测物质的分子量、灌流速度、压力、生物体本身的健康条件和生物节律等。目前测定回收率的方法主要有以下几种。

（一）外标法

　　当只需要计算被测物质相对浓度的变化时，就可简单地采用体外回收率法。具体的操作是在取样后，将探针放入已知浓度的标准溶液中，用与体内实验相同的流速灌流探针。达到稳定状态后收集灌流液并进行检测。测定浓度与标准溶液浓度之比就是体外回收率，且此方法适宜在取样后立即进行。因为外标法没有考虑体内的生理因素对回收率测定的影响，此法虽简单易行，但检测结果不能严格地等同于实际的回收率，只有体内因素对实验结果影响不大时才选用此法。

（二）内标法

　　这种方法的操作是往灌流液中加入已知浓度且性质与被分析物质相似的另一种物质做内标物，内标物不仅在扩散性质上与被分析物一致，而且还要在体内的代谢过程中也尽可能一致，测出的透析率即作为被分析物的回收率。除选择内标物的局限性大等限制因素外，内标法总体来说操作简单、省时，所以应用较广。

（三）反透析法

这种方法是假设被测物从两个方向通过半透膜的速度是同等的。在灌流液中加入一定浓度的内标物（Cic），在与体内透析相同的条件下操作，测定透析液中内标物的浓度（Cec），体内回收率（R_{in}，vivo）可用下式计算：

$$R_{in} = (1 - Cec/Cic) \times 100\%$$

操作中本法要求内标物具有生物惰性，尽可能与被测物相似。

（四）低流速法

有文献称当灌注流速小于 50nl/min，待测化合物分子量小于 500Da 时，相对回收率可达 95% 以上。低流速法是将灌流速度尽量降低，一般控制在 50nl/min 以下，使回收率尽量达到 100%，此时便无需进行回收率校正了。此法取样体积很少（一般要求在 5μl 以下），不但对仪器的检测灵敏度要求极高，而且由于流速慢、取样时间长极易造成样品的挥发或还原性物质的氧化，并导致微透析的时间分辨率降低。

（五）外推至零流速法

外推至零流量法是通过测定在不同流速下灌流液中的药物浓度，并对结果进行非线性回归，外推至流速为零时的浓度即为组织中的药物浓度。由于流速为零，理论上组织中细胞外液浓度和透析液中浓度相等。

（六）零净通量法

在零净流量法中，配制一系列不同浓度药物的灌流液进行微透析实验，如果细胞外液中的药物浓度大于灌流液中的浓度，药物会沿浓度梯度进入探针，反之，药物会沿浓度梯度进入组织。当两者浓度相等时，就没有药物的净扩散。这时以药物在灌流液中的浓度为横坐标，药物的浓度变化为纵坐标作图，结果应为一直线，与横轴的交点所对应的浓度即为组织中的浓度，斜率为相对回收率。零净流量法因为以药物本身作对照，所以结果更为准确，但本法费时。

虽然减小流速或者增加半透膜的面积都可以提高相对回收率，但是时间因素、时间与空间分辨率必须考虑在内，所以微透析试验中必须综合考虑多种因素，选择适合的矫正方法。

三、微透析与分析设备的联用

微透析采样的一个必不可少的部分就是分析设备，由于微透析取样量极少，一般不多于 10μl，所以分析设备必须具有需样量少的特点，即高选择性和高灵敏度。因为微透析装置的主要组件是具有选择性的透析膜，加之有目的的分析，微透析本质上可认为是一个体内传感器。几十年前微透析的推广遇到瓶颈就是因为分析技术达不到要求，但后来随着液相色谱分析技术的发展、紫外红外分析仪器的逐步精细和电化学方法的应用，过去分析需要几十毫升的样品如今只需要几十微升即可分析得有效数据，这也为取样节省了大量的时间。发展至今，MD-AS（microdialysis analytical system）系统及其他 MD-AS 也受到较多关注。前者包括 MD-液相色谱仪（MD-liquid chromatography，MD-LC），MD-毛细管电泳仪（MD-capillary electrophoresis，MD-CE），MD-质谱仪（MD-mass spectra，MD-MS）或 MD-串联质谱仪（MD-MS/MS），MD-生物传感器（MD-biosensor，MD-B）。后者包括 MD-酶测定仪（MD-mnzymatic assays，MD-EA），MD-火焰原子吸收光谱仪（MD-flame atomic absorption spectrometry，MD-FAAS），MD-化学发光仪（MD-chemiluminescence，MD-CL），MD-中红外传感器（MD-mid-infrared sensor，MD-mIRS），MD-红外光谱仪（MD-infrared spectrometry，MD-IR）等。

分析样品的重要一步就是样品的分离。高效液相法或者毛细电泳分离法都可以迅速分离多种分析物，满足实验要求。现从微透析与高效液相仪、毛细管电泳仪、质谱仪和生物传感器的联用讲解样品的分析。

（一）微透析与液相色谱仪的联用

液相色谱法是一种已经广泛应用到微透析中的技术，可以分析儿茶酚胺、氨基酸和药物的代谢产物等。一些非蛋白结合物样品可以不经过处理直接注入高效液相仪。微透析探针采集的透析液属于亲水性的离子性溶液，所以 HPLC 中的反相色谱和离子交换色谱尤其适用于样品的直接分析。填充了孔径较小的层析柱如微柱或毛细管液相柱的高效液相仪比普通的分析速率和分辨率都要高。试验中透析液排出管会与高效液相仪直接相连，并有信号器控制，这也减少了样品暴露于空气下的概率。

在使用 MS-LC 仪时，必须保证采集和分析了所有透析液并在上一次完全洗脱后再进行下一次采样，由此保持持续供样和同步显像。MD-LC 是最具代表性且使用最广泛的一类 MD-AS，目前主要用于药动学（pharmacokinetics，PK）研究和体内化学成分检测。最近比较流行的是采用微内径柱液相层析，它能使取样容积达到最小，提高实际分辨率，避免了液相色谱仪分析时间不固定而引起的时间分辨率降低。

（二）微透析与毛细管电泳仪的联用

相较于 LC 仪，CE 仪具有灵敏度更高、分析速率更快等优点，尽管效率可能不比 HPLC 仪，在低灌注速度下，CE 仪仍可保持高分辨速率、低损耗，这是 HPLC 仪所不能实现的。而且毛细管区带电泳（capillary zone electrophoresis，CZE）和胶束电动毛细管色谱（micellar electrokinetic capillary chromatography，MEKC）的发展弥补了早期 CE 仪产热高的缺点。

目前 MD-CE 仪向着小型化和实用化发展。由于其时间分辨率高，所以它更倾向于应用在脑部研究中，如神经递质类，它在脑内的释放和重摄往往在几秒钟内完成，使用 MD-CE 仪能够快速敏感的分析短时间内收集的小体积样品。

（三）微透析与质谱仪的联用

质谱仪分析的最大特点就是可对未知物质进行定性分析。目前，多采用串联质谱仪等多维分析方法，即使用两台质谱仪分别作为分离和分析仪器，使受测物的分离和分析在同一系统中完成。质谱仪可以分析极低浓度的样品，这与微透析的取样浓度被稀释特点相符，所以此方法可认为是检测透析液的理想选择。

（四）微透析与生物感应器联用

生物感应器是对生物物质敏感并将其浓度转换为电信号进行检测的仪器，是由固定化的生物敏感材料作为识别元件，如固定化的酶、抗体、抗原、微生物和细胞等。虽然实际应用时生物感应器响应时间长，但其优点在于定量准确，简化校准并延长持续时间。由于透析膜的选择透过性可以对细胞外液进行滤过，所以生物感应器在使用时可以避免传感器活性受损。

生物感应器的分析范围非常广，包括葡萄糖、乳酸盐、氨基酸等。其发展趋势也与其他检测设备相同，向着小型化、实用化、稳定化发展。有实验称已实现了 MD-B 仪的小型化，使流经与较低流速（0.5ml/min）的 MD 探针组装时，回收率达 90%，并具有长期稳定性。

总之，MD 仪能在对实验动物的生理系统造成最小干扰的情况下进行化合物的连续采样。在 MD-AS 系统中，以 MD-LC 仪的使用最为普遍，MD-CE 仪、MD-MS 仪和 MD-MS/MS 仪具有高灵敏度和良好的时间分辨率，且 MD-MS 仪，MD-MS/MS 仪可用于待测物的定性和连续定量分析，MD-B 仪尤其适用于一些特殊领域，如对葡萄糖的检测等。实际应用时具体使用哪一种分析设备则取决于实验室条件和实验具体要求。

第四节　微透析技术的应用现状

微透析技术发展五六十年来，已经得到了广泛的应用，尤其是在哺乳动物试验和临床病例研究中。涉及学科包括神经科学、皮肤药理学、肿瘤学、药代动力学与药效学等。

一、微透析在神经科学中的应用

由于微透析的设计初衷就是解决神经科学研究中存在的问题，所以近年来微透析技术相比于其他学科，在脑组织各种病理生理探索性试验、神经生物化学中得到了更加广泛的应用。微透析技术作为一种有效的给药途径，可避开血脑屏障将药物直接作用于缺血脑组织，提高了药效分析和药物代谢动力学研究的水平。目前，主要通过分析透析液中内生的神经递质、能量代谢产物浓度等直接衡量药物的治疗效果，这有助于探讨药物作用的机制，为脑缺血疾病的治疗开辟了蹊径。

（一）神经递质类

脑缺血或者其他脑损伤可能引起脑细胞外液中神经递质及其代谢产物的紊乱。代谢产物主要分为两类：兴奋性氨基酸（excitatory amino acids，EAA）和抑制性氨基酸（inhibitory amino acids，IAA）。兴奋性氨基酸包括谷氨酸（glumatic acid，Glu）、天冬氨酸（aspartate，Asp）、缩胆囊肽-8（cholecystokinin，CEK-8）等；抑制性氨基酸包括氨基丁酸（aminobutyric acid，GABA）、牛磺酸（taurine，Tau）、甘氨酸（glycine，Gly）等。递质类包括多巴胺（DA）、去甲肾上腺素（noradrenaline，NA）、5-羟色胺（5-HT）等单胺类递质以及乙酰胆碱（acetylcholine，Ach）、组胺等，其紊乱程度与脑缺血的时间和程度有关，所以对这些物质的测定有助于脑组织监测。

1. 兴奋性氨基酸　EAA 主要指 Glu 与 Asp，它们主要存在于神经末梢的突触囊泡内，兴奋传导至末梢时，末梢膜电势去极化，它们被释放到突触间隙，作用于突触后膜的特异性受体，完成兴奋性突触传递及其他生理作用。过量的 EAA 对神经系统具有神经毒性，可造成特异性受体的失活称为兴奋性毒性作用。近年来微透析技术在检测兴奋性氨基酸方面得到了广泛应用，很多实验都得出了积极的结果。例如，Cauli 等人运用脑微透析技术阻断了脑中的 N-甲基-D-天冬氨酸（NMDA）受体，发现这一措施可有效延迟或阻止大鼠因急性肝衰竭而引起的死亡，延长存活时间并增加存活率。于海玲等人联合使用脑微透析技术和 HPLC，测量了实施了单侧迷路切除术的大鼠前庭神经内侧核（medial vestibular nucleus, MVN）中多种氨基酸浓度的改变，发现术后双侧 MVN 中氨基酸失调种类不同，且在前庭补偿后该失调减少。俞晨等人运用脑微透析技术在大鼠脊髓损伤后大脑中枢 EAA 水平变化研究中，发现脊髓损伤后，脑内 EAA 水平的一过性升高，说明大脑皮质、脑干网状结构正常状态对脊髓易化作用在脊髓损伤后所依赖的神经递质水平受到显著影响，并验证了微透析技术可以较好地检测其动态变化。李健等人将脑微透析技术运用到临床上，发现在动脉瘤显微手术中临时阻断载瘤动脉会影响脑局部 EAA 水平。

2. 多巴胺　多巴胺在脑内主要负责大脑的情欲、感觉，负责兴奋性信息传递，研究表明，其分泌也与成瘾性有关，脑微透析技术也多用于多巴胺浓度的测定。例如，Ferris 等人对清醒、可自由移动的大鼠使用脑微透析技术，发现 HIV-1 蛋白 Tat 诱导 DA 转运的改变，为进一步研究 Tat 诱导的神经毒性或功能障碍提供了依据。在高海拔处常有缺氧症及其他一些病理学症状发生，但针对其对神经化学的作用却鲜有研究。Orset 等人将脑微透析技术应用于该领域，检测缺氧状态下（10% O_2，1h）的清醒大鼠的纹状体中的 DA 及其代谢物的含量，通过研究解释了 DA 释放的神经化学机制。Faro 等人使用几种不同的杀虫剂：MPTP、百草枯、代森锰、开乐散、滴滴涕、林丹和纹枯胺（各 1nmol/L）直接作用到 SD 大鼠的纹状体上，并使用脑透析技术检测它们对于 DA 释放量的影响，发现具有不同结构及生物化学活性的不同类别杀虫剂影响纹状体多巴胺能系统的方式不同，其中包括神经毒性。Cauli 等人在实验中向大鼠伏核中注射（S)-3,5-二羟苯甘氨酸（DHPG），利用脑微透析技术对脑内相关神经递质如 DA 及谷氨酸酯等进行监测，不同的神经元回路的活化，通过 DHPG 改变不同神经递质的量来体现，并且采用相似的方法发现，DHPG 可通过改变神经递质的分泌，调节神经机制的活动。

3. 5-HT　5-HT 在脑内主要参与多种生理功能及病理状态的调节，如睡眠、摄食、体温、精神情感性疾病。近年研究又表明，5-HT 在脑中含量的变化，可以影响血脑屏障通透性。研究中，5-HT 也可用微透析技术检测。Hirano 等人用适合剂量的 5-HT$_6$ 受体阻断剂和多奈哌齐应用在大鼠强迫游泳试验中，通过脑微透析技术对 5-HT 浓度进行监测，联合比较大鼠的游动时间，发现 5-HT$_6$ 受体阻断剂对人类可能具有抗抑郁作用。Yoshimoto 等人利用脑微透析技术，研究大鼠在窒息状态中，缺血或钾对于伏核中 DA 和 5-HT 释放量的影响，发现 DA 和 5-HT 的含量均有不同程度的增加，从而得出结论：ACC 神经元在短暂性神经损伤中，继续保持了神经功能如单胺合成和神经递质释放，而不能导致功能障碍或慢性神经退化。

4. 乙酰胆碱　乙酰胆碱是中枢神经系统中的重要神经递质，对于认知、记忆和学习等积极行为有重要作用。由于 Ach 在突触间隙会被乙酰胆碱酯酶迅速酶解转化为胆碱和乙酸盐，因此在脑的细胞外液中实际含量比较低（0.1~0.6nmol/L）。通过测定 Ach 含量或者其在具体环境、条件下的含量变化，有助于研究与认知障碍相关的疾病，如精神分裂症、老年痴呆症和帕金森病等，并可作为开发治疗该类疾病的药物的理论基础。其应用也较为广泛，吕允凤等人采用脑微透析技术，研究川芎嗪对大鼠脑内 Ach 释放的影响，发现皮下使用盐酸川芎嗪能够增加大鼠脑内不同脑区的 Ach 释放，且该作用与剂量相关。Persike 等人利用基质辅助激光解析电离飞行时间质谱（MALDITOF MS）结合脑微透析技术检测了小鼠脑微透析样品中 Ach 和胆碱的含量，有效地减少了分析所需的时间（每个样品约10s），并有望改进瞬时分辨率。Jamal 等人对自由活动的大鼠使用乙醛和乙醇，并使用脑微透析技术和 HPLC 技术检测中央前皮层中 Ach 量，发现抑制乙醛和乙醇代谢可减少 Ach 释放，且抑制前者比抑制后者导致的减少量大，可能为相关医学研究提供了进一步证据。

（二）能量代谢物质

在临床上，常用能量代谢的指标有葡萄糖（glucose，Glu）、乳酸（lactic acid，Lac）、丙酮酸（pyroracemic acid，Pyr）、乳酸/丙酮酸比值（lactate-pyruvate ratio，LPR）等，它们的含量变化可作为脑缺氧、缺血患者糖酵解程度和能量代谢紊乱情况的反映，但是它们作为相同物质，但在临床研究中的相关性却不同。应用微透析技术的最新研究成果为这一理论提供了直接依据。经典理论中，葡萄糖是大脑主要的供能物质，以往研究显示，正常状态下，脑内细胞外液中的葡萄糖是血液中的30%，而且脑细胞外液中葡萄糖的含量变化和血浆中的变化相比，存在一段延迟时间。而当出现脑缺血时，脑组织间液葡萄糖出现下降比血浆葡萄糖下降迟缓可达20min。这种延迟现象对于限制脑损伤的发展起到积极保护作用。然而，由于微透析技术还存在一些不足之处，导致透析液中糖类浓度测定存在一定不确定性，所以单独测定葡萄糖指标尚不能完全反映脑在缺血状态下的有关物质的变化，只有结合乳酸和丙酮酸等监测，才可以进行全面分析。长期以来，乳酸作为糖酵解的代谢产物，一直被认为对神经细胞有损害作用。但近年来人们注意到，脑内乳酸浓度的变化与临床脑缺血症状并不相符，由此认为乳酸不能作为一种脑缺血的有效指标。而 LPR 值是反映由缺血等引起细胞氧化还原状态改变的明显标志。丙酮酸来自糖的无氧酵解过程，组织缺血时，氧的供给量减少，糖酵解反应所占比重增加，丙酮酸向乳酸转化增加，LPR 值随之升高；随着组织内糖含量的降低，透析液中丙酮酸水平明显减少，LPR 值进一步增高，缺血症状恶化。一般 LPR 值大于25，就提示组织存在缺血的威胁。

（三）内外源性药物

通过脑微透析技术监测中枢神经递质含量及变化，可以评价药物在脑内的作用机制，从而为优化药物药效或药代动力学、给药途径提供理论依据。

1. 选择性5-HT 再摄取抑制剂　选择性5-HT 再摄取抑制剂（selective serotonin reuptake inhibitor，SSRI）的作用机制为，其通过抑制5-HT 在突触前膜处的再摄取，提高突触间隙5-HT 浓度，增强5-HT 的功能，从而产生治疗作用，适用于各种抑郁症引起的抑郁状态、焦虑症等神经症，也可用于创伤后应激障碍（posttraumatic stress disorder，PTSD）、月经前心境恶劣等。Kawahara 等人利用脑微透析技术对西酞普兰进行研究，发现长期使用西酞普兰可造成脑内胞外去甲肾上腺素的水平强烈降低，猜测其作用机制是由于 α_2-肾上腺素受体的敏化，且对于基底外侧杏仁核有特异性。Muraki 等人对大鼠使用了不同剂量的西酞普兰，利用脑微透析技术实时监测脑内胞外 5-HT 含量，发现重复进行低剂量西酞普兰（3mg/kg）治疗可加强其对胞外 5-HT 水平的作用，而高剂量西酞普兰（30mg/kg）重复治疗则无此加强作用。

2. 自由基清除剂　　自由基清除剂保护脑神经的作用机制是清除脑内自由基，可以通过微透析技术检测自由基含量评价一种药物的效果。Noor 等人对新生缺氧性贫血大鼠使用不同剂量的依达拉奉（5、50、100μmol/L），利用脑微透析技术进行分析，观察到 100μmol/L 依达拉奉使顺磁共振信号显著增加，说明依达拉奉可通过抑制脂质自由基的形成而减少新生大鼠脑中的神经元损伤，且此作用与剂量相关。Masaoka 等人对育有胎羊的母羊使用 400mg 别嘌呤醇，采用利用脑微透析结合 HPLC 技术检测母羊和胎羊脑中的别嘌呤醇和羟嘌呤醇浓度的方法，研究其对于间歇性部分脐带闭塞中产生的过氧化物经胎盘的抑制作用。研究发现别嘌呤醇可经母婴传递，进而推测其可用于宫内治疗，以抑制由于自由基升高造成的胎儿脑损伤。

（四）喹诺酮类药物

喹诺酮作为一类人工合成抗菌药，有着广泛的抗菌谱。细菌、病毒、真菌等多种病原引起的中枢神经系统感染常扩散到被膜、脑实质及脑血管等部位，而且严重的感染可留下后遗症甚至死亡。Christopher 等人应用微透析技术和兔肺炎球菌脑膜炎模型，检测左氧氟沙星的血脑屏障穿透力，研究中设定了 3 个不同的给药剂量（7、10.5、14mg/kg），药物经静脉注射后，在设定时间耳缘静脉取血，利用微透析技术取脑脊液样品进行 HPLC 分析。结果发现，3 组动物的血浆药物峰浓度分别为 3.9、6.4、10.3mg/L；脑脊液药物峰浓度分别是 3.8、5.7、8.6mg/L。血浆 0～8h 浓度时间曲线下面积分别是（29.7±6.3），（49.1±19.1）和（67.6±8.9）mg·h/L；脑脊液 0～8h 曲线下面积分别是（15.8±6.6），（37.3±7.8）和（46.4±20.9）mg·h/L。由此计算可得左氧氟沙星的血脑屏障穿透力分别为 53%，76% 和 68%，临床应用剂量下平均穿透力约为 66%。

（五）其他

微透析在脑研究中应用广泛，除上述研究外还在其他多方面如生物利用度、临床研究等有着密切联系。Vaka 等人通过对 SD 大鼠使用脑微透析技术，测定通过鼻内使用的神经生长因子（nerve growth factor，NGF）的生物利用度，发现含 0，0.1%，0.25% 及 0.5%（w/v）壳聚糖的 NGF 溶液的生物利用度分别为（0.37±0.06），（2.01±0.12），（3.88±0.19）及（4.12±0.21）ng/h·cm^2，并由此得出壳聚糖对鼻内使用的 NGF 具有增加生物利用度的作用的结论。Givehchian 等人运用脑微透析技术对两组实施了深低温停循环技术的猪进行研究，发现红细胞生成素具有神经保护作用。Bortolozzi 等人运用脑微透析研究了阿立哌唑在鼠脑内的作用，发现其通过活化 5-HT$_{1A}$ 受体，调节体内 5-HT 和 DA 的释放，通过比较其与氟哌啶醇的作用机制完全不同。Ueda 等人结合脑微透析和 ESR 技术分析了大鼠的海马区，发现左乙拉西坦能加强内源性抗氧化剂的作用，并具有神经保护作用。Erceg 等人运用脑微透析技术，发现长期口服昔多芬可能有利于肝性脑病的治疗。

二、微透析在药代动力学中的应用

微透析采样技术已用于对人类和动物的药代动力学研究，其一大优势就是减少了药代动力学研究中所需的实验动物或人的总数。典型的药代动力学研究需要大量的啮齿类动物，而且动物会被处死以便于取样，而微透析取样时，探头可以轻易地插入颈内静脉，这样就避免了在用药后特定时间处死大量的动物。液相色谱法等高灵敏度的分析方法的产生，也使得其可以运用于新药研发。为了更好地进行药代动力学研究，现在的试验中常采用多位点取样透析法。

（一）基于脑、血双位点微透析技术的研究

一直以来，脑内药代动力学研究对于了解中枢神经系统药物的药理作用及机制非常重要，由于血脑屏障（blood-brain barrier，BBB）的存在，很多药物在脑部的转运都不同程度的受到影响，所以脑内的药物浓度和血液中的药物浓度不完全一致。而脑部微透析取样技术能够检测到脑内特定部位细胞外液的游离药物浓度，与血液药物浓度结合分析，能够更客观真实地反应药物通过血脑屏障的速率和程度、药物在脑内的分布和清除状况等，这是以往采用血液和脑组织匀浆药物浓度推测脑内药代动力学的研究所不能比拟的。柔性探针的出现，也使得血液微透析成为可能。这种取样方法可以对清醒自由活动动物血液中游离药物的浓度进行动态观察，与传统的取血方式相比，避免了多次取血所造成的血容量减少及取血操作过程对动物的干扰，并且收集的透析液样品相对纯净，可以直接用于进样分析，免去了采血分析时一系列繁琐的前处理操作，为药代动力学研究提供了更加有利的手段。脑内、血管的双位点微透析实现了对清醒自由活动或麻醉动物血液和脑部的同步取样，能够监测血中和脑中药物浓度的动态变化，可以客观地反映药物在脑内的分布和清除状况，并由此避免因实验动物个体差异所造成的误差。

1. 研究血脑屏障对药物通过及其速率的影响　羟考酮是一种阿片类受体激动剂，目前主要用于中重度疼痛的治疗，近来研究表明在治疗疼痛方面有着与吗啡相似的作用，但与吗啡相比，它与阿片类受体的亲和力比较低，因此理论上作用强度较弱，但实际情况正好相反。Emma Bostrom 等人利用微透析技术研究了羟考酮的作用机制。微透析探针分别埋植在 SD 大鼠的纹状体和颈静脉，分别观察羟考酮在脑内和血液中的分布情况，结果显示羟考酮的浓度在血液、脑中都能很快达到血药平衡，并且测定结果显示脑中的药物浓度是血液中的 3 倍；后使用吗啡进行相同操作，当羟考酮和吗啡在血中浓度相等时，脑中的血药浓度前者是后者的 6 倍。这提示羟考酮通过血脑屏障是一个主动扩散过程，血脑屏障在药物传递过程中起着重要作用，就由此解释了上述情况。黄芩是一种使用广泛的中药材产品，Huang H 等人运用上述方法研究了血脑屏障对中药有效成分黄芩苷通过率的影响，结果显示 SD 大鼠在尾静脉注射黄芩苷 24mg/kg，30min 后，脑脊液的透析液中被检测到质量浓度是 344μg/L，血液中为 1250μg/L。这说明黄芩苷能够较快通过血脑屏障。

2. 研究药物在脑内不同区域的分布状况　任何一种药物的疗效都与其在作用部位的药物浓度有密切联系，如抗肿瘤药的疗效与肿瘤组织中的药物浓度关系密切。由于肿瘤组织的微环境和正常组织存在很大差异，多数情况下，肿瘤组织中的药物浓度与血药浓度并不

一致，所以血药浓度往往很难真实、客观地反映和评价药物的抗肿瘤效果，这就需要应用到微透析技术。Apparaju S K 等人在雄性 SD 大鼠左侧纹状体植入 C_6 神经胶质瘤细胞作为肿瘤区，右侧纹状体作为非肿瘤区，并分别植入探针，后静脉注射吉西他滨，检测其浓度变化。结果发现大鼠在静脉注射 25mg/kg 的吉西他滨后，在非肿瘤区和肿瘤区的 AUC 值分别为（4.52 ± 2.4），（9.82 ± 3.3）mg/（h·ml），肿瘤区细胞外液的 AUC 值大约是非肿瘤区的 2.2 倍，肿瘤区药物的聚集促进了吉西他滨对脑肿瘤的选择性治疗作用。

　　与肿瘤类似，部分中枢神经系统药物在大脑中的分布同样具有选择性，同样需要微透析技术来检测其在脑内不同区域的浓度。Tong X 等人观察了氨己烯酸在脑部不同部位的分布情况。氨己烯酸通过腹腔给药，微透析探针埋植在大鼠的大脑前额皮质和海马中收集细胞外液的样品，颈静脉埋植导管取血，高效液相色谱检测血液和脑中氨己烯酸的药物浓度。结果显示，氨己烯酸在血药浓度呈现剂量依赖性，且能够很快穿过血脑屏障到达前额皮质和海马区。当给药剂量为 500mg/kg 时，氨己烯酸在前额皮质和海马中的峰值浓度分别为 22.5，12.7μmol/L，前者大约是后者的 2 倍；当给药剂量为 1g/kg 时，结果仍然显示出同样的倍数关系。这就说明氨己烯酸在脑中的分布有区域选择性，前额皮质区明显高于海马区。

（二）基于皮肤、关节、血液微透析技术的研究

　　皮肤是人体最大且最易受外界因素影响的器官，现已证实其可作为局部和全身给药部位。研究表明经皮给药可维持相对恒定的有效血药浓度，避免口服给药等其他给药方式易引起的血药浓度峰谷现象，降低毒副反应。微透析技术因其可定位取样，在研究药物的皮肤吸收、分布方面有着独特的优势。Shinkai N 等人运用皮肤微透析技术考察了酮洛芬在口服和局部皮肤给药后，药物的吸收、分布差异。微透析探针埋植在膝关节炎模型大鼠的背部皮肤和左侧膝关节，通过颈动脉采血得到血浆样品。结果显示，口服酮洛芬之后在皮肤、膝关节、血中的最大药物浓度 C_{max} 分别为（20.1 ± 5），（4.4 ± 0.4），（5250.7 ± 1593）μg/L；皮肤局部给药之后，皮肤、膝关节、血中的最大药物浓度 C_{max} 分别为（297.5 ± 478），（2.7 ± 0.9），（65.3 ± 37）μg/L。虽然膝关节内药物浓度经皮给药比不上口服给药，但是通过观察其对药效学指标前列腺素 2（PGE2）的抑制作用，发现经皮和口服给药无显著性差异。考虑到经皮给后药血药浓度相对稳定，避免了药物峰谷现象对周围组织的毒副作用，因此，酮洛芬经皮给药优于口服给药。Mathy F X 等人运用微透析技术研究了抗真菌药物氟康唑在皮肤和血液中游离药物浓度的相互联系。探针分别埋植在大鼠的背部皮肤和右侧的颈静脉，左侧颈静脉和股静脉埋植导管，分别用来给药和采血。结果显示氟康唑（10mg/kg）通过静脉给药之后能够迅速渗透到真皮，真皮和血浆的药物分配系数为 1.02 ± 0.04，血液和真皮的游离药物浓度–时间曲线非常相似。经过实践证明，这对于考察药物在血液和皮肤中的分布、研究药物作用于皮肤的疗效和机制是非常重要的。

（三）基于血液、胆汁微透析技术的研究

　　肝胆作为药物排泄的重要器官，对于药物的排泄起着非常重要的作用，尤其有 p-糖蛋白表达的是肝胆小管的上皮细胞。Wu Q 将微透析探针埋植在大鼠的颈静脉和胆管分别取样，运用高效液相色谱进行分析，结果显示在给玄参苷后 15min，胆汁中即达到峰值

（533.83±110.38）mg/L，并且药物在胆汁和血液中的分配系数为986.28±78.46；在联合使用 p-糖蛋白抑制剂环孢菌素 A 之后，这个分配系数明显降到 6.41±0.56。这表明玄参苷在胆汁中集中消除，并且这个过程受 p-糖蛋白调节。Huang S P 等人研究南五味子酮在血液和胆汁的分布情况，将微透析探针埋植在 SD 大鼠的颈静脉和胆管，南五味子酮静脉注射给药后 15min，在血液中的药物浓度达到最大值 1.5mg/L，给药后 30min，在胆汁的药物浓度达到最大值 0.5mg/L；联合使用环孢菌素 A，南五味子酮在血液中的半衰期由 27min 增加到 57min，在胆汁中的半衰期由 84min 增加到 148min。这说明环孢菌素 A 能够延长南五味子酮在血液中有效浓度的作用时间。

利用微透析技术研究药物在血液和胆汁中的分布以及和 p-糖蛋白的关系，对于了解药物的肝胆排泄机制有非常重要的意义，为临床联合应用转运蛋白抑制剂以增加血药浓度、增强疗效提供了实验依据。

（四）基于三联或四联探针技术的药代动力学研究

肝、胆是药物代谢和排泄的主要器官，同时研究血液、肝脏、胆汁中药物的浓度变化，能够更好地了解药物吸收、代谢及排泄的特点，揭示三者的内在联系。

Tsai P 等人把微透析探针埋植在 SD 大鼠的颈静脉、肝脏中叶和胆管，小檗碱（10mg/kg）从股静脉注射给药，监测其药代动力学变化。结果显示，小檗碱在血、肝脏、胆管中的半衰期分别为（12.5±1.6），（29.4±5.7），（160.0±16.5）min。胆血分配系数为 7.2。给药后 20min，肝脏和胆汁中的药物浓度达到峰值，分别为 0.34，19.21g/l，血液中的药物浓度在给药后 10min 时达到峰值，为 1.81g/l，并且在整个实验过程中小檗碱在胆汁中的浓度都明显高于血中的浓度。这提示小檗碱的肝胆排泄是存在逆浓度差的主动转运。Lin L C 等人把微透析探针植入 SD 大鼠的颈静脉、纹状体、胆管中，进行天麻素的体内药代动力学研究。天麻素高、低剂量组（300，100mg/kg）经静脉给药，给药后 20min，药物在纹状体达到峰值浓度，分别为 5.2，1.4mg/L，血脑分配比率分别为 0.01±0.002，0.007±0.003。在给药后 15min，天麻素在胆汁中的浓度达到峰值，为 37.1mg/L。随后对天麻素及其代谢产物对羟基苯甲基醇（HBA）的深入研究显示，天麻素静脉注射以后不仅很快分布到肝脏和脑纹状体中，并且很快转换成 HBA，给药后 15min，HBA 在脑中达到 77.7μg/L。在肝脏达到 34.7g/l。

而且报道称，目前微透析技术已经发展到四联探针技术，即在麻醉动物体内同时插入四根探针，根据实验需要监测 4 种不同组织或同一组织 4 个不同部位的药物代谢动力学变化。

三、皮肤药理学中的应用

微透析技术在皮肤药理学的应用，是微透析技术发展到 20 世纪末才开始发展的新领域。1991 年，Anderson 等人利用微透析技术研究了乙醇在 7 名人体受试者身上的经皮吸收情况，并由此第一次提出了经皮微透析（cutaneous microdialysis）的概念。1998 年，Cross 等人利用微透析技术在人体受试者身上研究了皮肤刺激后的组胺释放，就此第一次提出了皮肤透析（dermal microdialysis）的概念。目前微透析技术在皮肤药理学的研究中应用广泛，如外用制剂的生物等效性、制剂的透皮吸收、监测皮肤炎症介质、皮肤组织的内分泌、中药经皮代谢等相关研究。该技术存在的一些局限，如亲脂性的成分测定、探针植入的重现性等，在一定程度限制该技术更深更广的应用。

（一）生物等效性的研究

食品及药物管理局（food and drug administration，FDA）于1998年颁布了用于评价外用制剂生物等效性的指南草案，其中规定使用药物的皮肤药代动力学（dermato pharmacokinetic，DPK）的参数评价外用制剂的生物等效性，包括药物在单位面积皮肤中的 AUC_t、C_{max}、T_{max} 等指标，但是该草案于2002年被撤回。C_{max} 作为评价药物生物等效性经常使用的指标，是评价全身系统给药生物等效性的关键指标，对于作用靶位不在皮肤的外用药物，使用该指标作为皮肤局部给药后生物等效性的评价还存在一定的疑问，药物经皮肤组织的代谢和药理作用很难用其他传统取样方法研究。

Tettey-Amlalo 等人利用皮肤微透析技术研究了酮洛芬凝胶剂在皮肤外用后的生物等效性。研究中分别在18名受试者前臂的内侧侧植入4根微透析探针，在植入探针处皮肤外用法斯通凝胶剂（酮洛芬含量2.5%，m/m），取样5h，用 UPLC-MS/MS 测定透析液中酮洛芬的浓度。同时考察药物不同浓度、探针植入的深度等因素对探针回收率的影响。用给药后 0～5h 内透析液中药物的 AUC_{0-5} 作为测定生物等效性的主要参数。结果显示，虽然酮洛芬作为脂溶性药物，但是依然有着较高的探针回收率。在体外回收率试验中，3组酮洛芬的浓度分别为 1，2，3μg/ml，探针的回收率为（67.50±1.84），（65.75±1.63），（69.20±0.43）%；对3个实验组 AUC_{0-5} 进行多因素方差分析（ANOVA），（$P>0.05$），AUC_{0-5} 置信区间在 80%～125% 范围内，3个实验组结果均显示具有生物等效性。该研究利用经皮微透析技术使用 AUC_{0-t} 作为评价外用剂型经皮吸收后生物等效性的指标，为皮肤外用剂型的生物等效性评价提供了参考意义。值得一提的是，在该研究中 UPLC 对于酮洛芬的分离时间仅为 1.1min，快速高效。

（二）监测皮肤炎症介质

传统方法对于局部皮肤炎症的观察往往局限于观察皮肤的颜色、温度、经皮失水量（transepidermal water loss，TEWL）的变化，很难对皮肤炎症反应时的各种炎症介质进行准确连续的观察。基于微透析技术实时、微创的优点，可以对皮肤在发生炎症时的相关炎症分子等进行准确、高效的监测。

Fulzele 等人用喷气燃料 JP-8 和二甲苯对 SD 大鼠背部皮肤进行暴露刺激2h，诱导急性炎症的发生。将线性探针（长10mm）植入到真皮层内，用 EIA 法测定微透析样品中 SP、CGRP、PGE2 变化。所用刺激物能显著的诱导 SP、PGE2 释放，对 CGRP 基本无诱导作用，并观察到 SP 拮抗剂、PGE2 抑制剂前处理实验组中，炎症诱导产生的 SP、PGE2 均减少。该研究利用皮肤微透析技术动态监测 JP-8 等刺激物刺激皮肤后导致的炎症介质释放，并进行了准确的定量。Patlolla 等人用壬烷、十二烷和十四烷对 SD 去毛大鼠背部皮肤进行刺激，通过皮肤微透析联用酶免疫法检测皮肤局部炎症反应时4种炎症标志物（SP、α-MSH、IL-6、PGE2）的变化。结果显示壬烷、动态十二烷刺激完大鼠的皮肤后，透析液中 SP、α-MSH、IL-6 量显著增加，而十四烷没有引起相关炎症因子的显著增加。相比十二烷和十四烷，壬烷刺激皮肤后 2h 内能显著的增加 PGE2 释放；壬烷、十二烷刺激皮肤后，IL-6 释放较为缓慢，但是在刺激 5h 后 IL-6 释放速度提升至 2～3 倍。研究结果显示 3 种刺激物从细胞水平上对皮肤真皮细胞的刺激性大小顺序为：壬烷>十二烷>十四烷。研究表明在化学刺激皮肤后，利用微透析技术监测皮肤炎症标记物的变化是一种高效、准确的方法。微透析探针植入皮肤后，经过 2h 的平衡，对皮肤组织正常的生理状况几乎不产生干扰，从而能更加准确地监测相关炎症分子的变化。微透析技术与现代分析仪器的联用可以对透析液中成分进行快速高效的分析，极大满足了研究的需求。

（三）监测皮下脂肪组织的内分泌

以往人们认为皮下脂肪组织仅仅是作为一个储存脂肪的部位，但最近越来越多的研究显示脂肪组织是重要的内分泌器官，能分泌脂肪因子、趋化因子、炎性细胞因子等，并通过分泌的生物介质来调节相关组织的各种代谢、炎症和免疫过程。但有关分泌的生物介质在脂肪组织中的确切分布研究还少有报道。Dostalova 等人用微透析技术监测了 9 名神经性厌食症女患者和 11 名正常受试者腹部皮下脂肪组织中瘦素的分泌。用 RIA 法测得在神经性厌食症患者和正常人体内脂肪组织中游离的瘦素浓度无显著性差异，分别为（2.36±0.25）和（2.59±1.99）ng/ml。用 ELISA 法测得神经性厌食症患者体内血浆中血浆瘦素可溶性受体（sOb-R）表达水平要远远高于正常受试者组，分别为（58.05±38.69）和（12.79±5.08）U/ml，$P<0.01$。研究表明神经性厌食症患者血浆中瘦素的浓度减低不是因为其在脂肪组织中分泌量减少，而与患者血浆中 sOb-R 高表达密切相关。

Dostalova 等人又用微透析联用流式荧光技术监测了 17 名健康妇女口服葡萄糖后，腹部皮下组织中脂肪因子在 24h 内的变化。研究结果显示，在脂肪组织局部范围内，IL-6、IL-8、MCP-1、HGF、脂联素、抵抗素、瘦素在 24h 观察期内有较大的波动范围。受试者口服葡萄糖后 1～3h 内，脂联素和抵抗素在脂肪组织中的浓度显著增加，瘦素和 PAI-1 的浓度降低，说明机体对葡萄糖的摄取能显著地影响脂肪组织的内分泌功能。研究表明利用微透析联用流式荧光技术能高效监测人类皮下脂肪组织中各种细胞因子、生物活性蛋白，从而能进一步研究相关代谢的机制，为研究皮下脂肪组织的相关代谢提供了新的思路和方法。

（四）研究皮肤外用剂型透皮吸收

一直以来，皮肤外用制剂的研究受到研究方法和分析设备的限制，但随着现代分析技术的不断发展，为皮肤外用制剂的研究提供了很大的方便。研究皮肤外用制剂经皮吸收的传统方法有体内和体外两种：体外研究主要采用材料为人工半透膜或动物和人的离体皮肤，离体研究结果不能准确反映药物在皮肤中的吸收、分布、代谢、转归等局部药代动力学过程；体内研究常规方法需要切下皮肤制备匀浆再分析其中介质或药物含量，无法满足微创、动态、精确定量等基本研究要求，也解决不了同位素标记的弊端。利用微透析进行原位取样，对周围组织影响小，具有可连续观察的特点，能克服传统方法所带来的局限性，特别适用于皮肤外用制剂的经皮吸收过程的研究，为相关研究带来了极大的方便。

Sun 等人用微透析技术联用超快速液相色谱法（ultra fast liquid phase chromatography, UFLC）监测抗真菌药物碘化康唑在大鼠皮肤外用后真皮组织中的浓度，并考察了自制探针的回收率。进样量为 10μl，最低定量限为 0.2μg/ml，碘化康唑的保留时间仅为 1.37min，内标的保留时间为 1.78min。碘化康唑在体外和体内校正实验中探针的回收率分别为 48% 和 34%；研究结果表明用微透析联用 UFLC 法测定碘化康唑经皮吸收后的浓度是一种高效稳定的方法。

Gao 等人用 LC-MS/MS 方法检测人血浆微透析样品中碘化康唑的浓度。为了提高监测效率和减少对探针植入周围环境的影响，微透析取样量一般比较小，一般 5~10μl 甚至取样量仅仅为 1~5μl，微量取样对分析设备提出了很高的要求。为了提高检测能力，很多研究者使用液相色谱联用质谱仪器对微量样品进行准确分析，如 Tettey-Amlalo 等人用 UPLC-MS/MS 测定酮洛芬经皮吸收后微透析样品中浓度。目前在皮肤微透析技术中常用灌流液为林格液和磷酸盐缓冲液，均含有难挥发性的盐，虽然微透析样品量少，但所含的难挥发性的盐依然会对质谱仪的离子源造成污染，而且由于取样量较小，很难对样品做出预处理。相比于使用液相色谱联用质谱仪测定微透析样品，Sun 等人用 UFLC 法测定微透析样品中碘化康唑的浓度，进样量为 10μl，碘化康唑的保留时间仅为 1.37min，既满足了微量测定的要求，又能进行高效批量测定。UFLC 作为一种高效的检测方法，分析速度快，对微量样品的检测能力强，这也为微量样品的检测提供了新的方法。

（五）研究传统中药的经皮代谢

中药的有效成分众多，体内外代谢机制复杂，利用微透析取样来研究中药有效成分经皮代谢后的皮肤药代动力学可避免多种影响因素，快速高效。

川乌、草乌等乌头属中药治疗风湿性疾病的功效显著，但该类中药含乌头碱等剧毒生物碱，目前对体外用乌头类中药的体内代谢过程了解较少，其安全评价尚未确立。Zhang 等人用微透析联用 LC-MS/MS 技术测定了乌头碱在大鼠体外经皮给药后血浆和皮肤透析液中的药物浓度，考察乌头碱日间、日内的稳定性均良好，探针的体内回收率为 (34.48±3.05)%。在不同 pH 环境中，乌头碱在碱性环境中不稳定并迅速降解，但是在酸性条件下稳定性较好。利用血浆超声萃取的方法十分简单方便，只需 1% 的三氯乙酸（含 10ng/ml 的盐酸普罗帕酮内标与乙腈液）沉淀蛋白等杂质后，用 LC-MS/MS 直接检测样品。该分析方法血浆用量少，样品处理方法简单，减少了乌头碱的损失，提高了检出率。研究表明利用微透析技术研究乌头碱经皮给药后的药代动力学，对安全评价乌头碱的使用具有重要的参考意义。

青藤碱具有明确的镇痛镇静、镇咳局麻、降血压、抗炎作用，是植物中较强的组胺释放剂。局部外用含青藤碱的制剂治疗类风湿关节炎，可以减低药物的不良反应和首过效应，提高患者的依从性，有很高的实用价值。Zheng 等人利用微透析联用 LC-ESI-MS 研究了青藤碱凝胶剂在大鼠腹部外用后的皮肤代谢动力学。微透析探针的体外和体内回收率分别为 (51.91±1.29)% 和 (34.6±0.76)%，最低定量限为 1.0ng/ml。研究结果显示利用该方法能够快速高效地监测青藤碱在大鼠皮肤中的代谢变化，青藤碱在皮肤中有去甲基化和羟基化的一相代谢。苦参中药效作用最强的生物碱是苦参碱和氧化苦参碱，广泛应用于病毒性肝炎、心肌炎、癌症、银屑病等疾病的治疗。Zheng 等人用微透析联用 HPLC-MS/MS 技术研究了氧化苦参碱的凝胶剂在大鼠外用后皮肤和血浆微透析样品中的代谢参数，氧化苦参碱在体内血管和皮肤探针回收率分别为 (31.17±6)% 和 (26.7±0.85)%；苦参碱在体内血管和皮肤探针的回收率为（39.6±4.7)% 和（41.1±1.7）% 。该研究首次阐明了外用氧化苦参碱经皮代谢后，氧化苦参碱及其代谢产物苦参碱在皮肤和血液中的动态代谢过程。微透析取样时间间隔为 2min，取样量为 5μl，快速高效。研究结果显示，由于皮肤中有关氧化苦参碱代谢酶的能力较低，使其在皮肤的代谢量远小于在全身机体中的代谢。

第五节　微透析技术的研究进展和展望

自微透析技术出现，到微透析技术逐渐完善，已经历了多半个世纪。这半个世纪以来，微透析技术得到了极大地发展。进入 21 世纪后，微透析依然在经历着变革，其研究进展无外乎分析方法的逐渐改进和应用领域的不断扩展。

微透析仪能在对实验动物的生理系统造成最小干扰的情况下进行化合物的连续采样。在 MD-AS 系统中，MD-LC 仪的使用最为普遍，MD-CE 仪、MD-MS 仪和 MD-MS/MS 仪因为具有高灵敏度和良好的时间分辨率，应用也较普遍，且 MD-MS 仪、MD-MS/MS 仪可用于待测物的定性和连续定量分析。近年来发展较快的是 MD-B 仪，其因为独特的结构理论，尤其适用于一些特殊领域，如对葡萄糖的检测等。近年来发展起来的多维分离是一种新型复合分离技术，与一维分离模式相比，它可以极大地提高峰容量，并能方便地调整分离选择性。多维 HPLC 仪接口技术已较为成熟，在复杂样品检测中占有重要地位。多维 CE 仪在蛋白质组学研究中的应用还在不断进行探索，其接口技术也将逐渐得以改善，这些进步无疑将为在线 MD 仪系统的完善提供支撑。在未来的发展中，MD-AS 系统还需进一步改进，例如微芯片的设计、检测器的多样性和多维分离的一体化，以及将微孔和毛细管柱都控制在极低流速，从而改善时间分辨率且延长冲洗时间；简化检测装置的外部连接以达到微型化，从而为临床使用提供便利等。MD-AS 系统之间的连接问题以及分析系统的灵敏度和小型化也将有待进一步改进。

另一种发展趋势是多位点采样技术，其由脑内单位点微透析技术发展而来，目前已证明基于多位点微透析技术的药代动力学研究方法是可行的，而且目前最新的进展是四位点采样技术。多位点采样技术的优势在于可以同时观察同一动物的血液及靶器官药物浓度及其随时间的变化程度，所提供数据的意义远大于传统方法（清醒自由活动状态下采样、对动物的干扰和刺激微小，各时点药物浓度之间具有移行性和连续性，有助于准确分析药物在体内吸收、分布的过程）。这种采样方法可以同时提供血液、肝脏、肾脏、胆汁中药物浓度及其随时间变化的数据，有助于准确的分析药物在体内代谢、排泄的整个过程。这些数据反映的是靶器官或靶部位细胞外液的药物浓度，与传统的组织匀浆采样检测方法比较，在探讨药物受体定位、配体亲和力强度、药物对递质、激素类物质释放与再摄取的影响等机制方面更具说服力。大大减少了实验所需的动物数量及个体差异带来的影响。微透析探针半透膜截留了蛋白质等生物大分子物质，不仅使透析液样本避免了酶解作用，还可以直接进入高效液相色谱或毛细管电泳等生化分析。

由于微透析采样是一个持续性过程，即使时间分辨率已经很高，但是其不可能达到神经电生理检测那样高的瞬时分辨率；目前的微透析探针最大截留分子量为 100kD，样品中的目标检测物受到探针孔径的限制，生物大分子无法进行透析并动态观察；设备及其耗材价格昂贵等，是微透析技术存在的局限性。至于微透析探针的植入可能造成组织损伤、血脑屏障的破坏、细菌感染等，可以通过操作及其他技术控制或减少发生概率，不会影响实验进行。可以预见，微透析多位点采样技术，特别是多位点微透析-高灵敏度化学检测技术的发展，将在阐明药物吸收、分布、代谢、排泄等体内过程、靶向性等方面发挥重要作用，特别是在中医药整体-动态、药动-药效相结合的研究方面有着不可替代的优势和广阔的应用前景。

微透析技术现已广泛应用于多个学科的研究，目前实验设备公司已有多种用于皮肤组织、大脑、肌肉组织、肝脏、静脉血管等组织器官的商业探针，产业化程度高，为各个学科的相关研究带来很多方便。微透析自身的特点使其在皮肤药理学中的应用潜力不断增加，特别是现在分析检测技术的快速发展，对微透析样品的分析趋于快速和微量，使微透析技术在皮肤药理学研究中越来越方便高效，其应用前景广阔。

脑微透析技术作为生物研究和临床监测的新型微创方法，近年来发展十分迅速，但同时也伴随着各种问题：微透析探针的置入对脑组织有一定的刺激，反复插拔探针可多次刺激脑组织，但是持续留置探针也易引起各种组织生化反应；机体的血脑屏障的通透性在探针置入后也可能增高；灌流液中某些离子浓度改变也可使脑内神经递质的释放量、能量代谢物质的收集产生误差。这些因素等可能影响透析结果对脑内真实情况的解释。目前，国内外针对这些不足之处的报道还很少。相信随着人们对这一技术的深入认识和不断探究，它将会更趋完善，从而在包括脑缺血在内的颅脑疾病领域中扮演重要角色。

在中医药领域，皮肤微透析（dermal microdialysis，DMD）的应用还不够广泛，主要是中药经皮给药新型制剂的吸收分布研究，如青藤碱的皮肤药物含量和药动学参数测定、葛根素皮下含量的测定等。近年来脂质体制备技术日趋发展，多用于局部经皮给药制剂，具有增加难溶性药物溶出、增强皮肤靶向性、增加药物在皮肤局部蓄积以及持续释放药物的特点，是经皮给药制剂的理想载体。利用脂质体技术开发中药新制剂目前已有报道，凌家俊等人利用 DMD 技术研究比较青藤碱脂质体贴剂与普通贴剂的药动学特性，认为脂质体贴剂具有更高的生物利用度且具有贮库效应。中药虽对多种病症疗效确切，但中药本身成分复杂，很难对其起效机制和代谢过程进行研究。近年来利用 MD 技术进行药动、药效学研究的方法日趋成熟，可以考虑将这一思路引入中医药研究。DMD 创伤小、患者依从性好，近年国外有大量关于 DMD 临床试验的报道，可以将 DMD 应用于中药临床研究，从而为阐明药效学机制以及中药新剂型的质量评价提供依据。DMD 技术不断发展并被广泛应用，促进了皮肤药理学的深入研究以及经皮给药系统的发展，但此技术仍有不足之处。首先，是重现性较差的问题，埋入深度和持续时间以及皮肤的差异会影响重现性，这些因素与探针提取率之间的关系是 DMD 方法学研究中的重点之一。目前在深度与回收率差异的相关性问题上还存在争议，需要进一步研究证明。其次，DMD 对亲脂性药物和高蛋白结合率的药物不敏感，虽有文献报道向灌流液中加入清蛋白可对结合型药物进行提取，但样品中引入的蛋白质需要预处理，因此亲脂性药物的提取方法需要优化。再次，埋入探针会诱发局部炎症和排异反应，使得取样持续时间受到限制，对皮肤炎症的研究也会产生一定影响。因而，如何改进 DMD 试验方法以降低炎症对试验结果的影响也是今后的研究重点。

总之，微透析技术作为一种尚未完全成熟的取样方法，其发展潜力是巨大的。

（史　源　张建军）

参 考 文 献

1. Christan Joukader, Hartmut Derendonf, Markus Mulle. Microdialysis a novel tool for clinical studies of anti-infective agents. Eur J Clin Pharmacol, 2001 (57)：211-219.

2. Roger K. Verbddck. Blood microdialysis in pharmacokinetic and drug metabolism studies, 2000 (45)：217-228.

3. 韩冬，班春林，崔黎丽，等. 微透析技术及在药学中的应用进展. 药学实践杂志，2005，23 (3)：139-143.

4. 陈敏. 微透析技术在生命科学研究中的应用. 科技视野，2005，14 (11)：10-12.

5. 丁平田，徐晖，郑俊民. 微透析技术在药代动力学和药物代谢研究中的应用. 药学学报，2002，37 (4)：316-320.

6. Malonne I Davies. A review of microdialysis sampling for pharmacokinetic applications. Analytica Chimica Acta, 1999 (379)：227-249.

7. Malonne I Davies, Joshua D Cooper, Serenity S Desmond, et al. Analytical considerations for microdialysis sampling. Advanced Drug Delivery Reviews, 2000 (45)：169-188.

8. Elizabeth CM de Lange, AG de Boer, Douwe D Breimer. Methodological issues in microdialysis sampling for pharmacokinetic studies. Advanced Drug Delivery Reviews, 2000 (45)：125-148.

9. Pradyot Nandia, Susan M Lunte. Recent trends in microdialysis sampling integrated with conventional and microanalytical systems for monitoring biological events. Analytica Chimica Acta, 2009 (651)：1-14.

10. Ralph Ballerstadt, Jerome S Schultz. Sensor methods for use with microdialysis and ultrafiltration. Advanced Drug Delivery Reviews, 1996 (21)：225-238.

11. 朱林，朱家壁. 微透析取样技术及在药代动力学中的应用. 国外医学药学分册，2002，29 (5)：296-301.

12. 樊官伟，高秀梅. 微透析技术及其应用进展. 时珍国医国药，2006，17 (9)：1781-1782.

13. Nele Plock, Charlotte Kloft. Microdialysis theoretical background and recent implementation in applied life-sciences. European Journal of Pharmaceutical Sciences, 2005 (25)：1-24.

14. 丁鸭锁，王汉东. 微透析技术的研究进展. 医学研究生学报，2005，18 (7)：653-656.

15. Ben HC Westerink. Brain microdialysis and its application for the study of animal behaviour. Behavioural Brain Research, 1995 (70)：103-124.

16. Elizabeth CM de Lange, Bert AG de Boer, Douwe D Breimer. Microdialysis for pharmacokinetic analysis of drug transport to the brain. Advanced Drug Delivery Reviews, 199 (36)：211-227.

17. Rebecca J Olson Cosford, A Paige Vinson, Shola Kukoyi, et al. Quantitative microdialysis of serotonin and norepinephrine：Pharmacological influences on in vivo extraction fraction. Journal of Neuroscience Methods, 1996 (68)：39-47.

18. 魏宇宁，张盈盈. 脑微透析技术在脑内研究中的应用. 中国药物应用与监测，2010，7 (2)：120-123.

19. 秦升，袁少华，华翔，等. 微透析技术在脑部喹诺酮类药物药代动力学中的研究进展. 中国药学杂志，2011，46（14）：1089-1091.

20. Paula R Powell, Andrew G Ewing. Recent advances in the application of capillary electrophoresis to neuroscience. Anal Bioanal Chem, 2005（382）：581-591.

21. Peter Matzneller, Martin Brunner. Recent advances in clinical microdialysis. Trends in Analytical Chemistry, 2011, 30（9）：1497-1504.

22. 韩金钊，胡晋红. 微透析技术在皮肤药理学中的应用. 中国新药杂志，2011，20（14）：1270-1275.

23. 柳琳，张幸国，李范珠. 微透析与分析系统联用的研究进展. 中国新药杂志，2011，46（19）：1457-1460.

第十一章　基因表达和蛋白表达技术在药理学研究中的应用

基因表达（gene expression）是指细胞在生命过程中，把储存在 DNA 序列中遗传信息经过转录和翻译，转变成具有生物活性的蛋白质分子。生物体内的各种功能蛋白质和酶都是由相应的结构基因编码的。蛋白质本身的存在形式和活动规律，如翻译后修饰、蛋白质间相互作用以及蛋白质构象等问题，仍依赖于直接对蛋白质的研究来解决。虽然蛋白质的可变性和多样性等特殊性质导致了蛋白质研究技术远远比核酸技术要复杂和困难得多，但正是这些特性参与和影响着整个生命过程。

第一节　基因转染技术及蛋白表达技术

一、核酸基因技术

（一）核酸提取技术

核酸提取主要是指将核酸与蛋白质、多糖、脂肪等生物大分子分离，是分子生物学的基本方法，是进行病原微生物检测，物种鉴定与起源、多样性评估及其亲缘关系、系统进化等常用研究手段之一，在疾病的核酸诊断中也起重要作用。现在常用方法有柱提取法、多效生物分子抽提法和自动化抽提系统等。

（二）聚合酶链式反应技术

聚合酶链式反应（polymerase chain reaction，PCR）是一种分子生物学技术，用于放大特定的 DNA 片段，可看做生物体外的特殊 DNA 复制。PCR 技术具有特异、快速、简便等很多优点，在短时间内可将所需目的基因扩增至数万至数百万倍。因此，PCR 在诊断遗传性疾病、检测临床标本中病原体的核酸序列、对法医学标本或单个精子作遗传学鉴定，以及分析激活癌基因中的突变情况等方面得到广泛应用。目前，常用的 PCR 法有多重 PCR 技术、实时荧光定量 PCR 技术、原位 PCR 技术及免疫 PCR 技术。

多重 PCR 技术可以对病原菌进行全面、系统、准确的检测与鉴定，且操作简单、快速，已被广泛应用于基因敲除分析、突变和多态性分析、定量分析及 RNA 检测等许多核酸诊断领域。但多重 PCR 方法的特异性和灵敏度低，存在优先扩增并且易形成引物二聚体。

荧光定量 PCR 能够精确定量核酸样品，被广泛应用于基础科学研究、临床诊断、疾病研究及药物研发等领域，如病毒的筛选、细菌病原体的检测等。荧光定量 PCR 具有高特异性和高精准性，进一步提高了目的基因检测的特异性和灵敏度，而且光谱技术与计算机技术的联合应用使其具有很好的可视性，与此同时又减少了工作量。但荧光素种类及检测光源具有一定的局限性且实验成本较高。

原位 PCR 是通过在单细胞或切片组织上对特异的 DNA 进行原位 PCR 扩增，然后采用 DNA 分子原位杂交技术、免疫组化或荧光检测技术检测细胞内特定核酸序列及其定位的分子技术。其不需要进行原位杂交且扩增结果可以直接观察，具有操作简便、流程短、省时等优点。但该法特异性较差，易出现假阳性，扩增效率较低。

与传统免疫学相似，免疫 PCR 是利用抗原抗体反应的特异性和 PCR 扩增反应的灵敏性而建立的一种微量抗原检测技术。将一段已知序列的 DNA 片段标记到抗原抗体复合物上再使用 PCR 方法将 DNA 扩增，用常规方法进行检测。其具有指数级的扩增效率和极高的敏感性。

（三）质粒构建及转化技术

该技术将目的基因和表达载体进行体外重组，获得重组表达载体，转化至受体细胞，鉴定和筛选阳性克隆，然后大量扩增，表达异源蛋白。

将质粒转化至原核及真核表达体系的主要方法有磷酸钙法、阳离子脂质体法、电穿孔法、反转录病毒及腺病毒介导法以及非脂质体转染法等。经典的磷酸钙法相对简便，结果可重复，适用于瞬时转染，但对细胞有一定的毒副反应，并且转染时需去除血清。阳离子脂质体法是将带正电的脂质体与带负电的核酸磷酸骨架形成复合物，被细胞内吞，适用于几乎所有细胞，转染效率高，重复性也较好，但转染时也需去除血清，且转染效果因细胞类型不同差异较大。电穿孔法采用高脉冲电压，破坏细胞膜电位，使细胞膜上形成小孔，DNA 通过小孔导入细胞内，但由于采用电压较大，细胞致死率高，并且 DNA 与细胞的用量大。反转录病毒及腺病毒转染可用于难转染的细胞，如原代培养细胞等，但是需考虑其安全因素。新型的非脂质体转染试剂，可以在存在血清的情况下对几乎所有细胞进行转染，包括许多原代培养细胞，转染效率高，细胞毒性小，已经成为应用较多的转染方法。

二、蛋白异源表达技术

自 20 世纪 70 年代以来，基因表达技术已渗透到生命科学研究的各个领域。蛋白异源表达体系主要用于基因功能研究、重组蛋白特性研究、重组蛋白制备/制药。蛋白异源表达主要包括两种体系，原核表达体系和真核表达体系。

（一）原核表达体系

原核表达体系是最早被采用进行研究的表达体系，这也是目前掌握最为成熟的表达体系。该项技术的主要方法是将克隆有目的 DNA 片段的载体转化至细菌中，通过 IPTG 或温度诱导其表达并最终纯化获得所需的目的蛋白。其优点在于能够在较短时间内获得所需蛋白产物，且成本相对较低。但原核表达体系存在许多难以克服的缺点，如目的蛋白常以包涵体形式表达，导致产物纯化困难，而且原核表达体系翻译后加工修饰体系不完善，表达产物的生物活性较低。根据蛋白表达调控方式不同，原核表达体系分为组成型和诱导型；根据表达产物定位不同可分为分泌型和不分泌型；根据产物溶解状况可分为可溶型、包涵体和分泌型。而根据菌属则原核表达体系主要包括大肠杆菌和链霉菌两种。

1. 大肠杆菌 大肠杆菌是最常用的原核表达体系，当重组质粒转化至大肠杆菌后，使其在宿主菌内表达目的蛋白，然后将表达的蛋白经过分离纯化，得到所需目的蛋白。提高外源基因表达水平的常用手段，就是将宿主菌的生长与外源基因的表达分成两个阶段，以减轻宿主菌的负荷。根据表达载体的启动子不同，常用的有温度诱导和药物（通常为 IPTG）诱导。若表达载体的原核启动子为 PL 启动子，则先在 $30 \sim 32\,^{\circ}\!C$ 培养数小时，使培养液的 OD600 达 $0.4 \sim 0.6$，然后迅速使温度升至 $42\,^{\circ}\!C$ 继续培养 $3 \sim 5h$；若表达载体的原核启动子为 tac 等，则 $37\,^{\circ}\!C$ 培养细菌数小时达到对数生长期后加 IPTG 至终浓度为 1 mmol/L，继续培养 $3 \sim 5h$，以诱导目的蛋白的表达。

缺点：没有转录后加工系统，不能识别和剪切内含子；缺乏翻译后加工系统，不能对翻译的蛋白质进一步修饰加工。

2. 链霉菌 链霉菌作为继大肠杆菌后的原核表达宿主，被广泛应用于工业生产中。链霉菌为革兰阳性菌，不同于大肠杆菌，它们具有单层细胞外膜，其分泌的蛋白可直接分泌到培养基中。虽然链霉菌的克隆体系较为完善，但是由于其直接引入外源基因的操作较大肠杆菌复杂，难以转化，并且诱导型的高表达载体的多样性也不如大肠杆菌，限制了其应用。

（二）真核表达体系

真核表达体系具备转录后加工以及翻译后修饰功能；表达的外源蛋白更接近于天然蛋白质，可实现真正的分泌表达，并可进行基因治疗，因此，利用真核表达体系来表达目的蛋白越来越受到重视。根据受体不同，真核表达体系又可分为酵母表达体系、昆虫细胞表达体系、哺乳动物细胞表达体系。

1. 酵母表达体系 最早用于基因工程的酵母是酿酒酵母，由于其发酵简单、快速，价廉，并具有翻译后修饰功能，因此得到广泛应用。随后人们又相继开发了裂殖酵母表达体系、克鲁维酸酵母表达体系、甲醇酵母表达体系等。目前，甲醇酵母表达体系是应用最广泛的酵母表达体系。甲醇酵母主要利用醇氧化酶的基因启动子（PAOX1）在甲醇诱导下表达外源蛋白。PAOX1 是一个强启动子，在以葡萄糖或甘油为碳源时，基因的表达受到抑制，而在以甲醇为惟一碳源时，PAOX1 可被诱导激活，表达外源蛋白。因此，甲醇酵母一般先在甘油中生长，培养至高密度，再以甲醇为碳源，诱导外源蛋白的表达，以提高蛋白表达产量，其表达的外源蛋白产量可达克级。但利用 PAOX1 表达外源蛋白时，需很长时间才能达到峰值，且甲醇是高毒性、高危险性化工产品，实验操作过程中存在不少危害性，并且也不利于表达产物应用于人体。因而那些不需要甲醇诱导的启动子受到青睐，包括 GAP，FLD1，PEX8，YPTI 等多种。酵母表达体系由于兼具原核以及真核表达体系的优点，正在基因工程领域中得到日益广泛的应用。

2. 昆虫细胞表达体系 杆状病毒表达系统是最常用的昆虫细胞表达系统，该系统通常以苜蓿银纹夜蛾杆状病毒（AcN PV）作为表达载体。AcN PV 感染昆虫细胞后，在感染的晚期，核多角体基因可编码产生多角体蛋白，多角体蛋白包裹病毒颗粒可形成包涵体。多角体基因启动子具有极强的启动蛋白表达能力，常被用来构建杆状病毒转递质粒。其基本方法是将多角体基因的启动子组装入质粒，在其下游插入多角体基因的两端侧翼序列，再在侧翼的中间加入多克隆位点。克隆有外源基因的转递质粒与野生型 AcN PV 共转染昆虫细胞后，可发生同源重组，外源基因插入到野生型病毒的相应位置。利用重组杆状病毒多角体基因破坏后在感染细胞中不能形成包涵体这一特点，可挑选出含重组杆状病毒的昆虫细胞。昆虫细胞表达体系容量大，可同时表达多种外源基因，具有很强启动子以及良好的翻译后修饰功能，但通过这种方法获得重组体的概率极低，且载体构建时间长，一般需要4～6周。

3. 哺乳动物细胞表达体系　与酵母和昆虫表达体系相比，哺乳动物细胞翻译后的加工修饰体系更加完善，产生的外源蛋白质也更接近于天然构象。外源基因的体外表达一般采用质粒表达载体，如将重组质粒导入 CHO 细胞可建立高效的稳定表达系统，而利用 COS 细胞可建立瞬时表达系统。

目前，病毒载体已成为动物体内表达外源基因的有力工具，在临床基因治疗的探索中亦发挥了重要作用。反转录病毒感染效率高，某些难以转染的细胞系可通过其导入外源基因，但反转录病毒可整合入宿主细胞染色体，具有潜在的危险性。腺病毒易于培养、纯化，宿主范围广。腺病毒载体的构建依赖于腺病毒穿梭质粒和包装质粒之间的同源重组，但是哺乳动物细胞内的这种同源重组效率很低，利用细菌内同源重组法构建重组体，效率会大大提高。痘苗病毒基因的分子量相当大，约 187kb，利用它作载体，同时插入几种外源基因，可构建多价疫苗。最近，人们在杆状病毒中插入巨细胞病毒的启动子，建立了高效的基因转移载体。由于杆状病毒是昆虫病毒，在哺乳动物细胞中不会引起病毒基因的表达，而且载体的构建容易，因而利用杆状病毒进行基因转移为我们提供了一条很好的途径。利用哺乳动物细胞表达外源基因时，大多数情况下不需要诱导。但当表达产物对细胞有毒性时，应采取诱导形式，可避免表达产物早期就对细胞产生影响。

综上所述，酵母和昆虫细胞表达系统蛋白表达水平高，生产成本低，但它们的加工修饰体系与哺乳动物细胞不完全相同，哺乳动物细胞产生的蛋白质更接近于天然构象，但其表达量低、操作繁琐。因此，选择表达系统时，必须充分考虑各种因素，如所需表达的蛋白质性质、实验条件、生产成本、表达水平、安全性等，权衡利弊后再选择相应的表达系统。

第二节　基因表达的检测技术

一、逆转录 PCRRT-PCR

反转录 PCR（reverse transcription PCR，RT-PCR），是将 RNA 的反转录（RT）和 cDNA 的聚合酶链式扩增反应（PCR）相结合的技术。RNA 先经反转录酶的作用合成 cDNA，再以 cDNA 为模板，扩增合成目的片段。该技术主要用于检测细胞中基因表达水平，细胞中 RNA 病毒的含量和直接克隆特定基因的 cDNA 序列，建立物种的 cDNA 文库。

RT-PCR 操作流程如图 11-2-1。

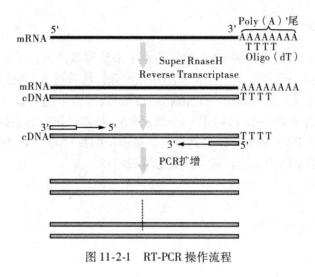

图 11-2-1　RT-PCR 操作流程

二、实时荧光定量 PCR

实时荧光定量 PCR（real-time PCR）是在 PCR 反应体系中加入荧光基团，利用荧光信号积累实时监测整个 PCR 进程，最后通过标准曲线对未知模板进行定量分析的方法，其实验原理如图 11-2-2。与传统 PCR 相比，定量 PCR 仪加装了荧光激发装置和荧光检测装置，PCR 扩增和检测同时进行，最终结果不需进行电泳检测，所以有效地避免了样品间的交叉污染。该技术已经被广泛用于监测细胞 mRNA 表达量的变化，比较不同组织的 mRNA 表达差异，验证基因芯片、siRNA 干扰的实验结果。real-time PCR 常用的两种方法分别为 SYBR

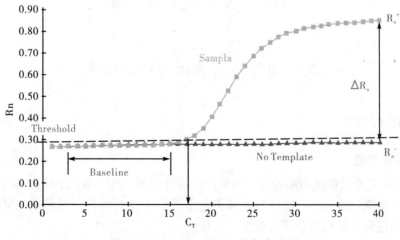

图 11-2-2　real-time PCR 的实验原理

green（荧光染料掺入法）和 TaqMan probe（探针法）。

三、Northern blot

Northern blot 是一种通过检测 RNA 的表达水平来检测基因表达的方法，首先通过电泳的方法将不同的 RNA 分子依据其分子量大小加以区分，然后通过与特定基因互补配对的探针杂交来检测目的片段。基本流程：首先需要从组织或细胞中提取总 RNA，或者再经过寡聚（dT）纯化柱进行分离纯化得到 mRNA。然后 RNA 样本经过电泳依据分子量的大小对被分离，随后凝胶上的 RNA 分子被转移到膜上。被标记的探针与 RNA 探针杂交，经过信号显示后表明需检测的基因的表达。基本步骤见图 11-2-3。

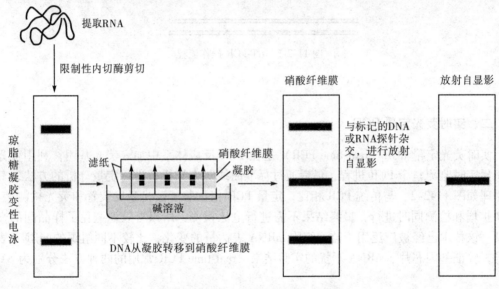

图 11-2-3　Northern blot 的基本步骤

第三节　蛋白表达的检测技术

一、SDS-PAGE

（一）基本原理

SDS-PAGE 主要根据蛋白质的分子量对蛋白进行分离，SDS 结合于蛋白的疏水区，破坏了蛋白的空间折叠结构，SDS 所带的电荷覆盖了蛋白本身的电荷，所形成的复合物呈长条形，电泳中的迁移率只与其分子量有关。

（二）应用范围

1. 蛋白分子量测定。

2. 蛋白纯度分析。

3. 蛋白浓度测定（免疫印迹第一步）。

4. 蛋白的分离和浓缩。

二、Western Blot

（一）基本原理

经过 SDS-PAGE 分离的蛋白质样品，转移到固相载体上，以固相载体上的蛋白质或多肽作为抗原，与对应的抗体起免疫反应，再与酶标记的第二抗体起反应，经过底物显色或放射自显影以检测电泳分离的特异性目的基因表达的蛋白成分。该技术也广泛应用于检测蛋白水平的表达。

（二）操作步骤

1. 变性样品　上样总体积一般以 $15 \sim 20\mu l$ 为宜，计算含 $40 \sim 60\mu g$ 蛋白（根据实验需要进行选择）的体积。举例来说，样品蛋白浓度为 $10\mu g/\mu l$，则上样量为 $60/10 = 6\mu l$，加上 LB $15/5 = 3ul$，最后用裂解液补齐到 $15\mu l$。上样前要将样品于变性仪中 $3 \sim 5min$ 使蛋白变性。

2. SDS-PAGE

（1）组装：玻璃板对齐后放入夹中卡紧，关键在于玻璃杯底端于电泳槽没有缝隙。

（2）制胶和灌胶：制胶配方见附录。灌分离胶时，枪头沿玻璃板放液，使胶面升到次高线以上 $1 \sim 2mm$，尽量不要灌入气泡。然后立即在胶上加饱和正丁醇封顶压平胶面。$45min$ 后倒掉饱和正丁醇，并用吸水纸吸干。将剩余空间用 5% 的浓缩胶灌满，然后将梳子水平插入浓缩胶中。$35min$ 后浓缩胶基本凝固。

（3）上样：往内槽加电泳液至没过内侧玻璃板后，两手分别捏住梳子的两边竖直向上

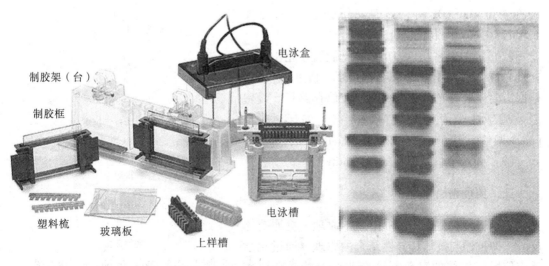

图 11-2-4　Western-blot 的实验用具和典型的显影图

轻轻将其拔出。样品经振荡器后，用加样器插至加样孔中缓慢加入样品。

（4）电泳：浓缩胶电泳时间1h，电压80V；分离胶电泳时间1.5h，电压160V。电泳至溴酚蓝刚跑出即可终止电泳。（一般要让目的条带跑过分离胶的1/3比较好）。

3. 转膜

（1）器材：转一块胶需准备6张5×8cm的滤纸和1张5×8cm的PVDF膜。

（2）剥胶：撬玻璃板时动作要轻，可一手固定玻璃板，另一手用尺抵住一边撬去一侧玻板。然后在缝隙内冲水冲起胶。将浓缩胶割去。然后割下5cm长的分离胶面。

（3）转膜：将夹子打开使黑的一面保持水平。在上面垫一张海绵垫，在垫子上垫三层滤纸、擀去其中的气泡。将分离胶用电转液润湿后铺于其上。可用手调整对齐。将膜浸润于甲醇溶液中10s左右，立即盖膜。盖膜后勿再移动。在膜上盖3张滤纸，最后盖上另一海绵垫。在转膜上方夹紧夹子。膜两边的滤纸不能相互接触，接触后会发生短路。

（4）电转：将夹子放入转移槽中，黑面对黑面，白面对红面。盖上盖子，然后将转膜装置于冰盒中。根据蛋白分子量的大小确定转膜时间，一般用150mA转移2.5h。

4. 免疫反应

（1）封闭：将膜移至含有封闭液的饭盒中，室温下脱色摇床上摇动封闭1h。

（2）一抗：根据marker，裁出合适的条带后放于底部铺了封口膜的小饭盒，然后均匀的将一抗（封闭液配）用枪敷于条带表面，静置于4℃冰箱过夜。

（3）二抗：室温下，用TBST在摇床上洗膜，5×5min；将二抗稀释液倒入小饭盒，每盒15~20ml，摇床上孵育1h后，再用用TBST在摇床上洗膜，5×5min（二抗一般稀释10000倍，用TBST配制）。

5. 化学发光，分析

（1）器材：短镊子，1ml枪及枪头，卫生纸。显色液分A和B两种试剂。每张膜大概需要0.5ml，在试管内混合。避光保存。

（2）定影：将托盘擦干后，把膜置于正中，浇上发光液，定影1~2min。同时对电脑进行设置。根据需要设置曝光次数与时间以及储存路径。设置完毕后，将膜附近的发光液吸干，托盘归位。Focus调整位置，焦距与亮度妥后，Return，Start。

（3）图像分析：Bio-Rad Quantity One

二、免疫组织化学

免疫组化，是应用免疫学基本原理—抗原抗体反应，即抗原与抗体特异性结合的原理，通过化学反应使标记抗体的显色剂（荧光素、酶、金属离子、同位素）显色来确定组织细胞内抗原（多肽和

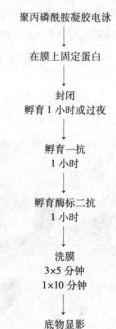

图11-2-5 Western blot过程示意图

蛋 白 质 ），对 其 进 行 定 位、定 性 及 定 量 的 研 究，称 免 疫 组 织 化 学 技 术（immunohistochemistry）或免疫细胞化学技术（immunocytochemistry）。

（一）标本

实验所用主要为组织标本和细胞标本两大类，前者包括石蜡切片（病理切片和组织芯片）和冷冻切片，后者包括组织印片、细胞爬片和细胞涂片。其中石蜡切片是制作组织标本最常用、最基本的方法，组织形态保存好，且能作连续切片，有利于各种染色对照观察，还能长期存档，供回顾性研究，石蜡切片制作过程对组织内抗原暴露有一定的影响，但可进行抗原修复，是免疫组化中首选的组织标本制作方法。

（二）抗体

免疫组化实验中常用的抗体为单克隆抗体和多克隆抗体。单克隆抗体是一个 B 淋巴细胞克隆分泌的抗体，应用细胞融合杂交瘤技术免疫动物制备。多克隆抗体是将纯化后的抗原直接免疫动物后，从动物血中所获得的免疫血清，是多个 B 淋巴细胞克隆所产生的抗体混合物。

（三）常用的染色方法

根据标记物的不同分为免疫荧光法、免疫酶标法和亲和组织化学法。亲和组织化学法是以一种物质对某种组织成分具有高度亲和力为基础的检测方法，这种方法敏感性更高，有利于微量抗原（抗体）在细胞或亚细胞水平的定位，其中以生物素-抗生物素染色法最常用。

（四）分类

1. **按标记物质的种类** 如按荧光染料、放射性同位素、酶（主要有辣根过氧化物酶和碱性磷酸酶）、铁蛋白、胶体金等，可分为免疫荧光法、放射免疫法、免疫酶标法和免疫金银法等。

2. **按染色步骤** 可分为直接法（又称一步法）和间接法（二步、三步或多步法）。与直接法相比，间接法的灵敏度提高了许多。

3. **按结合方式** 可分为抗原-抗体结合，如过氧化物酶-抗过氧化物酶（PAP）法；亲和连接，如卵白素-生物素-过氧化物酶复合物（ABC）法、链霉菌抗生物素蛋白-过氧化物酶连结（SP）法等，其中 SP 法是比较常用的方法；聚合物链接，如即用型二步法，此方法尤其适合于内源性生物素含量高的组织抗原检测。

（五）免疫组化操作步骤

1. 石蜡切片脱蜡至水。

2. 3% H_2O_2 室温孵育 5 ~ 10 分钟，以消除内源性过氧化物酶的活性。

3. 蒸馏水冲洗 PBS 浸泡 5 分钟×2（如需抗原修复，可在此步后进行）。

4. 5% ~ 10% 正常山羊血清（PBS 稀释）封闭，室温孵育 10 分钟，倾去血清，勿洗。

5. 滴加一抗工作液，37℃孵育 1 ~ 2 小时或 4℃过夜。

6. PBS 冲洗，5 分钟×3 次。

7. 滴加适量生物素标记二抗工作液，37℃孵育 10 ~ 30 分钟。

8. PBS 冲洗，5 分钟×3 次。

9. 滴加适量的辣根酶或碱性磷酸酶标记的链霉卵白素工作液，37℃孵育 10～30 分钟。

10. PBS 冲洗，5 分钟×3 次。

11. 显色剂显色 3～15 分钟（DAB 或 NBT/BCIP）。

12. 自来水充分冲洗，复染，脱水，透明，封片。

（六）从蛋白水平检测角度，免疫组化技术与 Western blotting、ELISA 的异同

1. 蛋白质免疫印迹，也是利用抗体抗原反应原理，结合化学发光等技术来检查组织或细胞样品内蛋白含量的检测方法。与免疫组化技术相比，定量可能更加准确；当然 Western blotting 也可定性和定位（通过提取膜蛋白或核蛋白、胞质蛋白分别检测其中抗原含量，进而间接反映它们的定位），但敏感性远远低于免疫组化技术。

2. 酶联免疫吸附试验，也是利用抗体-抗原-抗原结合反应原理来检查体液或组织匀浆中蛋白含量的检测。与免疫组化技术相比，定量最准确，是分泌性蛋白检测首选方法之一。

第四节　基因、蛋白表达技术
在病理生理和药理机制研究中的应用

一、基因敲除技术

（一）基本原理

基因敲除（knock out）是指通过一定的途径使机体特定基因失活或缺失的一种技术。通常意义上的基因敲除通过同源重组将外源基因定点整合入靶细胞基因组上某一确定的位点，以达到定点修饰改造染色体上某一基因的目的。它克服了随机整合的盲目性和偶然性，是一种理想的修饰、改造生物遗传物质的方法。目前，此方法主要应用于转基因动物模型的建立。

（二）利用同源重组进行基因敲除基本步骤（图 11-4-1）

1. 胚胎干细胞的获得　基因敲除最常用的胚胎干细胞来源于鼠。由于鼠种系 129 及其杂合体具有自发突变形成畸胎瘤和畸胎肉瘤的倾向，成为基因敲除的理想实验动物。

2. 基因载体的构建　把目的基因和与细胞内靶基因特异片段同源的 DNA 分子都重组到带有标记基因（如 neo 基因，TK 基因等）的载体上，成为重组载体。

3. 同源重组　将重组载体通过一定的方式（电穿孔法或显微注射）导入胚胎干细胞中，从而使得外源 DNA 与胚胎干细胞基因组中相应部分发生同源重组，重组载体中的 DNA 序列将整合到内源基因组中，最终得以表达。

4. 选择性培养基筛选已击中的细胞　目前常用的方法是正负筛选法（PNS 法），标记基因的特异位点表达法以及 PCR 法。

5. 表型研究　通过观察嵌合体小鼠的生物学形状的变化来了解目的基因变化前后对小鼠的生物学形状的改变，达到研究目的基因的目的。

6. 纯合子的获得　由于同源重组常常发生在一对染色体上的一条染色体中，所以如果要得到稳定遗传的纯合体基因敲除模型，需要进行至少两代遗传。

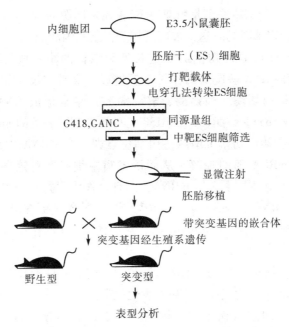

图 11-4-1　利用同源重组进行基因敲除基本步骤

（三）基因敲除技术的应用

1. 建立生物模型　基因敲除技术常用于建立某种特定基因缺失的生物模型，从而进行相关的研究。最常见的是小鼠，家兔、猪、线虫、酵母和拟南芥等的基因敲除模型也常见于报道。

2. 疾病的分子机制研究和疾病的基因治疗　通过基因敲除技术可以确定特定基因的性质以及研究它对机体的影响。这无论是对了解疾病的根源还是寻找基因治疗的靶目标都有重大的意义。

3. 改造或培育新的生物品种　基因敲除技术为定向改造生物，为培育新型生物提供了重要的技术支持。

4. 用于基本的基因治疗　通过基因敲除技术将正常的基因引入病变细胞中，取代原来异常的基因，或对缺陷基因进行修复，从而使细胞表达正确的蛋白。

二、基因敲入技术

基因敲入技术（knock in）是利用基因同源重组，将外源有功能基因（基因组原先不存在或已失活的基因）转入细胞与基因组中的同源序列进行同源重组，插入到基因组中，在细胞内获得表达的技术。与基因敲除不同之处在于设计载体时，将靶基因第一外显子 N 端缺失，并将新的替换基因置于靶基因的调控序列之下。

三、RNA 干扰技术

RNA 干扰（RNAi）的基本原理是由双链 RNA 诱发同源 mRNA 高效特异性降解。RNAi 技术可以特异性关闭特定基因的表达，被广泛用于探索基因功能。

核酸内切酶 Dicer 将 dsRNA 切割成特定长度和结构的小片段 RNA（21～23bp），即 siRNA。siRNA 在细胞内 RNA 解旋酶的作用下解链成正义链和反义链，继之由反义 siRNA 再与体内一些酶（包括内切酶、外切酶、解旋酶等）结合形成 RNA 诱导的沉默复合物（RNA-induced silencing complex，RISC）。RISC 与外源性基因表达的 mRNA 的同源区进行特异性结合，RISC 在结合部位切割 mRNA，切割位点即是与 siRNA 中反义链互补结合的两端。被切割后的断裂 mRNA 随即降解，从而诱发宿主细胞针对这些 mRNA 的降解反应。siRNA 不仅能引导 RISC 切割同源单链 mRNA，而且可作为引物与靶 RNA 结合并在 RNA 聚合酶（RNA-dependent RNA polymerase，RdRP）作用下合成更多新的 dsRNA，新合成的 dsRNA 再由 Dicer 切割产生大量的次级 siRNA，从而使 RNAi 的作用进一步放大，最终将靶 mRNA 完全降解。

siRNA 制备方法包括化学合成、体外转录、用 RNase Ⅲ 消化长片断双链 RNA 制备 siRNA、体内表达、siRNA 表达载体、siRNA 表达框架。

RNA 干扰主体实验的重点在于：①将 siRNA 表达载体导入目的细胞（高于 70%）；②设置好分组和对照；③严格的 RNAi 实验要有 3 个对照：转染试剂对照（监控转染及培养条件对结果的影响）；nonsense siRNA 对照（监控外源核酸本身对结果的影响）；positive siRNA 对照（监控假阴性）。

四、蛋白组学研究

随着人类基因组计划的实施和推进，生命科学研究已进入了后基因组时代。尽管现在已有多个物种的基因组被测序，但在这些基因组中通常有一半以上基因的功能是未知的。目前功能基因组中所采用的策略，如基因芯片、基因表达序列分析（serial analysis of gene expression，SAGE）等，都是从细胞中 mRNA 的角度来考虑的，其前提是细胞中 mRNA 的水平反映了蛋白质表达的水平。但事实并不完全如此，从 DNA 到 mRNA 再到蛋白质，存在三个层次的调控，即转录水平调控（transcriptional control）、翻译水平调控（translational control）和翻译后水平调控（post-translational control）。从 mRNA 角度考虑，实际上仅包括了转录水平调控，并不能全面代表蛋白质表达水平。实验也证明，组织中 mRNA 丰度与蛋白质丰度的相关性并不好，尤其对于低丰度蛋白质来说，相关性更差。更重要的是，蛋白质复杂的翻译后修饰、蛋白质的亚细胞定位或迁移、蛋白质-蛋白质相互作用等则几乎无法从 mRNA 水平来判断。毋庸置疑，蛋白质是生理功能的执行者，是生命现象的直接体现者，对蛋白质结构和功能的研究将直接阐明生命在生理或病理条件下的变化机制。

随着生命科学的发展，蛋白质在细胞功能及疾病进程中的核心地位受到广泛重视。继基因组、转录组之后，1995 年又提出了蛋白质组及蛋白质组学的概念。蛋白质组

（proteome）指的是由一个基因组或一个细胞、组织表达的所有蛋白质。蛋白质组学（proteomics）是在蛋白质水平上定量、动态、整体性地研究生物体。同基因组学一样，蛋白质组学不是一个封闭的、概念化的、稳定的知识体系，而是一个领域。它旨在阐明生物体全部蛋白质的表达模式及功能模式，其内容包括蛋白质的定性鉴定、定量检测、细胞内定位、相互作用研究等，最终揭示蛋白质功能，是基因组 DNA 序列与基因功能之间的桥梁。

（一）蛋白质组学的分类

蛋白质组学研究的主要内容包括两个方面，即蛋白质的表达模式和蛋白质的功能模式。蛋白质表达模式是蛋白质组学研究的基础内容，主要研究特定条件下某一细胞或组织的所有蛋白质的表征问题。蛋白质的功能模式是以细胞内与某种功能有关或某种条件下的一群蛋白质为主要研究对象，从局部入手，目标定位于蛋白质群体上，研究只注重那些可能涉及特定功能机制的蛋白质群体，功能蛋白质组学是蛋白质组学研究的最终目标，它是要揭示蛋白质组成员间的相互作用、相互协调的关系，并深层次了解蛋白质的结构与功能的相互关系，以及基因的结构与蛋白质的结构和功能的关系。只有在建立了蛋白质相互作用的细胞图谱之后，人们才能开始通过打断蛋白质间相互作用的路径来研究细胞功能。目前蛋白质组学已经代替后基因组时代，并成为神经科学研究的一个强大武器。人类蛋白质组学对于预测疾病进展、评估蛋白质变更、促进疾病早期诊断、评估预后、分析个体蛋白质组及描述人群总体蛋白质组等方面有着巨大的现实意义。

（二）蛋白质组学的研究手段

研究蛋白质组的三大核心技术是双向电泳、计算机图像分析与大规模数据处理技术以及质谱技术，而双向凝胶电泳（two-dimensional electrophoresis，2-DE）是目前唯一可将数千种蛋白质同时分离的方法，双向电泳技术联合质谱鉴定技术被公认为是目前蛋白质组研究技术的标准方法。生物信息学是构成蛋白质组学不可缺少的一部分，包括分析处理复杂的2-DE 图谱和搜索、构建蛋白质组数据库等。

蛋白质组研究的发展以双向电泳技术作为核心。它的最基本的实验手段就是利用双向凝胶电泳，在整个基因组水平上检测蛋白质表达的情况。双向电泳由 O'Farrell 于 1975 年首次建立并成功地分离约 1000 个 Ecoli 蛋白，并表明蛋白质谱不是稳定的，而是随环境而变化。双向电泳原理简明：第 1 向进行等电聚焦，因为蛋白质是两性分子，具有不同的等电点，在 pH 梯度介质中外加电场作用形成分离的蛋白质区带；第 2 向根据分子量不同进行分离。第 1 向等电聚焦完成后，将凝胶包埋在 SDS-PAGE 凝胶板上端，在垂直或水平方向进行十二烷基硫酸钠-聚丙烯酰胺凝胶电泳（SDS-PAGE）第 2 次分离，结果形成分离的蛋白质点，所得蛋白质双维图谱中每个点代表样本中的一个或数个蛋白质，而蛋白质的等电点、分子量和在样本中的含量也可显现出来。

双向凝胶电泳的分辨率是非常高的，微克级的蛋白质就可以被很好地分辨开了，如在微克级水平上，有人从一个蛋白混合物中最多分开了 11 200 种蛋白质，数量是非常可观的。因而，微克级的蛋白的双向凝胶电泳常被用来初步检测表达或修饰有变化的蛋白。然后，同样的蛋白混合物样品可用于毫克级的 2DE，这样，电泳图谱上的每一个多肽就可被纯化并进行下一步的分析，如质谱，末端或中间的氨基酸序列分析等。

判断双向凝胶电泳质量的好坏可通过分析其图谱而获得。一张好的图谱必须背景低、纹理少、分辨率高、灵敏度高，而且图谱必须有良好的重现性。但是由于技术的熟练程度以及技巧掌握的不同，往往凝胶电泳图谱存在一些问题。因此，在处理过程中，要对蛋白质提取方法、上样量、聚焦时间等操作进行优化。此外，在双向电泳过程中，我们必须清醒地认识到样品制备和溶解的重要性。尽可能扩大样品蛋白的溶解度和解聚，以提高分辨率，用化学法和机械裂解法破碎以尽可能溶解和解聚蛋白，两者联合有协同作用。对 IEF 样品的预处理涉及溶解、变性和还原来完全破坏蛋白间的相互作用，并除去如核酸等非蛋白物质。理想的状态是人们应一步完成蛋白的完全处理。低丰度蛋白在细胞内可能具有重要的调节功能，代表蛋白质组研究的"冰山之尖"，故分离低丰度蛋白是一种挑战，亚细胞分级和蛋白质预分级、提高加样量（已达到 1~15mg 级的标准）、应用敏感性检测，可以提高其敏感性，如一种多肽免疫 2-DE 印迹是利用几种单克隆抗体技术来分析和检测。

目前，双向电泳技术的局限性主要在于检测的蛋白质数目比估计的细胞内总蛋白少得多，主要原因有：电泳的灵敏度不够，一些低拷贝数蛋白检测不到，实验结果表明当蛋白质的拷贝数低于 1000 时，双向电泳技术是不能分辨出来的；部分蛋白（如膜蛋白）不溶于样品缓冲液，疏水膜蛋白和大分子蛋白不易进入凝胶的第 2 向；一些分子量过大、极端酸性或碱性的蛋白在电泳过程中会丢失；有时一个蛋白质点含有不止一种蛋白等等。另外，在双向电泳中，提高组蛋白和核糖体蛋白等碱性蛋白的分离是另一难点，由于碱性 pH 范围内凝胶基质的不稳定及逆向电渗流的产生，对 pI 超过 10 的碱性蛋白，其分离效果往往很不理想。2-DE 面临的挑战是高分辨率和重复性：高分辨率确保蛋白最大程度的分离，高重复性允许进行凝胶间配比。对 2-DE 而言，有 3 种方法分离蛋白：①ISO-DALT 以 O'Farrell 技术为基础，第一向应用载体两性电解质，在管胶内建立 PH 梯度，随着聚焦时间的延长，pH 梯度不稳，易产生阴极漂；②NEPHGE 用于分离碱性蛋白（PH>7.0），如果聚焦达到平衡状态，碱性蛋白会离开凝胶基质而丢失，因此，在等电区域的迁移须在平衡状态之前完成，但很难控制；③IPG-DALT 发展于 20 世纪 80 年代早期，由于固相 pH 梯度的出现解决了 pH 梯度不稳的问题。IPG 通过 immobiline 共价偶联于丙烯酰胺产生固定的 pH 梯度，克服了 IEF 的缺点，从而达到高度的重复性，目前可以精确制作线性、渐进性和 S 型曲线，范围或宽或窄的 pH 梯度，新的酸性 pH 3~5 或碱性 pH 6~11 的 IPG 凝胶梯度联合商品化的 pH 4~7 的梯度可对蛋白质形成蛋白质组重叠群从而有效分离。

"满天星"式的 2-DE 图谱分析不能依靠本能的直觉，每一个图像上斑点的上调、下调及出现、消失，都可能在生理和病理状态下产生，必须依靠计算机为基础的数据处理，进行定量分析。在一系列高质量的 2-DE 凝胶产生（低背景染色，高度的重复性）的前提下，图像分析包括斑点检测、背景消减、斑点配比和数据库构建。首先，采集图像通常所用的系统是电荷耦合（charge coupled device，CCD）照相机、激光密度仪（laser densitometers）和 Phospho 或 Fluoro-imagers 对图像进行数字化并成为以像素（pixels）为基础的空间和网格；其次，在图像灰度水平上过滤和变形，进行图像加工，以进行斑点检测。利用 laplacian Gaussian DOG（difference of Gaussians）opreator 使有意义的区域与背景分离，精确限定斑点的强度、面积、周长和方向。图像分析检测的斑点须与肉眼观测的斑点一致，在这一原则下，多数系统以控制斑点的重心或最高峰来分析，边缘检测的软件可精确描述斑点外观，并进行边缘检测和邻近分析，以增加精确度，通过阈值分析、边缘检测、销蚀和扩大等斑点检测基本工具还可恢复共迁移的斑点边界。

然而，仅仅进行双向凝胶电泳显然是远远不够的，因为由双向电泳得到的蛋白质表达情况的变化并不能和具体的何种蛋白表达出了变化联系起来。为了鉴定这些由电泳得来的蛋白，质谱（mass spectrometry，MS）被广泛应用在蛋白质组学中。对于蛋白质的鉴定，有两种方法用的最为广泛，即基质辅助激光解吸电离飞行时间质谱（matrix-assisted laser desorption-ionization time-of-Flight mass spectrometry，MALDI-TOF-MS）和电喷雾电离质谱（electrospray ionization mass spectrometry，ESI-MS）。这两种方法各有自己的适用范围，通常前者对于分析高分子量的蛋白更有效，而后者对于蛋白的检测灵敏度更高，常可达到飞克（fg）级水平以下。质谱可以用于蛋白质分析主要是因为它可以提供特定蛋白的不同方面的结构信息，如它可直接测定蛋白或多肽的分子量信息，也可用来获得一些蛋白质序列信息等。同时，质谱也可通过多肽片段分子量的改变来得到一些关于糖型、磷酸化和其他翻译后修饰的数据。因此，质谱对于蛋白质的鉴定是非常重要的，而它的进展也无疑会大大促进蛋白质组学的研究进展。

（三）蛋白质组学技术的发展及应用前景

双向凝胶电泳是传统的比较蛋白质组技术，但是由于双向凝胶电泳固有的缺陷，如难以分离和检测膜蛋白、碱性蛋白、低丰度蛋白，重复性差，难以实现规模化和自动化等，为此需要研究可替代或补充双向凝胶电泳的新方法。目前，双向差异凝胶电泳（2D-DIGE）、同位素标记亲和标签技术（ICAT）、定量同位素标签技术（iTRAQ）、培养基氨基酸稳定同位素标记技术（SILAC）、蛋白水解 O 标记等新型定量技术都有补充或取代双向凝胶电泳的可能。此外，蛋白质芯片作为快速筛检复杂蛋白质样品的方法，具有高通量、微型化及自动化等优点，正被逐渐推广。目前尚有一系列技术已在开发，在克服了当前蛋白质组技术自身的局限性后必将越来越多地为人们所用。

目前，在蛋白质功能方面的研究是极其缺乏的。大部分通过基因组测序而新发现的基因编码的蛋白质的功能都是未知的，而对那些已知功能的蛋白而言，它们的功能也大多是通过同源基因功能类推等方法推测出来的。有人预测，人类基因组编码的蛋白至少有一半是功能未知的。因此，在未来的几年内，随着至少 30 种生物的基因组测序工作的完成，人们研究的重点必将转到蛋白质功能方面，而蛋白质组的研究正可以完成这样的目标。在蛋白质组的具体应用方面，蛋白质在疾病中的重要作用使得蛋白质组学在人类疾病的研究中有着极为重要的价值。

疾病的产生可能仅仅是因为基因组中一个碱基对的变化，如 β-血红蛋白第六位上的 Glu 变为 Val 就导致了镰刀型细胞贫血症的发生。然而，对于大多数疾病来说，其疾病发生机制要复杂得多。如近来用蛋白组学技术发现，在 SAMP8（早衰小鼠）的衰老过程中，脑中的一系列蛋白表达发生改变，又如在 AD 病人及转基因动物中。

因此，作为细胞中的活性大分子，蛋白质无疑是与疾病相关的主要分子，蛋白表达水平的改变是与疾病、药物作用或毒素作用直接相关的。因此，基于蛋白质整体水平的蛋白质组学在人类疾病研究中无疑将发挥重要作用。

现在，蛋白质组学在人类疾病中的应用已经在一些疾病如皮肤病、癌症、心脏病中广泛开展了，而这些研究则主要集中在这样几个方面：寻找和疾病相关的单个蛋白，整体研究某种疾病引起的蛋白表达或修饰的变化，利用蛋白质组寻找一些致病微生物引起的疾病的诊断标记和疫苗等。目前，蛋白质组的应用最多的领域就是通过疾病和对照的比较寻找单个的疾病相关蛋白，这些蛋白和疾病的相互关系还可以通过免疫组化等方法进一步的鉴定。而另一方面，利用蛋白质组来进行整体水平上的研究也是不可缺少的。如对扩张性心肌病的研究就显示出了患病者和对照的 25 种蛋白的显著差异，人的心肌包括了 3300 个蛋白的双向凝胶电泳数据库也已经建立了。对于整体水平上的研究而言，规模越大，使用样品数目越多，对分子机制的研究可能就越深入，因而国际间的协作是非常重要的。蛋白质组学的研究在蛋白质功能和人类疾病研究方面为我们开辟了一个新的领域，尽管它还处于刚刚起步的不成熟期，很多技术还有待完善和发展，但它的潜力是不可低估的，在将来，蛋白质组在人类疾病中的应用也必然会更加广泛和深入。

此外，现代药理学研究已逐步从经典的动物、组织生理、生化学等实验手段过渡到动物、细胞、蛋白和基因水平的研究，尤其是药物作用机制的研究和药物新靶点的发现和确认等都离不开蛋白和基因水平的研究，很多药物的作用是通过调节蛋白、酶，离子通道或受体的表达和修饰，进而改变其活性，如细胞的凋亡，自噬；酶活性的调节；受体、离子通道的表达和活性调节等，因而，蛋白、基因表达技术在药理学研究中已经和将会发挥越来越重要的作用。

（王晓良）

参 考 文 献

1. O'Farrell PH. High resolution two-dimensional electrophoresis of proteins. J Biol Chem, 1975, 250 (10)：4007-21.

2. Patterson SD, RH Aebersold. Proteomics：the first decade and beyond. Nat Genet, 2003, 33 Suppl：311-23.

3. Merchant M, SR Weinberger. Recent advancements in surface-enhanced laser desorption/ionization-time of flight-mass spectrometry. Electrophoresis, 2000, 21 (6)：1164-77.

4. Azad NS, et al. Proteomics in clinical trials and practice：present uses and future promise. Mol Cell Proteomics, 2006, 5 (10)：1819-29.

5. Baker ES, et al. Mass spectrometry for translational proteomics：progress and clinical implications. Genome Med, 2012, 4 (8)：63.

6. Burnette. "Western blotting"：electrophoretic transfer of proteins from sodium dodecyl sulfate-polyacrylamide gels to unmodified nitrocellulose and radiographic detection with antibody and radioiodinated protein A ［J］. Anal Biochem, 1981, 112：195-203.

7. Novikov, Dolgikh, Novikov Iu. Western blot as a confirming test in the laboratory diagnosis of syphilis ［J］. Klin Lab Diagn, 2011：44-45.

8. Hirano. Western blot analysis [J]. Methods Mol Biol, 2012, 926：87-97.

9. Mahmood, Yang. Western Blot：Technique, Theory, and Trouble Shooting [J]. N Am J Med Sci, 2012, 4：429-434.

10. Li, Liu, Gao, et al. Knock-out of Arabidopsis AtNHX4 gene enhances tolerance to salt stress [J]. Biochem Biophys Res Commun, 2009, 382：637-641.

11. Decher, Wemhoner, Rinne, et al. Knock-out of the potassium channel TASK-1 leads to a prolonged QT interval and a disturbed QRS complex [J]. Cell Physiol Biochem, 2011, 28：77-86.

12. Carrera-Marin, Romay-Penabad, Papalardo, et al. C6 knock-out mice are protected from thrombophilia mediated by antiphospholipid antibodies [J]. Lupus, 2012.

13. Kim, Shin, Kim, et al. siRNA-mediated knock-down of COX-2 in melanocytes suppresses melanogenesis [J]. Exp Dermatol, 2012, 21：420-425.

14. Liu, Yang, Zhang, et al. Knock-down of NDRG2 sensitizes cervical cancer Hela cells to cisplatin through suppressing Bcl-2 expression [J]. BMC Cancer, 2012, 12：370.

15. Gailhouste, Ezan, Bessard, et al. RNAi-mediated MEK1 knock-down prevents ERK1/2 activation and abolishes human hepatocarcinoma growth in vitro and in vivo [J]. Int J Cancer, 2010, 126：1367-1377.

第十二章　荧光偏振技术在药理学研究中的应用

　　科学的创造和发明常常是紧跟在技术革命之后，一个学科研究领域的突破往往伴随着相关技术的发展，药理学的迅猛发展同样得益于新技术、新方法、新仪器的应用。荧光偏振技术是荧光技术应用的延伸和补充，在新药研发的药理学研究中，正扮演着越来越重要的角色。与其他方法相比，荧光偏振技术最大的优势在于生物分子之间相互作用后不用过滤分离游离（未结合）的荧光标志物，它是一种可直接测定信号的"同质"技术。该方法不需分离游离和结合的荧光示踪物，而且所有测定均在溶液中进行，可以达到真正的平衡，因而具有所需样品量少、灵敏度高、重复性好、操作简便等多种优势。荧光偏振技术的特点决定了该技术在药理学研究中将会得到广泛的应用，特别是在高通量药物筛选领域，应用荧光偏振检测技术将会显著提高药物筛选的效率。

第一节　荧光偏振技术原理

一、荧光偏振技术的背景

　　荧光偏振现象最早是由 F Weigert 教授于 1920 年首先发现。1926 年世界著名物理学家、法国人 Perrin 系统的提出了这一现象的理论基础，他发现，以一束单一波长的偏振光照射溶液中的荧光物质，后者可吸收并释放出相应的偏振荧光。如果被激发的荧光物质处于静止状态，该物质仍将保持原有激发光的偏振性；如果其处于运动状态，该物质发出的偏振光将区别于原有激发光的偏振特性，也就是所谓的荧光去偏振现象。

　　但是，在很长一段时间荧光偏振只是局限在物理学领域，直到 20 世纪 50 年代早期英国剑桥大学的 Weber 教授首次将该技术应用到了生物化学领域。20 世纪 60 年代，Dandliker 教授开创性地建立了均相荧光偏振免疫分析技术（fluorescene polarized immunoassay，FPIA）。虽然荧光偏振技术被生物学领域所认识和接受，但该技术仍然未得到广泛应用，其中缺少可用的仪器设备是限制其发展的最大因素，因为荧光偏振技术需要专门具备该功能的酶标仪进行检测。

　　20 世纪 80 年代，随着微电子技术的迅猛发展，缺少荧光偏振检测仪器不再是障碍，同时，世界制药行业高通量筛选技术的兴起，给了荧光偏振检测技术以展示其优势的舞台，均相、灵敏、快速、可重复等优势使这一技术在药理学领域得到了广泛的应用。从 2000 年开始，这项技术在我国也逐渐被应用于高通量药物筛选和其他药理学研究中，目前医院也应用荧光偏振技术进行临床诊断和标志物的检测。

二、荧光偏振技术的理论基础

荧光偏振（fluorescence polarization，FP）方法的理论是基于分子在均相溶液中的自由旋转，当一个荧光标记的分子被一个平面极化光所激发时，其发射光可发射到一个固定的平面，而该发射光的偏振水平与分子的旋转速度成反比。对于大的荧光标记分子来说，在激发态仍然相对稳定，在激发和发射之间，光的偏振几乎不改变；而对于小的荧光标记分子，在激发态时处于高速旋转状态，而在激发和发射之间光的偏振性有非常显著的改变，所以小分子具有低的偏振值，而大分子具有高偏振值。一个分子的偏振值与分子的旋转弛豫时间或旋转 68.5° 所需时间成正比，旋转松弛时间（θ）与溶液黏度（η）、绝对温度（T）、分子体积（V）、气体常数（R）有关，即：

$$\theta = 3\eta V/RT$$

如果溶液黏度和体系温度固定不变，则偏振值只与分子大小成正比，即分子体积（分子量）越大，其在均相体系中旋转速度越慢，则偏振值就越高，反之，则偏振值就越低。而分子体积的变化可源于两个分子的结合或解离、分子降解、构象改变。

三、荧光偏振检测原理

光在传播过程中，若其电矢量的振动始终保持在一个确定的平面内，这样的光称为平面偏振光，亦称完全偏振光。由于平面偏振光的电矢量在与传播方向垂直的平面上的投影为一直线，故又称直线偏振光。用检偏器检验平面偏振光时，检偏器透光方向每转 90°，透射光的强度出现一次极大，产生一次消光。这表明，当检偏器的透振方向与平面偏振光的振动方向平行时，透射光的强度是极大值；当检偏器的透振方向与平面偏振光的振动方向垂直时，透射光的强度为零。

光的传播方向与其产生的电场振动方向是垂直的，起偏器可以使无序传播的光有选择地向一个固定的电场振动方向传播。在荧光偏振实验中，偏振值（P）是通过检测两个不同方向的荧光强度计算而来，即检偏器方向与激发光振动平面平行的发射荧光强度（$I_{||}$），以及检偏器方向与激发光振动平面垂直的发射荧光强度（$I_{\perp}$），如图 12-1-1。

然而，溶液体系中各种分子都处于运动之中，对于一个高速旋转的荧光分子，其相对于激发光方向的平行和垂直方向所能检测到的荧光强度几乎相等，各占 50%；然而，旋转速度越慢，则与其激发光方向的平行方向检测到的荧光强度越高，而垂直方向的荧光强度越低，如图 12-1-2。$I_{||}$ 和 $I_{\perp}$ 的差值即所谓的 P 值，但该 P 值必需要经过总的荧光强度标准化，具体计算公式如下：

$$P = (I_{||} - I_{\perp}) / (I_{||} + I_{\perp})$$

在实际应用中，偏振值习惯用 mP（milli-polarization），即 P 值的 1000 倍来表示，P 和 mP 均为无单位的纯数值，则：

$$mP = 1000 \times [(I_{||} - I_{\perp}) / (I_{||} + I_{\perp})]$$

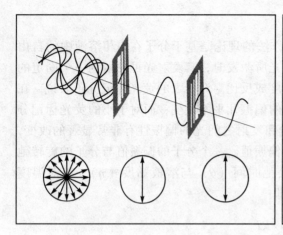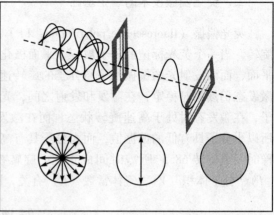

图 12-1-1　光的传播与振动

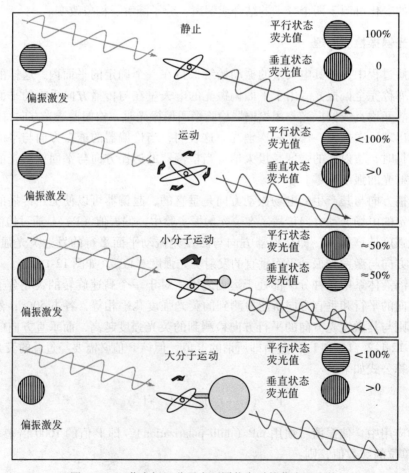

图 12-1-2　荧光标记分子在不同状态时的荧光强度值

四、荧光偏振技术的优势与局限性

基于同位素标记的受体-配体结合反应分析技术是一种非均相的检测方法，虽然该方法具有灵敏度高和特异性强的优势，但它存在放射危害、污物难处理和标记物不稳定等方面的问题，限制了该技术的应用。而荧光偏振技术最主要的优势就是均相检测特点，在整个实验过程中，不用过滤和洗涤程序，也不需要分离游离和结合的示踪剂，所以均相特点是该技术能够被广泛应用的主要原因。其次，荧光偏振技术不仅灵敏度高，还具有实时、稳定、可重复检测的特点，反应体系达到稳态后可以进行多次重复检测荧光偏振值，也可以进行动力学检测。基于荧光偏振技术的上述优势，该技术在相关药理学作用机制和新药发现的研究中将会得到广泛的应用。

虽然荧光偏振技术与其他方法相比具有明显的优势，但该方法在应用的过程中也存在一定的局限性。不同的荧光素具有不同的荧光寿命，在荧光偏振实验中，如果荧光素的荧光寿命太短，则在此荧光寿命内标记荧光素的荧光基团可能没有足够的时间达到旋转松弛时间，导致标志物的起始偏振值太高而在一些实验的应用中受到限制。同时荧光偏振值随着标记物质的分子量的增高而升高，进而达到平台，当标记物的分子量比较大时，极化值很容易到达平台期，无论其所要结合的物质有多大，偏振值的变化仍然很小，从而影响实验的精确性，特别是高通量药物筛选实验。目前主要的解决方法是选择将荧光素标记于尽可能相对小的分子上。

五、荧光偏振技术应用的注意事项

1. 荧光素标记　荧光素必须要标记在小分子物质上，这样才能在其与大分子物质结合后，体积发生显著的变化，从而引起偏振值的变化。

2. 反应体系相互作用物质浓度的确定　首先要通过预实验确定相互作用物质最佳的反应浓度，荧光示踪剂浓度太高时，会降低结合力比较弱的样品的敏感性，示踪剂浓度过低时，所测得的荧光值较低，会降低信/噪比。在实际实验中，大分子物质的浓度一定要过量，这样可以使荧光标志物完全与之结合，否则会影响竞争性结合反应的荧光偏振值。

3. 荧光素的寿命　不同的荧光素具有不同的荧光寿命，在荧光偏振实验中，如果荧光素的荧光寿命太短，则在此荧光寿命内标记荧光素的荧光基团可能没有足够的时间达到旋转松弛时间，导致标志物的起始偏振值太高而在一些实验的应用中受到限制。

4. 反应体系的黏稠度　反应体系黏度大时，会使分子在溶液中旋转的阻力增大，偏振值也随之增大，所以在实验中也要考虑溶液体系的黏稠度对偏振值的影响。

5. 其他影响因素　在溶液体系中，一些因素会影响荧光的强度，使荧光的强度值升高或降低，而这些因素也会影响荧光偏振值。

（1）温度：温度增加，荧光强度下降。因为随着温度的升高，增加分子间碰撞的概率，促进分子内能的转化和系间窜跃、黏度或"刚性"的降低。

（2）pH：大多数芳香族化合物都具有酸性或碱性功能团，因此对 pH 的变化非常敏感。对于有机荧光物质，具有酸性或碱性基团的有机物质，在不同 pH 时，其结构可能发生变化，因而荧光强度也将发生改变；对于无机荧光物质，pH 会影响其稳定性。在不同酸碱度中，荧光物质分子与离子间的平衡会改变，故荧光强度也有差异。

（3）溶剂效应：指溶剂的折射率和介电常数的影响。波长随溶剂介电常数的增大而增大，荧光峰的波长越大，荧光效率越大。原因：介电常数增大，极性增加，使分子的紫外吸收和荧光峰波长均向长波长方向移动，强度增加。

（4）荧光淬灭：当体系中存在可以吸收荧光的物质，或存在一些淬灭剂时，如卤素离子、重金属离子、氧分子、硝基化合物、重氮化合物、羰基和羧基化合物，会使荧光强度降低。

第二节　荧光偏振技术的应用

荧光偏振技术是一种均相实验，能够检测皮摩尔级水平的荧光分子，荧光偏振不会改变分子的性质和结构，检测可以实时和重复，所以该方法有很高的灵敏度、稳定性和可重复性。由于不需固相支持和过滤分离，所以在溶液反应体系，既存在结合的荧光标记分子，也存在游离的荧光标记分子。偏振值通过分别检测荧光分子结合和游离两种状态的荧光密度值计算而来，因此理论上偏振值并不随着荧光密度的改变而改变。

基于以上理论，用荧光物质标记生物分子，当分子之间由于结合或解离，生物大分子降解等相互作用时，分子的体积或分子量发生变化，从而引起由荧光信号反应的偏振值的变化。荧光标记的小分子在均相体系里处于高速旋转状态，发射光表现为除极化状态，得到一个较低的偏振值，而非荧光标记的大分子旋转速度远远低于荧光标记的小分子，当小分子和大分子发生特异性结合后，复合物的旋转速度与大分子的旋转速度相比变化不明显，而远远低于未结合前荧光标记小分子的旋转速度，偏振值显著升高。所以 FP 能够被用于分析蛋白-蛋白、蛋白-DNA、抗原-抗体等的结合与解离，以及生物分子的降解。

一、荧光偏振免疫分析技术

（一）荧光偏振免疫分析技术原理

自 Yallow 教授于 1954 年首次提出放射性免疫分析技术以来，该技术成为了生命科学领域非常重要的分析方法之一，但该方法是一种非均相分析方法，非均相方法的灵敏度高、特异性强，但因操作过程繁琐复杂而有很大的局限性。20 世纪 60 年代初，Dandliker 教授开创性地建立了均相荧光偏振免疫分析方法，并将该方法应用于生物系统中抗原-抗体和激素-受体之间的作用。

荧光偏振免疫技术一般用于分析抗原-抗体反应，激酶磷酸化反应等实验，在这些实验中，都需要大分子单克隆抗体与标记荧光素的抗原或磷酸基团的小分子结合，从而改变整体分子的大小，最终引起荧光偏振值的变化。其基本原理是荧光标记的小分子抗原或底物多肽，这些荧光标记的小分子在溶液中旋转速度快，荧光偏振光强度小。当荧光标记的小分子抗原或多肽底物与其相应抗体结合后，所形成的大分子在溶液中旋转速度变慢，荧光偏振光强度增大。荧光偏振免疫分析方法依据荧光标记抗原或底物多肽和其抗体结合物之间荧光偏振程度的差异，用竞争性方法直接测量溶液中小分子的含量。

但是该分析方法中单克隆抗体成本比较高，有时不易获得，一定程度上限制了荧光偏振技术在免疫分析中的应用。目前，一种基于固定金属离子亲和技术的荧光偏振方法（IMAP）被建立，用于进行蛋白激酶的磷酸化分析，该技术不需要抗体，而替代以一种极微小粒子，该粒子表面包被以三价金属阳离子，标记物借助于固定在微小粒子表面的三价金属阳离子与底物的磷酸基团结合，从而引起偏振值的变化。反应原理如图 12-2-3。

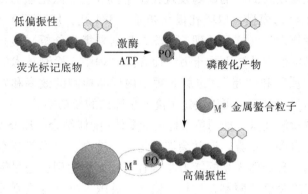

图 12-2-3　荧光偏振免疫技术示意图

（二）基于荧光偏振免疫技术的激酶磷酸化反应

蛋白激酶在调控细胞的生长、分化、凋亡等功能方面起着重要作用，人类基因组研究发现人体大约有 500 种蛋白激酶，其中 10%～20% 被证实可以作为药物作用的靶点，是仅次于 G 蛋白偶联受体的药物靶点。

激酶磷酸化的基本原理是底物多肽在 ATP 和激酶存在条件下，ATP 中的磷酸基团被转移到底物多肽上，从而完成激酶的磷酸化反应。竞争性荧光偏振免疫方法是研究激酶磷酸化较普遍的一种方法，即标记荧光素的底物多肽是一个小分子，其在体系中处于高速旋转状态，荧光偏振值低，当在 ATP 和激酶存在时，激酶将 ATP 的一个磷酸基团转移到底物多肽上，此时加入磷酸基团的特异性抗体，与转移了磷酸基团的底物多肽结合后，荧光复合物变成了大分子，在体系中旋转速度减小，偏振值升高，说明发生了激酶磷酸化反应。

在评价或寻找激酶抑制剂的实验中，首先使激酶和待评价物反应一段时间，然后加入 ATP 和荧光标记的底物多肽，如果待评价物质抑制了激酶的活性，则不会发生 ATP 上磷酸基团的转移，加入磷酸基团单克隆抗体后不会与没有磷酸基团的底物多肽结合，体系中荧光偏振值前后没有变化。反之，如果待评价物质对激酶没有作用，则加入 ATP 和荧光标记的底物多肽后 ATP 上的磷酸基团就会在激酶的作用下被转移到底物多肽上，从而加入磷酸基团单克隆抗体后与该多肽底物特异性结合，体积变大，则荧光偏振值会发生很大的变化。

由于单克隆抗体的成本昂贵和不易获得，现在多采用金属离子亲和荧光偏振免疫技术分析激酶磷酸化反应。

二、高通量药物筛选

（一）高通量药物筛选体系

高通量药物筛选（high-throughput screening，HTS）是产生于 20 世纪 80 年代后期的一种不同于传统药物发现模式的新的新药发现技术手段。它是以靶点为基础，体外建立分子和（或）细胞水平的筛选模型，以微孔板（96 孔，384 孔，1536 孔）作为反应体系载体，加上高度自动化的操作设备（样品处理、检测、数据采集与分析）进行活性化合物发现的过程，每天处理样品的能力从数万到十万。而在此过程中，检测技术的水平和速度直接决定着高通量筛选的"质"和"量"，也就是短期内样品检测的效率和发现活性化合物的命中率，所以检测技术另一方面也可以决定了高通量筛选的成功率。

传统的药物筛选检测技术，如同位素标记的受体-配体结合、ELISA 方法以及酶和细胞水平的检测技术均包含多个步骤，通常会涉及过滤、洗涤、分离等复杂的过程，这些技术过程繁琐，耗费时间，日处理样品的能力非常有限，无法达到高通量筛选的目的。而荧光偏振技术则完全可以避免这些限制，均相、快速、灵敏、可重复检测等特点非常适合于高通量药物筛选。所以，高通量筛选给了荧光偏振技术展示的舞台，荧光偏振技术也必会提高高通量筛选的效率。

（二）抗凋亡蛋白 Mcl-2 抑制剂的高通量筛选

1. 抗凋亡蛋白 Bcl-2 家族蛋白

凋亡是一种受到严格调节的细胞死亡机制，在正常细胞生长和组织平衡中发挥了关键性作用，机体通过这种细胞的程序性死亡维持内环境稳态。因此，当这种机制失衡便会导致疾病的产生，如肿瘤的发生。近年对肿瘤发生机制的研究表明，肿瘤的发生不仅与肿瘤细胞的失控性增值有关，而且与细胞凋亡的调节平衡有密切关系。在细胞凋亡调控中，Bcl-2 家族凋亡调节蛋白起着极为重要的作用。

以 Bcl-2 为代表的抗凋亡家族蛋白，是拮抗和逆转恶性肿瘤永生性最重要的分子靶点。它的功能不是正常细胞必须的，却赋予了肿瘤细胞逃避凋亡、获得永生的特性。而目前的大多数抗肿瘤药物均无法克服其对正常组织的细胞毒作用，所以，发现和寻找特异性拮抗凋亡蛋白（Bcl-2、Bcl-XL、Mcl-1）的药物，具有重要的治疗学意义。该类药物与传统的细胞毒类药物比较，将是一种全新的肿瘤治疗模式。这种针对于肿瘤的全新治疗将实现选择性和高效抗癌，以及具有安全、无毒副作用等优势，是目前广泛应用的细胞毒类抗癌药无法比拟的。

然而，并非所有的 Bcl-2 抑制剂的药效学活性都具备成药前景。研究发现 BH3 类似程度和广谱抑制 Bcl-2 抗凋亡成员（Bcl-2、Bcl-XL、Mcl-1）的能力，决定了 Bcl-2 抑制剂成药的可能性。BH3 类似程度，就是小分子化合物与 BH3-only 蛋白的类似程度，决定了它与 Bcl-2 类蛋白的结合能力，和诱导细胞凋亡的绝对 Bcl-2 通路依赖性。只有高度模拟 BH3-only 蛋白的小分子（BH3 mimetics），不存在其他作用靶点和作用机制，才能够高效、选择性地杀死肿瘤细胞，起到抗癌治疗作用。

2．Mcl-2 抑制剂的高通量筛选

（1）实验设计原理：抗凋亡蛋白 Mcl-1 抑制剂高通量筛选模型采用荧光偏振检测技术，根据荧光偏振技术的原理，将荧光示踪剂标记在反应体系小分子上，小分子与大分子的结合与解离，可以动态引起荧光标记物分子量的变化，从而得到不同的荧光偏振值。BH3 多肽是 Mcl-1 蛋白天然的配体，其分子量约 2.4kD，Mcl-1 蛋白分子量约为 20kD，合成 BH3 结构域并标记荧光分子，游离的标记荧光的 BH3 为小分子物质，在体系中具有比较高的旋转速度，所以荧光偏振值低，反之，当 BH3-Mcl-1 结合后，荧光物质所在复合物分子量变大，在溶液中的旋转速度变慢，具有比较高的荧光偏振值（图 12-2-4）。反应体系中加入带筛选样品，与 BH3 竞争性结合 Mcl-1，如果筛选样品能够结合 Mcl-1，则可以将标记荧光的 BH3 置换成游离状态的小分子，偏振值显著降低。基于此原理，从而发现抗凋亡蛋白 Mcl-1 的抑制剂。图 12-2-5 为未标记 FAM 的多肽与 FAM 标记的多肽竞争性结合 Mcl-1 蛋白的结合-解离引起荧光偏振值变化的曲线。

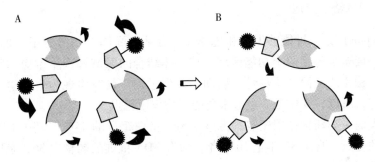

图 12-2-4　分子大小与旋转速度变化

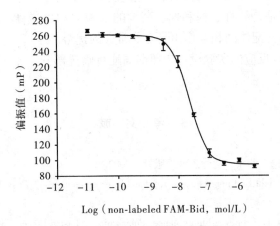

图 12-2-5　受体-配体结合解离曲线

（2）实验材料及仪器设备：①实验材料：表达纯化的 Mcl-1 蛋白，BH3 配体：荧光标记的 BH3 结构域 Bid（FAM-QEDHRNIARHLAQVGDSMDR），待筛选样品，384 孔黑色微孔板；②检测仪器：具有荧光偏振检测功能的微孔板检测仪；③反应体系：反应总体系40μl，缓冲液为 Tris-HCl（50mmol/L）＋NaCl（100mmol/L），pH 8.0，荧光标记多肽（FAM-Bid）：0.2μmol/L（工作浓度），蛋白受体（Mcl-1）：50μg/ml（工作浓度），微孔板为 384 孔黑色微孔板，检测波长激发485nm，发射525nm，反应时间与条件，室温 5min；④实验步骤：第一步，加入 25μl 缓冲液；第二步，加入 5μl FAM-Bid，检测荧光偏振值；第三步，加入 5μl Mcl-1，室温置 5min 后，检测荧光偏振值；第四步，加入 5μl 样品，室温反应 5min 后，检测荧光偏振值。

（3）结果评价：根据三次荧光偏振值的变化，发现可能的活性化合物。游离状态的 FAM-Bid 是小分子，荧光偏振值低，当和 Mcl-1 结合后，荧光偏振值显著增加，如果活性化合物能够和 Mcl-1 蛋白结合，则 FAM-Bid 就会被置换出来，荧光偏振值又会恢复到游离状态的值。

三、受体-配体结合反应

受体（receptor）是一种能够识别和选择性结合某种配体（信号分子）的大分子物质，多为糖蛋白，一般至少包括两个功能区域，与配体结合的区域和产生效应的区域，当受体与配体结合后，构象改变而产生活性，启动一系列过程，最终表现为生物学效应，主要是生理或药理效应，所以，受体是一类最重要的药物作用靶点。

受体是最大的一类药物作用靶点，占整个药物蛋白靶点的44%，其中 GPCR 是受体蛋白中数量最多的靶点，自 1982 年至 2010 年，所有 FDA 批准的药物中36%是以 GPCR 为靶点，其中历年新靶点中 GPCR 占17%，仍然是最多的。从市场销售来看，2010 年全球最畅销的前 20 种药物中，以 GPCR 为靶点药物有 6 种，占30%。所以，以受体为靶点的新药发现仍然是药理学研究的重要内容，而先进的技术方法则是支撑科学研究的重要工具。受体与配体的相互作用是产生后续效应的前提，一般受体作为大分子，与小分子配体物质结合而相互作用的主要特征是特异性、饱和性、高度的亲和力和可逆性，基于这些特点，利用荧光偏振技术研究受体与配体间相互作用具有非常大的优势。

基于受体-配体结合反应的实验设计参照前高通量筛选部分。

（张天泰）

参 考 文 献

1. 杜冠华. 高通量药物筛选. 北京：化学工业出版社，2002.

2. Perrin F. Polarization of light of fluorescence, average life of molecules. *J Phys Radium*, 1926, 7 (6)：390-401.

3. David M Jameson, John C Croney. Fluorescence Polarization: Past, Present and Future. *Combinatorial Chemistry & High Throughput Screening*, 2003, 6, 167-176.

4. Tiantai Zhang, Zhentai Huang, Guanhua Du. The expression of recombinant human LOX-1 and identifying its

mimic ligands by fluorescence polarization-based high throughput screening. J Biotech, 2006, 125：492–502.

5. Harris A, Cox S, Burns D. Miniaturization of Fluorescence Polarization Receptor-Binding Assays Using CyDye-Labeled Ligands. *J Biomol Screen*, 2003, 8（4）：410–420.

6. Jameson DM, Seifried SE. Quantification of protein-protein interactions using fluorescence polarization. *Methods*, 1999, 19（2）：222–233.

7. Dandliker WB, Gafeigen. Quantification of the antigen-antibody reaction by the polarization of fluorescence. *Biochem Biophys Res Commun*, 1961, 5：299–304.

第十三章　流式细胞技术在分子免疫药理学研究中的应用

第一节　流式细胞仪的基本结构和工作原理

一、简介

流式细胞术（flow cytometry）是 20 世纪 60 年代后期开始发展起来的利用流式细胞仪（flow cytometer，FCM）快速定量分析细胞群的物理化学特征以及根据这些物理化学特征精确分选细胞的新技术，主要分为流式分析和流式分选两部分。流式细胞仪是集现代物理电子技术、激光技术、计算机技术于一体的先进科学技术设备，是生命科学研究领域中先进的仪器之一。概括来说，流式细胞术就是利用流式细胞仪对处于快速直线流动状态中的单列细胞或生物颗粒进行逐个、多参数、快速的定性、定量分析或分选的技术。

流式细胞技术具有如下几个特点：①实现对单列细胞或生物颗粒进行逐个检测，血液、骨髓、体液中的细胞、培养细胞、实体组织经处理后制成的单细胞悬液都能分析；②实现高通量检测，只要标本中的细胞或生物颗粒数量足够，短时间内可分析大量细胞或生物颗粒；③多参数、多色荧光分析对细胞特性的识别、计数更为准确，用不同荧光素标记的单克隆抗体进行多色荧光染色，可同时分析单个细胞或生物颗粒的多种特性；④定性或定量分析细胞，通过荧光染色对单个细胞或生物颗粒的某些成分，如 DNA 含量、抗原或受体表达量、Ca^{2+} 浓度、酶活性，细胞的功能等均可进行单细胞水平的定性与定量分析；⑤分选特定性状或功能的细胞，有些流式细胞仪还具有细胞分选功能，可将具有特定性状或功能的细胞从混合细胞群中分离出来。总之，它具有检测速度快、测量指标多、采集数据量大、分析全面、分选纯度高、方法灵活等特点。

二、流式细胞仪的基本结构

流式细胞仪的基本结构包括几大模块：流动室与液流系统、光源与光学系统、信号收集与信号转换系统、计算机与分析系统。具有分选功能的流式细胞仪还包括分选系统。在本章中只对分析型流式细胞仪进行介绍。

（一）流动室与液流系统

流式细胞仪的液流系统由两套紧密联系而又相互独立的液流组成，即鞘液流和样品流。用于流式细胞仪的激发光路是固定的，一般与细胞悬液的轴心正交，这就要求细胞必须在流经激光聚焦区时不能偏离其轴心，且不能聚集成团，阻塞管路，否则光束无法准确照射细胞中心，造成信号不稳定，影响测量结果的精密度。流式细胞仪液流系统成功地解决了上述问题。根据层流原理，利用专门设计的流动室（flow cell），使样本流与鞘液流形成同轴流动状态。由于样本喷嘴处于流动室中央，这就使得样本流在鞘液流包裹下恒定处于同轴流动的中心位置，其精度可稳定在几微米之内。液流系统包括流动室（flow chamber）和液流驱动系统，其作用是将被测样本管中的细胞或微球通过液流传递至流动室，经液流聚焦形成单细胞流也称层流（laminar flow），使其通过检测区（激光照射区）。流动室内充满了鞘液，鞘液的作用是将样品流环包。鞘液流（sheath flow）是一种稳定流动，操作人员无法随意改变其流动的速度，但样品流（sample fluid）进样速率可以通过 FCM 上的样品压力调节阀进行人工调节。样品流在鞘液的环包下形成流体力学聚焦，使样品流不会脱离液流的轴线方向，并保证每个细胞通过激光照射区的时间相等，从而得到准确的细胞荧光信号。液流驱动系统包括压缩空气泵、压力传感器、鞘液过滤器和样本压力调节器等。细胞流和鞘液流的驱动一般采用加正压的方法，保证了鞘液的流速恒定。鞘液以匀速运动流过流动室，因此在整个液流系统运行中流速是不变的。但是通过样本压力调节阀可以调整样本的进样速率，可提高采样分析速度，而这并不是提高样本流的速度，而是改变了细胞之间距离。

流动室是仪器的最核心部件，在这里被测样品与激光相交。不同仪器的流动室结构有所差异。流动室还根据 Bernoulli 定律，利用大小两个不同截面，使鞘液从截面积较大部分流经截面积较小的样本流部分，使液流聚焦在入口处，形成检测点。液流系统的心脏是流动室，由样品管、鞘液管和喷嘴等组成，常用石英玻璃等透明、稳定的材料制作，设计和制作均很精细。样品管储放样品，单个细胞悬液在液流压力作用下从样品管射出；鞘液由鞘液管从四周流向喷孔，包围在样品外周后从喷嘴射出。为了保证液流是稳液，一般限制液流速度 v<10m/s。液流系统示意图见图 13-1-1。

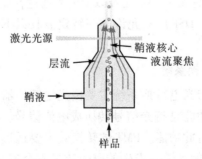

图 13-1-1　液流系统示意图

（二）光源与光学系统

流式细胞仪的检测是基于对光信号的检测来实现的，包括对散射光和荧光的检测，因此光源与光学系统是流式细胞仪中最为重要的一个系统。它由激发光源、一系列光通过和光反射的镜片组成。

目前流式细胞仪所用的激发光源包括弧光灯和激光器。弧光灯多为高压汞灯，激光器按产生激光的物质的种类可分为固体激光器、气体激光器、液体激光器和半导体激光器。各种激发光源应该说各有优缺点，没有哪种激发光源可以适于所有的场合。生产厂家在选择何种光源作为激发光的时候主要考虑：分析或分选目的、激发波长的需要、仪器设计等。作为流式细胞仪的激发光源，有两个特性是比较重要的：①单色性和单向性：单色性是指一种激光往往为某一波长的光，单向性是指激光的方向性相当好，几乎没有侧散射并且能进行远距离传播，激光作为流式细胞仪的激发光源，具有良好的单向性和单色性，当然，任何光源其发射波长都不仅仅是一个波长，都需要通过各种配套的光学组件来获得单色光；②衰减，任何光源在使用时都会有功率衰减，因此都有寿命要求，对于气体激光器，汞弧光灯可以保用5000h，半导体激光器可以保用8000h，现有的流式细胞仪的激发光大概为两种波长，第一激光为488nm，第二激光为633nm，有些流式细胞仪还有第三、第四激光，分别为407nm、355nm。

流式细胞仪的光学系统是由若干组透镜、滤光片和分光镜等光学元件组成，它们分别将不同波长的光信号送入到不同的探测器。其主要光学元件是滤光片（filter），它主要分为四类：长通滤光片（clong-pass filter，LP）、短通滤光片（short-pass filter，SL）、带通滤光片（band-pass filter，BP）和二分镜。

长通滤光片可使特定波长以上的光通过，特定波长以下的光则不能通过，如LP500滤片，只允许500nm以上的光通过。而500nm以下的光则吸收或返回。短通滤光片则与长通滤光片正好相反，只能使特定波长以下的光通过，特定波长以上的光则吸收或返回。带通滤光片可允许相当窄范围内的波长通过。滤片一般标定有两个值，一个为允许通过波长的中心值，另一个为允许通过波长的范围。例如，BP500/25表示允许通过的波长范围为475～525nm，其中心值为500nm。二分镜分为短通二分镜和长通二分镜。长通二分镜（dichromatic LP，DLP）只允许某一特定波长以上的光通过，此波长以下的光则呈90°反射；短通二分镜（dicbromatic SP，DSP）只允许某一特定波长以下的光通过，此波长以上的光呈90°反射。

（三）信号收集与光电转换系统

流式细胞仪的信号收集与光电转换系统主要由光电转换器件、放大器和信号处理电路组成。光电转换器件的主要功能是将光信号转换成电流信号。在流式细胞仪中，光电二极管和光电倍增管（PMT）执行此功能。PMT的转换效率要远远大于光电二极管。对于光电二极管来说，如果有10个入射光子，产生的电子数量不会超过10个电子，但一个光子到达PMT的光电阴极时，可产生数十万个电子。当然，如果前置放大电路有足够的增益和低噪声的话，光电二极管所产生的信号更准确。

当携带荧光素的细胞与激光正交时，受激发发出荧光，经过滤光片分离不同波长的光信号分别到达不同的PMT或光电二极管，将光信号转换成电信号，然后输入到放大器放大，供信号处理系统处理。放大器分两类：线性放大和对数放大。检测细胞DNA含量、

RNA 含量、总蛋白质含量等时，一般选用线性放大测量；而在检测细胞膜表面抗原等时，细胞膜表面抗原的分布有时相差几千倍，甚至几万倍，如用线性放大器，无法在一张图上清晰地将细胞阳性群、阴性群同时显示出来，通常需使用对数放大器。如果原来输出是 1，当输入增大到原来的 10 倍时，输出为 2；当输入增大到原来的 100 倍时，输出为 3 等。

信号处理系统的主要功能是将电信号转变成脉冲信号、数字信号最终传送给计算机系统进行处理。它主要由前置放大电路、脉冲峰值检测器和模/数转换电路组成。理论上，模/数转换芯片的位数和速度决定了数字信号的精度。模/数转换芯片的化数和速度越高，仪器精度就越高，但同时要考虑噪声信号的水平。

（四）计算机与分析系统

流式细胞仪的计算机系统用于控制整个仪器的运行、数据采集和数据分析。各公司所产的流式细胞仪都有自己特有的分析系统。

三、流式细胞仪的工作原理

在流式细胞术中，由于细胞在未受到任何破坏的情况下对光散射是其固有属性，所以可利用细胞对光的散射信号的不同反应对细胞进行分析与分选。细胞在鞘液流中通过激光照射—测量区，细胞向空间呈 360° 立体角方向散射光线，散射信号与细胞大小、形状、质膜以及细胞内颗粒结构的折射率有关。在流式细胞术中常被利用的有前向散射（forward scatter，FSC）与侧向散射（side scatter，SSC）。前向散射与侧向散射是细胞固有的属性，暂称为物理属性。前向散射（FSC）的大小与细胞的直径成正相关，也就是说，细胞越大，其前向散射越大；反之则越小。侧向散射（SSC）的强度几乎与细胞内颗粒结构的质量成正相关，也就是说，细胞内颗粒结构越复杂，质量越大，其 SSC 越大；反之则越小。荧光信号则是人们通过不同的手段将荧光物质结合在细胞上，是人为的属性，暂称为化学属性，通常代表了试验者检测目的。流式细胞仪就是通过这两种属性将细胞进行分群、分析的。

检测一个不同类质细胞的混合样品时，每个细胞在液流中通过激光照射—测量区，都会被信号探测器检测到其物理属性。由于同一类质的细胞具有相同或相近的直径大小和颗粒结构，所以应该具有相同或相近的 FSC 与 SSC。那么，在以 FSC 作为横坐标，SSC 作为纵坐标的散点分布图中（这只是一个习惯的标识法，也可以 FSC 作为纵坐标，SSC 作为横坐标），同一类质的细胞会根据其 FSC 与 SSC 的大小（也即细胞直径和颗粒、结构、质量的大小）以散点的形式集中分布在某一区域中，每一个散点代表一个该同一类质的细胞。同样，其他同类质的细胞也会根据其 FSC 与 SSC 的大小分布在分布图中，这样就可以将混合细胞进行分群。当然检测标本千差万别，其 FSC 与 SSC 也会或大或小，这时需要通过调节 PMT 增益，使每群细胞都分布在坐标图中的可视范围内。

利用细胞自身的物理属性可对混合细胞进行分群并可找到欲检测的目的细胞，那么如何确定欲检测的目的细胞是否表达荧光信号呢，这时需要先将欲检测的目的细胞群圈定（即设门），然后将门内的细胞以 FSC 或 SSC 为横坐标、荧光信号为纵坐标的散点分布图表示出来。在此图中，细胞会出现在与其 FSC 或 SSC 大小相应的位置，并只可能表现出两种情况：荧光信号弱或无、荧光信号强或有。调节 PMT 增益（电压）可以改变目的细胞的荧光信号强弱，那么如何判断特异性荧光信号的有无，这就需要设置阴性对照以确定细胞自身的基础荧光域值，并通过它来判断待测样本中是否有特异性荧光信号。当荧光素或荧光特异性抗体与待测细胞反应后，流式细胞仪会检测到两部分信号：一部分是细胞自身的基础荧光域值；另一部分是标记在细胞上的荧光素信号，即特异性信号，这部分的荧光信号强度大于基础荧光域值的荧光信号强度。为确定特异性荧光信号，首先通过调节电压，将阴性对照细胞的基础荧光域值调至阴性置信区内，然后对阴性置信区进行界定，大于阴性置信区的荧光信号即为特异性荧光信号。习惯上，为后期分析作图时美观好看，阴性置信区一般设定在散点图中的左下象限，直方图中的荧光强度的 10^1 区内（BD FACSCalibur 流式细胞仪）；当然只要机器电压允许，不影响阳性信号的显示，也可以设定在 10^2、10^3 区内。流式细胞仪阴性置信区的界定是通过"四象限或 M1 的划分"来实现的。在散点图中为四象限的划分区间，在直方图中为 Maker（M1 或 P1）。因此，对于一个流式样本来说，设置阴性对照是必需的，且阴性置信区的界定一旦设定，将作为后续样本的阴、阳性判断的基础，不能随意变动。

第二节　流式细胞术样品制备技术

流式细胞术对细胞的分析检测必须基于单细胞或者单细胞样颗粒性物质的基础上，这是流式细胞术的基本要求。因此就必须把实体组织制备成单细胞或类似的悬液。在应用 FCM 技术中，制备出合格的单分散细胞是流式细胞术样本制备技术中重要的一环。它要求这种分散细胞方法既要使细胞成为单个细胞，又能保持细胞的固有生物化学成分及生物学特性。流式细胞术的样品主要来源于培养细胞、血液、实体组织、石蜡包埋组织、其他体液灌洗液等。流式细胞术样品制备包括单分散细胞悬液制备技术，细胞生物学特性标记及荧光染色技术三个部分。

一、新鲜实体组织样本的制备

FCM 对单细胞快速进行各种参数分析必须基于单细胞基础上，根据各种组织成分的特点，可选择不同的分散细胞方法，以期达到单细胞产额高、损伤少的目的。尽管标本制备已形成了标准化的程序，但实际操作中总会出现这样或那样的问题。在实体组织分散为单个细胞过程中，解离的方法可能瞬间地或持久地影响细胞的性质、形态、结构、功能等。所以，在对各种不同组织进行分散选择方法时，应尽量减少对细胞的这种影响。目前常用的分散组织细胞的方法有如下 3 种。

（一）酶消化法

1. 作用原理　对实体组织分散的作用原理主要有 3 方面：①可以破坏组织间的胶原纤维、弹性纤维等；②可以水解组织间的黏多糖等物质；③可以水解组织细胞间的紧密联结装置的蛋白质物质。酶消化法是实体瘤、培养细胞分散为单细胞的主要方法之一。常用的酶类试剂有：蛋白酶类、胃蛋白酶、木瓜蛋白酶、链酶蛋白酶和中性蛋白酶等，都能解离组织中的细胞，胰蛋白酶能水解脂键和肽键；胶原酶能降解几种分子类型的胶原；溶菌酶能水解糖蛋白和肽的糖苷键；弹性蛋白酶能消化连接组织的糖蛋白和弹性蛋白的纤维。不同酶对细胞内和细胞间不同组分有特异作用，可根据分散组织类型来确定使用的酶类。

2. 注意事项　①酶需要溶解于适当的溶液中，而这些溶液不至于造成酶效价降低；②要注意酶的使用浓度和消化时间；③要注意酶活性的 pH，如胃蛋白酶在碱性环境中失去活性，胰蛋白酶在中性溶剂中活性不佳等；④要随时注意影响酶活性的其他因素，如酶的生产批号等。

3. 方法学程序

（1）将适合于酶消化的组织置于离心管中。

（2）将选好的酶溶液 1~2ml 加入盛有被消化组织的试管中。

（3）一般消化 20~30 分钟（恒温 37℃或室温），消化期间要间断振荡或吹打。

（4）终止消化，收集细胞悬液，以 300 目尼龙网过滤，除去细胞团块，以低速成离心除去细胞碎片。

（5）将制备好的单细胞悬液进行进一步荧光染色后上机检测，或保存备用。

（二）机械法

机械法分散实体组织包括用手术剪刀剪碎或者用锋利的解剖刀剁碎组织，用匀浆器匀浆，再用细注射针头抽吸细胞或用 300 目尼龙网滤出单细胞悬液；采用搓网法也能获得大量细胞。机械法易造成细胞碎片和细胞团块，所以机械法常与其他方法配合使用。

1. 剪碎法：

（1）将组织块放入平皿中，加入少量生理盐水。

（2）用剪刀将组织剪至匀浆状。

（3）加入 10ml 生理盐水。

（4）用吸管吸取组织匀浆，先以 100 目尼龙网过滤到试管中。

（5）离心沉淀 1000r/min，3~5min，再用生理盐水洗 3 遍，每次以低速（500~800r/min）短时离心沉淀去除细胞碎片。

（6）以 300 目尼龙网滤去细胞团块。

（7）细胞用固定液固定或低温保存备用。

2. 网搓法

（1）将 100 目、300 目尼龙网扎在小烧杯上。

（2）把剪碎的组织放在网上，以眼科镊子轻轻搓组织块，边搓边加生理盐水冲洗，直到将组织搓完。

（3）收集细胞悬液，离心沉淀 500~800r/min，2 分钟。

（4）固定细胞或低温保存备用。

3. 研磨法　准备一只 70ml 研磨器。

（1）先将组织剪成 1~2mm³ 大小组织块。

（2）放入组织研磨器中加入 1~2ml 生理盐水。

（3）转动研棒，研至匀浆。

（4）加入 10ml 生理盐水，冲洗研磨器。

（5）收集细胞悬液，并经 300 目尼龙网过滤，离心沉淀 500～800r/min，1～2min，再以生理盐水洗 3 遍，离心沉淀。

（6）固定或低温保存细胞悬液，备用。

（三）化学处理法

1. 作用原理　化学处理法是将组织细胞间起黏着作用的钙镁离子置换出来，从而使细胞分散开来。

2. 试剂的配制

（1）0.2% EDTA 配制：称 EDTA 0.2g，加入 Hank 液 100ml，封装高压消毒。置 0～4℃保存。

（2）胰酶加 EDTA 配制：胰酶 0.25g 加 PBS（pH7.0）200ml，浓度 0.125%，EDTA 0.2g 加 PBS（pH 7.0）100ml，浓度 0.2%。各取 40ml 混合，分装置冰箱保存，用时过滤即可使用。

3. 实验方法

（1）将组织切成薄片，置入试管中。

（2）首先加入 EDTA 液 5ml，室温下 0.5h，离心弃之。

（3）再加入胰酶-EDTA 液 5ml。在 37℃恒温水浴振荡器内 30min。

（4）用 300 目尼龙网过滤，离心沉淀 1000r/min，5min。再以生理盐水洗 2～3 次。

（5）细胞固定或低温保存备用。

以上几种分散细胞的方法都是目前对实体组织解聚的常用的方法。实验证明，用化学试剂方法处理组织导致细胞成活率低，细胞产量低，细胞碎片和细胞聚集的量不稳定；化学法试剂可单独使用，也可与其他方法结合使用；机械法常常造成严重的细胞损伤，单细胞产量低；酶学法、化学法对实体组织的分散解聚较理想，但对所测化学成分有不良影响。所以要根据实验目的去选择合适的单细胞悬液制备方法，才能获得理想的样本和更好的 FCM 检测结果。

二、组织活检、内镜取材标本单细胞悬殊液的制备

正常组织、瘤组织和淋巴结等活检组织以及内镜（胃镜、食管镜等）取材标本，由于材料较少，制备起来比较麻烦。但其制备方法与实体组织基本相似。

1. 取材后立即放入盛少许 PBS 液青霉素小瓶中。

2. 另取一只小烧杯，杯口用 300 目尼龙网盖住并用线绳固定好，并用 PBS 液湿润；取新鲜组织标本置尼龙网上；因标本量较少，尤其是内镜取材至少要取 3 块以上。

3. 在操作前，先将剪刀用 PBS 液浸润一下，然后开始剪碎组织。

4. 先剪几下，视基本无组织块存在时，用原来装标本的青霉素小瓶中的 PBS 液，冲洗细胞均浆并过滤于小烧杯中；如果这时仍有可见组织块，再用剪刀剪碎，再加适量该 PBS 液冲洗，直至网上无组织块为止。这样可尽量多的收集细胞。

5. 细胞加固定液或低温保存，备用。

三、石蜡包埋组织样本的制备

石蜡包埋组织单细胞分散方法的建立，扩大了流式细胞术的应用范围。对大量临床随访资料通过病理包埋组织的流式细胞术分析，可以重新得到深入研究和利用。现将常用的石蜡包埋组织制备单细胞方法介绍如下。

1. 实验方法

（1）把石蜡包埋组织切成 $40 \sim 50 \mu m$ 厚的组织片 $3 \sim 5$ 片，或用乳钵研成 0.5mm 直径大小颗粒状，放入 10ml 的试管中。

（2）加入二甲苯 $5 \sim 8ml$，在室温下脱蜡 $1 \sim 2$ 天，视石蜡脱净与否，更换 $1 \sim 2$ 次二甲苯，石蜡脱净后，弃去二甲苯。

（3）水化：依次加入 100%、95%、70%、50% 梯度乙醇 5ml，每步为 10min，去乙醇，加入蒸馏水 $3 \sim 5ml$，10min 后弃之。

（4）消化：加入 2ml 0.5% 胰蛋白酶（pH $1.5 \sim 2.0$）消化液，置 37℃ 恒温水浴中消化 30min，在消化期间，每隔 10min 用振荡器振荡 1 次。

（5）消化 30min 后，立即加生理盐水终止消化。

（6）经 300 目尼龙网过滤，未消化好的组织可做第 2 次消化。

（7）收集细胞悬液，离心沉淀 1 500r/min，再以生理盐水漂洗 $1 \sim 2$ 次，离心沉淀 $500 \sim 800r/min$ 去碎片。

（8）保存细胞备用。

2. 注意事项

（1）一定将石蜡从组织中脱干净，一般脱蜡第 1 遍应在 12 小时左右，第 2 遍为 30min 左右，检测是否将石蜡已脱净的方法：是弃去二甲苯，加入无水乙醇如果无絮状物浮起，即可视为蜡已脱净，反之则蜡尚未脱净。

（2）消化时间不可过长，以免造成已释放出的细胞核被消化。

（3）切片不可过薄或过厚，过薄细胞碎片过多，影响分析结果；过厚造成脱蜡不理想。

（4）消化后的组织应先用眼科剪刀剪碎，然后再加胃蛋白酶消化，30min，37℃，然后用尖吸管吹打成悬液状。

（5）消化后的组织悬液经过过滤后可能细胞数很少，这样就要将组织片放在 300 目尼龙网上，用底部圆滑的试管磨碎，再用 PBS 液冲洗一下；如此反复，就能得到较多的单细胞悬液。

四、外周血单个核细胞样本的制备

血液是天然的单个细胞分散的细胞悬液，血细胞在生理状态下呈分散的游离状态。它是流式细胞分析的理想样品。血液中的主要细胞成分为白细胞、红细胞和血小板；而其中白细胞主要成分又分为淋巴细胞、单核细胞和粒细胞。但在血细胞中一般检测单个核细胞较为多见。

1. 外周血细胞样本制备方法的选择　一般检测细胞大分子成分——DNA、RNA、总蛋白质、个别基因表达蛋白等，多采用淋巴细胞分离液分离法制备单个核细胞悬液。这样可以从血液中分离出单个核细胞——淋巴细胞、单核细胞、幼稚血细胞和肿瘤细胞等。外周血免疫细胞、细胞因子、某些基因蛋白、细胞表面标志检测可采用溶红细胞法。

2. 单个核细胞样品制备程序

（1）取外周血 2ml，肝素抗凝，用生理盐水将血稀释成 4ml，混匀。

（2）将稀释后血液沿试管壁徐徐加入 4ml 淋巴细胞分离液到液面之上，勿用力过大，以免造成血液与分离液混合，保持清晰的分层状态。

（3）离心 2000r/min，30min，室温 18～20℃，离心后可见试管内的血液清楚的分为 4 层，上层为血浆层，中层为分离液层（单个核细胞所处于血浆层和分离液层中间），底层为红细胞层，红细胞层上为粒细胞层。

（4）用吸管将上层与中层之间的淋巴细胞层吸出收集到另一试管中，用生理盐水洗 2 遍，每次均以 1500r/min，10min，弃上清后即得到高纯度的单个核细胞悬液。

（5）用适当的固定液固定或置低温冰箱保存待用。

五、骨髓细胞单细胞悬液的制备

1. 制备方法

（1）无菌抽取骨髓液 0.5ml。

（2）将骨髓标本滴入 1000U/ml 肝素抗凝的 1ml PBS 液中。

（3）再加入 PBS 液稀释至 10ml。

（4）用吸管吸取 5ml 稀释骨髓液徐徐加入盛有 4ml 的人类淋巴细胞分离液液面之上。

（5）在以上条件下，骨髓有核细胞分层在 PBS-人类淋巴细胞分离液之间形成的界面上。

（6）吸取有核细胞层，加入到 10mlPBS 液中，混匀。

（7）以 1000r/min 离心 5min，弃上清；收集骨髓细胞，加固定液或置低温冰箱备用。

2. 注意事项

（1）抽骨髓液时，先将注射器针头、针筒、针栓用肝素浸润，抽取时力量适中。

（2）在吸取淋巴细胞层时尽量少吸分离液，量应掌握在 300ml 左右，这样有利于洗去多余的分层液。

（3）红细胞的方法：以等量的蒸馏水加入到沉淀中，轻轻摇动片刻，见粉红色出现，立即加入大量生理盐水，混匀，离心，去除上清即可。

六、培养细胞的单细胞悬液的制备

1. 培养细胞的特征　高质量的单细胞悬液是 FCM 分析的保证。一般细胞培养分为悬浮培养和贴壁培养，由于细胞的增殖，都有可能形成大小不等的细胞团块或连接成片。如果两个或多个细胞粘连在一块或细胞碎片过多都将影响 FCM 结果，进而导致实验失败。所以，制备合格的培养细胞单细胞悬液十分重要。

2. 培养细胞样品的制备程序

（1）将培养细胞用 0.04% 乙二胺四乙酸二钠盐（EDTA$_2$Na）或 0.29% 胰酶消化 3 ~ 7min（根据室温情况而定），至光镜下见到贴壁细胞间出现筛状间隙为止，弃去消化液，加 PBS 液。

（2）用吸管将细胞从瓶壁上轻轻吹打下来，并移入离心管中。

（3）短时低速离心，即 800 ~ 1000r/min，5min。

（4）弃上清，加 pH 7.4 的 PBS 液 5 ~ 8ml，低速短时离心，800 ~ 1000r/min，3 ~ 5min；重复 2 ~ 3 次，以去除细胞悬液中的细胞碎片。

（5）加少许 PBS 液，将沉淀细胞轻轻吹打均匀。加固定液或低温保存待用。

七、脱落细胞样品单细胞悬液的制备

在临床工作中，可以收集到大量自然脱落细胞，这些细胞标本经过简单处理，便可成为较好的单细胞悬液，提供流式细胞术分析。主要包括脱落细胞、胸腹腔积液细胞、尿液、内镜刷检细胞等。

1. 食管拉网细胞的单细胞悬液的制备

（1）将食管拉网器上的细胞洗脱到 20ml PBS 液中，以 1500r/min 离心后，再用 PBS 液洗 2 次，离心 500 ~ 800r/min，1 ~ 2min，弃上清。

（2）再加入 PBS 液 5ml，以 300 目尼龙滤网过滤，离心沉淀去上清。

（3）加少许 PBS 液混匀沉淀细胞，加固定液或低温保存，备用。

2. 尿液脱落细胞的单细胞悬液的制备

（1）用一清洁器皿收集 24 小时尿液，置 4℃ 冰箱中自然沉淀 2 小时，轻轻倒去上清液，留下少许带细胞的沉淀物，用吸管移至 10 ~ 20ml 离心管中。

（2）500r/min 离心 10min，去上清。

（3）加 PBS 液 8 ~ 10ml，以 1000r/min 离心 10min，去上清；重复再洗 1 次。

（4）再加 5mlPBS 液混匀，用 300 目尼龙滤网过滤，离心沉淀去上清。

（5）再加少许 PBS 液，混匀。加固定液或低温保存，备用。

3. 胸、腹腔积液脱落细胞的制备

（1）抽取胸、腹腔积液 50 ~ 100ml，加入 1000U/ml 肝素液 1ml，放盐水瓶中置于 4℃ 冰箱中静置 6 ~ 12 小时，弃去上清。

（2）用长吸管取 10 ~ 20ml 移入试管中，用 PBS 液洗 3 次，以 1500r/min 离心沉淀 5min。

（3）再加 5ml PBS 液混匀，用 300 目尼龙滤网过滤，离心沉淀去上清。

（4）加少许 PBS 液，混匀；加固定液或低温保存，备用。

4. 冲洗液细胞样品的制备

（1）用 300 ~ 500ml 生理盐水冲洗肺脏或其他组织，冲洗一定时间后，吸出冲洗液放入容器中于冰箱内置 6 ~ 12 小时。

（2）取沉淀液 20 ~ 40ml，离心沉淀并以生理盐水洗 2 次，吸上清。

（3）加 10ml PBS 液，混匀；以 300 目尼龙滤网过滤，离心沉淀去上清。

（4）过滤后 1000r/min，10min，离心沉淀，去上清；加固定液或低温保存备用。

八、网织红细胞样品的制备

计数血液中网织红细胞的数量，对估价骨髓中红细胞的生成活性有重要意义。

1. 染色原理　网织红细胞是一种未完全成熟红细胞。在工细胞成熟过程中，其胞质中的 RNA 含量逐渐被血红蛋白所取代，因此，检测红细胞中 RNA 的含量多，就代表了红细胞的成熟程度低。从而成为检测网织红细胞的重要方法。

2. 样品的制备

（1）抽取全血 0.5ml，注入盛有 0.5ml 的 0.1mol/L EDTA 溶液中。

（2）用微量取液器及取 50ml EDTA 抗凝血，置于另一离心管中，加入缓冲液 5.0ml，离沉淀 1000r/min，5min，连续洗 3 次。

（3）将沉淀细胞加入 1.0ml 枸橼酸钠缓冲液，轻轻振荡悬浮。

（4）将悬浮液缓慢注入盛有 4ml0.1% 戊二醛缓冲液中固定 15min。

（5）上 FCM 之前，用 PBS 洗去固定剂，加入 0.5ml 0.01% 的派若宁工作液；染色 30min 离心沉淀去染液，1500r/min，5min。

（6）用 PBS 洗一次，离心 1500r/min，5min，去上清，再用 PBS 将细胞悬浮，上机检测。

第三节　流式细胞术的应用

一、淋巴细胞亚群分析

（一）淋巴细胞形态和表面分子标志

静止的淋巴细胞外观形态相似，都是以致密的核及少量细胞质组成的小而圆的细胞为特征。然而，这些细胞却是由功能各异的不同细胞亚群所组成，各种细胞群表达不同的表面分子。例如 B 淋巴细胞上表达有特异的膜表面免疫球蛋白（mIg），而成熟的 T 淋巴细胞表面表达特异的 CD3 分子。T 淋巴细胞又可进一步按其表达的不同表面标志细分成不同的亚群，如 $CD4^+CD8^+$ 和 $CD4^-CD8^+$ 亚群。因此，流式细胞术可根据这些特征性的表面标志，将细胞分为不同的群或亚群。同时免疫细胞在分化发育的不同阶段，其表面标志也在不断地发生着变化。如胸腺细胞（发育过程中的 T 淋巴细胞），在发育的不同阶段从不成熟到成熟，其表面标志经历了从双阴性（$CD4^-CD8^-$）到双阳性（$CD4^+CD8^+$），直到单阳性（$CD4^+CD8^-$ 或 $CD4^-CD8^+$）的过程。正常生理状态下，发育不同阶段的胸腺细胞以一定的比例存在于胸腺中。通过检测这些标志，即可判定某些因素（基因突变等）对胸腺细胞发育的影响。再有免疫细胞在不同因素的影响下，其表达的分子也会发生变化。通过检测这些分子的变化，可分析细胞功能以及细胞分化状态等。例如，静止的 T 淋巴细胞不表达或低水平表达 CD69 分子，而一经活化，其表达 CD69 分子数量明显增加。因此，可通过检测这些活化标志的变化来判定细胞状态以及研究影响细胞活化状态的因素。

流式细胞术除了能快速准确分离不同淋巴细胞亚型外，还可以根据需要将这些不同的淋巴细胞进行分离纯化。虽然免疫细胞分离的方法很多，但用流式细胞术来纯化特定的细胞群是目前最为有效和方便的手段。例如，最近颇受关注的 CD4$^+$CD25$^+$T 淋巴细胞是一群具有免疫调节（免疫抑制）功能的细胞群。在对其特点及功能进行研究时，首要的问题是分离该细胞群。用相应的单克隆抗体与其结合，再用流式细胞术进行分离，就能得到纯度很高 CD4$^+$CD25$^+$T 淋巴细胞细胞群。而其他分离方法不仅分离过程烦琐，也很难控制无菌条件及保证细胞纯度。

（二）T 细胞及其亚型检测

成熟的 T 淋巴细胞表面均可表达 CD3 分子，而 CD4、CD8 不能同时表达于成熟的 T 淋巴细胞表面，故可将成熟的 T 淋巴细胞分为 CD4$^+$T 细胞和 CD8$^+$T 细胞二个亚群。CD4$^+$T 细胞的分子表型为 CD2$^+$CD3$^+$CD4$^+$CD8$^-$，其 TCR 识别的是 MHC II 类分子限制性抗原。CD4$^+$T 细胞是不均一的细胞群，按其功能可分为两种 T 细胞，即辅助性 T 细胞（TH）和迟发型超敏性 T 细胞（TDTH）。CD8$^+$T 细胞分子表型为 CD2$^+$CD3$^+$CD4$^-$CD8$^+$，其 TCR 识别的是 MHC I 类分子限制性抗原。CD8$^+$T 细胞也是不均一的细胞群，按其功能可包括抑制性 T 细胞（Ts）和杀伤性 T 细胞（Tc）。血液中 T 淋巴细胞亚群的检测是观察机体细胞免疫水平的重要方法。外周血淋巴细胞亚群分析主要用于 HIV 感染和移植后的治疗监测，胎儿血样的淋巴细胞亚群分析可以诊断原发性免疫缺陷症，脑脊髓液标本进行淋巴细胞亚群分析用于中枢系统炎症的诊断，支气管及肺泡灌洗液标本进行淋巴细胞亚群分析用于肺部炎症和（或）自身免疫性疾病。

（三）Th 细胞分型检测

早在 1986 年 Mosmann 等依据小鼠分泌的细胞因子谱不同首次将 Th 细胞分为 Th1 和 Th2 两个功能不同的独立亚群。Th1 细胞主要分泌 IL-2、IL-12、IFN-γ 和 TNF-α 等细胞因子，介导与细胞毒和局部炎症有关的免疫应答，参与细胞免疫及迟发型超敏反应。Th2 细胞主要分泌 IL-4、IL-5、IL-6、IL-10 和 IL-13 等细胞因子，其主要功能为刺激 B 细胞增殖并产生抗体，与体液免疫相关。由于 Th1/Th2 亚群及其相互之间的平衡在免疫应答的调节中起着关键的作用，Th1/Th2 平衡的失调与多种疾病的发生发展和预后有着密切的关系。目前已发现许多感染性疾病、自身免疫性疾病、过敏性疾病以及移植排斥反应等都与 Th1/Th2 平衡有关。应用 CD3$^+$CD8$^-$ 细胞进行标记 Th 细胞，IFN-γ$^+$ 为 Th1 细胞，IL-4$^+$ 为 Th2 细胞。

CD4$^+$CD25$^+$T 细胞作为一个具有独立功能的 T 细胞亚群，来源于胸腺，在人类和鼠类的胸腺、淋巴组织和外周血中占 CD4$^+$T 细胞的 5%～15%，在维持自身免疫耐受过程中具有不可替代的作用。目前较多研究趋向于调节性 T（Treg）细胞，是一群表达特征为 CD4$^+$CD25$^+$FOXP3$^+$ 的 T 淋巴细胞，占外周血 CD4$^+$T 细胞的 2%～10%。值得注意的是，对 CD4$^+$CD25$^+$FOXP3$^+$ Treg 检测时，需要对细胞进行固定、穿透，不能再进行后续的实验。近年来，人们证明 CD4$^+$CD25$^+$FOXP3$^+$Treg 几乎同时表达 CD4$^+$CD25$^+$CD127^{low}。因此，由于 CD4、CD25、CD127 都是细胞表面的 CD 分子，检测时不需细胞固定、穿透，CD4$^+$CD25$^+$CD127^{low}

已作为 Treg 的分析与分选标志。

近些年广为关注的 Th17 细胞能够分泌 IL-17 细胞因子，同时其自身也被证实发挥着重要的免疫调节作用。在多种慢性炎性疾病中 Th17 细胞和 IL-17 细胞因子都可以发挥免疫抑制性作用，从而促进疾病的发生和发展。应用流式细胞术可以选择 $CD3^+CD8^-IL-17^+$ 标记来区分 Th17 细胞。

（四）$CD45RA^+$ 与 $CD45RO^+T$ 细胞的检测

近年来应用单克隆抗体发现一组新的细胞膜表面分子，命名为 CD45 分子。它可广泛存在于造血系统细胞膜表面，分子量约为 200kD 的糖蛋白分子。根据其胞外区表位的不同已发现有 6 种异构体分子，在人细胞表面已鉴定出 3 种异构体分子，即 CD45RA、CD45RB 和 CD45RO。应用这种异构体分子可将 T 细胞分为二个新亚群。凡未经抗原刺激的 T 细胞可称为原始 T 细胞（naive T cell，Tn），为 $CD45RA^+T$ 细胞群；而经抗原刺激分化的为记忆 T 细胞（memory T cell，Tm），为 $CD45RO^+$ 细胞群。

（五）B 淋巴细胞及其亚类检测

B 细胞表面有 CD19、CD20、CD21、CD22 和 CD29 等分化抗原，其中有些是全部 B 细胞所共有，而有些仅活化 B 细胞所特有。根据 CD19 和 CD5 的表达情况，可分为 B1 细胞（$CD5^+CD19^+$）和 B2 细胞（$CD5^-CD19^+$）。B1 细胞产生抗体有两个特点：多为低亲和力的 IgM、IgA 和 IgG3，参与抗细菌感染的黏膜免疫应答；能产生多种针对自身抗原的抗体，与自身免疫病相关。B2 细胞即成熟的 B 细胞，产生高亲和力抗体，行使体液免疫功能。

二、白血病和淋巴瘤免疫分型

流式细胞术区分白血病/淋巴瘤免疫分型采用的抗原标志是表达于正常造血细胞不同分化发育阶段的分化抗原。造血干细胞在分化、发育、成熟过程中，细胞膜、细胞质或细胞核抗原的出现，表达增多与减少甚至消失均与细胞的发育阶段密切相关，且表现出与细胞系列及其分化程度相关的特异性。因此，这些抗原的表达与否可作为鉴别和分类血细胞的基础。白血病/淋巴瘤是造血系统的恶性肿瘤，白血病/淋巴瘤细胞基因异常，分化受阻于某阶段形成不同亚型。这群细胞充盈于骨髓或组织。虽然是恶性肿瘤细胞，但仍能表达正常血细胞所具有的抗原，因而仍可依据其抗原的表达谱对白血病/淋巴瘤进行免疫分型。只有熟悉正常细胞的抗原表达模式，才能通过流式细胞术辨认白血病/淋巴瘤细胞的存在。白血病/淋巴瘤免疫分型第一步主要明确细胞起源：髓系细胞，B 细胞，T 细胞和 NK（自然杀伤）细胞。第二步确定细胞的分化阶段：前驱细胞的白血病/淋巴瘤和发生于成熟（周围）细胞的淋巴瘤。如：前驱 B 淋巴母细胞白血病/淋巴瘤，前驱 T 淋巴母细胞白血病/淋巴瘤和母细胞性 NK 细胞淋巴瘤。

常用的免疫分型系列分化抗原：

T 淋巴细胞：CD1a、CD2、CD3、CD4、CD5、CD7、CD8、TCR。

B 淋巴细胞：CD10、CD19、CD20、CD22、CD79a、SmIg。

NK 淋巴细胞：CD16、CD56、CD57。

髓系：CD13、CD14、CD15、CD16、CD64、CD33、CD117、MPO（髓过氧化物酶）。

红系：CD71、GlyA（血型糖蛋白 A）。

巨核系：CD41、CD42、CD61。

干祖系及非系列相关抗原：CD34、CD38、HLADR。

在 T 淋巴细胞、B 淋巴细胞、髓细胞的发育过程中，CD3 抗原是 T 淋巴细胞的特异性标志，CD3 抗原在细胞质的出现早于细胞膜。CD79a 是 B 淋巴细胞的特异性标志，只表达于细胞质，不表达于细胞膜。MPO 为髓系最特异标志。TdT 是早期未分化标志。此四种特异性较高的细胞质抗原检测常用于鉴别不同系列的白血病细胞。WHO 采用了 1998 年欧洲白血病免疫学特征研究组（EGIL）提出了 AL 免疫表型分析的一线和二线选用抗体。一线抗体可以确定白血病属髓系或淋巴细胞系白血病，二线抗体可进一步确定系内亚型。

流式细胞术在判别白血病和淋巴瘤免疫分型上有一定的优势。首先流式细胞术可以通过细胞大小、颗粒、抗原强弱区分细胞群，其次流式细胞术检测灵敏度高，可以检测弱表达抗原，还可以多色分析，更精确的确定特定细胞的表面抗原特性。同时应用流式技术还可以检测同一组织位点共存的两种肿瘤，而且体液和细针穿刺得到的活检组织（非侵袭性的损伤）均可进行检测。但此方法也有一些不足。流式细胞术对样品来源有一定的要求，纤维化、硬化的骨髓以及硬化的组织或细胞太多聚集或成团都可能造成样品分析失败。比例太低的单克隆 B 细胞、没有异常免疫表型的 T 细胞淋巴瘤也可能很难检测。应用流式细胞术进行白血病诊断存在一定的假阳性，异常的 T 细胞免疫表型不一定提示 T 细胞肿瘤，也可能是感染引起的单核细胞增多症、反应性皮肤病、炎症性疾病。

三、艾滋病的诊断

在 T 淋巴细胞分类中，CD4 代表 T 辅助细胞而 CD8 代表 T 抑制细胞和 T 杀伤细胞。$CD4^+T$ 淋巴细胞是 HIV 感染的主要靶细胞，而其本身又是免疫反应的中心细胞；$CD8^+T$ 淋巴细胞是免疫反应的效应细胞。正常人的 $CD4^+T$ 淋巴细胞约占总的 T 淋巴细胞的 65%，$CD8^+T$ 淋巴细胞约占 35%。人体感染了 HIV 后，涉及的主要病理过程就是免疫系统的损害，主要表现为 $CD4^+T$ 淋巴细胞的丢失，绝对数量的减少，同时 $CD8^+T$ 淋巴细胞数量增加，CD4 和 CD8 的比例失调。因此 $CD4^+T$ 淋巴细胞记数作为直接测定免疫功能的方法，是提供 HIV 感染病人免疫系统损害状况最明确的指标。

（一）CD4⁺T 淋巴细胞计数测定的主要意义

用于 HIV 感染者的疾病分期：凡 $CD4^+T$ 淋巴细胞$<200/mm^3$ 或 $CD4^+T$ 淋巴细胞的百分比$<14\%$ 的 HIV 感染者可归入艾滋病。此方法还可以判断 HIV 感染者的临床合并症（各种机会性感染与 $CD4^+T$ 淋巴细胞的相关性），如 $CD4^+T$ 淋巴细胞$<200/mm^3$ 时，很容易发生卡氏肺孢子菌肺炎；而巨细胞病毒感染和鸟分枝杆菌感染常发生于 $CD4^+T$ 淋巴细胞$<50/mm^3$ 的病人，极少见于 $CD4^+T$ 淋巴细胞$>100/mm^3$ 的病人。通过测定 $CD4^+T$ 细胞能够帮助确定抗 HIV 药物治疗及机会性感染预防性治疗的适应证，例如，当 $CD4^+T$ 淋巴细胞$<200/mm^3$ 时，应给予抗卡氏肺孢子菌肺炎的预防性治疗。而且应用流式细胞术进行 $CD4^+T$ 细胞检测是抗 HIV 药物疗效的重要判断指标。

（二）CD8$^+$T 淋巴细胞计数测定的主要意义

在评价 CD4$^+$T 细胞的同时，评价 HIV 特异性 CD8$^+$T 细胞反应的动态变化也具有一定的意义。研究发现，HIV 感染的不同时期，针对相同表位的 CD8$^+$T 细胞反应是不同的。在慢性感染期，75% 的 HLA-A2 阳性的成年患者能够识别 p17Gag 的 SL9 表位（ALYNTVATL），而在急性期采用特殊染色技术和胞内细胞因子染色技术均不能检测到该表位的反应。同样，急性期存在的很多表位反应也无法在慢性期检测到。因此，不同时期占优势的 CD8$^+$T 细胞反应明显不同。不仅如此，不同病程阶段的特异性 CD8$^+$T 细胞反应的性质也存在差异，早期以分泌 IFN-g 为主，而晚期可能以分泌 IL-10、TGF-b 等为主，因此通过流式细胞术进行胞内细胞因子检测为评价特异性 CD8$^+$T 细胞反应的性质提供了有效、快捷的手段。

四、肿瘤多药耐药性检测

恶性肿瘤一直以来都威胁着人类的生命，许多科学家都致力于恶性病的研究和防治工作，并取得了很大的成绩。然而目前对于恶性血液病、肿瘤等的治疗方案只对部分病人有效，治疗失败有可能是多种因素造成的，其中靶细胞对化疗药物的耐受性是影响疗效的主要因素之一。这种耐受性可以是对某一种特殊药物具有专一性，也可以是对不同的药物都具有抗性；可以是细胞本身就具有的能力，或是由于基因扩增、点突变或其他与耐受性相关基因表达产物造成。早在二十多年前人们就发现，肿瘤细胞一旦对一种化疗药物产生耐药性，通常会对其他结构、功能、作用位点不同的化疗药物也产生抗性，即多药耐药性（multi-drug resistance，MDR）。从耐药性细胞株中分离出人类耐药基因 MDR-l，位于 7 号染色体上。将 MDR-1cDNA 转染到药物敏感株中，该细胞株也获得对多种细胞毒药物的抗性，证明 MDR-I 基因表达产物确实与多药耐药产生密切相关。MDR-1 基因编码了 170kD 的跨膜糖蛋白产物（P-170），由 1280 个氨基酸组成，主要分布在胞质内一侧，仅有很小一部分在细胞膜表面。P-170 具有 ATP 依赖性主动转运泵的功能，可以把柔红霉素、长春新碱等化疗药物从细胞中泵出，从而降低细胞内的药物浓度。P170 介导的耐药机制是多药耐药的主要表现形式，也是各国学者研究的热点。近年来，人们发现有些肿瘤细胞株并不表达 P 糖蛋白（Pgp），但却表现出多药耐药性，而且在这些细胞株中发现另一种蛋白的过量表达，这一蛋白被称为多药耐药相关蛋白（MRP），随后，MRP 基因在小细胞肺癌细胞系 H69AR 中得以克隆。MRP 基因位于人 16 号染色体上，编码由 1531 个氨基酸组成的 190kD 的跨膜蛋白，与 Pgp 类似，MRP 同样属于 ATP 结合超家族膜转运蛋白的一个成员，可将化疗药物泵出细胞外。

近年来随着流式细胞术的飞速发展，越来越多的人已开始利用 FCM 技术检测肿瘤多药耐药性相关基因和蛋白产物，同时也能够检测到细胞内化疗药物的流出量增加，但对于标准化的检测方法，仍然没有结论。对蛋白产物的检测来说最多采用流式细胞术和免疫组化方法。由于流式细胞术具有特有的快速、灵敏、重复性好、省时省力、多参数检测等特点，可同时检测 MDR 表型和功能，具有极大的应用潜力。Pgp 的流式细胞术检测单克隆抗体有多种，常用的是 MRK16 和 C2190。MRK16 结合于 Pgp 膜外的部分，而 C219 则结合于 Pgp 胞质内的部分，靠近 ATP 结合位点。通常来说，膜外抗体要比膜内抗体灵敏，适于检测低表达的样本，因它们与 Pgp 的结合相对容易；而胞质内抗体由于需要破膜处理，不仅增加了非特异性染色，还可能由于抗原的蒙蔽而影响抗体的结合。此外，若使用胞质内抗体，还需要注意破膜剂的选择同样会影响结果。有研究报道，2%（V/V）的甲醛和丙酮混合液用来固定细胞对 C219 影响较小。然而仅仅检测 Pgp 的表达远远不能反映肿瘤细胞的多药耐药性，在多年的研究中人们已经发现有许多正常组织同样表达 Pgp，而肿瘤组织中常常伴有正常组织的存在，使得我们无法对结果进行合理的解释；同样也发现有些肿瘤细胞并不表达 Pgp，但它们依然表现出耐药性，这就有必要对 MDR 进行功能性研究。研究 MDR 细胞功能不仅可以排除假阳性、假阴性的存在，还应用于一些多药耐药拮抗剂的开发研究上。目前用于 MDR 功能研究的是具有荧光性质的抗肿瘤药物，如阿霉素，柔红霉素等，也可以是一些荧光素分子，这些荧光探针可以作为 Pgp 的作用底物，被 Pgp 泵出细胞外。用流式细胞术进行多参数分析，不仅可以检测 Pgp、MRP 的表达，还可以动态地观察抗癌药物或是荧光分子在细胞的吸收量、蓄积量以及溢出量，从表型和功能两个方面同时监测，尤其适用于对微量细胞的检测。

五、DNA 分析

DNA 分析对于检测增殖活跃的细胞很有意义。通过流式细胞仪可以快速测定细胞核中的 DNA 含量，细胞周期和细胞倍体的分析已成为肿瘤研究中日益重要的研究手段，广泛应用于基础和临床研究中，尤其对肿瘤细胞周期的分析，不仅有助于研究药物的作用机制，指导用药，还可评价预后。

检测原理：先把单细胞悬液经过通透处理，再加入 DNA 荧光染料，此时被染荧光物质的量与 DNA 含量成正比，在流式细胞仪中检测到的荧光信号强度可代表 DNA 含量。目前几乎所有的流式分析软件均可以进行 DNA 含量分析。软件通过对 DNA 含量直方图进行曲线拟合，能快速计算出各种倍体细胞的含量、细胞周期各时相及亚二倍体细胞所占的比例、DNA 指数、G_0/G_1 期峰的变异系数等。此外，某些软件还增加了"同步化分析"和"增殖分析"的功能，可分别进行同步化细胞和增殖细胞的研究。

（一）细胞周期分析

正常人静止体细胞有 46 条染色体，为二倍体细胞，而正常增殖细胞则存在不同的 DNA 含量。在细胞周期的各个时相（G_0、G_1、S、G_2、M）中 DNA 含量随各时相呈现出周期性变化，在 G_1 期细胞开始合成 RNA 和蛋白质，但 DNA 含量仍保持二倍体，进入 S 期后开始合成 DNA，此时细胞核内 DNA 的含量介于 G_1 和 G_2 期之间。当 DNA 复制成 4 倍体时细胞进入 G_2 期并继续合成 RNA 及蛋白质，直到进入 M 期，因此，单纯从 DNA 含量无法区分 G_2 期和 M 期，一旦有丝分裂发生细胞分裂成 2 个子细胞，同样 G_0 和 G_1 期的 DNA 含量也无法区分。因此整个复制周期可以描述为 G_0/G_1、S、G_2/M 期。核酸荧光染料（如 PI）与细胞 DNA 分子特异性结合，并且有一定的量效关系，即 DNA 含量的多少与 PI 结合量成正比，荧光强度与荧光直方图的通道数成正比。因此，FCM 分析细胞周期与 DNA 倍体时，将

DNA 含量直方图分为三部分，即 G_0/G_1 期、S 期和 G_2/M 期峰。G_0/G_1 和 G_2/M 期的 DNA 含量为正态分布，S 期峰是一个加宽的正态分布（图 13-3-1）。通过流式细胞仪计算出 $G_0/G_1\%$、$S\%$、$G_2/M\%$，能够了解细胞的增殖能力。在肿瘤病理学研究中通常以 S 期细胞比率作为判断肿瘤增殖状态的指标。细胞增殖指数（proliferous index，PI）是指处于 S 期和 G_2/M 期细胞之和占总细胞数的比例，它反映该群细胞的增殖速度。

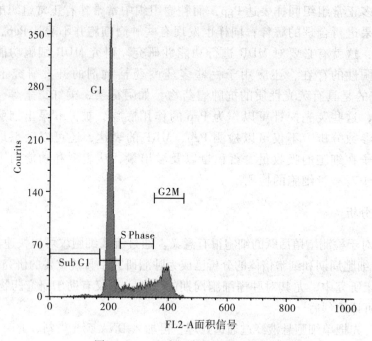

图 13-3-1　流式细胞术检测细胞周期

（二）DNA 倍体分析

正常细胞具有较恒定的 DNA 含量，而细胞癌变过程中常常出现结构和染色体的异常，这种变化在流式细胞分析中以 DNA 指数（DNA index，DI）的形式表现出来，DI 对肿瘤的早期诊断，特别是交界瘤、间叶组织良恶性判断提供重要的辅助指标。DI =（样本的 G_0/G_1 期峰平均荧光道数）/（正常的二倍体细胞 G_0/G_1 期峰平均荧光道数）。DI = 1 代表一个正常的二倍体（2C）DNA 的量。从理论上来讲，二倍体（2C）的 DI 值应为 1.0；四倍体的 DI 值为 2.0，但由于实际测量过程中存在一定的漂移，因此实测 DNA 含量直方图的 G0/G1 峰为非正态分布，因此 DNA 定量分析时用变异系数（CV）来解释实测过程中漂移现象。实测结果的 CV 一般包括两部分，即仪器测定（如液流、光路、机器调试等）和实验样品的 CV。然而 CV 常受到样品所固有性质的一些影响，如样品的物理和化学性质、样品处理方法、荧光染色等。因此用 FCM 进行人类组织细胞 DNA 定量分析时，最好选用一些接近人类正常细胞 DNA 含量的生物细胞作为标准细胞的 CV，这些生物细胞均度好，大小、形态较一致。在实际测量中一般标准细胞的 CV≤3%，新鲜组织标本的 CV≤5%，一般 CV>8% 时不再适合估计 S 期的比例。

六、细胞凋亡分析

近年来随着实验模型和检测方法的完善，细胞凋亡已成为细胞生物学、免疫学、肿瘤学等多种学科的研究热点。细胞凋亡（apoptosis，Apo）又称程序性死亡（programed cell death，PCD），是受基因调控的一种主动性细胞自杀过程，主要是通过内源性 DNA 内切酶的激活而发生细胞死亡。它参与机体的许多病理生理过程，如胸腺发育过程、获得性免疫缺陷综合征、自身免疫病、巨噬细胞和 T 淋巴细胞介导的细胞毒作用、缺血再灌注损伤以及衰老过程等。凋亡与细胞坏死（necrosis）是细胞死亡的两种模式，有明显区别，前者是主动死亡过程，而后者是受到严重损伤或大量细胞毒药物作用后发生的被动死亡过程。目前诱导肿瘤细胞凋亡以控制恶性肿瘤生长并研制开发凋亡相关新药等研究备受关注。

（一）细胞对核酸染料吸收能力的检测

凋亡细胞的一个重要特点是较长一段时间里细胞膜的结构未受影响，主要表现为：维持膜的基本功能，如离子和大分子的屏障作用和具有功能的通道泵。根据不同状态的细胞对染料的吸收或排斥能力不同，可以通过流式细胞仪定量检测活细胞、凋亡细胞和坏死细胞的百分率。处于早/中期的凋亡细胞仍然保持着完整的质膜以及质膜的基本功能，阻碍了大分子物质和离子进入细胞内；而坏死细胞或晚期凋亡细胞，质膜完整性受到破坏，使某些大分子物质和离子可以进入细胞内。因此可以根据活细胞、早/中期凋亡细胞、坏死细胞和晚期凋亡细胞膜对某些 DNA 染料的通透性不同将它们区分开来。如 EB、PI 和 7-AAD 等核酸染料是不能进入细胞膜完整的活细胞中，即正常细胞和凋亡细胞在未经固定的情况下对这些染料是拒染的，而坏死细胞胞膜已破损可被染色。因此这些染料可以鉴别死、活细胞。其中 PI 毒性相对小，且能被大多数流式细胞仪的氩离子激光所激发，是常用的鉴别死细胞和活细胞的染料。

（二）细胞膜磷脂重分布的检测——Annexln V-FITC/PI 双染法

正常细胞膜磷脂的分布为不对称，膜内表面含有带负电荷的磷脂（如磷脂酰丝氨酸，PS），而膜外面含有占绝大多数的中性磷脂。在细胞凋亡早期，细胞膜表面发生变化，细胞膜内磷脂酰丝氨酸（PS）迁移到细胞外层表面，使膜内外磷脂基团重分布。Annexin V 的作用是在 Ca^{2+} 存在时，Annexin V 能特异性地与 PS 结合，因此 Annexin V 能用于区别 PS 暴露与未暴露的血细胞和其他有核细胞。使用 Annexin V-FITC 和 PI 双色荧光染色法，可以区分活细胞、凋亡细胞和坏死细胞。待测细胞中加入 Annexln V-FITC 与 Ca^{2+} 混合，再加入 PI 特异性标记膜受损细胞，此时，Annexin V-FITC 与 PS 外翻的凋亡细胞迅速结合，而 PI 与细胞膜通透性较高的死亡细胞结合，再经短时间孵育和洗涤后，可用流式细胞仪或荧光显微镜分析。活细胞不被 Annexln V-FITC 和 PI 染色，凋亡细胞仅被 Annexln V-FITC 染色，坏死细胞和晚期凋亡细胞被 Annexln V-FITC 和 PI 同时染色（图 13-3-2）。

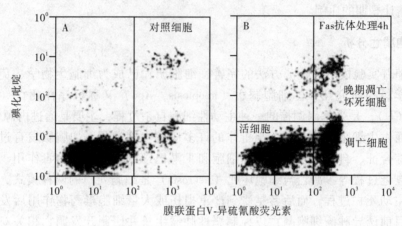

图 13-3-2　膜联蛋白 V-异硫氰酸荧光素和 PI 同时染色表示凋亡细胞

（三）半胱氨酸蛋白酶 3 测定法

半胱氨酸蛋白酶 3（Caspase-3）是细胞凋亡信号转导通路中的 ICE 蛋白酶家族的重要成员，在细胞凋亡发生早期被激活。ICE 家族主要通过两种途径引起细胞凋亡的发生：①细胞毒 T 细胞活化后大量表达 Fas 配体（Fas L4），Fas L 和靶细胞表面的 Fas 结合，通过 Fas 分子胞内段的死亡结构域激活半胱氨酸蛋白酶 8，再激活一系列半胱氨酸蛋白酶，引起死亡信号的逐级转导，最终激活内源性 DNA 内切酶，使核小体断裂并导致细胞结构破坏，细胞凋亡；②CTL 细胞颗粒胞吐释放颗粒酶，借助穿孔素构筑的小孔穿越细胞膜，激活另一个半胱氨酸蛋白酶 10，引起半胱氨酸蛋白酶级联反应，使靶细胞凋亡。因此无论是半胱氨酸蛋白酶 8，还是半胱氨酸蛋白酶 10 启动的半胱氨酸蛋白酶级联反应都要通过 Caspase-3 而向下逐级级联反应。因此人们常用 Caspase-3 的活性测定来分析细胞早期凋亡（图 13-3-3）。

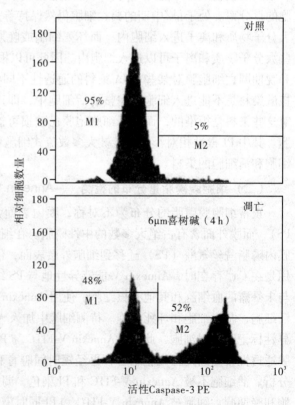

图 13-3-3　流式细胞术进行 Caspase-3 检测

（四）线粒体功能检测

线粒体是决定细胞存活和死亡的中

心，被认为是凋亡生化反应的基地。在正常情况下线粒体的膜电位（TMP）是由膜内外包括质子在内的离子形成，其内膜内面带负电荷，因此带正电荷的亲脂性荧光色素会集中分布在线粒体基质中，当细胞凋亡早期由于线粒体 TMP 的变化导致线粒体聚集荧光色素的功能丧失，使阳离子荧光色素的聚集减少。利用这个原理可以通过流式细胞仪测定线粒体膜电位变化分析细胞早期凋亡。线粒体膜电位检测常用荧光素探针为罗丹明 123（Rh123）、D10C6、JC-1、CMXRos 等（详见线粒体膜电位检测部分）。但是以上方法不能区分细胞凋亡和其他原因所致的线粒体膜电位的变化。随着凋亡机制的深入研究，人们发现除了线粒体膜电位变化外，线粒体功能紊乱也是凋亡发生的关键，并发现其膜蛋白 7A6 的暴露也是早期凋亡标志，因此可利用线粒体蛋白 AP02.7（即抗 7A6，分子量 38KD）荧光素标记单克隆抗体作为凋亡研究探针，通过流式细胞仪检测早期凋亡。但此抗体并不是凋亡特异的，在细胞坏死时也能检测到。

（五）DNA 断裂片段的检测（TUNEL 法）

当细胞发生凋亡后，最早出现胞膜外翻等现象，凋亡中晚期时发生核酸内切酶激活，双链 DNA 出现不对称的断裂点，即产生一系列 3′-OH 端。这种 DNA 断裂片段可用 TdT 介导的 dUTP 缺口末端标记法（TdT mediated-dUTP nick end labeling, TUNEL）来检测，即外源性脱氧核苷酸末端转移酶（TdT）能够催化外源性荧光素标记的 dUTP 连接到 DNA 的 3′-OH 端，可用流式细胞仪检测。现在可以使用商品化的 APO-BRDU Kit 和 APO-DIRECT Kit 检测 DNA 断裂点。

在 APO-BRDU Kit 分析中，TdT 酶催化 DNA 单链和双链 3′-OH 末端非模板依赖性的 Br-dUTP 掺入反应。与其他三磷酸脱氧核苷酸的大分子复合物（如荧光素、生物素或地高辛标记等）相比较，Bl-dUTP 更容易掺入进凋亡细胞的基因组中。完成 Bl-dUTP 掺入反应后，使用荧光标记的 BrdU 抗体（anti-BrdU FITC）进行细胞染色，再用流式细胞仪来检测，即可得到细胞凋亡分析结果（图 13-3-4）。

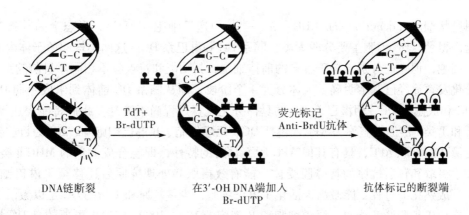

DNA链断裂　　　　在3′-OH DNA端加入　　　抗体标记的断裂端
　　　　　　　　　　　　Br-dUTP

图 13-3-4　流式细胞术进行 BrdU 分析

（六）DNA 含量的分析（PI 单染法）

在细胞凋亡晚期由于核酸内切酶激活导致 DNA 广泛断裂，这是细胞凋亡的特征性改变。DNA 含量分析是用于凋亡细胞 DNA 断裂片段方法中较常用、简便的方法。细胞染色之前首先经去污剂处理细胞使其通透性增加，或者用沉淀固定剂固定细胞，由于细胞膜的通透性增加和固定剂的影响，降解的 DNA 不能完全封闭于细胞中，在细胞洗染过程中 DNA 碎片从细胞内逸出，因此凋亡细胞 DNA 含量减少，加之由于 DNA 的降解，与荧光染料的结合减少，故细胞 DNA 荧光强度降低。因此 DNA 直方图上会出现 G_0/G_1 期峰前的一个亚二倍体峰，又称凋亡细胞峰。

染色过程中 DNA 逸出量的变化也影响 FCM 检测结果，研究表明，高浓度的磷酸–枸橼酸缓冲液（phosphate-citrate buffer，PCB）较 Hank 平衡盐溶液更易使凋亡小体析出，即将 PCB 加入漂洗液中，可提高降解 DNA 的逸出量，使亚 GO/G1 峰显示得更清晰。但 DNA 含量测定法在细胞凋亡检测过程中缺乏特异性，原因是：①亚二倍体峰的细胞数目只代表了核碎片数目，并不一定代表凋亡细胞数目；②亚二倍体峰并非凋亡细胞所特有，非整倍体细胞或机械性损伤均可造成亚二倍体峰。因此当用 DNA 含量测定法进行凋亡分析时，必须结合形态学、免疫学和其他生物学方法来综合判定，以便更准确分析凋亡状态。

（七）凋亡相关蛋白的检测

在细胞凋亡信号传导过程中，很多信号传导通路都需要或受到特定的蛋白之间相互作用的调控。目前研究发现的 P53、Bcl-2、Apop-I（Fas）等调控凋亡基因蛋白产物已有相应的单克隆抗体产品，从而可以通过流式细胞术进行简便、快速检测，这也是目前流行的凋亡检测方法。需要注意的是这些蛋白有些存在于细胞表面（如 Fas），而有些则存在于细胞质或细胞核内（如 P53、Bcl-2），因此样本的处理方法不同。对于胞内蛋白质的检测，首先必须用皂角素或其他破膜剂进行破膜，再加入相应抗体进行染色。

七、树突状细胞（DC）研究

树突状细胞（dendritic cell，DC）是一类抗原递呈细胞（APC），形态上因其具有树突样突起而得名。DC 细胞主要分两大类：髓系 DC 和淋巴系 DC。这两类均起源于体内的多能造血干细胞，但它们分别来自于各自的前体细胞，其功能和特点各不相同。目前髓系 DC 的整个分化发育途径已基本明确，大体分为 4 个阶段，即从髓系 DC 前体到未成熟期 DC、迁移期 DC 和成熟期 DC，但淋巴系 DC 的具体分化发育过程尚不清楚。我们将能表达 MHC II 类分子和 T 类 I 链的细胞称为 APC，包括 DC、巨噬细胞、B 淋巴细胞等，DC 为目前新发现的功能最强的专职 APC，具有其他 APC 所不具备的特性，即能合成大量的 MHC II 类分子，具有表达摄取和转运抗原的特殊膜受体，能有效摄取和处理抗原后迁移至 T 淋巴细胞区，具有一个成熟化的过程，能激活未活化 T 淋巴细胞，少量抗原和少量的 DC 足以激活 T 淋巴细胞，这种 T 细胞激活能力达巨噬细胞和 B 细胞的 100 ~ 10000 倍，更重要的是 DC 是唯一能激活初始型 T 淋巴细胞（naive T cell）的专职 APC，在机体针对某一抗原的初始免疫应答启动过程中具有不可替代的作用。由于 DC 与肿瘤免疫、自身免疫性疾病、感染免疫以及移植免疫等有密切关系，最引人注目的研究是应用抗原或抗原多肽在体外冲击致敏 DC，然后再回输或免疫接种至荷瘤宿主，进行肿瘤免疫治疗，已证明该疗法能显著诱导机体产生抗原特异性 CTL，这也给人类肿瘤免疫治疗带来了新的希望和可能性。由于缺乏 DC 特异性标记物，目前仍然不清楚 DC 是否自成一系。

DC 可以由成熟的外周血单核细胞生成，也可以由未分离的 CD3$^+$祖细胞经 GM-CSF 和 TNF-a 培养得到，此时会发现 CD34$^+$DC 样幼稚细胞，可以发育成 Langerhan 细胞样 DC。研究发现人类外周淋巴组织中分离的单个核细胞中主要是 CD123$^+$（IL-3Ra）的 DC 细胞，但也有 CDllc$^+$HLA-DR$^+$LINdinV 的 DC 亚群，这群 DC 细胞位于生发中心，后来发现在血中也含有此类 DC 亚群。由此可见 DC 系统由多种细胞类型构成，发育途径不一。总之，CD123$^+$和 CDllc$^+$的 DC 细胞具有不同的表型，在淋巴器官中的位置也不同，提示它们可能有不同的功能。

八、造血干/祖细胞研究

造血干细胞（hemopoietic stem cell，HSC）是一类具有高度自我维持与分化为多向祖细胞能力的特殊造血细胞。干细胞不仅不断地分化为多能祖细胞（包括髓系与淋巴系多能祖细胞），以补充每时每刻祖细胞大量分化为前体细胞的需要，而且保持干细胞自身数量与特征不变。髓系多能祖细胞进一步分化为红系、巨核系、单核系、粒系祖细胞，再分化为各系前体细胞，前体细胞分化为形态可以辨认的各系原始细胞、幼稚细胞及成熟细胞。从干细胞到祖细胞形态是不能辨认的，目前尚无任何方法可辨认出真正的 HSC，借助细胞的免疫标志可以将人或动物的 HSC 缩小到一个较小的范围内，如 CD34$^/$CD38$^-$细胞中富含 HSC，小鼠 Sac-1$^+$/Thy^{low}/Lin$^-$的细胞含有 HSC，但无法进一步指出哪个细胞是 HSC 及哪个细胞不是 HSC，只能通过功能实验，比如体外克隆形成实验、免疫标志、动物体内长期造血重建实验等可检测到干/祖细胞的存在，证明这些细胞中具有 HSC 的特征，间接证明 HSC 的存在。

干/祖细胞表面标志的研究为鉴别干/祖细胞提供了极大的帮助。CD34 是目前应用最多的一个表面标志，表达在骨髓和外周血（peripheral blood，PB）的造血干/祖细胞以及具有造血潜能的各种集落形成细胞上，包括多能及定向造血祖细胞。CD34$^+$细胞是一群异质性的群体，含有 CD34$^-$/CD19$^+$的 B 系祖细胞、CD34$^+$/CD7$^+$的 T 系祖细胞及 CD34$^+$/CD33$^-$的髓系祖细胞等。CD34$^+$细胞在正常骨髓中占 1%~4%，在外周血中一般<0.1%。人类临床实践与动物体内实验均证明输入一定量的 CD34$^+$细胞可在体内长期重建造血，即具有造血干细胞特征，也证明 CD34$^+$细胞中含有造血干细胞。但后来的很多实验表明，CD34 细胞也可以分化为 CD34$^+$细胞，也可以在 NOD/SCID 小鼠体内长期重建造能力，并认为 CD34$^-$细胞可能比 CD34$^+$更原始。因此造血干细胞应该是 CD34$^+$还是 CD34$^-$细胞目前尚无定论，需进一步研究。目前认为造血干细胞应该是各个系列分化抗原（Lin 包括 CD19、CD14、CD16、CD7、CD33、CD56、GlycophorinA 等分化抗原）阴性及 CD38、HLA-DR 为阴性细胞，可能表达 CD34、KDR、AC133、CD90（Thy-1）、SCF 受体（c-kit）、CD123（IL-3Ra 链）和 CD135（FLK2/FLT3）等。鼠的造血干/祖细胞为 Sca-1$^+$Thy-1^{low} Lin$^-$，而罗丹明 1~3 低吸收率以及 DNA 荧光染料 Hoechst 33342 低吸收的细胞具有长期造血重建能力。总之，由于造血干/祖

细胞缺乏形态上可辨认标志，因此干/祖细胞的表面标志的研究为鉴别干/祖细胞提供了极大帮助。尽管造血干细胞对 CD34$^+$ 或 CD34$^-$ 问题上有很多争议，但以往的临床实践证明，CD34$^+$ 细胞计数仍有临床实际应用价值。

近年来随着流式细胞术的迅速发展，人们已广泛利用这项技术快速定量 CD34$^+$ 细胞，同时测定 CD34$^+$ 亚群的特点。由于 CD34$^+$ 细胞的含量很低，因此用 FCM 计数时经常受非特异性黏附及标本中碎片的影响，导致测定结果的重复性和准确性较差，缺乏不同实验室之间的对比性。因此国际上相继推出了多种标准化方案，目前比较一致的建议如下：①标本制备过程中采用全血标记以及免洗的方法，避免单个核细胞分离过程以及反复洗涤过程中丢失 CD34$^+$ 细胞；②选用Ⅲ类 CD34$^+$ 抗体；③选用高荧光强度荧光素标记的 CD34 抗体，如 PE、PE-Cy5 或 APC 标记抗体；④至少获取 60000 个以上细胞，以 CD45$^+$ 细胞或有核细胞为分母。

九、flow-FISH 法测定端粒长度

端粒（telomere）是存在于真核细胞染色体末端的结构，是由 2～20kb 串联的短片段 DNA 重复序列（TTAGGG）n 和一些结合蛋白组成。端粒的长度是通过端粒酶的作用维持恒定的，端粒长度越长，所含重复碱基数目越多。研究发现端粒的长度与细胞的衰老、肿瘤的发生、感染性疾病以及一些免疫性疾病都有密切关系。经典的端粒检测方法是 Southern 印迹法，该方法的准确性高、重复性好，但操作复杂，费时费力，受核素污染，不适于临床大规模应用。近年来人们采用流式荧光原位杂交技术（flow fluorescence in situhybridizatlon，flow-FISH）检测端粒长度。Flow-FISH 杂交过程不是在载玻片上进行，而是在液相中完成，这样才能用 FCM 检测细胞内特异的 DNA 序列。其基本过程及原理是：首先固定和渗透细胞，再用荧光素标记的核酸-（CCCTAA）3，端粒序列特异性探针进行杂交与相应的核酸序列特异结合，之后利用流式细胞仪检测结合探针的荧光强度，从而判定含特异 DNA 序列的阳性细胞百分率。其荧光强度的高低可反映端粒的长短，Flow-FISH 可测出小于 3Kb 的端粒长度差，对肿瘤的发生、发展、治疗与预后等的研究有一定价值。自从 1990 年原位 PCR 方法建立以后，人们经过不断的探究，已经把 Flow-FISH 法发展到原位 PCR/Flow-FISH，其方法是：先把液相中的细胞经固定和渗透后，对目标 DNA 进行扩增，再进行 Flow-FISH 检测扩增产物。还可以将分子表型和免疫表型两者结合分析，同时确定细胞类型和分子表型变化。以上诸方法已广泛应用于检测细菌 DNA、病毒 DNA 和肿瘤细胞 DNA，为判定疾病进展、疗效和监测病毒等方面提供了非常有效的手段。

十、细胞因子检测

细胞因子是多种细胞所分泌的能调节细胞生长分化、调节免疫功能、参与炎症发生和创伤愈合等小分子多肽的统称。细胞因子的主要生理学作用是抗感染、抗肿瘤、免疫调节、刺激造血细胞增殖分化、参与和调节炎症反应等。细胞因子包括 T 淋巴细胞、B 淋巴细胞和 NK 细胞分泌的淋巴因子（IL-2、3、4、5、6、9、10、11、12、13、14，TNF-α、IFN-γ、GM-CSF 和神经白细胞素等）、单核–巨噬细胞分泌的单核因子（IL-18、TNF-α、IFN-γ、G-

CSF 和 M-CSF 等）以及骨髓和胸腺中的基质细胞、血管内皮细胞、成纤维细胞等分泌的 EPO、IL-7、IL-Ⅱ、SCF、内皮细胞源性 IL-8 和 IFN-g 等。细胞因子按功能分为：白细胞介素（interleukin，IL）、干扰素（interferon，IFN）、集落刺激因子（colony stimulating factor，CSF）、肿瘤坏死因子（tumor necrosis factor，TNF）、生长因子（growth factor，GF）和趋化因子（chemokine，CK）。细胞因子的检测无论在基础研究还是在临床工作中都有广泛的用途，如评估机体免疫状态、疾病辅助诊断与治疗依据、病理变化和损伤等机制研究。目前细胞因子的检测方法很多，既有基因水平检测法（如原位杂交、单细胞 PCR），也有蛋白水平检测法（如 ELISA、ELISPOT、免疫组织化学法、Western blot、CBA、胞内细胞因子的流式细胞检测）；既有多细胞水平检测（如血清、血浆或混合细胞培养上清中细胞因子），也有单细胞水平检测（如单细胞胞质内细胞因子）。研究表明，多数细胞因子具有多源性，并不能代表某一种细胞的功能特征，而且多克隆 T 细胞产生的细胞因子种类及其功能特征也各不相同，因此用以上不同方法检测的结果会产生极大的偏差，所以很有必要在单细胞水平上更准确地定位一种或多种细胞因子的产生情况。近几年来随着流式细胞术的迅猛发展，其应用领域不断拓展，能够检测单细胞水平上多种细胞因子表达，在众多检测方法中显示出无比的优越性。流式细胞术是一种有效的单个细胞多参数分析技术，既可以分析单细胞胞质内的细胞因子，也可以检测细胞外的细胞因子（如 CBA 方法）。

十一、流式微球捕获芯片技术（CBA 方法）

长期以来，科学工作者都希望从单个样本中可以一次检测多个目标蛋白，并且获得高精确度的数据。虽然常规的蛋白分析方法很多，如 ELISA、Western blot 等，但是 Western blot 不能对蛋白精确定量，ELISA 一次反应只检测一个指标。如果检测多个指标要耗费大量样本，而且分批操作导致的组间差异大，从而使数据可靠性有所降低。早在 20 世纪 90 年代，著名的流式抗体公司 BD-Pharmingen 就致力于单样本、多指标检测技术的研发，终于在 20 世纪末成功推出了基于流式细胞仪检测平台的液相多重蛋白定量技术，称为流式微球芯片技术（cytometric bead array，CBA），简称 CBA 方法。CBA 是利用一系列荧光强度不同的微球，同时进行多种可溶性成分的流式检测方法。每种 CBA 微球大小一致，分别具有特定的荧光强度，并且包被有适用于特定分析（如其他抗体或者可溶性蛋白）的特异性抗体，提供了类似 ELISA 孔板的捕获表面，可检测特异性的目的蛋白。

（一）CBA 工作原理

将不同捕获抗体（capture antibody）包被在不同荧光强度的微球（beads）上形成捕获微球（capture Beads）和待测样品溶液混合后，微球上的特异性抗体与样品（血清、血浆或细胞培养上清）中相应的抗原或蛋白结合，再加入荧光标记的检测抗体，形成"三明治"式夹心复合物，上流式细胞仪检测（图 13-3-5）。

（二）CBA 特点

CBA 方法能同时检测单一液相样本中的多个目的蛋白（如同时测定多种细胞因子、多种自身抗体），检测所需样本量小（只需 50ml）、灵敏度高（2.8pg/ml）、重复性好、直接荧光标记易于使用、检测的线性范围宽，避免酶联反应所致人工假象，提高效率，节省时

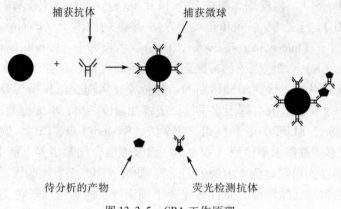

图 13-3-5　CBA 工作原理

间。每一组微球上已标记了不同含量的荧光染料，使其在 FL3 检测通道（650nm 波长）发射出不同强度的荧光而被区分。此外，在每一组微球上分别偶联了针对液相标本中不同抗原的抗体（捕捉抗体）。当检测微球与待测标本反应后，微球可捕捉到针对包被抗体的抗原，再加入荧光素标记的第二抗体（检测抗体），形成微球-捕捉抗体-待测抗原-检测抗体的复合物经流式细胞仪检测微球发出的两种不同荧光信号，可以定量分析液体标本中待测抗原的含量。在每次测定时，将待测物（如细胞因子）的标准品稀释成不同浓度，按标本测定的实验操作步骤制成标准曲线，根据待测标本的平均荧光强度，用 BD 公司的 CBA 专用软件可计算出待测物的浓度。可同时进行血清、血浆、泪液、组织培养上清液等液相标本及细胞裂解液中的多种可溶性成分（如细胞因子）分析。

第四节　利用流式细胞术进行药物机制研究及药物筛选

许多新发展的光学分析方法已经开始利用活体细胞来进行药物筛选和药物机制研究。基于细胞的荧光分析可分为三类，即根据荧光的密度变化、能量转移或荧光探针的分布来研究目标蛋白如受体、离子通道或酶的状态变化。荧光探针分布是利用信号传导中信号分子的迁移功能，将一荧光蛋白与信号分子相偶联，根据荧光蛋白的分布情况即可推断信号分子的迁移状况，并推断该分子在迁移中的功能。由于 GFP 分子量小，在活细胞内可溶且对细胞毒性较小，因而常用作荧光探针。利用 GFP 及其突变体在一定波长激发下发射荧光的特性，结合现代分子生物学技术和流式细胞仪检测可以快速、高效的在活细胞中研究药物机制和进行药物筛选。

一、GFP 及其突变体

这里，我们先对 GFP 作一个概括性介绍。绿色荧光蛋白（green fluorescent protein，GFP）是从水母中分离出来的一种发光蛋白，其编码区基因序列为 714bp。编码 238 个氨基酸。GFP 表达后折叠环化。在氧存在的条件下，65～67 位氨基酸残基环化（Ser-Tyr-Gly）形成发色团，可被 450～490nm 的蓝光激发发出绿色荧光。GFP 对细胞无毒性作用，因而能在活细胞状态下检测。将 GFP 与目的基因连接后，转染进细胞，结合荧光显微镜、激光共聚焦显微镜、流式细胞仪等设备就可在活细胞中进行观察和检测。

野生型 GFP（Wt-GFP）存在着荧光强度低、光漂白抗性差、蛋白表达的环境依赖性等缺点，随着 GFP 在生命科学研究中的不断深入，根据其结构及生物化学特性进行改造而获得的突变体不断涌现出来。增强型绿色荧光蛋白（enhanced green fluorescent protein，EGFP）将 GFP 发光结构中的 Ser65 用 Thr 替代，Phe64 用 Leu 替代，可使 GFP 的荧光强度提高 35 倍，而且激发后 16～24h 仍可稳定地测定荧光。用人蛋白中编码的密码子代替 Wt-GFP 中的密码，提了 GFP 在哺乳动物细胞中的表达率。这些改变大大增加了 GFP 作为报告分子的检测灵敏度。目前 EGFP 的表达载体已经商品化，如 clontech 公司的 pEGFP-N1、pEGFP-C1 等。

除 EGFP 蛋白外，GFP 还有多种突变体可发出不同颜色荧光，在研究中也得到了广泛的应用。蓝色荧光蛋白（blue fluorescent protein，BFP）是 GFP 的双突变体（Y66H/Y145F），能在紫外光（381nm）的激发下产生 445nm 的蓝光，故称为蓝色荧光蛋白（BFP）。红移型绿色荧光蛋白（red-shifted green fluorescent protein，RSGFP）是组成 GFP 氨基酸序列中的第 64～69 残基，依次突变即可产生 RSGFP，其中一个突变体 RSGFP4 也具有单一激发光谱（490nm），但其荧光强度较 Wt-GFP 高 4 倍。在 RSGFP4 基础上进一步改造，可得新型突变体——红色荧光蛋白（red fluorescent protein，RFP）。利用 GFP 和 RFP 标记的不同的蛋白质就很容易地在荧光显微镜下区别开来，也可用此特点对细胞内不同细胞器进行标记，从而来研究其相互作用。

GFP 具有以下优点：①不需加任何底物，荧光性质稳定；②相对分子量小，不影响与其连接的目的基因表达，大量表达对细胞无毒性；③可根据不同实验目的选择不同突变体；④将 GFP 与目的基因融合后转染细胞，不需药物筛选即可在荧光显微镜下或通过流式细胞仪直接检测，确定转染是否成功及转染效率，或通过流式细胞仪快速分选转染阳性细胞，且获得转染阳性细胞所需时间短，并可节省大量经费；⑤利用荧光显微镜、激光共聚焦显微镜等可进行活细胞实时定位观察，使其更接近真实的状态。

二、GFP 及其突变体在生物学中的应用

在细胞体内，信号系统的活化往往会涉及基因转录、蛋白稳定性变化以及蛋白质分子在细胞器之间的转移。这些变化有时介导了重要的生理和病理学功能。这些变化中的关键蛋白有时就是药物作用的潜在靶点，可用作药物筛选的目标。利用 GFP 荧光探针结合流式细胞仪，将很容易从数量众多的化合物中判断出哪些化合物能引起上述变化，且这一筛选过程简单方便，所需成本也很低。

（一）GFP 作为报告基因研究基因转录

报告基因检测是功能基因组学研究的一个重要手段，在真核基因表达调控研究和相关药物或蛋白筛选工作中，有广泛的应用。报告基因检测系统，是把顺式调控元件（即 DNA

非编码序列）与某一种非常容易被鉴定的蛋白（即报告基因产物）的编码序列连接起来，通过测定该报告基因在细胞内的表达产物的量或活性，来判断顺式调控元件的表达调控作用。这种间接的测定技术，提供了一种简单、有效、有时是唯一可行的检测体系。理想的报告基因通常应具备以下特点：已被克隆和全序列已测定；表达产物在受体细胞中不存在（即无背景）；细胞内其他的基因产物不会干扰报告基因产物的检测；基因产物在细胞内的含量能够实时反映该基因的转录活性状态；报告基因编码产物的检测方法应该快速、简便、灵敏度高而且重现性好。目前实验室较为常用的报告基因有以下几种：荧光素酶（luc）、β-半乳糖苷酶（β-gal）、氯霉素乙酰转移酶（CAT）、β-葡萄糖苷酸酶（GUS）、分泌型碱性磷酸酶（SEAP）、绿色荧光蛋白（GFP）以及生长激素（hGH）等。GFP作为报告基因则比酶类报告基因的优势在于它们可定量、无需实验样品处理并且是无创的。当然，GFP也有其不足，例如在细胞或动物中有一定的背景信号，并且折叠方式的不同可能导致信号差异等。

对于标准的报告基因体系来说，转染效率决定了是否能获得结论性的实验数据。在原代培养的细胞中，低转染效率限制了报告基因体系的应用。2002年瑞士研究人员将GFP作为报告基因转染人原代胚肺成纤维细胞，比较了GFP作为报告基因与荧光素酶报告基因敏感性的差异。研究人员发现，两种报告基因具有相似的敏感性。GFP可以利用流式细胞术在单细胞水平进行分析和检测，同时内参质粒的表达可用双色荧光进行检测。因此，对于转染效率低的细胞来说，GFP作为报告基因相对来说更为敏感。核干细胞因子表达与细胞的未分化状态密切相关，Tamase等人将GFP基因序列构建至载体中，使其表达受控于核干细胞因子（nucleostemin，NS），建立了NS-GFP干细胞标记系统和NS-GFP转基因小鼠。结合流式细胞术分析GFP表达强度，该系统成为阐释正常组织和恶性组织中干细胞生物学的强有力工具。GFP作为检测转录活性的报告基因也应用于抗真菌药物的高通量筛选。在过去的30多年中，越来越多的传统抗真菌药出现耐药性。因此，寻找新的抗真菌靶点，筛选新的抗真菌药迫在眉睫。许多致病真菌对锌需求量非常高，Zap1能调节锌转运蛋白ZRT1的转录。基于此，研究人员将锌调节的转录因子Zap1作为筛选靶标。将GFP编码序列构建至载体中，使其表达受控于Zap1调节的ZRT1启动子，重组质粒转化细胞内锌缺陷的酿酒酵母S. cerevisae菌株。当细胞内锌浓度高或正常时，锌离子与结合阻断ZRT1启动子ZRE元件活性，从而抑制GFP表达。在锌离子缺乏的条件下，Zap1从ZRT1启动子上解离，GFP得以表达（图13-4-1）。在酵母细胞中加入影响锌稳态的化合物，例如EDTA等，GFP表达可呈现剂量和时间依赖性增加。这些改变通过流式细胞仪得以方便检测。该方法可以实现高通量的筛选，与其他高通量筛选相比，这种方法不是细胞毒的筛选，所筛选出的候选化合物不仅抑制细胞生长也明确了其影响的生理学途径，即锌离子稳态，该方法是非侵入性的方法，快速、便捷、经济，非常易于推广。

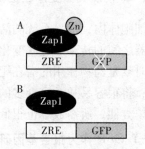

图 13-4-1　锌调节的基因表达模式图

（二）GFP 作为报告基因研究蛋白稳定性

细胞内所有的蛋白质和大多数的细胞外蛋白都在不断地进行更新，即它们在不断地被降解，并被新合成的蛋白质取代。细胞内蛋白的降解主要通过两个途径，即自噬和泛素蛋白酶体系统。细胞内蛋白质的降解参与调节许多细胞过程，包括细胞周期、DNA 修复、细胞生长和分化、细胞质量的控制、病原生物的感染反应和细胞凋亡等。许多严重的人类疾病被认为是由于蛋白质降解系统的紊乱而引起的。例如，Angelman 综合征是一种罕见的遗传疾病，主要表现为智力极度低下、抽搐、无节制的嬉笑和行动笨拙等。遗传连锁分析将基因突变定位到了泛素连接酶 E6-AP。自噬在衰老、肿瘤、心血管疾病、自身免疫性疾病、神经退行性疾病、组织纤维化及多种感染性疾病中发挥重要作用。研究泛素–蛋白酶体和自噬的机制不仅有助于我们认识生命活动的本质，也可以寻找潜在的药物靶点，为新药开发奠定基础。

靶蛋白通过被泛素途径的酶 E2 或 E3 识别而被泛素化修饰，通常是通过识别靶蛋白的特定 Lys 残基而将泛素连接到靶蛋白上。对靶蛋白的识别还有一种机制，即 N-end 规则。N-end 规则一般是针对于不稳定的蛋白质而言（若 N 端第一个氨基酸是 Phe、Leu、Trp、Tyr、Ile、Arg、Lys 和 His 等时此蛋白质为不稳定蛋白质），泛素系统识别靶蛋白 N 端的不稳定氨基酸，然后将泛素连接到靶蛋白特定或非特定的 Lys 残基的ε氨基基团上。根据这一规则，可将泛素通过一段 N-end 序列与 GPF 连接形成嵌合表达载体（图 13-4-2），转入 HeLa 细胞中形成稳定表达细胞系。GFP 在 HeLa 细胞中本身是稳定的，但是连接上泛素后被主动运往蛋白酶体并迅速降解。在这个细胞体系里加入小分子化合物，结合流式细胞仪就可检测调节蛋白酶体通路的有效分子。

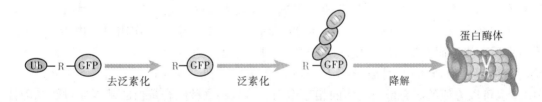

图 13-4-2　泛素通过一段 N-end 序列与 GPF 连接形成嵌合蛋白。内源性的去泛素酶快速移除 N 端泛素，产生 N 端带有精氨酸残基的 GFP。泛素酶识别 N 端的精氨酸残基使其泛素化，进而进入蛋白酶体降解

自噬在肿瘤的作用是一把"双刃剑"。自噬活化既能抑制肿瘤，也可能成为帮助肿瘤细胞生存的保护性因素。在心血管等其他疾病中，自噬也同样具有这种两面性的作用。目前国际上针对自噬抑制和自噬诱导均有多种药物处于临床前和临床研究的不同阶段，寻找和开发恰当的自噬活性调节剂，在一定时间内使病变局部组织细胞保持适度的自噬活化水平，对疾病的改善甚至逆转将具有重要的意义。LC3 作为自噬发生发展过程中最重要的分子标记，其表达贯穿于自噬活化的整个过程，是目前最合适的自噬活性示踪标记。利用 Western

或免疫荧光技术测量 LC3 进行自噬活性评估耗时、耗力。建立 GFP-LC3 使用流式细胞仪可以快速、高效在活细胞中评价自噬活性。

（三）荧光共振能量转移

荧光共振能量转移（fluorescence resonance energy transfer，FRET）作为一种高效的光学"分子尺"，在生物大分子相互作用、免疫分析、核酸检测等方面有广泛的应用。在分子生物学领域，该技术可用于研究活细胞生理条件下研究蛋白质-蛋白质间相互作用。

1. FRET 技术基本原理　荧光共振能量转移是指两个荧光发色基团在足够靠近时，当供体分子吸收一定频率的光子后被激发到更高的电子能态，在该电子回到基态前，通过偶极子相互作用，实现了能量向邻近的受体分子转移（即发生能量共振转移）。FRET 是一种非辐射能量跃迁，通过分子间的电偶极相互作用，将供体激发态能量转移到受体激发态的过程，使供体荧光强度降低，而受体可以发射更强于本身的特征荧光（敏化荧光），也可以不发荧光（荧光猝灭），同时也伴随着荧光寿命的相应缩短或延长。能量转移的效率和供体的发射光谱与受体的吸收光谱的重叠程度、供体与受体的跃迁偶极的相对取向、供体与受体之间的距离等因素有关。作为共振能量转移供、受体对，荧光物质必须满足以下条件：①受、供体的激发光要足够分得开；②供体的发光光谱与受体的激发光谱要重叠。

以 GFP 的两个突变体 CFP（cyan fluorescent protein）、YFP（yellow fluorescent protein）为例简要说明其原理。CFP 的发射光谱与 YFP 的吸收光谱有相当的重叠，当它们足够接近时，用 CFP 的吸收波长激发，CFP 的发色基团将会把能量高效率地共振转移至 YFP 的发色基团上，所以 CFP 的发射荧光将减弱或消失，主要发射将是 YFP 的荧光。如果要研究两种蛋白质 a 和 b 间的相互作用，可以根据 FRET 原理构建融合蛋白。当蛋白质 a 与 b 没有发生相互作用时，CFP 与 YFP 相距很远不能发生荧光共振能量转移，因而检测到的是 CFP 的发射波长为 476nm 的荧光。但当蛋白质 a 与 b 发生相互作用时，由于蛋白质 b 受蛋白质 a 作用而发生构象变化，使 CFP 与 YFP 充分靠近发生荧光共振能量转移，此时检测到的就是 YFP 的发射波长为 527nm 的荧光。此外，将 GFP 分为两个部分，利用 FRET 也可以方便的研究蛋白之间的相互作用。将编码这种融合蛋白的基因通过转基因技术使其在细胞内表达，这样就可以在活细胞生理条件下研究蛋白质-蛋白质间的相互作用（图 13-4-3）。

2. FRET 技术的应用　蛋白-蛋白相互作用（protein-protein interaction，简称PPI）是生物信息调控的主要实现方式，在生物过程中有着非常重要的作用，是决定细胞命运的关键因素。作用于蛋白-蛋白相互作用小分子抑制剂的研究已经取得了一些进展，其中有的化合物已被应用于临床研究，利用 FRET 技术结合流式细胞仪检测可以方便快速研究小分子化合物对蛋白相互作用的影响。

（1）活细胞内检测蛋白激酶活性：利用 FRET 原理设计探针（一种融合蛋白），包含一个对已知蛋白激酶特异性的底物结构域，一个与磷酸化底物结构域相结合的磷酸化识别结构域。这个探针蛋白的两端是 GFP 的衍生物 CFP 与 YFP，利用 FRET 原理工作。当底物结构域被磷酸化后，分子内部就会发生磷酸化识别结构域与其结合而引起的内部折叠，两个

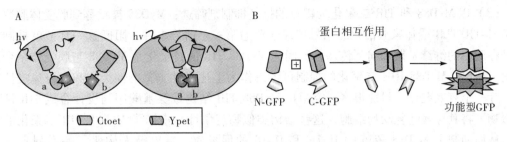

图 13-4-3　A 蛋白质 a 和 b 分别与 CFP 和 YFP 形成融合蛋白。当 a 与 b 没有发生相互作用时，CFP 与 YFP 相距很远不能发生荧光共振能量转移，因而检测到的是 CFP 的发射波长为 476nm 的荧光；当蛋白质 a 与 b 发生相互作用时，CFP 与 YFP 充分靠近发生荧光共振能量转移，此时检测到的就是 YFP 的发射波长为 527nm 的荧光。B 将 GFP 分成两个独立的肽段，当其在空间上足够接近时可重新组成完整的发色团，这个过程也可称为生物分子荧光互补

荧光蛋白相互靠近就会发生能量迁移。如果磷酸酶进行作用将其去磷酸化，分子就会发生可逆性的变化。该研究小组用几组嵌合体来研究四种已知蛋白激酶的活性：PKA（protein kinase A）、Src、Abl、EGFR（epidermal growth factor receptor）。

　　研究者将构建的报道探针转入细胞，根据 FRET 来检测激酶活性变化。对细胞进行生长因子处理后，几种酪氨酸激酶都在几分钟内被激活，检测到 25%～35% 的活性变化。用 forskolin 激活 PKA 能增强 FRET 25%～50% 的变化，激酶在整个细胞质范围内被激活。如果将报道探针加上核定位信号使之定位于核中，则 FRET 变化被极大的延迟了，这也说明了 PKA 作用的区域性。由此可见，利用 FRET 方法可以很好的观察活细胞内酶活性变化，并且能做到定时、定量、定位，是一种非常有效的研究手段。

　　（2）关于细胞凋亡的研究：细胞凋亡过程大致可以分为三个不同的阶段：①起始期，细胞通过不同途径接受多种与凋亡有关的信号；②整合期，多种信号在此整合，细胞做出生存或死亡的决定；③执行期，一旦做出死亡的决定，即将进入一个不可逆转的程序。天冬氨酸特异的半胱氨酸蛋白酶（cysteinyl aspartate-specific protease，Caspase）在细胞凋亡的执行期发挥关键作用，近年来对其研究成为细胞凋亡领域的一个热点。而 FRET 技术的出现对此的研究提供了更为有利的条件：Reiko Onuki 等人利用 FRET 技术研究了 Caspase8 与 Bid 蛋白之间的相互作用，Caspase8 活化后作用 Bid 蛋白，使其裂解成两个片段，然后羧基片段转移到线粒体使其释放细胞色素 C 诱发细胞凋亡。

　　研究者将 Bid 蛋白两端分别与 CFP 与 YFP 融合，精心设计使其在没有被裂解前刚好可以发生 FRET，当 Bid 蛋白被裂解后 FRET 效应自然消失。所以是一种很好的检测 Caspase8 酶活性方法，而且当 Bid 蛋白与 CFP 与 YFP 融合之后仍能行使正常的功能，当融合物在细胞内被裂解后，连接 CFP 的片段转移到线粒体，通过 CFP 荧光可以很清楚的观测到其在细胞内的定位。另外 Markus Rehm 与 Kiwamu Takemoto 等人利用 FRET 技术设计了可以反映 Caspase3 酶活性变化的融合报告蛋白，通过此报告蛋白证实了在细胞凋亡过程中 Caspase3 酶活性变化是一个非常迅速的过程。

（3）以 MyD88 和 TIR 二聚化为靶点的抗炎抑制剂筛选：MyD88 被招募到膜受体胞浆尾部是 IL-1R/TLR 受体家族活化后信号传递通路的第一个信号事件，阻断这一环节就抑制了信号在胞内的继续发散和向下传递，又因为 MyD88 TIR 的二聚化是 MyD88 与膜受体结合的前提，所以，MyD88 RIR 二聚化的抑制可考虑作为上述慢性非感染性炎症和自身免疫性疾病治疗一个有效靶点。目前很多研究根据 MyD88 TIR 结构域氨基酸序列设计合成 TIR 结构类似物，将其导入哺乳动物细胞，这些结构类似物竞争性地占据了 MyD88 TIR 二聚化的位点，从而抑制了 MyD88 依赖的 IL-1β 和 IL-18 的促炎效。赵岩等人构建了一系列真核的 MyD88 TIR 融合蛋白质粒，转染真核细胞并检测荧光共振能量转移，从而可以快速筛选有效抑制 MyD88 TIR 二聚化，进而影响 MyD88 依赖的信号通路以及最终的生物学效应的化合物。

（胡卓伟　花　芳　吕晓希）

参 考 文 献

1. Ducrest AL, Amacker M, Lingner J, et al. M. Detection of promoter activity by flow cytometric analysis of GFP reporter expression. Nucleic Acids Research, 2002, 30：e65-e65.

2. Tamase A, et al. Identification of tumor-initiating cells in a highly aggressive brain tumor using promoter activity of nucleostemin. Proceedings of the National Academy of Sciences, 2009, 106：17163-17168.

3. Simm C, Luan CH, Weiss E, et al, T. High-Throughput Screen for Identifying Small Molecules That Target Fungal Zinc Homeostasis. PLoS ONE, 2011, 6, e25136.

4. Neefjes J, Dantuma NP. Fluorescent probes for proteolysis：tools for drug discovery. Nature Reviews Drug Discovery, 2004, 3：58-69.

5. Kahlem P, Dorken B, Schmitt CA. Cellular senescence in cancer treatment：friend or foe? Journal of Clinical Investigation, 2004, 113：169-174.

6. Chen N, Karantza V. Autophagy as a therapeutic target in cancer. Cancer Biology & Therapy, 2011, 11：157.

7. Link AJ, Jeong KJ, Georgiou G. Beyond toothpicks：new methods for isolating mutant bacteria. Nature Reviews Microbiology, 2007, 5：680-688.

8. Darzynkiewicz Z, Bedner E, Smolewski P. Flow cytometry in analysis of cell cycle and apoptosis. Semin Hematol, 2001, 38：179-93.

9. Gombos I, et al. Cholesterol sensitivity of detergent resistance：A rapid flow cytometric test for detecting constitutive or induced raft association of membrane proteins. Cytometry Part A, 2004, 61A：117-126.

10. Gratama JW, Kern F. Flow cytometric enumeration of antigen-specific T lymphocytes. Cytometry Part A, 2004, 58A：79-86.

11. Ahmad SF, Pandey A, Kour K, et al. Downregulation of pro-inflammatory cytokines by lupeol measured using cytometric bead array immunoassay. Phytotherapy Research, 24：9-13.

12. Eberlein J, et al. Comprehensive assessment of chemokine expression profiles by flow cytometry. The Journal of Clinical Investigation, 120：907-923.

13. Godoy-Ramirez K, et al. A novel assay for assessment of HIV-specific cytotoxicity by multiparameter flow cytometry. Cytometry Part A, 2005, 68A：71-80.

第十四章 圆二色谱技术在药理学研究中的应用

圆二色谱技术是研究生物大分子（蛋白质、核酸）空间结构和构象变化的重要工具，也是研究药物分子与靶点大分子相互作用的重要手段，具有广泛的应用范围。圆二色谱在药理学研究中的应用包括靶点蛋白二级结构和三级结构的分析、蛋白质与配体（药物）的相互作用等。圆二色谱技术与其他技术互为补充，相互佐证，可以给出更为全面的数据和结果，有助于深入理解研究的问题。

第一节 圆二色谱原理及仪器

一、圆二色谱测定原理

光学活性（又称手性，chirality）是指化学分子的实物与其镜像不能重叠的现象。手性是自然界的本质属性之一，许多天然产物和生物大分子，如蛋白质、多糖、核酸等都具有手性特征。光的振动方向和光波前进方向构成的平面叫做振动面，光的振动面只限于某一固定方向的，叫做平面偏振光或线偏振光。光的偏振性是光波是横波的最直接、最有力的证据。

光学活性分子对左旋、右旋圆偏振光的吸收不同，使左旋、右旋圆偏振光透过后变成椭圆偏振光，这种现象称为圆二色性（circular dichroism，CD）。化合物是否有圆二色性取决于其结构中是否有生色团以及该生色团是否受到不对称环境的影响。圆二色谱是研究手性分子结构的重要工具，包括手性化合物的立体化学研究、生物大分子的结构与功能研究以及材料科学领域的研究。

二、圆二色谱仪器

圆二色谱仪由光源、单色器、起偏器、光弹调制器（PEM）、光电倍增管、样品池和氮气保护装置组成。根据光源波长范围不同，圆二色谱仪可分为振动圆二色谱（vibrational circular dichroism，VCD）和电子圆二色谱（electronic circular dichroism，ECD），前者与分子振动所处的不对称环境有关，后者与电子跃迁所处不对称环境有关。本文中，圆二色谱特指目前广泛使用的电子圆二色谱。

光源一般为氙灯，在紫外可见光区具有足够的光强，且为连续光谱。单色器的作用是使光源发射的复合光分解成单色光，并从中选出特定波长的单色光。起偏器则可从单色的自然光中获得特定偏振方向的偏振光，常用的起偏器有偏振片、尼科耳棱镜等。光弹调制器由两侧镀上电极的有机晶片构成，在两电极之间施加 50kHz 的交变电压，晶片的厚度也随之变化，从而使单色的平面偏振光以这种频率交替地变化为左旋、右旋圆偏振光。从调制解调器出来的左旋和右旋圆偏振光作为入射光通过样品，如果样品在此波长下有圆二色性，透射光的光强则随着左旋、右旋圆偏振光的交替变换而形成椭圆偏振光。光电倍增管把变化的光强信号转换为电信号，通过锁相放大器采集与光弹调制器同频的交流信号，得到圆二色光谱信号。样品池的尺寸从 0.01μm 到 10cm，满足各种测试要求，尤其适合微量溶液的测试。在测试过程中，必须有稳定流速的氮气保护，避免氙灯照射产生的臭氧吸收紫外光干扰测定以及破坏电路系统。

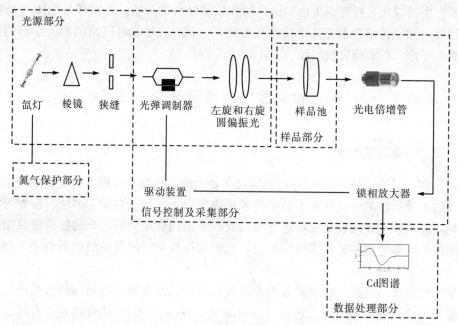

图 14-1-1　圆二色谱仪的组成部分

圆二色谱显示光吸收的差值，其信号远比吸收光谱弱。因此，圆二色谱仪的设计和制作较为复杂，对光源、光学器件和检测器提出了更高要求，价格比较昂贵，这在一定程度上限制了圆二色谱技术的普及和应用。

三、圆二色谱表示方法

由于历史的原因，圆二色谱仪通常记录椭圆偏振光的椭圆度（θ）随波长的变化。椭圆度与吸光度差值（ΔA）的转换关系如下：

$$\Delta A = \theta / 32980$$

其中，椭圆度的单位是毫度（millidegree，mdeg）。文献报道通常使用摩尔椭圆度（[θ]，单位是 $deg \cdot cm^2 \cdot decimole^{-1}$），计算公式为：

$$[\theta] = \theta/10\ C\ L$$

其中，θ指特定波长下的椭圆度，M为样品的分子量，C为样品的摩尔浓度，单位是mol/L，L为检测池的长度，单位为cm。

对于生物大分子（如蛋白质），常用平均残基摩尔椭圆度（$[\theta]_{MRW}$）表示。计算公式为：

$$[\theta]_{MRW} = \theta/10\ Cr\ L$$

式中，Cr为平均残基摩尔浓度，Cr=n·Cp=（n×1000×Cg）/Mr，n为肽键数目（残基数目）；Cp为大分子物质的摩尔浓度（mol/L）；Cg为大分子物质的量浓度（g/ml）；Mr为蛋白质的相对分子量。

第二节　利用圆二色谱方法研究蛋白质的结构与功能

蛋白质是生物体内最主要的大分子物质之一。在所有的生物细胞组织中，蛋白质是除水之外含量最大和最基本的成分，具有多种重要的生理功能。所有蛋白质都是由20种不同的天然氨基酸通过肽键形成的多聚体，其结构可划分为四级。一级结构指蛋白质分子中由肽键相连的基本分子结构，决定蛋白质空间结构与生理功能，主要作用力是共价键。二级结构指多肽链中相邻氨基酸残基形成的局部肽链空间结构，是其主链原子的局部空间排布。主要有α-螺旋、β-折叠、无规卷曲等，主要作用力是氢键。三级结构指整条多肽链中所有氨基酸残基，包括相距甚远的氨基酸残基主链和侧链所形成的全部分子结构，主要作用力是疏水相互作用、氢键、范德华力和静电作用。四级结构指各具独立三级结构多肽链再以各自特定形式接触排布后，结集所形成的蛋白质最高层次空间结构，主要作用力是氢键和静电作用。蛋白质多种多样的功能与各种蛋白质特定的空间构象密切相关，蛋白质的空间构象是其功能活性的基础，构象发生变化，其功能活性也随之改变。研究药物分子与蛋白质的作用，对理解蛋白质结构与功能的关系以及阐明药物代谢动力学和毒副反应等有重要意义。

一、圆二色谱在蛋白质研究中的发展历程

1969年，Greenfield最早用CD光谱数据估算了蛋白质的构象。1970年后，用远紫外CD数据分析蛋白质二级结构的计算方法，用近紫外CD作为灵敏的光谱探针研究蛋白质中芳香氨基酸残基、二硫键等微环境的变化，利用诱导的圆二色谱研究小分子与蛋白质结合等技术方法先后得到了发展。2010年，英国伦敦大学Wallace教授发起并建立了蛋白质圆二色谱数据库（protein circular dichroism data bank，PCDDB），可以提供广泛、系统和可靠的蛋白质圆二色谱数据，为蛋白质结构与功能研究服务。

确定蛋白质构象最准确的方法是单晶X射线晶体衍射。然而，对于结构复杂、柔性的生物大分子蛋白质来说，得到所需的晶体结构是极具挑战性的工作。二维、多维核磁共振技术能测出溶液状态下较小蛋白质的构象，但对分子量较大的蛋白质的计算处理非常复杂。

圆二色谱可以在溶液状态下短时间内完成测定，样品用量少且可回收，适合手性分子绝对构型、生物大分子结构与功能的研究。目前，圆二色谱已成为研究稀溶液中蛋白质构象的重要方法之一，具有快速、简单的特点，可获得有关蛋白质构象的多种信息，如 α-螺旋、β-折叠等在二级结构中的百分含量、蛋白质构象的变化、酶的动力学信息等。

二、蛋白质（多肽）的圆二色谱

圆二色谱是研究蛋白质空间结构的重要工具之一。蛋白质是由氨基酸分子构成的链状生物大分子，但天然的蛋白质分子并不是以长链分子的状态存在，而是折叠成特定的三维结构。蛋白质的圆二色信号主要由具有光学活性的生色团和折叠结构两方面组成（图14-2-1）。

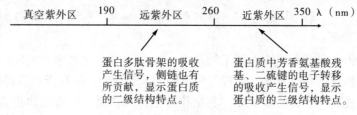

图 14-2-1　蛋白质的圆二色谱特点

在圆二色谱中远紫外区（190～260nm）的信号主要来自蛋白质多肽骨架的吸收，侧链也有所贡献，显示蛋白质的二级结构特点。蛋白质骨架的生色团为肽键，在220nm波长附近产生弱的 $n \rightarrow \pi^*$ 跃迁，190nm波长附近则产生强的 $\pi \rightarrow \pi^*$ 跃迁。不同类型的二级结构将给出不一样的特征CD图谱，α-螺旋结构在208nm和222nm出现双负峰，而在204nm和207nm附近出现单个极小值分别表示存在无规卷曲和 β-折叠结构（图14-2-2）。

在圆二色谱中近紫外区（260～320nm）的信号主要来自蛋白质中的芳香性氨基酸残基和二硫键的电子转移吸收，显示蛋白质的三级结构特点。每个氨基酸残基均有特定的波长峰形，色氨酸残基（Trp）的峰在290nm波长附近；酪氨酸残基（Tyr）的峰出现在275～282nm范围内，在更长波长范围内出现的肩峰则常由于Trp残基峰的覆盖而无法识别；苯丙氨酸残基（Phe）通常在255～270nm范围内显示出较弱但较尖的峰形。近紫外区圆二色谱不能得到非常明确的结构信息，但还是取得了一些非常有意义的进展。在芳香性侧链上存在突变位点的蛋白质CD图谱上可以得到非常有用的结构信息。最为重要的是，蛋白质的近紫外区CD图谱可提供三维结构信息，因此，可以为变性中间态"熔球体"提供非常有力的证据。当蛋白质为"熔球体"状态时，近紫外区CD光谱显著减弱，显示蛋白质的柔性增强。

圆二色谱测量还可扩展到真空紫外波段，测量生色基团如羟基、乙缩醛基团等的高能跃迁，将可提供更详细、更新颖的有关生物高分子的结构信息。由于同步辐射是这个波长范围内最好的光源，因此，同步辐射应用研究发达的国家相继开展了同步辐射真空紫外圆

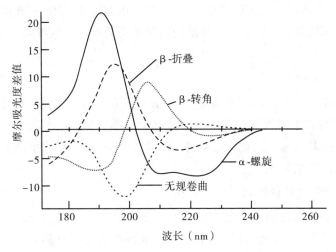

图 14-2-2　典型二级结构的圆二色谱

二色光谱仪器及其应用的研究。

三、圆二色谱在蛋白质结构研究中的应用

（一）蛋白质二级结构研究

圆二色谱的一个非常重要的应用是可以快速地估计蛋白质各个二级结构的含量。拟合计算的理论基础是圆二色谱测定服从 Beer 定律，蛋白质各种构象的 CD 图谱与它的浓度成正比，整个光谱是各种构象成分光谱的总和。当测量得到蛋白质的远紫外圆二色谱，可用加权平均的二级结构标准谱去拟合。在最佳的曲线拟合条件下，4 个加权平均的系数就分别代表 4 种二级结构在测量蛋白中的含量。拟合参考蛋白有近 50 种，它们的精确结构是通过 X-晶体衍射或核磁共振测定获得。

二级结构的计算方法和拟合程序有很多，如：单值分解算法 SVD（singlular value decomposition），凸面限制 CCA 法（convex constraint analysis）和多级线性回归（multilinear regression）等。早期的二级结构计算方法是单值法，只计算 α-螺旋在单波长的贡献，即选取 208nm 或 222nm 特征峰的椭圆度值，通过公式计算 α-螺旋所含氨基酸残基与整个蛋白质氨基酸残基数的百分比，从而推测蛋白的二级结构。用不同的拟合程序分析得到的蛋白质二级结构比例并不完全相同，以大多数得到的数据与 X-晶体衍射得到的数据进行比较发现，多数软件对 α-螺旋比例的估计较为准确，但对其他 3 种二级结构比例的估计误差较大。

日本分光公司的圆二色谱仪提供了以杨氏算法编制的线性回归方法的拟合程序。该拟合程序假设待测蛋白的二级结构与某种标准蛋白的 4 种常规的二级结构（α-螺旋、β-折叠、β-转角和无规卷曲）相同，对所测样品进行反复拟合，计算出各自的百分比。这种计算方法要求拟合的误差在一定范围内才有参考性，同时要求待测蛋白质与参考蛋白质的类型大致相近。需要重点指出的是，为了得到准确且可靠的二级结构信息，必须保证在测量时溶液中蛋白质浓度是准确的，且 CD 仪器要经过精确的校正和仔细的操作。如果能收集到 170nm 甚至以下的 CD 数据，估算的二级结构含量则更为可靠，这可以通过同步辐射加速器 CD 实现。

（二）蛋白质三级结构研究

近紫外区（260nm～350nm）CD 光谱可以作为反映蛋白质三级结构变化的很有价值的指纹图谱。这一区域有蛋白质的芳香氨基酸残基色氨酸（Trp）、酪氨酸（Tyr）、苯丙氨酸（Phe）及二硫键的 CD 信号。由此，近紫外 CD 谱可以作为一种灵敏的光谱探针，研究外界环境对蛋白质三级结构的影响。

（三）蛋白质药物的质量控制

随着基因工程技术的发展，基因工程表达的蛋白质类产品日趋增多，对蛋白质类产品的结构检测也提上日程。目前，对基因工程表达的蛋白质类产品的结构检测，多局限于对其一级结构分析，即蛋白质序列的检测，而对蛋白质的二、三级结构或更高级结构的分析，多用的方法为晶体衍射法和核磁共振法，但这两种方法检测都有各自的局限性。CD 具有测样速度快、对样品的要求低、受干扰小等优点，更加适用于蛋白类药物的质量控制。在新药申报时，一般要求用圆二色谱分析蛋白质的二级结构。

史新昌等研究了温度和蛋白质浓度对重组人干扰素-α2a（rhIFN-α2a）CD 图谱的影响，还对不同厂家、不同批次的 rhIFN-α2a 的 CD 图谱进行了比较。实验结果表明，在一定的温度和浓度范围内，rhIFN-α2a 的 CD 图谱相对稳定，且不同批次的测量结果具有很好的一致性。由于 CD 图谱分析计算软件对蛋白质二级结构比例和蛋白质侧链生色团的估计预测，目前误差较大，但图谱的形状却很稳定，这就为未知供试品与已知参考品的图形比较提供可能，谱图形状的相似，说明蛋白质未知供试品与已知参考品高级结构的相似。史新昌等通过相关系数分析和统计检验相结合的方法来比较供试品和参考品圆二色谱图，得到 rhIFN-γ 供试品和 rhIFN-γ 参考品蛋白质结构相同，rhIFN-γ 供试品和 rhIFN-α2a 参考品蛋白质结构不同的结论。这为采用 CD 方法进行蛋白质质量控制提供了一条思路。

（四）蛋白质的稳定性研究

蛋白类药物的稳定性通常较差，易受环境因素（如温度、pH 和浓度等）的影响。由于 CD 对蛋白构象变化非常灵敏，可以利用 CD 来考察影响药物稳定性的外部因素，寻找最佳的储存、使用条件。这方面的研究也有不少报道，但考察的因素各不相同。

生化类药物由于稳定性差多采用低压冷冻干燥法储存，但是 Taschner 等研究发现该法降低了抗体 MMA383 体内的药效，其药效仅在 10%～20%，而未经低压冷冻处理的样品其药效在 80%～100%。CD 测定温度对其稳定性的影响表明，在室温下两样品的二级结构没有差别，皆含有 29% 的 β-折叠、14% 的 α-螺旋，其余的为转角和不规则卷曲；当温度由 25℃升到 50℃时，二者变化也基本相同。但是，当温度由 25℃降至 11℃时，在 236nm 区域处出现差别，经冷冻干燥的样品的图形变化比未经冷冻干燥的小。这部分的变化主要由肽键引起的，因此实验者认为低压冷冻干燥降低了该抗体的柔性，这可能导致体内药效的降低。Jovanovi'c 等以 CD 法研究超临界流体（SCF）干燥过程中辅料对溶菌酶活性及二级结构的影响。他们比较了溶菌酶水溶液和分别加入蔗糖和海藻糖作为辅料的溶菌酶样品经 SCF 处理后再溶解的 CD 图谱，发现三者的 CD 图谱无差别，证明辅料蔗糖和海藻糖在超临界流体干燥过程中有保护溶菌酶活性和其二级结构的作用。

四、采用圆二色谱研究蛋白质–小分子（配体或药物）的相互作用

蛋白质–小分子相互作用在生物分子的识别与组装以及信号传导的过程中发挥着重要作用，对其本质进行深入研究无疑将推动药物设计和筛选方法的发展。因此，小分子化合物与生物大分子相互作用的检测和表征已成为化学生物学和药物化学研究的热点方向。目前，基于生物化学、分子生物学、生物物理学和生物信息学等知识和技术，已经建立了多种研究蛋白质–小分子相互作用的方法，包括核磁共振方法、质谱法等。圆二色谱以其方便、快捷、直观的特点已成为蛋白质–小分子相互作用研究的重要工具之一。

（一）方法特点

由于与配体发生了结合，导致蛋白质构象发生变化，从而使蛋白质的 CD 图谱发生改变。同时，当非手性的配体以一种不对称的方式与大分子结合时，可以诱导配体的生色团产生光学活性，因而产生配体的诱导圆二色谱（ICD）。从 CD 方法学上，可以有两种观察方法。一种是观察蛋白质的 CD 信号，远紫外区域（190～260nm）图谱的改变显示的是蛋白质骨架在与配体结合时发生的构象变化，可用于确定蛋白质与小分子化合物的结合参数。近紫外区域（260～350nm）图谱的改变则是配体与蛋白质结合时，涉及蛋白质侧链的情况下发生的构象改变。由于谱线信号较弱，需要样品量为远紫外区检测样品的 10～100 倍。另一种是观察小分子化合物的 CD 信号通过检测药物与蛋白质结合后产生的 ICD，亦可确定蛋白质与小分子化合物的结合参数。可通过统计软件，如 SigmaPlot，Origin 等，利用 CD 数据计算结合常数和结合过程的热力学参数。

（二）利用远紫外区蛋白质 CD 信号的变化

紫杉醇是临床上广泛使用的广谱抗肿瘤药，其作用机制较为独特，即促进微管蛋白聚合抑制解聚，抑制细胞有丝分裂。Rodi 等通过筛选噬菌体肽库，获得了紫杉醇在体内的药物作用的靶点 Bcl-2 蛋白。图 14-2-3 显示了 Bcl-2/谷胱甘肽-S-转移酶融合蛋白（Bcl-2-GST）与紫杉醇结合时，CD 图谱发生显著变化，而 Bcl-2-GST 蛋白的 CD 图谱并未随紫杉醇的加入而发生改变。由于融合蛋白与紫杉醇结合前后的 α-螺旋含量没有变化，推测紫杉醇结合在一个由 10～12 个氨基酸残基组成的环状结构上。

拉莫三嗪是一种苯基三嗪类抗惊厥药物，主要作用于电压依赖性钠通道，对反复放电有抑制作用，也可能作用于谷氨酸相关神经递质。图 14-2-4 显示了拉莫三嗪和箭毒对电压调节的钠离子通道构象的影响。当钠离子通道处于开发状态时，二级结构中 α-螺旋含量增加。

肌钙蛋白 C（TnC）是肌钙蛋白的 Ca^{2+} 结合亚基，与肌钙蛋白 I、肌钙蛋白 T 形成复合物调节肌肉收缩。Smith 等研究发现，随着游离 Ca^{2+} 浓度的增加，野生型和表达的 TnC 蛋白在 222nm 附近的信号增强，表明 TnC 中 α-螺旋的成分不断增加（图 14-2-5）。当 TnC N 端缺失了一个螺旋片断后，Ca^{2+} 在调节位点的结合减少了 3 倍。

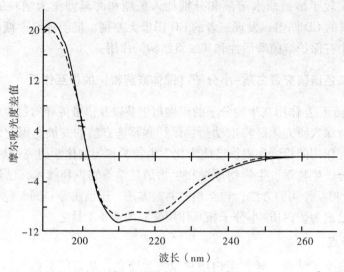

图 14-2-3　紫杉醇与 Bcl-2-GST 结合前后的圆二色谱

摘自 J. Mol. Biol. 1999，285（1）：197-203.

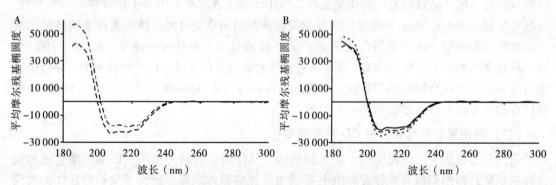

图 14-2-4　钠离子通道的圆二色谱随配体存在而变化

摘自 J. Biol. Chem. 2003，278：10675-10682.

（A 纯的钠离子通道（-··-），拉莫三嗪+钠离子通道（---）；B 拉莫三嗪+钠离子通道（---），箭毒+钠离子通道（——），拉莫三嗪+箭毒+钠离子通道（····））

　　核受体 PPARγ 作为核转录因子家族中的一员，对调控脂类储存和代谢具有核心作用，其配体可激动或抑制 PPAR 活性而影响脂类和糖类代谢。为寻找新的 PPAR 调节剂，沈旭等采用 CD 等方法研究了多种小分子化合物与 PPARγ 配体结合域（ligand-binding domain，LBD）的结合特点。结果显示，抗糖尿病药物曲格列酮（Troglitazone）和小分子 GI 262570 与 PPARγ 复合物的 CD 谱线相似，说明它们与该蛋白的结合方式、结合位点相同。PPARγ 与小分子结合后，变性温度（Tm）有所提高，说明配体与蛋白的结合增加了 PPARγ 配体

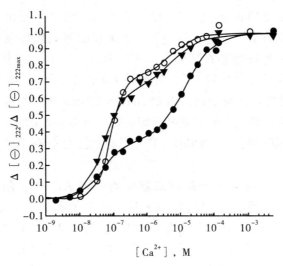

图 14-2-5　肌钙蛋白 TnC 氮端缺失影响结合 Ca²⁺ 能力

摘自 J. Biol. Chem. 1994, 269：9857-9863.

结合域的热稳定性。除 GW9662 外，热稳定性变化值（ΔTm）与和配体间的结合常数呈线性关系，结合常数越大，则在 CD 图谱中表现出的 ΔTm 就越大（图 14-2-6）。这表明 CD 方法可能作为一种筛选方法寻找新的具有脂代谢调节作用的 PPARγ 配体。

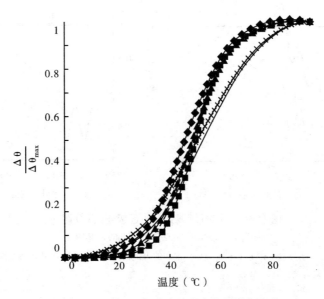

图 14-2-6　PPARγ-LBD 与小分子化合物的结合常数和 Tm

摘自 Eur. J. Biochem. 2004, 271（2）：386-397.

（三）利用近紫外区蛋白质 CD 图谱的变化研究配体的结合位点

通过近紫外（250～330nm）CD 谱可以研究蛋白三级结构变化对其氨基酸中芳香侧链的影响来了解蛋白质的结构。它不仅能够灵敏地反映蛋白质构象的细微变化，而且也能被用于测量蛋白质中芳香残基在环境中的不对称性。因此，近紫外 CD 谱对蛋白质结构而言，是一个非常有用的"指纹区"。近紫外 CD 谱中 275nm 和 282nm 处很强的科顿效应主要是源于 Tyr 残基的振动变化，而 255nm 和 270nm 处弱的科顿效应是由 Phe 侧链引起的，282nm 和 288nm 则是 Trp 的贡献。因为这三种氨基酸的 ^{1}Lb 跃迁能够扩展并达到 300nm，固定的 Tyr 残基一般对芳香基团 CD 谱的低能量部分有贡献，同时还具有确定的振动结构。

钙调素（CAM）是广泛存在于真核细胞中的一种钙结合蛋白，它结合 Ca^{2+} 以后，可以调节近三十种酶的活性，并参与体内多种生理功能的调节。果蝇钙调蛋白在游离态和结合 Ca^{2+} 后，近紫外区 CD 图谱发生较大变化（图 14-2-7A）。Clapperton 等分别测试了 Ca^{2+} 饱和的果蝇钙调蛋白、CaM 依赖激酶 I 的靶向多肽片段以及两者 1∶1 复合物的近紫外区 CD 图谱，通过对前两者图谱的简单加和，并与复合物图谱进行差谱处理，得到一条 CD 谱线。该谱线符合色氨酸（Trp）的 CD 图谱特征（图 14-2-7B）。因此，认为 Trp 对 Ca^{2+} 饱和的果蝇钙调蛋白与 CaM 依赖激酶 I 的靶向多肽片段的结合至关重要。

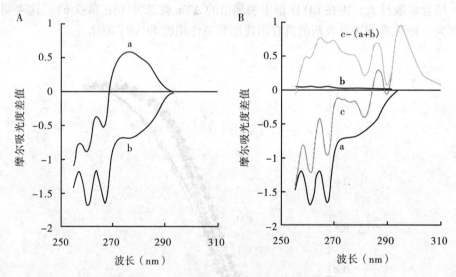

图 14-2-7　果蝇钙调蛋白的近紫外区 CD 图谱

摘自 Biochemistry 2002，41：14669～14679.

A a 为游离态，b 为结合 Ca^{2+} 后；B a 为 Ca^{2+} 饱和的果蝇钙调蛋白，b 为 CaM 依赖激酶 I 的靶向多肽片段，c 为两者 1∶1 复合物。

（四）利用配体 CD 信号的变化

雷帕霉素（Rapamycin，RAP）是一种大环内酯类免疫抑制剂，可用于肿瘤的临床治疗。雷帕霉素进入细胞后，与他克莫司结合蛋白（FKBP）形成复合物，抑制雷帕霉素靶蛋白（mammalian target of rapamycin，mTOR）的催化活性，阻断信号传导，抑制 T 淋巴细胞及其他细胞由 G1 期至 S 期的进程，达到免疫抑制和抗肿瘤作用。Nakanishi 等研究发现雷帕霉素及其类似物与 FKBP 结合后，FKBP 蛋白的 CD 图谱发生变化，构象变化程度与活性呈正相关。

（五）血清白蛋白与药物的相互作用

影响药物在体内分布的因素很多，其中药物与血浆蛋白结合率是一个重要因素。血清白蛋白是血浆中含量最高的载体蛋白，具有广泛结合性能，可显著影响药物在体内的分布和生物活性。药物吸收入血后会不同程度地与血浆蛋白结合，游离型药物可以自由通过毛细血管壁进入靶器官产生药效，而结合型药物由于分子量较大很难跨膜转运到达作用部位。结合型是药物的贮存形式，而游离型是药物的起效形式。各种药物与血浆蛋白的结合是非特异性的，具有饱和性和竞争抑制性。多个药物合用时会竞争血浆蛋白的同一结合部位，使被替代药物的游离型血药浓度突然增高，毒性增强。对脂溶性化合物而言，与血清白蛋白的结合会增加水溶性，还可能使毒性降低。因此，药物与血浆蛋白结合的研究在临床治疗以及药物的药效学和药动学研究中都是非常重要的，可以有效指导临床合理用药。

在生理条件下，血清白蛋白的结合部位易变，几乎能以相同能量产生不同的构象。因为它螺旋内的维系力量较弱，当与某化合物结合时，螺旋分开，肽链内残基侧链方位改变，导致分子表面活性基团的分布相应变化，新的结合位点随之产生，发生构象变化和协同作用。人血清白蛋白（HSA）的主要结合位点包括：位点Ⅰ，位于ⅡA 亚结构域中的大疏水腔，可结合保泰松、胆红素等；位点Ⅱ，位于ⅢA 亚结构域中的大疏水腔，可结合地西泮、rac-酮洛芬等；位点Ⅲ，可结合溴酚蓝等。

图 14-2-8 显示了血清白蛋白与药物结合存在种属差异。保泰松与所有血清蛋白结合后在 290nm 处显示一个正的科顿效应。HSA、狗血清白蛋白（DSA）、牛血清白蛋白（BSA）复合物的图谱相似，但兔血清白蛋白（RSA）复合物在 270nm 处显示负峰趋势。BSA-保泰松在 285nm 处显示最强的正峰。安定与各种血清白蛋白的结合相似，均以 M 构象结合，但强度不同。由于 3-C 具有前手性，M 构象对应于 S 构型。研究发现，S-奥沙西泮琥珀酸酯（S-Oxazepam succinate）比其对映体的结合能力强 40 倍。胆红素是人胆汁中的主要色素，是体内铁卟啉化合物的主要代谢产物。胆红素分子本身无手性，无 CD 信号。但与血清白蛋白结合后，在长波区有明显的 CD 信号。这表明，胆红素以相同的 P 构象与 HSA、RSA、DSA 结合，以 M 构象与 BSA 结合，能量更高。

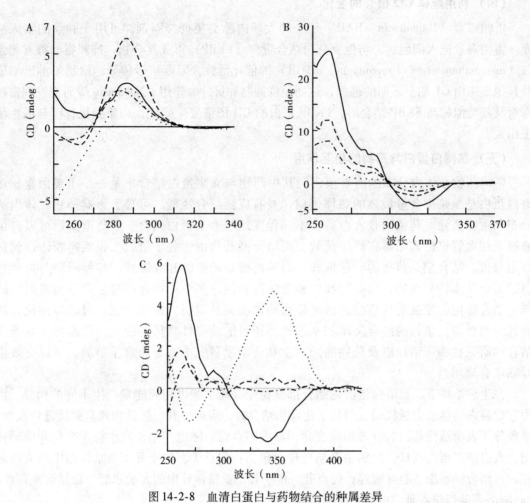

图 14-2-8 血清白蛋白与药物结合的种属差异

摘自 Chirality, 2008, 20: 552-558.

A 保泰松; B 地西泮; C 胆红素

——为人血清白蛋白, ----为牛血清白蛋白, —·—为兔血清白蛋白, ……为狗血清白蛋白。

五、蛋白质样品的准备及测定条件的选择

样品制备时应尽量保证蛋白的纯度和透明度，避免含有光吸收的杂质。缓冲液在用于蛋白质溶液配制前最好做单独的检查。对大多数蛋白质来说，pH 7.0 左右的低浓度磷酸盐缓冲液是一个较好的选择。对于特殊的蛋白质，可以采用其他缓冲液，如（NH_4）$_2SO_4$、NaF 等。应避免混入在 190~240nm 波长处有吸收的物质，如：氯化盐类。蛋白质最佳浓度的选择和测定数据对依据 CD 数据计算其二级结构的准确性有很大影响。CD 光谱的测定一般在蛋白质含量相对低（0.01~0.2mg/ml）的稀溶液中进行。

利用 ICD 研究配体与蛋白质相互作用的流程：

1. 获取具有一定纯度的蛋白质（酶）的样品（靶点蛋白或转运蛋白等），配置样品测定 CD 图谱（1）。

2. 配置配体样品（非手性或手性的分子），测定 CD 图谱（2）。

3. 将配体样品与蛋白质（酶）样品温孵（按照生物学实验要求进行），并测定 CD 图谱（3）。

4. 将图谱（3）与图谱（1）和（2）做差谱，获得配体与蛋白质是否结合的图谱（4）；并确定因结合产生的 ICD 的最敏感的检测波长。

5. 设定 ICD 的最敏感的检测波长，配置一系列浓度的配体样品，采用一定浓度的蛋白样品，分别将各浓度的配体样品与蛋白样品混合温孵后测定，获得一系列浓度下的配体与蛋白结合的 CD 谱（5）。

6. 图谱（5）经处理后，可以获得该配体与该蛋白的结合常数。

第三节 利用圆二色谱方法研究核酸的结构与功能

一、核酸的圆二色谱

核酸的 CD 谱是由不对称的主链上的核糖分子以及螺旋结构所产生，其构象变化在 180～320nm 范围内尤为敏感。碱基不同、糖的类型不同都会引起核酸的构象发生改变，从而导致 CD 图谱特征不同。DNA 的含氮碱基，如腺嘌呤（A）、胸腺嘧啶（T）、鸟嘌呤（G）和胞嘧啶（C），呈平面结构，本身并没有光学活性。但是，当碱基连接到不对称核糖的 1′碳原子后，碱基生色团电子跃迁受到不对称环境的影响，产生很强的 CD 信号。碱基不同、糖的类型不同都会导致 DNA 的构象不同，以致它们的 CD 图谱特征不同。

二、圆二色谱在核酸结构研究中的应用

（一）核酸二级结构研究

DNA 双螺旋结构具有 A、B 和 Z 等多种构型，其中 B 构型最为常见（图14-3-1）。一般将 Watson & Crick 提出的双螺旋构型称为 B-DNA，是 DNA 在生理状态下的构型。B-DNA 的每个螺圈含有 10.4 个核苷酸对。当外界环境条件发生变化时，DNA 的构型也会发生变化。当 DNA 在高盐浓度条件下时，则以 A-DNA 形式存在。A-DNA 是 DNA 的脱水构型，它也是右手螺旋，每个螺圈含有 11 个核苷酸对。A-DNA 比较短而密，平均直径为 23Å。大沟深而窄，小沟浅而宽。在活体内 DNA 并不以 A 构型存在；在细胞内的 DNA-RNA 或 RNA-RNA 双螺旋结构，却与 A-DNA 非常相似。

近期研究发现，某些 DNA 序列还可以左手螺旋的形式存在，称为 Z-DNA。左手螺旋的 Z-DNA 首先被 Pohl 和 Jovin 采用圆二色谱法发现。研究表明，Z-DNA 的形成是 DNA 单链上出现嘌呤与嘧啶交替排列所成的。比如 CGCGCGCG 或者 CACACACA。这种碱基排列方式会造成核苷酸的糖苷键的顺式和反式构象的交替存在。当碱基与糖构成反式结构时，它们之间离得远；而当它们成顺式时，就彼此接近。嘧啶糖苷键通常是反式的，而嘌呤糖苷酸键

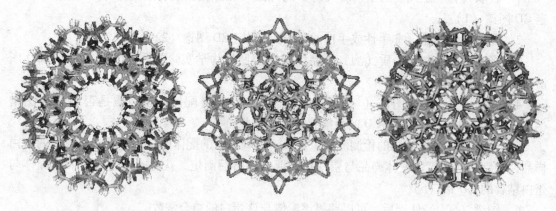

图 14-3-1　DNA 的空间结构

（左：A-DNA，中：B-DNA，右：Z-DNA。）

既可成顺式的也可成反式的。而在 Z-DNA 中，嘌呤碱是顺式的。这样，在 Z-DNA 中嘧啶的糖苷链离开小沟向外挑出，而嘌呤上的糖苷键则弯向小沟。嘌呤与嘧啶的交替排列就使得糖苷键也是顺式与反式交替排列，从而使 Z-DNA 主链呈锯齿状或"之"字形。各种典型 DNA 的 CD 图谱如图 14-3-2 所示。A-DNA 在 260nm 处有一个正的 CE，在 210nm 处有一个强的负 CE。B-DNA 在 258nm 处穿过基线，在 275nm 处有一个弱的正 CE，在 240nm 和 290nm 处则出现负 CE。Z-DNA 的 CD 图谱与 A-DNA 相似，但整体向短波方向位移，而且在

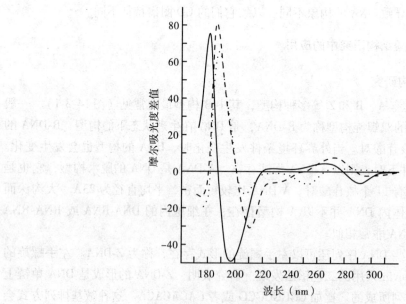

图 14-3-2　DNA 二级结构的 CD 图谱

（——为 Z-DNA，– –为 A-DNA，·····为 B-DNA。）

195nm 处信号增强。

（二）核酸稳定性的研究

DNA 的 CD 谱对其构象变化非常敏感，尤其是在 180～320nm 内。理论上，核酸的 CD 谱可以根据量子力学原理通过理论计算得到，但是由于实际测定中影响因素的多样性，迄今为止这类计算还不能可靠地、定量地解释实测的 CD 谱。因此，核酸的 CD 谱一般只能作为某特定核酸二级结构的经验性的标识使用。但是，CD 谱是监测 DNA 构象改变的强有力的工具。环境因素的改变，如温度、溶剂、离子强度、缓冲液组成和 pH 值等都会显著影响其 CD 谱。图 14-3-3A 显示了小牛胸腺 DNA 在不同甲醇含量的溶剂中具有不同的二级结构

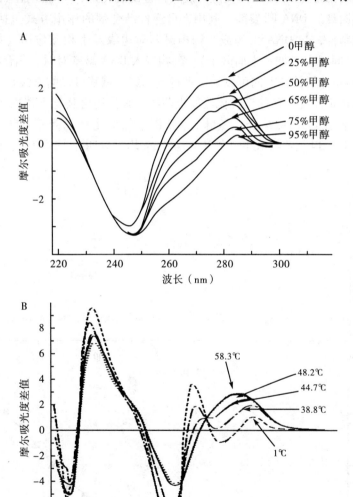

图 14-3-3　DNA 二级结构随溶剂、温度等因素改变

特点，尽管保持了 B-DNA 构象，但每个螺圈由 10.4 个碱基对变为 10.2 个。图 14-3-3B 则显示了同聚 DNA 分子 poly（dA）poly（dT）的二级结构随温度不同的变化情况。

（三）采用圆二色谱研究核酸-小分子（配体或药物）的相互作用

与研究蛋白质-小分子相互作用相似，在研究小分子与核酸相互作用时，既可根据 DNA 在 250nm 处的 CD 图谱变化提供有关结构信息，还可通过一些分子自身没有 CD 信号、但与 DNA 结合后能产生 ICD 信号，得到蛋白质、核酸等生物大分子空间结构的信息。

作用于 DNA 的药物大体分为三类：其一是与 DNA 通过可逆性非共价键相互作用结合的可逆结合剂，其二是与 DNA 碱基反应形成共价键的烷化剂，其三是能够产生活性自由基使多聚核苷酸链断裂的 DNA 断裂剂。其中，可逆性结合剂的作用方式包括：与 DNA 双螺旋发生表面静电结合，与 DNA 大沟或小沟内碱基对边缘发生相互作用（如：新月形状分子），在碱基对之间嵌入（如：平面分子）。药物嵌入 DNA 碱基对时，化合物的生色团垂直于 DNA 纵轴，药物分子长轴方向可以采取平行或垂直于碱基对轴的方式。

三氮脒（Berenil）是一种广谱抗血液原虫药物，其作用机制与干扰虫体的 DNA 合成有关。图 14-3-4A 显示了 DNA 结合三氮脒后 CD 图谱的变化情况，三氮脒和寡核苷酸 5′-d（［T4］-G4A4G4-［T4］-C4T4C4）在 300～450nm 均没有明显 CD 信号，但该寡核苷酸与

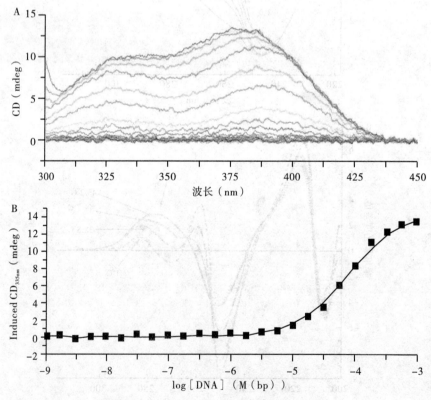

图 14-3-4　三氮脒与寡核苷酸采取小沟结合模式

摘自 Nat. Protoc. 2007, 2：3166-3172.

三氮脒混合后，在 325nm 和 385nm 处出现显著的正 Cotton 效应。固定三氮脒浓度（10μmol/L），通过改变 DNA 浓度（从 1nmol/L 到 1mmol/L），可以看到随着 DNA 浓度的提高到一定程度时，385nm 处的正 Cotton 效应迅速增加（图 14-3-4B）。这是小分子采取 DNA 小沟结合模式的特征，表明三氮脒可结合到该寡核苷酸的小沟区域。

溴化乙锭是一种高度灵敏的荧光染色剂，可以非特异性地嵌入 DNA 碱基对之间。图 14-4-5A 显示了小牛胸腺 DNA 结合溴化乙锭后在 350~400nm 范围内产生一个负的 ICD。固定溴乙菲啶浓度（30μmol/L），随着小牛胸腺 DNA 浓度的增加（1nmol/L 到 1mmol/L），这个负的 ICD 越来越强（图 14-4-5B）。这是 DNA 嵌入结合模式的特征。

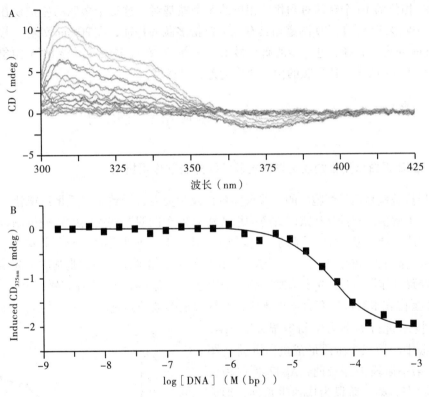

图 14-3-5　溴乙啡啶与 DNA 采取嵌入结合模式

摘自 Nat. Protoc. 2007，2：3166-3172.

氧氟沙星为喹诺酮类广谱抗菌药，通过作用于细菌 DNA 螺旋酶的 A 亚单位，抑制 DNA 的合成和复制而导致细菌死亡。与 DNA 结合能力的强弱与抑菌活性密切相关。氧氟沙星具有一个手性中心，可拆分为左旋体和右旋体。研究发现，左旋氧氟沙星抑制细菌拓扑异构酶 II 的活性是右旋体的 9.3 倍，是外消旋体的 1.3 倍。对各种细菌的抑菌活性，左旋体比右旋体强 8~128 倍。目前，左旋氧氟沙星已经取代了消旋氧氟沙星在临床上广泛使用。对氧氟沙星光学异构体生物活性差异分子机制的研究显示，左旋和右旋氧氟沙星与 DNA 的结合模式均以小沟结合为主，还有部分嵌入结合。然而，右旋氧氟沙星仅与 poly（dG）poly（dC）明显结合，左旋氧氟沙星则与三种核苷酸序列均有强结合。这一结果有力证明左旋氧氟沙星抗菌活性更强的结论。

（四）采用圆二色谱研究核酸-蛋白的相互作用

锌指蛋白是指含有通过结合 Zn^{2+} 稳定的短的可以自我折叠形成"手指"结构的转录因子。由于其自身的结构特点，可以与序列特异性结合在靶分子 DNA、RNA 和 DNA-RNA，使锌指蛋白在基因的表达调控、细胞分化、胚胎发育等生命过程中发挥重要作用。根据其保守结构域的不同，可将锌指蛋白主要分为 C2H2 型、C4 型和 C6 型。

Yan 等构建了一系列含有 α-螺旋连接臂的 C6 型锌指多肽，可以特异性地识别 DNA 螺旋上的同一相位的 10 个碱基对和相反相位的 5 个碱基对。这三个多肽的差别仅在于指蛋白 F3 与 F4 的连接部分，其 CD 图谱均具有 Sp1 锌指多肽的特征，在 208nm 处有一极小值，在 220～230nm 处有一肩峰。进一步的研究显示，三种 C6-锌指多肽可诱导 DNA 构象发生相同的变化，而 DNA 诱导三种多肽的构象变化随连接臂改变。

第四节　圆二色谱应用研究实例

一、Aβ42 蛋白自聚集的动力学研究及 AD 抑制剂作用机制

蛋白质折叠病是由于细胞内的一些重要蛋白发生突变，导致蛋白质聚沉或错误折叠而造成的。深入了解蛋白质折叠和错误折叠的根源将有助于阐明这些疾病的致病机制以及寻找有效的治疗方法。神经退行性疾病阿尔茨海默症（AD）是一种典型的蛋白质折叠病。淀粉样 β 蛋白（Aβ42 蛋白和 Aβ40 蛋白）是阿尔茨海默症的关键启动子，在细胞基质沉淀聚积后具有很强的神经毒性作用，是阿尔茨海默症病人脑内老年斑周边神经元变性和死亡的主要原因。

Aβ42 蛋白在水溶液中有自聚集倾向，选择合适的缓冲体系对后续研究至关重要。采用圆二色谱技术进行的动力学研究显示，Aβ42 蛋白在溶液中经历三个阶段形成蛋白沉淀（图 14-4-1）。第一阶段为停滞期，Aβ42 蛋白为无规卷曲的状态；第二阶段为快速生长期，形成 β-折叠的二级结构；第三阶段是平台期，开始形成纤维、沉淀。

温度、盐浓度和乙腈含量均对 Aβ42 蛋白的构象变化产生显著的影响，在实验过程中需严格控制这些条件。Andrisano 等研究了临床常用的 AD 药物他克林盐酸盐（Tacrine hydrochloride）和氢溴酸加兰他敏（Galantamine hydrobromide）对 Aβ42 蛋白自聚集过程的影响（图 14-4-2）。他克林盐酸盐和氢溴酸加兰他敏

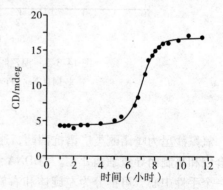

图 14-4-1　Aβ42 蛋白自聚集现象的动力学
摘自 ChemBioChem，2007，8：2152-2161.

都是中枢乙酰胆碱酯酶（AChE）抑制剂，可用于治疗轻至中度阿尔茨海默氏痴呆。他们同时还考察了四环素、刚果红和 AD 候选药物 memoquin 对 Aβ42 蛋白自聚集过程的影响。结果显示，memoquin 可以显著减缓 Aβ42 蛋白的构象变化，从而延缓纤维的形成，而氢溴酸加兰他敏几乎无作用。动物实验结果表明，memoquin 可以透过血脑屏障，具有良好的耐受性和口服生物利用度，是一种非常有前景的 AD 候选药物。

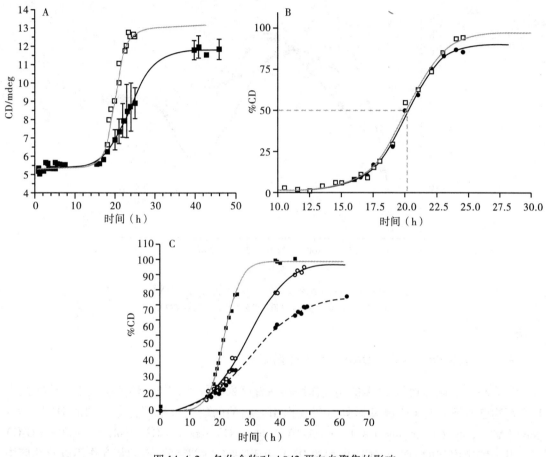

图 14-4-2　各化合物对 Aβ42 蛋白自聚集的影响

摘自 ChemBioChem, 2007, 8：2152-2161.

A 刚果红；B 加兰他敏；C memoquin

二、牛痘病毒 Zα 结构域 β 翼影响 B-DNA 转变为 Z-DNA

E3L 基因对牛痘病毒的致病过程非常重要，其表达产物包括 N 端 Zα 结构域和 C 端双链 RNA 结合区。E3L 的 Zα 结构域与左手螺旋 Z-DNA 结合的活性是牛痘病毒导致小鼠发病的必需因素。Kim 等研究了 5 个典型 Zα 结构域与 Z-DNA 的结合特点。首先，采用表面等离子体共振技术，显示这些 Zα 结构域均可与 Z-DNA 紧密结合。CD 研究结果显示，ZαE3L 可将

B-DNA 转变为 Z-DNA 的能力，而 d（GC）n 可通过结合 hZαADAR1 稳定为 Z 型。除 vZaE3L 外，所测试的蛋白均能改变 Z-DNA 和 B-DNA 的构象平衡。yabZaE3L 与 hZαADAR1 对平衡的改变速度和程度相同。突变实验表明，β 翼环状结构的氨基酸残基对 Zα 稳定 Z-DNA 的能力重要。orfZaE3L 可变区 P1 和 P2 中参与氢键形成氨基酸突变对 B-Z 转变的影响，P2 口袋氨基酸通过与 Z-DNA 骨架形成氢键，稳定 Z-DNA。

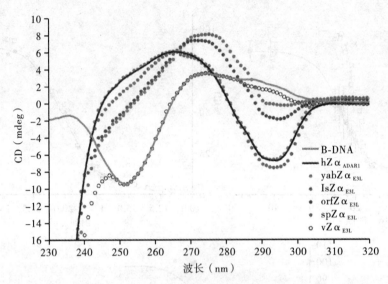

图 14-4-3　Zα 结构域诱导 B-DNA 转变为 Z-DNA

摘自 Nucleic Acids Res. 2007，35（22）：7714-7720.

三、抗肿瘤药物 CAT 与 DNA 的相互作用研究

许多小分子化合物与 DNA 的相互作用存在着序列特异性，如蒽环类抗生素、放线菌素 D 等药物已被证明与 GC 碱基对具有相互作用。相关的研究可采用特定序列的 DNA，如：poly（A）·poly（T）、poly（A-T）·（A-T）、poly（G）·poly（C）、poly（G-C）·（G-C）或是其他特定序列的 DNA。不同序列的 DNA 由于特定的碱基间具有的相互作用以及几何构型上的细微差异，其本身的 CD 谱就有所不同。与特定的小分子化合物相互作用后，通过 ICD 谱的变化可以推测小分子化合物与 DNA 结合的序列选择性。

脱氧娃儿藤宁碱（CAT）是作用于 DNA 的抗肿瘤天然产物。CAT 与 CT-DNA 相互作用引起 DNA 构象变化，ICD 的变化具有浓度依赖性。序列特异性结合实验结果显示，CAT 特异性地与富含 AT 的 DNA 片段结合。

四、结语

本章重点介绍了圆二色谱技术的概念、原理以及在药理学研究中的应用。圆二色谱是研究生物大分子（蛋白质、核酸）空间结构和构象变化的重要工具，也是研究药物分子与

靶点大分子相互作用的重要手段，具有广泛的应用范围。圆二色谱技术其他波谱技术互为补充，相互佐证，可以给出更为全面的数据和结果，有助于深入理解研究的问题。相信随着技术的进一步的发展，圆二色谱技术会以其更为完善的功能和更为精确的结果成为生命科学与医学研究者的有力工具。

（李　莉）

参 考 文 献

1. 鲁子贤，崔涛，施庆洛. 圆二色性和旋光色散在分子生物学中的应用，北京：科学出版社，1987.

2. Gerald D. Fasman. Circular Dichroism and the conformational Analysis of Biomolecules. New York, Plenum Press. April 1996. 1–652.

3. G. Ulrich Nienhaus eds. Protein-ligand interactions：methods and applications. New Jersey, Humana Press. April 2005. 343–363.

4. Tom Moss, Benoit Leblanc. DNA-Protein interactions：principles and protocols. Third edition. New Jersey, Humana Press. Nov 2010. 613–624.

5. Whitmore L, Woollett B, Miles AJ, et al. The protein circular dichroism data bank, a Web-based site for access to circular dichroism spectroscopic data. Structure, 2010, 18：1267–1269.

6. Ptitsyn OB. Molten globule and protein folding. Advances in Protein Chemistry, 1995, 47：83–229.

7. 史新昌，饶春明，裴德宁，等. 重组人干扰素-α2a（IFN-α2a）的圆二色谱分析. 药物分析杂志，2005：481–485.

8. 史新昌，饶春明，毕华，等. 重组人干扰素-γ与参考品圆二色谱图对比分析. 药物分析杂志，2007：1169–1172.

9. Taschner N, Müller SA, Alumella VR, et al. Modulation of antigenicity related to changes in antibody flexibility upon lyophilization. J. Mol. Biol. 2001, 310（1）；169–179.

10. Rodi DJ, Janes RW, Sanganee HJ, et al. Screening of a library of phage-displayed peptides identifies human bcl-2 as a taxol-binding protein. J. Mol. Biol. 1999, 285（1）；197–203.

11. Cronin N, O'Reilly A, Duclohier H, et al. Binding of the anticonvulsant drug Lamotrigine and the neurotoxin Batrachotoxin to voltage-gated sodium channels induces conformational changes associated with block and steady-state activation. J. Biol. Chem. 2003, 278：10675–10682.

12. Smith L, Greenfield NJ, Hitchcock-DeGregori SE. The effects of deletion of the amino-terminal helix on troponin C function and stability. J. Biol. Chem. 1994, 269：9857–9863.

13. Yu C, Chen L, Luo H, et al. Binding analyses between human PPARγ-LBD and ligands. Eur. J. Biochem. 2004, 271（2）：386–397.

14. Clapperton JA, Martin SR, Smerdon SJ, et al. Structure of the complex of calmodulin with the target sequence of calmodulin-dependent protein kinase I：Studies of the kinase activation mechanism. Biochemistry 2002, 41：14669–14679.

15. Pistolozzi M, Bertucci C. Species-dependent stereoselective drug binding to albumin：A circular dichroism study. Chirality, 2008, 20：552–558.

16. Garbett NC, Ragazzon PA, Chaires JB. Circular dichroism to determine binding mode and affinity of ligand-DNA interactions. Nat. Protoc. 2007, 2：3166–3172.

17. Bartolini M, Bertucci C, Bolognesi ML, et al. Insight into the kinetic of Amyloid β (1–42) peptide self-aggregation: elucidation of inhibitors' mechanism of action. ChemBioChem, 2007, 8: 2152–2161.

18. Quyen DV, Ha SC, Lowenhaupt K, et al. Characterization of DNA-binding activity of Z alpha domains from poxviruses and the importance of the beta-wing regions in converting B-DNA to Z-DNA. Nucleic Acids Res. 2007, 35 (22): 7714–7720.

19. Liu ZJ, Lv HN, Li HY, et al. Anticancer effect and neurotoxicity of S-(+)-deoxytylophorinidine, a new phenanthroindolizidine alkaloid that interacts with nucleic acids. J. Asian Nat. Prod. Res. 2011, 13 (5): 400–408.

推 荐 书 目

1. 鲁子贤，崔涛，施庆洛. 圆二色性和旋光色散在分子生物学中的应用，北京：科学出版社，1987.

2. Gerald D. Fasman. Circular Dichroism and the conformational Analysis of Biomolecules. New York, Plenum Press. April 1996.

3. G. Ulrich Nienhaus. Protein-ligand interactions: methods and applications. New Jersey, Humana Press. April 2005.

4. Tom Moss, Benoit Leblanc. DNA-Protein interactions: principles and protocols. Third edition. New Jersey, Humana Press. Nov 2010.

第十五章　胰岛功能评价方法在抗糖尿病药理学研究中的应用

糖尿病是以慢性高血糖为特征的、由于胰岛 β 细胞分泌胰岛素绝对或相对不足而产生的代谢性疾病。糖尿病等代谢综合征严重危害人类健康，其发病率逐年上升，据流行病学调查统计，预计到 2030 年，世界上的糖尿病患者数目将达到 4.39 亿。胰岛 β 细胞胰岛素分泌缺陷和（或）胰岛素靶组织对胰岛素敏感性降低，是糖尿病发病的重要病理生理机制。这两个致病机制在不同的个体中参与的程度不完全一致，只要 β 细胞的功能缺陷（质和量）严重至不足以维持葡萄糖代谢稳态即出现临床高血糖表现。胰岛 β 细胞功能受损是糖尿病发生发展中关键的病理生理过程。1 型糖尿病患者胰岛功能严重受损，胰岛素的分泌绝对不足，需要依赖外源性胰岛素的治疗。2 型糖尿病患者从肥胖、胰岛素抵抗到最终发生高糖血症的整个过程中，一直伴随胰岛 β 细胞功能的变化，初期为代偿性胰岛素分泌升高，后期则为功能失代偿和衰竭，最终导致 2 型糖尿病的发生。

胰岛 β 细胞功能广义的定义应包括胰岛 β 细胞的脉冲样分泌、对各种刺激物的反应、胰岛素的储存以及细胞的新生、增殖和凋亡。因此，胰岛 β 细胞的功能要从分泌模式和数量两个方面来评价。胰岛的胰岛素储存和分泌功能的评价方法主要分为体内试验和体外试验两部分。体内试验主要包括高葡萄糖钳夹（高糖钳）试验和葡萄糖刺激/非糖物质刺激的血胰岛素水平变化的检测；体外试验主要包括静态的胰岛素分泌量的测定和动态的胰岛素分泌试验（胰岛灌流试验）。而 β 细胞数量的评价方法主要包括直接的组织形态学分析和间接的影像学观察。

胰岛功能评价在抗糖尿病药理学研究中具有非常重要的作用。对胰岛功能进行准确的评价，是抗糖尿病药理学研究中非常重要的环节，对各种胰岛保护药物、胰岛素促分泌剂等的药效学评价及其作用机制研究具有重要意义。

第一节　体内胰岛素储存和分泌功能的评价方法

胰腺位于上腹部，胃的后方，具有内、外分泌双重功能。外分泌部构成胰腺的大部分，是机体主要的消化腺，分泌胰液经导管进入十二指肠，在食物消化过程中起主要作用。内分泌部无导管，是由内分泌细胞组成的球形细胞团，即胰岛。胰腺能够分泌多种激素，调节营养物质代谢，其中最重要的是胰岛素，此外，还有胰高血糖素、生长抑素及数种胰多肽。

1921 年，Banting 和 Best 首次从胰腺中分离出纯净的胰岛素，并且用于治疗糖尿病，自此胰岛的内分泌功能才被完全认知。胰岛由功能各异的内分泌细胞组成，即 B 细胞（又称 β 细胞），A 细胞（又称 α 细胞），D 细胞（又称 δ 细胞），PP 细胞（又称 D2 细胞），D1

细胞（又称 H 细胞）和 C 细胞（又称 γ 细胞）。其中，β 细胞占胰岛细胞数量的 75%，主要分泌胰岛素（insulin），又称胰岛素细胞。胰岛素是体内唯一具有降血糖作用的激素，调节机体糖类、脂肪及蛋白质代谢。

在正常生理状态下，给予葡萄糖刺激后机体胰岛素的分泌呈两个阶段。第一相胰岛素分泌（早期快速相）是指在葡萄糖刺激后的短时间内呈现的胰岛素快速分泌阶段，血液循环中胰岛素浓度快速升高也较快下降；第二相胰岛素分泌（延迟缓慢相）是指早期快速相胰岛素分泌以后，若血糖持续在较高水平，β 细胞将较缓慢持续释放胰岛素，使循环中胰岛素浓度在一段时间内维持在较高水平，并与高血糖持续时间一致。早期快速相显示葡萄糖促使胰岛储存的胰岛素快速释放，代表的是胰岛的储存功能；延迟缓慢相显示胰岛素的合成和胰岛素原转变的胰岛素以及胰岛素分泌功能。

随着糖尿病的发生发展，胰岛功能是逐渐发生变化的。了解胰岛 β 细胞功能变化与糖尿病病程的联系，对于阐明糖尿病的病理生理变化以及确定不同阶段的诊治方案有重要意义。在抗糖尿病药理学研究中，只有正确认识胰岛功能以及其病理改变的进展程度，才能有效地针对性的进行药物开发及药效学评价。Gordon C Weir 等将糖尿病发生发展中的胰岛变化过程分为 5 步（图 15-1-1）：①胰岛 β 细胞功能代偿期（compensation），在发生胰岛素抵抗和/或胰岛 β 细胞量减少的情况下，机体的胰岛素分泌量增加以维持正常血糖水平，这一阶段 β 细胞分化功能维持原来的水平或者增强，因此葡萄糖刺激的胰岛素分泌（glucose-stimulated insulin secretion, GSIS）未受损；②胰岛 β 细胞功能稳定适应期（stable adaptation），这一阶段血糖水平开始升高，胰岛 β 细胞处于一个相对稳定的适应状态，β 细胞 GSIS 早期受损和 β 细胞去分化（退化），空腹血糖（fasting plasma glucose, FPG）波动在 5.0~7.3mmol/L，β 细胞因血糖升高而刺激的胰岛素分泌代偿作用减弱，故血糖异常，多表现为糖调节受损（impaired glucose regulation, IGR），包括空腹血糖受损（impaired

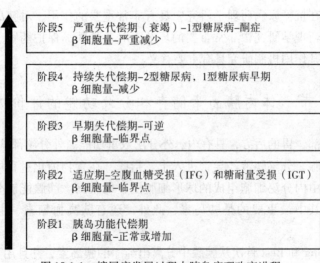

图 15-1-1　糖尿病发展过程中胰岛病理改变进程

fasting glucose，IFG）和（或）糖耐量受损（impaired glucose tolerance，IGT）；③胰岛 β 细胞功能早期失代偿期（unstable early decompensation），FPG 维持于 $5.0 \sim 7.3$ mmol/L 水平若干年后，在较短时期内快速升高至临床糖尿病状态，FPG 升高至 $7.3 \sim 16$ mmol/L，除胰岛 β 细胞数量突然减少外，胰岛素抵抗以及伴随较长时间的高糖毒性使胰岛素分泌减少，此阶段经过治疗 β 细胞功能损伤尚可逆转，否则将进一步造成 β 细胞量的下降；④胰岛 β 细胞功能持续失代偿期（stable decompensation），FPG 达到 $16 \sim 20$ mmol/L，胰岛素的分泌量尚能使机体不出现酮症，由于高血糖诱导的氧化应激反应增加，β 细胞数量下降至 50% 以下，β 细胞增殖减少、凋亡增加；⑤胰岛 β 细胞衰竭期（severe decompensation），糖尿病发展的最后阶段，β 细胞量明显减少，功能衰竭导致酮症的出现，需依赖于外源性胰岛素才能生存，血糖水平高于 22mmol/L，此病理状态更多见于 1 型糖尿病。

　　胰岛功能评价主要包括葡萄糖刺激和非糖物质刺激（精氨酸刺激、胰高糖素刺激、甲苯磺丁脲刺激试验等）。体外试验包括静态的胰岛素分泌试验和动态的胰岛素分泌试验（胰岛灌流试验）。

　　目前，胰岛功能评价的体内试验方法主要是血清/血浆胰岛功能指标的检测和葡萄糖刺激/非葡萄糖物质（精氨酸刺激、胰高糖素刺激、甲苯磺丁脲刺激试验等）刺激试验。血清/血浆胰岛功能指标的检测，是通过对血清/血浆中血糖、血胰岛素、C 肽、胰岛素原以及其相关指数计算等指标的检测来反映机体整体的胰岛功能。此类方法的特点是方便快捷，通常只需要采集受试对象的空腹血进行检测。但这类指标只能反映受试对象在空腹状态的胰岛功能状态，易受多种因素的干扰。因此，需要进一步进行葡萄糖/非葡萄糖刺激试验，如高葡萄糖钳夹（高糖钳）试验、葡萄糖耐量试验等，通过检测血清/血浆胰岛素水平的变化来评价胰岛功能。其中，高糖钳试验为检测机体胰岛功能的金指标。

　　胰岛 β 细胞功能的检测方法较多，建议通过高糖钳试验了解胰岛 β 细胞存在的潜在缺陷。在胰岛 β 细胞功能逐渐减退过程中，一般病变早期正常血糖调节阶段可选用葡萄糖耐量试验评价胰岛 β 细胞的胰岛素分泌情况；在发生糖尿病之后，可将精氨酸等非糖物质刺激试验及葡萄糖耐量试验中胰岛素分泌的变化作为判断病情程度的指标；在胰岛 β 细胞功能即将衰竭时，选择胰升糖素试验来判断其衰竭程度。

一、血浆/血清胰岛功能指标的测定

（一）血糖水平的测定

　　血糖水平是反映胰岛功能的最直接的指标。任何程度的血糖水平异常都代表着机体存在胰岛功能的改变。2010 年美国糖尿病协会重新修订了糖尿病诊断标准：①糖化血红蛋白 A1c $\geq$ 6.5%；或 ②空腹血糖 FPG $\geq$ 7.0mmol/L，空腹定义为至少 8 小时内无热量摄入；或 ③口服葡萄糖耐量试验 2 小时血糖 $\geq$ 11.1mmol/L；或 ④在伴有典型的高血糖或高血糖危象症状的患者，随机血糖 $\geq$ 11.1mmol/L。在血糖出现上述异常时，通常都伴有胰岛 β 细胞功能的改变。

　　1. 测定方法　全血血糖易受血细胞压积以及多种非糖类还原物质的影响，因此，较多采用血浆或血清检测血糖。临床和实验室多普遍采用葡萄糖氧化酶法（glucose oxidase

method，GOD 法），该法特异性较强，干扰因素较少。已糖激酶（hexokinase，HK）法特异性更高，与单糖及过氧化物无反应，优于葡萄糖氧化酶法，可作为参考方法。

2. 应用特点　优点是简便易操作。缺点是机体的血糖水平除了受胰岛素调节以外，还受机体胰岛素抵抗程度的影响。因此，血糖水平不能完全反映机体的胰岛功能。

（二）血胰岛素水平的测定

血浆胰岛素（insulin，Ins）水平是反映 β 细胞功能的重要指标。胰岛素是由 A 链和 B 链组成的双链蛋白分子，分子量5808，由 51 个氨基酸组成，其中 A 链含有21 个氨基酸，B 链含有 30 个氨基酸，是体内最主要的降糖激素。1 型糖尿病患者血胰岛素水平明显降低，而 2 型糖尿病患者在病程的不同时期，血胰岛素水平往往有不同的改变，通常前期表现为升高或者不变，后期胰岛功能衰竭表现为胰岛素水平显著降低。

1. 测定方法　分为放射性和非放射性方法两大类。放射性免疫分析法（radio-immunoassay，RIA）分为竞争性 RIA（又称传统 RIA）和非竞争性 RIA（又称免疫放射分析，immunoradiometric assay，IRMA）两类。而非放射性方法包括酶联免疫吸附法（enzyme-linked immunosorbent assay，ELISA）和化学发光免疫分析法（chemiluminescence immunoassay，CLIA）。其中，除了竞争性 RIA 实验，其余方法都属于双抗夹心法（double antibody sandwich technique）。放射性测定法的优点包括准确灵敏、技术成熟、仪器设备成本较低等，但存在试剂盒寿命短、批间差异大、难以实现自动化分析等缺点。非放射性测定法具有和 RIA 相似的高特异性和高灵敏度，而其标记物制备简易、有效期长、无污染、实现自动化分析系统等方面又超过 RIA，并且排除了胰岛素原的干扰，能够较为准确的反映血中胰岛素的真实水平。

2. 应用特点　优点是简便易操作。缺点是容易受体内其他因素的干扰：①体内 50% ~ 60% 的胰岛素经过肝脏后由肝脏摄取并代谢，不能到达外周循环中；②不能排除外源性胰岛素对测定的干扰；③由于胰岛素分泌受糖负荷和胰岛素抵抗的双重影响，单纯测定血胰岛素水平不能排除机体对胰岛素抵抗的干扰。

（三）血胰岛素原水平的测定

哺乳动物的胰岛素原（proinsulin，PI）由 81 ~ 86 个氨基酸组成，由胰岛素和 C 肽两部分组成。胰岛素原是胰岛素的前体，在 β 细胞内经过蛋白酶水解为 C 肽，同时生成胰岛素，分泌到 β 细胞外，进入血液循环中。小部分未裂解的胰岛素原可随着胰岛素进入血液循环。胰岛素原的生物活性仅为胰岛素的5%。胰岛素分泌缺陷的患者除胰岛素第一时相分泌减弱或消失外，还表现在胰岛素原裂解为胰岛素和 C 肽的过程受损，胰岛素原释放增加。有研究认为胰岛素原以及胰岛素原/胰岛素（PI/Ins）比值是反映胰岛素抵抗或胰岛 β 细胞功能的良好指标，在 2 型糖尿病患者中，PI 以及 PI/Ins 显著增高。

测定方法　胰岛素原的测定可以采用柱层析法、放射免疫法、酶联免疫法、单克隆抗体免疫放射法等。胰岛素原既有胰岛素的免疫反应性，又有 C 肽的免疫反应性，因此，单克隆抗体免疫放射法测定，不与胰岛素、C 肽及裂解的胰岛素原反应，能够正确反映血中真实的胰岛素原水平。

（四）血 C 肽水平的测定

C 肽 （connective peptide，C-P） 是从胰岛素原上裂解下来的具有 31 个氨基酸的连接肽，与内源性胰岛素以等分子数从胰岛 β 细胞中释放，因此，C 肽的测定不受外源性胰岛素的影响，可以直接反映胰岛素的分泌情况及胰岛 β 细胞的功能。因胰岛素与 C 肽以等分子数释放入血，从门静脉入肝后，胰岛素的一部分被肝摄取，其量不定，而 C 肽则甚少被肝摄取，故外周血中 C 肽水平能较稳定、全面地反映 β 细胞分泌胰岛素功能。

1. 测定方法　与胰岛素的测定类似，分为放射性和非放射性方法两大类。放射性免疫分析法分为竞争性 RIA （又称传统 RIA） 和非竞争性 IRMA 两类；而非放射性方法包括 ELISA 和 CLIA 两类。

2. 应用特点　优点是测定值较稳定：①C 肽与胰岛素共同释放入血后，代谢速度较胰岛素慢，在血液中浓度较为恒定；②测定不受胰岛素的干扰，与胰岛素无交叉免疫反应，其与外源性胰岛素也无交叉反应，且种属差异大，因此，可以完全代表内源性胰岛素的水平；③由于胰岛素与 C 肽共同释放入血后，胰岛素 50%～60% 被肝脏摄取，而 C 肽仅为 10%，因此，外周血液中的 C 肽/胰岛素比值可以用于评价胰岛素在肝脏的清除率。但是，C 肽与胰岛素原具有部分相同的抗原性，因此，在检测过程中要注意避免使用具有相似免疫位点的抗体。

（五）HOMAβ 指数

HOMA （homeostasis model assessment） β 指数是用于评价个体的胰岛 β 细胞功能的指标。正常个体的 HOMAβ 指数为 100%。糖尿病人群中，该指数会因疾病进程不同而偏离正常值，胰岛 β 细胞功能降低则 HOMAβ 数值降低，功能增强则其数值升高。

1. 测定方法　取空腹血，测定空腹血糖 FPG 水平 （单位：mmol/L） 和空腹胰岛素 FINS 水平 （单位：mIU/L）。按如下方法计算 HOMAβ 值：

$$HOMAβ = (FINS×20)/(FPG-3.5)$$

2. 应用特点　优点：①操作简便，只需检测空腹胰岛素及血糖就可以计算该指数；②HOMAβ 公式与评价胰岛功能的金标准-高糖钳试验结果相关性良好。该指标的局限性在于假阴性率较高。在流行病学研究中应用 HOMAβ 指数预测糖尿病发生时，对阴性结果要持谨慎态度。必要时还要应用糖负荷试验参数计算的 β 细胞功能指数进行分析，以免得到假阴性结果。

二、葡萄糖刺激的胰岛功能评价试验

临床上常用的葡萄糖刺激的胰岛功能评价试验主要包括口服葡萄糖耐量试验、静脉注射葡萄糖耐量试验、高糖钳夹试验等，此外，在动物实验中还会用到腹腔注射葡萄糖耐量试验。

（一）口服葡萄糖耐量试验

1. **原理** 机体可通过胰岛素、胰高血糖素等激素调节肝脏、肌肉、脂肪组织等主要外周能量代谢场的糖原分解和合成、葡萄糖氧化和糖异生等多种途径，维持血糖的稳态。口服葡萄糖负荷后，由于胃肠道快速摄入大量的葡萄糖使血糖水平迅速升高；机体对升高的血糖水平作出快速反应，启动胰岛素释放以维持血糖稳态，防止血糖的进一步升高，并使升高的血糖尽快回落到原有的血糖水平。葡萄糖耐量试验原本表示的只是机体对葡萄糖的反应性，但胰岛 β 细胞分泌胰岛素主要受血糖浓度的调节，故可同时用来评价机体通过胰岛 β 细胞及时和最大限度的释放胰岛素以缓冲外来葡萄糖负荷的能力，可间接反映 β 细胞释放胰岛素的能力。

口服葡萄糖耐量试验（oral glucose tolerance test，OGTT）是口服给予受试者一定量的葡萄糖负荷后，检测不同时间的血糖水平及其相应的血胰岛素水平，以了解机体对糖的处置和利用情况，从而间接反映胰岛 β 细胞的分泌功能。

2. **试验方法**

（1）实验动物多采用禁食过夜的方法进行口服葡萄糖耐量试验。以大/小鼠为例，动物禁食过夜后，灌胃给予 20% 葡萄糖溶液 2g/kg 体重；分别于葡萄糖负荷后 0、15、30、60、120min 经尾尖取血，测定血糖浓度。同时保留各时间点血样，检测各时间点血胰岛素水平。

（2）临床上标准 OGTT 试验的葡萄糖剂量为 75g 无水葡萄糖（或 82.5g 含一分子结晶水的葡萄糖粉）。妊娠糖尿病初筛常用葡萄糖剂量为 75g 无水葡萄糖。儿童葡萄糖用量可按 1.75g/kg 计算，最大量不超过 75g 无水葡萄糖。

按取血时间及次数分类：①75g-180min 法，包括 $OGTT_{180-5}$ 法及 $OGTT_{180-7}$ 法，$OGTT_{180-5}$ 法于试验前禁食 8~14h，基础状态下口服 75g 葡萄糖（溶于 200~300ml 20~25℃温水中），5min 内喝完；从喝第一口开始计时，分别于 0、30、60、120、180min 取血，测定相应时点的血糖、胰岛素、C 肽、胰岛素原等值，绘制其反应曲线，根据上述各指标之达峰时间、峰值、曲线形态及其与时间曲线下面积等数据综合分析 β 细胞功能，$OGTT_{180-7}$ 法为在 $OGTT_{180-5}$ 法的基础上，分别在葡萄糖负荷后 10、20min 增加 2 次采血时点，可进一步了解相应时间点的胰岛素分泌情况；②75g-300min 法，亦称为 OGTT 微小模型法，包括 $OGTT_{300-9}$ 法、$OGTT_{300-11}$ 法等，其中 $OGTT_{300-11}$ 法应用较多，$OGTT_{300-9}$ 法的取血分别为葡萄糖负荷后 0、30、60、90、120、150、180、240、300min 等 9 个时间点，$OGTT_{300-11}$ 法在 $OGTT_{300-9}$ 法的基础上增加了 10、20min 时间点的 2 次采血，$OGTT_{300-11}$ 法包括标准的取血时间，能更准确地评估个体的糖耐量水平、β 细胞功能及胰岛素敏感性，通过 C 肽和葡萄糖微小模型解释的 $OGTT_{300-11}$ 法，提供了一个对个体 β 细胞功能和胰岛素敏感性相当准确的描述，同时保持了标准 120min OGTT 提供的关于糖耐量的重要临床分类，广泛用于遗传及流行病学调查。

3. **评价方法**

（1）在 OGTT 试验中，常用的观察指标是血糖-时间曲线的形态和血糖-时间曲线下面积（area under curve，AUC）。胰岛 β 细胞功能损伤的程度与葡萄糖负荷后机体血糖升高的速度和幅度呈正相关，与血糖水平从最高峰回落的速度和程度呈负相关。因此，也可以用最大血糖上升百分数间接反映胰岛 β 细胞的功能。以 2 型糖尿病 KKAy 小鼠为例（图 15-1-2），模型动物禁食过夜后血糖水平明显高于正常对照组；口服葡萄糖负荷 15min 血糖水平达到最高峰，之后迅速回落；其血糖–时间曲线下面积 AUC 值明显高于正常对照小鼠。血胰岛素的变化趋势与血糖水平的变化趋势一致。

计算公式：

最大血糖上升百分率（%）＝（G_{max}－G_0）／G_0×100%

胰岛素峰值与基础值的比值＝Ins_{max}/Ins0

血糖–时间曲线下面积 $AUC_{Glucose}$

＝（G_0+G_{15}）／8+（G_{15}+G_{30}）／8+（G_{30}+G_{60}）／4+（G_{60}+G_{120}）／2

胰岛素–时间曲线下面积 $AUC_{Insulin}$

＝（Ins_0+Ins_{15}）／8+（Ins_{15}+Ins_{30}）／8+（Ins_{30}+Ins_{60}）／4+（Ins_{60}+Ins_{120}）／2

（其中，G_{max} 为血糖最高峰值；G_0、G_{15}、G_{30}、G_{60}、G_{120} 分别为葡萄糖负荷后 0、15、30、60、120min 时间点的血糖水平；Ins_0、Ins_{15}、Ins_{30}、Ins_{60}、Ins_{120} 分别为葡萄糖负荷后 0、15、30、60、120min 时间点的血胰岛素水平。）

（2）早期相胰岛素分泌指数：早期分泌相对于调节正常人葡萄糖代谢有重要作用，是 β 细胞功能受损的敏感指标。早期相胰岛素分泌指数所反映的早期相胰岛素分泌以第一相胰岛素分泌为主，对第二相胰岛素分泌亦有部分贡献。该指标在糖耐量减退阶段即发生改变，到糖尿病阶段变化更加显著。胰岛素早期相分泌受损的出现早于晚期相分泌受损，且进展较快。研究表明，早期相胰岛素分泌指数降低至最大值的 50% 时，其空腹血糖还可能维持在正常范围内。而晚期相胰岛素分泌通常在血糖升高较严重后才发生变化。

早期相胰岛素分泌指数，又称为急性期胰岛素分泌（acute insulin response，AIR）。其计算方法：

$$AIR＝（Ins_{30}－Ins_0）／（G_{30}－G_0）$$

正常糖耐量个体的净增胰岛素与净增葡萄糖的比值均与高糖钳夹的 AIR 值显著相关。对于加测了 10、20min 时间点血糖和胰岛素水平的 OGTT 试验，净增胰岛素与净增葡萄糖的比值可作为高糖钳试验的简易替代参数，用以评价机体的 β 细胞功能。其计算公式：

$$\triangle Ins_{10}／\triangle G_{10}＝（Ins_{10}－Ins_0）／（G_{10}－G_0）$$
$$\triangle Ins_{20}／\triangle G_{20}＝（Ins_{20}－Ins_0）／（G_{20}－G_0）$$

（其中，G_{10}、G_{20} 分别为葡萄糖负荷后 10、20min 时间点的血糖水平；Ins_{10}、Ins_{20} 分别为葡萄糖负荷后 10、20min 时间点的血胰岛素水平。）

（3）李-Bennett 胰岛 β 细胞功能指数：又称 MBCI（modified beta-cell function index），综合考虑了空腹状态下血糖、血胰岛素水平和葡萄糖负荷后血糖的变化，且试验方法更为简便，被广为应用。其计算方法：

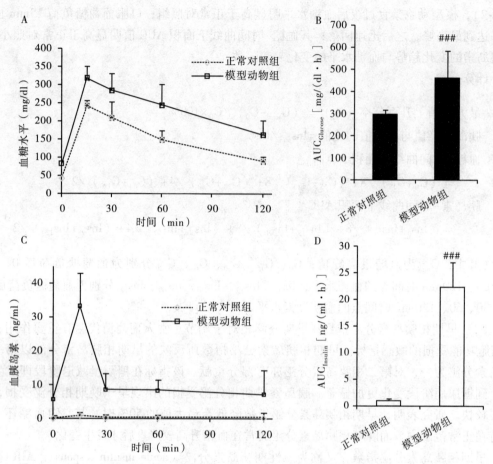

图 15-1-2 2 型糖尿病 KKAy 小鼠口服葡萄糖耐量试验

A 血糖–时间曲线；B 血糖–时间曲线下面积 $AUC_{Glucose}$；C 胰岛素–时间曲线；D 胰岛素–时间曲线下面积 $AUC_{Insulin}$。###，$P<0.001$ vs 正常对照组

$$MBCI = (FINS \times FPG) / (G_{120} + G_{60} - 7)$$

（其中，FINS 为空腹胰岛素；FPG 为空腹血糖；G_{60}、G_{120} 分别为葡萄糖负荷 60、120min 血糖值。）

4. 应用特点 OGTT 的主要优点：①与基础状态法比，OGTT 糖负荷后的评估参数更多，适合群体研究；②与阻断葡萄糖–胰岛素反馈法相比，OGTT 不干扰葡萄糖–胰岛素反馈的生理机制，与其他激发葡萄糖–胰岛素反馈法（如静脉葡萄糖耐量试验、微小模型法）相比，葡萄糖从胃肠道逐步吸收，可刺激消化道的激素及胰岛素分泌，更符合生理状态。OGTT 的局限性：①葡萄糖剂量未兼顾个体不同的体重、年龄、性别或体质指数，葡萄糖剂量的选择并未反映不同个体对葡萄糖的最大耐受能力；②严重高血糖时，不宜服用葡萄糖，以免引发酮症及酮症酸中毒；③早期相胰岛素分泌指数等方法评价胰岛功能时，不能排除胰岛素抵抗状态的干扰；④变异系数大，影响因素较多。

（二）静脉注射葡萄糖耐量试验（intravenous glucose tolerance test，IVGTT）

1. 原理　与口服葡萄糖耐量试验相同，但不受胃肠功能紊乱的影响，适用于有恶心、呕吐、腹泻等胃肠道异常的患者。

2. 试验方法　实验动物（大/小鼠）的 IVGTT 采用的葡萄糖剂量通常为 1.5g/kg 体重（配成 10% 葡萄糖溶液），分别于注射葡萄糖后 0、15、30、45、60、120min 经尾尖取血，测定血糖浓度。同时保留各时间点血样，测定各时间点血清胰岛素浓度。一般情况下，也可以用腹腔注射葡萄糖耐量试验（intraperitoneal glucose tolerance test，IPGTT）替代 IVGTT。

临床 IVGTT 分为第一时相法、第二时相法及多样本静脉注射葡萄糖耐量试验等。正常人接受 IVGTT 时血糖迅速升高，很快出现持续 5~7min 的胰岛素爆发式分泌（第一相），此后随着高血糖的持续，胰岛素维持分泌（第二相），由于血糖水平随即下降，故正常人胰岛素的二相分泌曲线较为低平。如果人为造成持续高血糖状态，则 β 细胞将显露出更大的胰岛素分泌能力而出现平缓上升，且持续达数小时的二相分泌。

（1）第一时相法：试验前 3 天保证碳水化合物摄入量不低于 300g/d。试验前一晚餐后禁食，直至试验结束。基础状态，短时间（1~2min）内静脉快速注射 50% 葡萄糖 25g，测定 0、2、4、6、8、10min 的血糖、胰岛素和 C 肽等指标，观察 AIR 的变化。本方法中葡萄糖剂量一般为 0.3g/kg 体重，也可按 0.5g/kg 体重计算，最大量为 25g。当葡萄糖剂量>20g 时，有一个明显的剂量-效应曲线，AIR 达到最大。静脉注射 25g 葡萄糖负荷后 10min 内胰岛素分泌总量作为 AIR，被认为是基础状态下机体胰岛素分泌最大强度的脉冲反映，是较好的评价 β 细胞功能的指数。正常人高峰值可达 250~300mU/L，糖耐量低减者约为 200mU/L，而糖尿病患者常低于 50mU/L。

（2）第二时相法：静脉快速注射 50% 葡萄糖 0.3g/kg 体重，分别于葡萄糖负荷后-30、-15、0、2、3、4、5、6、8、10、15、20、30、40、50、60、90、120、150、240、300min 取血，测定血糖、胰岛素、C 肽等指标。

（3）多样本静脉注射葡萄糖糖耐量试验（frequently sampled intravenous glucose tolerance test，FSIVGTT）：基础状态，60 秒内快速静脉注射葡萄糖（0.3g/kg 体重），另一侧静脉在 3 小时内多次采血 14 点（葡萄糖负荷后 0、2、3、4、8、19、24、25、30、40、60、80、100、180min）或 12 点（葡萄糖负荷后 0、2、4、8、19、22、30、40、50、70、90、180min），测定血糖、胰岛素、C 肽等指标。

3. 评价方法　与 OGTT 的评价方法类似，IVGTT 可根据不同目的计算不同的指标，如：①$\triangle Ins_{10}/\triangle G_{10}$；②达到 AIR 最大反应值（AIR I_{max}）的时间；③AIR_{0-3}、AIR_{0-10}、AIR_{4-6} 及 AIR_{4-8} 等；④特定时间胰岛素反应的绝对值（如第 6 分钟胰岛素水平 Ins_6）。

4. 应用特点　IVGTT 的优点为敏感性高、重复性好、变异性小，与高糖钳试验结果有很好的相关性，可用于预测糖尿病的发生，能早期反映 2 型糖尿病患者的 β 细胞功能受损程度。正常人在同一操作者及相同实验环境下，IVGTT 的重复性较好（8 周之内），即使静脉血动脉化及静脉留置术等均不会改变这种重复性。IVGTT 的局限性为：①难以评估中晚期糖尿病患者的胰岛素分泌功能，因为当 β 细胞功能衰退到一定程度，胰岛对葡萄糖刺激的 AIR 即已消失；②IVGTT 结果中各个时相变化的相互关系还有待进一步阐明，也有人认为静脉注射葡萄糖产生的第二时相变化是人为产物；③IPGTT 试验中，如果注射的葡萄糖浓度过高，会导致动物高渗性腹痛，而产生应激性血糖升高，影响试验结果；④易出现肩部不适、发热等不良反应，大约持续几分钟即消失，还可能引起静脉炎。

（三）高葡萄糖钳夹试验

高葡萄糖钳夹试验（hyperglycemia clamp test，HGCT）是目前公认的为最为理想的能够早期评估胰岛 β 细胞功能的方法。此试验能在 β 细胞功能减损早期（例如糖耐量尚正常，无临床表现时）发现潜在的 β 细胞功能减退。

1. 原理　该方法的原理是通过输注外源性葡萄糖使血糖浓度较空腹状态迅速升高，并在一定时间内维持相对平稳的高血糖状态。在这种持续的高血糖状态下，可以观察到在葡萄糖刺激后胰岛素的快速分泌第一相（1Ph），以及随后出现的与高血糖持续时间一致的胰岛素分泌第二相（2Ph），并能测定稳态下机体最大的分泌胰岛素的能力，从而能完整的评估胰岛 β 细胞的储备和分泌胰岛素的功能。

2. 试验方法

（1）临床高葡萄糖钳夹试验：高糖钳试验过程约需 180min。受试对象试验前晚空腹 12 小时，早上 8：00 到实验室，仰卧，分别在两侧上肢静脉留置穿刺针。在试验开始前 30min、15min、0min 留取基础血样；一侧上肢置于温度 50℃、湿度 70% 的恒温箱中以获得动脉化的静脉血样；另一侧静脉开始输注 20% 葡萄糖。高糖钳试验的目标值是在正常空腹血糖的基础上通过输注葡萄糖，并维持此高糖平台 2 小时以上。要达到该目标值，葡萄糖的输注需分为两个阶段：①初始剂量期，又称血糖快速升高期，为钳夹开始的前 0～14min，此期内使血糖在原空腹血糖的基础上升高约 7.9mmol/L，达到 13mmol/L 左右（空腹血糖+7.9mmol/L），期间每 2min 取血测定血糖浓度，并分离血清，待测胰岛素，其具体输注率按照 DeFronzo 的体表面积经验值（表 15-1-1）及实际操作中测得的血糖水平来调整；②维持剂量期，又称高糖平台维持期，为钳夹后的第 15～150min，此期需维持血糖稳定在 13mmol/L 左右 2 小时以上，期间每 5min 取血测定血糖，并根据血糖值不断调节葡萄糖输注率，使血糖波动变异系数<5%。

（2）小鼠高葡萄糖钳夹试验：小鼠高糖钳试验过程约需 90min。受试小鼠禁食过夜，麻醉固定后，手术做右侧颈静脉插管，用于输注 20% 的葡萄糖；每间隔一定时间经尾尖取血，快速测定血糖水平；不断调节输注速率，使血糖平稳维持在约 25mmol/L。在 90min 的高糖钳夹实验过程中，葡萄糖的输注分两个阶段：①血糖急性升高期（acute phase），为钳夹开始的 0～30min，每隔 5min 取血样，监测血糖水平；②血糖平稳期，为钳夹中的 30～90min，每隔 15min 取血样，监测血糖和血胰岛素浓度。各时间点血样的胰岛素浓度可在钳夹试验结束后集中测定。

也可以在试验前 7 天小鼠右侧颈静脉插入留置导管，待伤口恢复后进行清醒状态的高糖钳试验。

表 15-1-1　DeFronzo 的体表面积经验值

时间（min）	葡萄糖输注速率，mg/m^2 体表面积·min
0～1	1,768
1～2	1,428
2～3	1,156
3～4	918
4～5	782
5～6	646
6～7	544
7～8	442
8～9	408
9～10	374
10～11	340
11～12	306
12～13	272
13～14	238
	总计：9 622mg/m^2

3. 评价方法

（1）高糖钳试验中常用的相关参数计算：第一时相胰岛素分泌（first-phase insulin release，1PH）用钳夹试验中 2、4、6、8、10min 胰岛素浓度的总和表示；第二时相胰岛素分泌（second-phase insulin release，2PH）用钳夹中 20～150min 平均胰岛素浓度表示；最大胰岛素分泌量（maximum insulin secretion，MIS）用钳夹中 120～150min 平均胰岛素浓度表示；胰岛素敏感性指数（insulin sensitivity index，ISI）用 120～150min 平均葡萄糖代谢率（M）与平均胰岛素浓度（I）的比值×100（即 M/I×100）来表示。

（2）高糖钳试验中改良的计算方法以 HGCT 过程中胰岛素增加值（HGCT 过程中各时间点胰岛素实测值–空腹胰岛素值）计算 1PH、2PH 及 MIS。

4. 应用特点　高糖钳试验了解胰岛素的早期和晚期分泌时相，能直接比较不同个体在相同葡萄糖浓度介导下的胰岛素分泌状态，灵敏度较高，可发现早期及潜在的 β 细胞功能减退；能获得 β 细胞最大的胰岛素分泌量；可依据葡萄糖输注率及血浆胰岛素浓度知晓机体的葡萄糖利用率（glucose utilization，GU）。因此，高糖钳试验具有量化 β 细胞反应，并能同时测定葡萄糖利用率等优点。在评定抗糖尿病药物疗效等方面具有其不可替代的地位和作用。

高糖钳试验的局限性在于其操作较为繁琐，要求有较高的操作技术和仪器的精密度，在临床试验中还需要受试者的密切配合。

三、非糖类刺激的胰岛素功能评价试验

(一) 精氨酸刺激试验 (arginine stimulation test, AST)

1. 原理　精氨酸是一种非葡萄糖刺激物，本身携带正电荷，通过阳离子氨基酸转运子 2 (cationic amino acid transporter 2, CAT2) 转运入细胞膜时导致膜去极化，引发 L 型电位依赖性钙通道开放，细胞内钙离子浓度增高，促使储存的胰岛素释放，故可以用于评估胰岛 β 细胞功能。

2. 试验方法　受试对象禁食过夜后，于 30 秒内快速静脉注射 25% 盐酸精氨酸 20ml，注射前及注射后 2、3、4、5min 分别取血测血胰岛素。由精氨酸诱导的快速胰岛素分泌（即精氨酸注射后 2~5min 血胰岛素的平均值）与空腹胰岛素的差值，可用以评价 β 细胞功能。

3. 应用特点　①本试验主要用来反映胰岛 β 细胞快速相胰岛素分泌，可作为评价 AIR 的简易指标；②这种方法评估的 β 细胞功能与葡萄糖刺激的 β 细胞功能不同，对葡萄糖刺激反应很差的人，精氨酸刺激后仍有良好反应，它表明机体尚存在一定数量的 β 细胞对葡萄糖以外的刺激能继续分泌胰岛素，如果精氨酸刺激后也无反应，则可能表明机体实际存在的 β 细胞已功能丧失殆尽，因此，本试验适合对第一、二相胰岛素分泌均缺乏的糖尿病患者。

(二) 胰高血糖素刺激试验 (glucagon stimulation test, GST)

1. 原理　利用胰高血糖素 (glucagon, Glg) 促使肝糖原分解，引起血糖升高的原理，给予受试者注射外源性胰高血糖素，引起血糖升高，进而刺激胰岛素分泌，使血糖恢复正常。主要用于评价胰岛素第一相分泌的情况。糖尿病患者 Glg 刺激后血糖升高幅度高于正常人，且持久不能恢复正常。

2. 试验方法　于空腹静脉注射 1mg Glg，分别于注射前和注射后 6min 取血，测定血 C 肽或胰岛素水平。以 Glg 诱导的血 C 肽或胰岛素变化评价机体的胰岛功能。

另一种传统方法为空腹状态下肌内注射 1mg Glg，分别于注射前和注射后 15、30、45、60、90 和 120min 取血，测定血糖、胰岛素、和 C 肽水平。以 Glg 诱导的血 C 肽或胰岛素变化及其相应时间点血糖水平评价机体的胰岛功能。

3. 应用特点　本试验的优势：①研究证明 Glg 刺激试验重复性非常好，与静脉葡萄糖耐量试验 (IVGTT) 及精氨酸刺激试验相似，优于口服葡萄糖耐量试验 (OGTT)；②可用于各种人群，尤其是糖尿病人群 β 细胞功能研究，并可协助指导糖尿病分型和治疗，常用于 1 型糖尿病 β 细胞功能评估。

此试验的局限性：①对早期 β 细胞功能异常的个体敏感性较低；②Glg 刺激的快速胰岛素反应受空腹血糖调节，适宜空腹血糖为 3.5~20.0mmol/L，血糖水平更高者不宜进行该试验；③对血压明显升高及未排除嗜铬细胞瘤者不宜使用（除非必要时用于诊断）；④仅能了解胰岛素快速分泌相，而中晚期 2 型糖尿病患者往往同时伴有第二时相胰岛素分泌明显缺陷，该试验无法了解其第二相胰岛素分泌受损程度；⑤可能会出现如恶心、呕吐、潮红、心跳加速及血压升高等副反应，部分患者难以耐受；⑥ 目前国内所用 Glg 试剂为人工合成

的 Glg，价格相对昂贵，限制了该试验的实际应用范围。

第二节　体外胰岛功能评价方法

胰岛 β 细胞对一系列物质的浓度变化非常敏感，包括葡萄糖、肽类、激素、脂肪酸等，这些物质的刺激引起胰岛 β 细胞释放胰岛素。体外胰岛功能的检测，是促胰岛素分泌剂药理学研究的有力工具。胰岛细胞的培养包括原代的胰岛分离培养以及胰岛细胞系的培养。原代的胰岛较胰岛细胞系具有更加贴近胰岛生理功能的优势。

本节着重介绍胰岛分离方法和胰岛功能检测方法，即静态的胰岛素分泌试验和动态的胰岛灌流试验。应用静态的胰岛素分泌试验，可以检测受试药促进胰岛素分泌作用及其剂量相关性，应用动态的胰岛灌流试验可检测受试药促进胰岛释放胰岛素的时效性，对胰岛素促分泌剂的研发具有重要意义。

一、体外胰岛细胞的分离和培养

（一）大鼠胰岛细胞的分离

胰岛的分离技术主要有两类：机械分离法和胶原酶消化法。机械分离法对胰岛细胞有一定的破坏作用，产量不高，胰岛细胞功能不稳定。胶原酶消化法是目前胰岛分离纯化的主要方法。多种胶原酶被应用于胰岛分离试验中，针对不同动物的种属，应用不同种类的胶原酶。

动物胰岛的胶原酶消化法，又根据胶原酶的加入方式，分为两种：动物麻醉后，经过胆管插管，在体进行胶原酶溶液灌流，或者直接将胰腺解剖分离后进行胶原酶消化。前者因消化充分往往能够得到较多的胰岛，而后者相对简便快捷。

1. 原理　应用Ⅺ型胶原酶消化胰腺中的结缔组织，以获得具有生理活性的原代胰岛细胞团。

2. 试验方法

（1）主要溶液：①Hank's 平衡盐溶液；②胶原酶（Type Ⅺ）溶液：溶于 Hank's 平衡盐溶液，浓度 1mg/ml；③胰岛孵育液：含 111mmol/L NaCl，27mmol/L NaHCO$_3$，5mmol/L KCl，1mmol/L MgCl$_2$，1mmol/L Na$_2$HPO$_4$，0.3mmol/L MgSO$_4$，0.3mmol/L KH$_2$PO$_4$，1mmol/L CaCl$_2$，2.5mmol/L Glucose，pH 7.4。

（2）分离步骤：①雄性大鼠，体重 150~180g，麻醉后打开腹腔，在肝脏下方结扎胆总管，并经胆总管向胰腺注入4℃预冷的 Hank's 溶液约 20ml，至胰腺完全膨胀；②连同脾脏一起分离胰腺，将剪去脾脏、并修剪多余的脂肪和淋巴组织后的胰腺置于黑底的培养皿中，并用剪刀剪碎至约 1mm^3 的碎块；③低速离心（100g，30s）洗涤胰腺组织碎块 1 次；④用约 10ml 胶原酶（Type Ⅺ）溶液重新悬浮胰腺组织碎块，并于 37℃猛烈震摇约 5min，随时监测消化程度；⑤达到最佳消化程度后（呈细沙状），置冰浴，并加入 4℃预冷的 Hank's 液稀释消化液；⑥将消化后的胰岛混悬液离心（500g，30s，4℃），去除消化液，用 4℃预冷的 Hank's 液 10ml 重新混悬胰岛；⑦将胰岛混悬液转移在黑色底的培养皿中，在冷光源的体视显微镜下观察，用拉伸的巴斯德玻璃吸管挑选胰岛，并移至胰岛孵育液中进行下一步试验或者培养基中进行培养。

此外，除了在体视显微镜下挑选胰岛外，还可用 Ficoll 密度梯度离心法分离得到胰岛。其主要步骤为：⑧（接步骤⑥）100ml 1.074g/cm³ Ficoll 密度梯度液注入 250ml 塑料管中，3ml 胰岛组织混悬液悬浮于 10ml 的 Hank's 液，再加入 40ml 1.058g/cm³ Ficoll 密度梯度液位于 1.074g/cm³ Ficoll 密度梯度液之上；⑨离心（800g，16min，4℃），弃去含细胞和碎片的上层液体（20~30ml），下面的 50~80ml 液体中含纯化的胰岛组织，腺体组织则沉淀在管底；⑩用 Hank's 液清洗含胰岛细胞的液体，离心（950g，5min，4℃）。用胰岛孵育液重悬胰岛进行下一步试验。

（3）短期的胰岛培养：如果分离出的胰岛需要培养一段时间，在胰岛分离过程中需要无菌操作，并且使用无菌的器皿。对短时间内的胰岛培养介绍如下：①用无菌 RPMI-1640 培养基，离心（200g，45s）清洗胰岛至少 5 次，并用含双抗（青霉素 100U/ml，链霉素 100μg/ml）的 RPMI-1640 培养基有重悬胰岛；②将冲洗好的 200 个胰岛均匀接种于 12 孔板中；③将 12 孔板置于 37℃，5% CO_2 培养箱中，随培养时间的延长，胰岛数目将逐渐减少，过夜培养，胰岛数量将损失约 10%。

3. 注意事项　尽管胶原酶消化过程对胰岛对葡萄糖或者其他营养物质的反应性没有直接的影响，但是，在酶消化的过程中，会对细胞表面的受体产生水解作用，有可能对于其他化合物的作用有一定的影响。因此，对于某些药理学试验来说，最好将胰岛分离后进行 12~18h 的体外培养，使细胞表面的受体得到修复后再进行化合物的处理。挑选胰岛时应选择包膜完整的、表面光滑的单个细胞团。

（二）胰岛细胞系的选择

随着抗糖尿病药理学研究的广泛深入，对胰岛 β 细胞量的需求也随之增加。由于胰岛的原代培养难以在短时间内获得大量的细胞，加之细胞均一性难以保证，因此，胰岛细胞系也成为科研工作中常用的工具。常用的胰岛 β 细胞系有：胰岛素瘤衍生的 β 细胞系，如 RIN、INS-1 和 CM 等；转基因技术建立的胰岛 β 细胞系，如 HIT-T15、MIN-6、NIT-1 等；胰岛或非胰岛细胞来源的胰岛素分泌细胞，对功能缺陷的胰岛 β 细胞或非胰腺来源的细胞进行基因改造，如 NES2Y、HepG2ins 等；干细胞来源的胰岛素分泌细胞，体外诱导分化干细胞转化为胰岛素分泌细胞，如巢蛋白（nestin）阳性细胞、胚胎干细胞和成体干细胞等。

以上细胞系各具特点，在抗糖尿病药理学研究中，根据不同的研究目的和要求，选择适当的胰岛 β 细胞系。如 INS-1 具有较高的胰岛素含量和对生理浓度葡萄糖刺激良好的反应能力，因此，被广泛应用于胰岛素分泌机制的研究和促胰岛素分泌剂的药理学研究中。HIT-T15 细胞系保留了大部分胰岛 β 细胞的功能，GSIS 与正常胰岛 β 细胞相似，因此，被广泛应用于胰岛素分泌调节机制的研究。MIN-6 细胞系不仅能够分泌胰岛素，还分泌胰高血糖素、生长抑素等，是胰岛 β 细胞发育分化和功能研究的一种潜在模型。

虽然 β 细胞系具有数量上和均一性等优势，但也存在着表型不稳定，随培养时间的延长出现胰岛素分泌减少，葡萄糖刺激的反应性降低等局限性。在抗糖尿病药理学研究中，要根据试验目的以及试验的规模来合理选择应用原代培养的胰岛或者胰岛 β 细胞系。

二、静态的胰岛素分泌试验

（一）原理

体外培养的胰岛细胞在一定的环境刺激下，将其储存的胰岛素释放到细胞培养液中。通过检测反应前后胰岛细胞培养中胰岛素浓度的变化，可评价样品促胰岛素分泌作用。通常情况下，分离的胰岛在不同浓度的葡萄糖刺激下会呈现出典型的剂量依赖性的胰岛素分泌。此静态的胰岛素分泌试验适用于单次试验中对样品进行量效曲线研究或者进行大范围的样品的筛选。

（二）试验方法

1. 主要溶液

（1） Krebs Ringer Buffer （KRB 缓冲液）：含 10mmol/L Hepes，129mmol/L NaCl，5mmol/L NaHCO$_3$，4.8mmol/L KCl，1.2mmol/L KH$_2$PO$_4$，1.2mmol/L MgSO$_4$，0.2% BSA，1mmol/L CaCl$_2$，4mmol/L 葡萄糖，pH 7.4。

（2）胰岛培养基：RPMI 1640，含 2mmol/L L-谷氨酰胺，100U/ml 青霉素 100μg/ml 链霉素，1% 牛血清白蛋白和不同浓度的葡萄糖。

2. 促胰岛素分泌试验

（1） 将分离出的胰岛每组 10 个（至少 3 个）转移到孵育管中（2.5ml 硼硅玻璃试管或者 1.5ml 离心管）。

（2） 加入不同浓度的待测样品与胰岛预孵育 10min。

（3） 加入含有 1mg/ml BSA 及不同葡萄糖浓度的 KRB 缓冲液，使每管终体积为 0.5ml。

（4） 将孵育管置于 37℃水浴中孵育 1h，同时通入含 5% CO$_2$ 的氧气。

（5） 将孵育管置于冰浴中，以终止反应。

（6） 测定各管培养液的胰岛素浓度。

三、动态的胰岛素分泌试验-胰岛灌流试验

静态的胰岛素分泌试验能代表胰岛素分泌总量，并不能动态的反映胰岛素在分泌时相和分泌数量方面的变化，因此，需要探求一种更为理想的手段来从分泌时相和分泌数量两个方面评价胰岛分泌功能。

（一）原理

胰岛灌流系统将分离好的胰岛置于稳定的"舱"，该舱连接输入管道、输出管道构成灌注系统，配合恒温水浴系统、微量泵输注系统，共同构成完整的灌流系统。使用不同浓度的葡萄糖灌流，持续引流出灌出液，可以连续测定胰岛素浓度，反映了在排除全身影响后，离体胰岛本身的胰岛素动态分泌功能，尤其是第一时相胰岛素分泌功能。

（二）试验方法

1. 胰岛灌流系统　胰岛灌流系统由安装在透明的恒温（37℃）箱中的 2 个微量蠕动泵、胰岛室、和分段接收器组成（图 15-2-1），整个动力系统的压力保持稳定。其中，泵 2

的流速为 $10\mu l/min$，用于将受试样品在特定的时间加入或撤离灌流系统；泵1的流速为 $1ml/min$，用于向胰岛室输注含受试药、通氧气的 KRB 缓冲液；胰岛室为底部宽 2mm、顶部宽 11mm 的锥体，底部放置玻璃棉塞子防止胰岛随液体的流动漏出。整个动力系统保持恒压、恒温（37℃）。分段接收器每 1min 收集灌流液，用于检测胰岛素等指标。

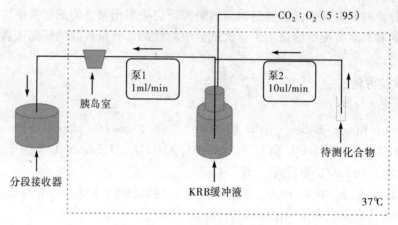

图 15-2-1　胰岛灌流系统示意图

2. 胰岛灌流试验

（1）在正式试验前将整个系统置于 37℃ 至少平衡 1h，并将胰岛和 KRB 缓冲液都置于 37℃ 水浴中预热。

（2）将 KRB 缓冲液通入氧气。连接胰岛灌流系统，调节泵1流速至 $1ml/min$，调节泵2流速到 $10\mu l/min$。

（3）关闭蠕动泵，将体外分离的胰岛（约 100 个）放入胰岛室中。

（4）打开蠕动泵1，将灌流系统平衡 30min。

（5）打开蠕动泵2，按试验设计加入或撤离受试药。并根据试验要求，调节分段接收器至间隔 1min 收集灌流液。

（6）分别测定加入受试药灌流前 30、20、10min 和灌流后 0、1、2、3、4、5、6、7、8、9、10、15、20、30、40、50、60min 的分段收集液的胰岛素含量，绘制胰岛素第一时相分泌曲线和第二时相分泌曲线。

第三节　胰岛 β 细胞量的评价

胰岛 β 细胞量（β-cell mass，BCM）是胰岛功能的重要组成部分。胰岛功能除了胰岛对胰岛素的储存和释放能力外，还包括胰岛 β 细胞数量的概念。1 型糖尿病患者自身免疫导致 BCM 的破坏；2 型糖尿病前期以外周组织胰岛素抵抗、胰岛素过量产生、β 细胞增生为特点，后期发生胰岛 β 细胞衰竭（β-cell failure），BCM 降低，胰岛素产生缺陷，最终导致血糖升高。因此，胰岛功能与胰岛 BCM 密切相关。

随着临床上胰岛移植以及胰岛保护类新药开发的发展，对 BCM 的评价越来越受到重视。目前可通过直接和间接评估方法来探讨胰岛 β 细胞量的变化。其中直接检测法主要有胰腺组织形态学分析等方法，因其在活体中不可能实现而受到限制。探索可行的非侵入性的体内间接评估法，对胰岛保护类新药的研发意义更大。

一、胰岛 β 细胞量的形态学检测

胰岛 β 细胞的新生、增殖、凋亡，以及细胞体积大小等因素均可以影响 BCM，因此，BCM 的评价除了要对其组织形态学进行观察外，还需要对其细胞所处的增殖或凋亡状态进行评价。

（一）胰腺组织形态学分析

胰腺病理学检查是衡量胰岛 BCM 的重要依据。其方法是动物处死后快速分离出胰腺尾部，4% 福尔马林固定液固定 48h，经酒精脱水、二甲苯透明、石蜡包埋后切片，HE 染色，光镜下观察胰岛。目前，对于胰腺病理的研究不仅限于对其病理形态变化的直观描述，还可以对胰岛数目、胰岛面积、胰岛内和外分泌腺脂质沉积和炎性反应等相关因素进行半定量评分，综合评价受试动物的胰岛 BCM。

（二）免疫荧光法测定 BCM

对胰腺进行石蜡/冰冻组织切片，分别用胰岛素、胰高血糖素、生长抑素和胰多肽抗体标志 β 细胞、α 细胞、δ 细胞、PP 细胞，根据上述一抗的特征，应用不同的荧光标记的二抗（如 FITC、TRITC、Rhodamine Red-X、Cy2、Cy3、Cy5、PE、AMCA 等）荧光显色，用激光共聚焦荧光显微镜来进行扫描和图像叠加，确定各种细胞的位置和面积。利用专业的图像处理软件进行处理分析，可以对 BCM 进行面积计算。

（三）胰岛 β 细胞增殖的检测

胸腺嘧啶的衍生物 5-溴脱氧尿嘧啶核苷（5-Bromo-2-deoxyUridine，BrdU）、或胸腺嘧啶核苷类似物 5-乙炔基-2′脱氧尿嘧啶核苷（5-ethynyl-2′-deoxyuridine，EdU）可代替胸腺嘧啶在细胞增殖时插入正在复制的 DNA 分子中，而后利用抗 BrdU、或抗 EdU 单克隆抗体，显示增殖细胞情况。其中，EdU 分子量很小，在细胞内很容易扩散，无需 DNA 变性（酸解、热解、酶解等）即可有效检测，可有效避免样品损伤。EdU 能够在动物体内迅速扩散到各种组织和器官中，并渗入正在复制的 DNA 分子，通过基于特殊荧光染料与 EdU 的特异性反应即可简单、快速、准确地检测出细胞增殖情况。在处死受试动物前，经静脉/腹腔注射 BrdU 或 EdU，一定时间后取动物胰腺进行组织切片及染色，可以对动物模型的胰岛 β 细胞增殖进行检测。

Hoechst 染色通常用来进行活细胞的计数。Hoechst 可穿过细胞膜，结合于活细胞或固定过的细胞 DNA，可用于标记活细胞。EdU 试验结合 Hoechst 染色进行双重染色，可判断增殖细胞的种类、增殖速度。

（四）胰岛 β 细胞的凋亡检测

1. 形态学观察　形态学观察主要是应用显微镜对凋亡细胞的形态特征进行观察，应用

的显微镜有光学显微镜、荧光显微镜及电子显微镜等。电镜形态学观察是迄今为止判断细胞凋亡的最经典、最可靠的方法。它能准确区分细胞凋亡的形态，如核形态不规则，核染色质浓聚、核固缩，凋亡小体（apoptotic body）出现等。但形态学观察的主要缺点就是只能定性而不能定量。

2. 检测 DNA 裂点评价细胞凋亡的技术　末端脱氧核苷酸转移酶介导的 dUTP 原位切口末端标记［terminal deoxynucleo tidyltransferase（TdT）dUTP nick end labeling，TUNEL］技术，是利用 TdT 以模板依赖性方式，将荧光素或同位素标记的 dUTP 接到断裂 DNA 的 3′-OH 端发生聚合反应，然后进行检测。此法与流式细胞技术相结合可定量检测凋亡细胞的百分比，与免疫组化结合可进行形态学分析。此法既可定性，又能定量，还可动态观察凋亡细胞超微结构的变化，但由于坏死细胞亦有 DNA 裂点形成，因此该方法存在假阳性问题。

3. Annexin V 法　此法主要是根据细胞凋亡时磷脂酰丝氨酸（PS）外翻这一特点，应用对 PS 有高度亲和力的磷脂结合蛋白 V（Annexin V）与之结合来检测凋亡细胞。将 Annexin V 进行荧光素（EGFP、FITC 等）标记，以标记了的 Annexin V 作为荧光探针，利用荧光显微镜或激光共聚焦扫描显微镜可检测细胞凋亡的发生。细胞凋亡时胞膜上 PS 翻转早于其他变化，因此该方法检测早期凋亡更为灵敏。

4. 免疫法测定细胞凋亡　此外，可以应用免疫组化的方法对凋亡调控基因及凋亡相关因子进行检测，原位观察目的基因在胰岛 β 细胞的表达及具体分布。通常检测的凋亡调控基因及相关因子有 Bax 和 BH3，Fas/FasL 受体配体，肿瘤坏死因子相关性凋亡诱导配体（TNF related apoptosis-inducing ligand，TRAIL），半胱氨酸天冬氨酸特异性蛋白酶（cysteinyl aspar tate specific protease，caspase）家族等。

二、胰岛 β 细胞成像技术

胰岛 β 细胞成像技术（imaging B cell mass）是常用的间接评价 BCM 的方法。核磁共振成像技术（nuclear magnetic resonance imaging，NMRI）也称磁共振成像（MRI）或者正电子断层扫描（positron emission tomography，PET）是非侵入性的影像学技术。MRI 可以检测胰腺的体积以及脂肪化程度，但是，胰腺组织内胰岛的体积只占 1%～2%，用 MRI 技术很难区分胰腺的内外分泌腺。因此，需要寻找胰岛 β 细胞特殊的生物标志物来进行标记，才能将胰岛内分泌腺特别是 β 细胞准确的成像。

2 型囊泡单胺转运体（vesicular monoamine transporter type 2，VMAT2）主要存在于单胺类神经元的突触的囊泡转运中，负责体内单胺类物质的存储和释放，如多巴胺，去甲肾上腺素，5-羟色胺等。在胰腺中 VMAT2 特异表达于 β 细胞，与胰岛素一起表达，确切的作用尚未知晓，可能与多巴胺的协同释放相关。因此，VMAT2 可作为胰岛 β 细胞的生物学标记（biomarkers）。以 VMAT2 靶向性的 PET 扫描检测方法可精确、直观地评价胰岛中残存的 BCM。动物研究证实，当胰岛 BCM 减少超过 50% 时，才可出现胰岛素分泌缺乏，此时采用常规检测手段进行诊断；而通过 PET 扫描检测 BCM，在胰岛 BCM 减少 35% 左右时就可对糖尿病进行预测。目前 PET 扫描检测仅在动物模型中证实了其可行性，而将此新技术应用于临床尚有待进一步的研究探讨。

　　葡萄糖/可物质刺激（如葡萄糖耐量试验，高糖钳试验，精氨酸刺激试验等）胰岛储存和分泌试验也作为 BCM 的间接评价方法。但是，有研究表明胰岛中残存的 β 细胞具有一定的胰岛素合成释放的贮备能力，这也解释了为何丢失一部分 β 细胞后患者却无明显的临床表现，而直至 BCM 降低到一定阈值时才表现出明显的胰岛素分泌缺乏，所以至少从理论上说明通过常规的葡萄糖耐量检测等手段去推断 BCM 尚具有一定局限性，而且采用上述常规检测方法也很难预测残存 β 细胞的最大"工作"效率。因此，需要一种更为直观、精确的方法来对 BCM 进行评估。

（张晓琳　叶　菲）

参 考 文 献

1. Bartoli E, Fra GP, Carnevale Schianca GP. The oral glucose tolerance test（OGTT）revisited. Eur J Intern Med, 2011, 22：8-12.

2. Claire Stocker. Type 2 Diabetes：Methods and Protocols. Michigan：Humana Press, 2009：43-57.

3. Ichise M, Harris PE. Beta-cell Imaging：Opportunities and Limitations. J Nucl Med, 2011, 52：493-95.

4. Elahi D. In praise of the hyperglycemic clamp. A method for assessment of beta-cell sensitivity and insulin resistance. Diabetes Care, 1996：19：278-86.

5. Wallace TM, Levy JC, Matthews DR. Use and Abuse of HOMA Modeling. Diabetes Care, 2004, 27：1487-1495.

6. Weir GC, Bonner-Weir S. Five stages of evolving beta-cell dysfunction during progression to diabetes. Diabetes, 2004, 53（Suppl 3）：S16-21.

7. 陈玲，张晓琳，李娟，等. 糖尿病小鼠胰腺脂质异位堆积半定量分析方法的探讨. 药学学报, 2011, 46：664-668.

8. 李光伟. 胰岛 B 细胞功能评估. 国外医学内分泌学分册, 2001, 21：225-227.

9. 马晓静，周健，贾伟平. 葡萄糖耐量试验的原理及临床应用. 上海医学, 2009, 32：440-443.

10. 吴松华，马晓静. 胰高血糖素刺激试验的临床应用. 中华内分泌代谢杂志, 2004, 20：478-480.

11. 袁耀宗. 胰腺病学新进展与新技术. 第一版. 上海：上海科学技术文献出版社, 2001.

12. 朱敏，贾伟平，包玉倩，等. 高葡萄糖钳夹技术的建立. 中国糖尿病杂志, 2004, 12：23-27.

13. 罗雪娇，陆汉魁，贾伟平. 血清胰岛素免疫检测及相关问题. 中华内分泌代谢杂志, 2008, 4：450-452.

14. Shaw JE, Sicree RA, Zimmet PZ. Global estimates of the prevalence of Diabetes for 2010 and 2030. Diabetes Res Clin Pract, 2010, 87：4-14.

第十六章　液质联用在抗炎免疫药理学研究中的应用

随着近代生物物理学、分子生物学、遗传学、基因学、免疫学检测方法的进展，人们对于许多疾病的认识有了显著地发展和飞跃。代谢组学与脂质代谢组学方法近年来在抗炎免疫药理学及药物研究中有了较多的应用并取得较大进展。

代谢组学是继基因组学和蛋白质组学之后发展起来的一种研究生物系统的组学方法，由英国学者于 1999 年提出，代谢组学是一门在新陈代谢的动态过程中系统研究代谢产物的变化规律，揭示机体生命活动代谢本质的科学，它所关注的是相对分子量为 1000 以下的小分子。脂质组学是指对整体脂质进行系统分析，通过比较不同生理状态下脂代谢网络的变化，识别代谢调控中关键的脂生物标志物，最终揭示脂质在各种生命活动中的作用机制。脂质组学研究是代谢组学的重要分支，其中鞘脂类研究在医药研究领域具有重要意义，广泛应用。

近年来基因组、代谢组学研究发展迅猛，但是在我国与疾病密切关联的脂质组学的系统研究起步相对较晚，与脂类代谢相关的疾病治疗药物尤其是抗炎免疫药物的研发的一个新的研究方法和靶点。脂质组学研究方法不仅可用于炎症自身免疫性疾病，对器官移植、肿瘤、冠状动脉粥样硬化、糖尿病、早老痴呆、抗氧化衰老等疾病的相关神经酰胺信号通路的鞘脂类的脂质组学研究均有重要意义。神经酰胺及其与 NF-κB、MAPK 等信号通路介导与鞘脂质代谢紊乱和免疫耐受失衡中淋巴细胞的分化、凋亡、功能与活性，对类风湿性关节炎（RA）等自身免疫性疾病，以及过敏性疾病、哮喘等、器官移植、氧化应激及辐射损伤、衰老、中枢神经系统炎症、动脉粥样硬化、糖尿病和肿瘤等疾病的临床治疗和新药研究密切相关。

为更好地将代谢组学技术应用于药理学与新药研究中，本章介绍以神经酰胺信号通路调节研究的代谢组学的液质联用技术实验技术及其在抗炎免疫药物药理学与药物研究中的应用。

第一节　免疫炎症中神经酰胺及信号通路的调控

一、神经酰胺及其信号通路

（一）神经酰胺及代谢

1989 年，人们确定了一个新的信号途径，即鞘磷脂（sphingomyelin，SM）神经酰胺（ceramide）途径，又称鞘磷脂循环，它是一个普遍存在、在进化中被保留的信号途径。神经酰胺-鞘脂类信号通路发现与一种酶代谢异常有关的疾病相关研究，即神经鞘磷脂沉积病（sphingomyelin lipidosis），又称尼曼-匹克病（Niemaoh-Pick disease，NPD）。该病属先天性糖脂代谢性疾病，其特点是单核巨噬细胞和神经系统有大量的含有神经鞘磷脂的泡沫细胞。较戈谢（Gaucher）病少见，为常染色体隐性遗传，以犹太人发病较多，发病率高达1/25000，目前至少有五种类型。随着对病理组织的组织化学、酶学、分子生物学的研究，对由类脂代谢障碍所引起的遗传病的认识逐步增多类脂质沉积病（lipoidosis）是一组类脂质代谢障碍引起类脂质沉积于体内细胞中所致的遗传性疾病。由鞘磷脂降解过程中不同酶的缺陷所引起的不同代谢产物沉积于组织内，产生不同的临床症状和不同的疾病。NPD病是常染色体隐性遗传性疾病，本病为神经鞘磷脂酶（sphingomyelinase）缺乏致神经鞘磷脂代谢障碍导致后者蓄积在单核巨噬细胞系统内出现肝脾肿大、中枢神经系统退行性变。神经鞘磷脂是由N-酰鞘氨醇与个分子的磷酸胆碱（phosphocholine）在C部位连接而成神经鞘磷脂，主要存在于各种细胞膜和红细胞基质等在细胞代谢衰老过程中被巨噬细胞吞噬后。尼克病是一种酸性鞘脂酶缺陷的代谢性疾病。此酶在正常肝脏中的活力最高，肾、脑和小肠亦富于此酶。患者肝脾等组织中酶的活力降低，全身神经鞘磷脂代谢紊乱神经磷脂沉积在单核-巨噬细胞系统和神经组织细胞中。

神经鞘磷脂是神经髓鞘和其他细胞膜的组成成分之一，在神经鞘磷脂酶的作用下水解为神经酰胺和磷酰胆碱。由于神经鞘磷脂酶的缺乏或活性降低，神经鞘磷脂水解不全而沉积在组织内致使细胞肿胀、变性和泡沫细胞形成，即产生神经鞘磷脂沉积病细胞，其侵及之处即可引起内脏肿大、神经细胞死亡、髓鞘脱失等。主要的病理改变为网状内皮系统丰富的内脏器官如肝脏、脾、骨髓、肾脏以及肺组织中可以见到特异的直径在 $20\sim90\mu m$ 的泡沫细胞。典型婴儿型或亚急性少年型患者可有严重的神经系统损害，以小脑、脑干和脊髓受累较明显，大脑皮质较轻。神经元或神经核（如齿状核）的类脂沉积引起神经元明显减少，星形细胞或胶质细胞增生，脑白质正常或发生严重的脑髓鞘性改变。

磷脂（phospholipid），也称磷脂类、磷脂质，是含有磷酸的脂类，属于复合脂。磷脂是生物膜的主要成分，分为甘油磷脂与鞘磷脂两大类，分别由甘油和鞘氨醇构成。磷脂为两性分子，一端为亲水的含氮或磷的尾，另一端为疏水（亲油）的长烃基链。由于此原因，磷脂分子亲水端相互靠近，疏水端相互靠近，常与蛋白质、糖脂、胆固醇等其他分子共同构成脂双分子层，即细胞膜的结构。

鞘磷脂（SM）是含鞘氨醇或二氢鞘氨醇的磷脂，其分子不含甘油，是一分子脂肪酸以酰胺键与鞘氨醇的氨基相连。鞘氨醇或二氢鞘氨醇是具有脂肪族长链的氨基二元醇，有长链脂肪烃基构成的疏水尾和两个羟基及一个氨基构成的极性头。

鞘磷脂含磷酸，其末端烃基取代基团为磷酸胆碱酰乙醇胺。人体含量最多的鞘磷脂是神经鞘磷脂，由鞘氨醇、脂肪酸及磷酸胆碱构成。神经鞘磷酯是构成生物膜的重要磷酯。它常与卵磷脂并存细胞膜外侧。

鞘脂类（sphingolipid）组成特点是不含甘油而含鞘氨醇（sphingosine）。按照取代基团的不同可分为两种：鞘磷脂和鞘糖脂（glycosphingolipid）。

体内的组织均可合成鞘磷脂，以脑组织最为活跃，是构成神经组织膜的主要成分，合成在细胞内质网上进行。以脂酰CoA和丝氨酸为原料，消耗NADPH生成二氢鞘氨醇，进而经脂肪酰转移酶作用生成神经酰胺，神经酰胺再与CDP-磷酸胆碱作用生成鞘磷脂。鞘磷脂经磷脂酶（sphingomyelinase）作用，水解产生磷酸胆碱和神经酰胺。如缺乏此酶可引起肝、脾肿大及神经障碍如痴呆等鞘磷脂沉积症。

神经酰胺在细胞内有两种合成途径：①从头合成途径，以丝氨酸和软脂酰辅酶 A 在软脂酰辅酶 A 转移酶作用下形成二羟鞘氨醇，再经神经酰胺合成酶的作用，形成二氢神经酰胺，最后脱氢为神经酰胺；②在鞘磷脂水解酶（sphingomyelinase，SMase）作用下鞘磷脂水解生成神经酰胺。神经酰胺一旦形成，可短暂积聚或转化为不同的代谢产物，包括鞘脂酶（sphingosine kinase，SK）、神经酰胺 1 磷酸盐（ceramide-1-phosphate，C1P）、鞘氨醇（sphingosine）、鞘氨醇 1 磷酸盐（sphingosine-1-phosphate，S1P）及鞘糖脂（α-galactosylceramide，αGalCer）家族等。

神经酰胺在细胞内的代谢有一系列合成酶或分解酶的参与。鞘磷脂酶主要分为中性、碱性和酸性鞘磷脂酶三类，pH、鞘脂酶与合成酶均是神经酰胺代谢通路中起关键调节作用的酶，也是研究关注的靶点。

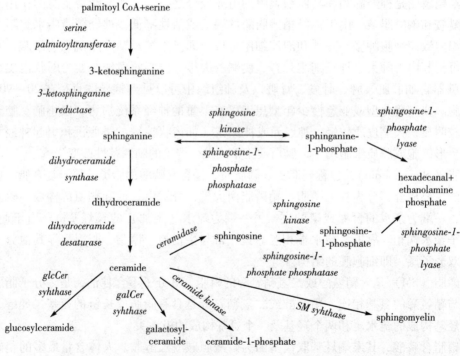

图 16-1-1　神经酰胺的合成与代谢途径

（Lahiri S andFuterman AH. *Cell Mol Life Sci.* 2007）

图中主要英文名称：ceramide（神经酰胺）、dihydroceramide（二氢神经酰胺）、palmitoyl CoA（软脂酸辅酶 A）、sphingomyelin（鞘磷脂）、sphingomyelinase（SMase，鞘磷脂水解酶）、sphinganine（二氢鞘氨醇）、sphingosine（鞘氨醇）、sphingosine kinase（SK，鞘脂酶）、ceramide-1-phosphate（C1P，神经酰胺 1 磷酸盐）、sphingosine-1-phosphate（S1P，鞘氨醇 1 磷酸盐）、α-galactosylceramide（αGalCer，鞘糖脂）、glucosylceramide（葡萄糖神经酰胺）、diacylglycerol（DAG，二酰基甘油），sphingomyelinase（磷脂酶）

（二）神经酰胺信号通路的生物学功能

神经酰胺属于一类高度疏水性家族，由一个长链脂肪酸（2～28 个碳）和鞘氨醇或一个相关基团连接而成，对细胞稳态起重要生理作用。神经酰胺是鞘磷脂信号途径的中心分子，作为第二信使效应分子，在 TNFα、IL-1β 和 CD95/Fas、维生素 D3 及 CD28 配体（CD28 ligand，CD28L）等介导的生物效应中激活信号转导通路，影响细胞的增殖、分化、生长停滞、细胞衰老、炎症和死亡等功能和生物活性。在炎症和免疫、肿瘤发生发展、氧化损伤衰老以及动脉粥样硬化和糖尿病等代谢疾病中起重要作用。

神经酰胺在免疫功能中的作用：神经酰胺 TNF-α，IL-1 和 IFN-γ 的第二信使参与几种淋巴细胞表面蛋白的信号传递；通过激活 JNK 信号途径促进细胞凋亡；神经酰胺信号参与多数炎症反应；外源性神经酰胺增强脂多糖 LPS 诱导的环加氧酶 2（COX2）表达；抑制 MAPK 激活从而抑制呼吸爆发和抗体依赖的吞噬作用抑制 PMA 和 TNF-α、诱导的中性粒细胞释放超氧化物；抑制磷酸酶 D 的活性从而减少中性粒细胞炎症反应；神经酰胺在 HIV 感

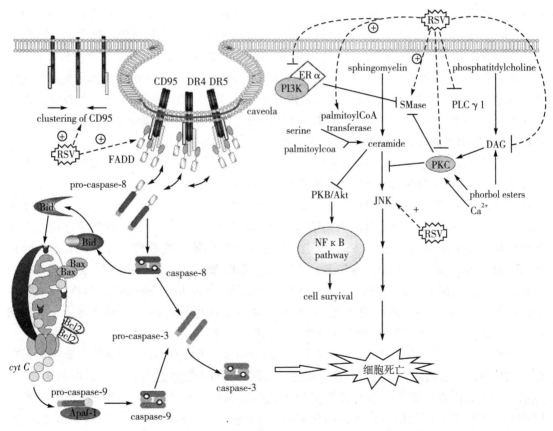

图 16-1-2　神经酰胺代谢及信号通路与炎症细胞凋亡的调节

（Graeme F. Nixon. *British Journal of Pharmacology*. 2009）

图中主要英文名称：ceramide（神经酰胺）、palmitoyl CoA（软脂酸辅酶 A）、sphingomyelin（鞘磷脂）、RSV（respiratory syncytial virus，呼吸道合胞病毒）、caspase（半胱氨酸蛋白酶）、phorbol esters（佛波酯）

染的 CD4$^+$和 CD8$^+$ T 细胞明显升高，在 HIV 感染中起重要作用。Cer 参与刺激信号途径，细胞中 aSMase 活化，结果导致 Cer 迅速产生，活化 MAPK 信号途径。神经酰胺诱导树突状细胞凋亡的途径主要是通过抑制 PI3K、Akt 和（或）细胞外信号调节激酶（ERK）通路，而不是经 caspases 途径。

神经酰胺激活的蛋白激酶激酶抑制因子、Jun 氨基末端激酶、蛋白激酶 C、蛋白磷酸酶等，介导细胞凋亡，在氧化应激反应诱导的炎症性、代谢性疾病，抗衰老或肿瘤治疗中起着重要作用。探讨神经酰胺信号通路调控，对于了解疾病发病与病理，寻找新的药物及研究作用机制提供新的靶点和了研究思路。

（三）神经酰胺-鞘脂信号通路调节与抗炎免疫药物研究

由于 sphingolipids 性质的不稳定性，使药物在疾病治疗中对 ceramides 和鞘脂通路影响与调节的研究受限，其中最关键的一个问题是缺乏较昂贵的定量检测分析的高级智能化设备系统，且在此领域缺乏相关研究基础，而我国在此类研究中的报道较少。作为细胞基本结构组成的细胞膜脂类尤其是鞘脂类其代谢与细胞功能和疾病密切相关。目前对 ceramide 信号通路的研究日益广泛与深入，在抗炎、自身免疫性疾病的调节、器官移植中诱导免疫耐受、抗肿瘤药、化妆品、抗氧化辐射损伤、抗衰老等领域已经得到越来越多的研究和应用。但对鞘磷脂代谢与细胞内功能与疾病的关系研究仍存在大量未知因素，S1P/S1PR、αGalCer 等在炎症免疫反应中干预树突状细胞和 T 细胞功能与定向分化从而诱导免疫耐受是近年来研究的热点。通过 LC-MS/MS 定量检测方法，结合免疫药理学和分子免疫学，以神经酰胺通路为靶点的定向调控树突状细胞与淋巴细胞的分化及功能为抗自身免疫病如哮喘、RA 等研究提出新的研究思路和方法。

神经酰胺信号通路介导炎症和免疫反应过程。在类风湿性关节炎、过敏性哮喘、系统性系红斑狼疮等自身免疫性疾病和移植排斥反应中，细胞因子肿瘤坏死因子（tumour necrosis factor α，TNFα）、白介素 1β（interleukin 1β，IL-1β）、维生素 D3 及 CD28 配体（CD28 ligand，CD28L）等均可激活其信号通路。研究报道，外源性神经酰胺可通过增强细菌脂多糖（lipopolysaccharide，LPS）及细胞因子诱发的细胞内炎症信号 TNFR 通过核转录因子 κB（nuclear factor-κB，NF-κB）调节环磷脂酶 A2（cytosolic-phospholipase A2，cPLA2）-花生四烯酸（arachidonic acid，AA）-环氧酶 2（cyclooxygenase-2，COX-2）代谢。SMase 为调节 ceramide 生成的关键酶。中枢神经系统炎症与 SMases 活性研究显示小胶质细胞增殖和致炎因子生成与因子介导和放大炎症免疫反应有关。

神经酰胺参与 TNF-α、IL-1 和干扰素（interferon γ，IFN-γ）介导的淋巴细胞表面蛋白信号的传递。通过激活 JNK 信号途径促进细胞凋亡。S1P 受体有为 G 蛋白偶联的 1~4 个亚型，受体 1 在调控淋巴细胞与外周淋巴组织的迁移回巢中起重要作用。神经酰胺参与 CD28L 在 T 细胞共刺激信号传导，活化 aSMase 迅速产生 ceramide，激活 MAPK 信号途径。外源性 aSMase 和 ceramide 可促进 T 细胞凋亡。神经酰胺诱导树突状细胞凋亡的途径主要是通过抑制 PI3K、Akt 或细胞外信号调节激酶（ERK）。

免疫耐受的诱导及神经酰胺信号通路的调节是近年研究的热点。随着免疫学的进展，认为类风湿关节炎、哮喘、1 型糖尿病、移植器官排斥反应以及肿瘤免疫逃逸等的关键点是机体免疫耐受的失衡。免疫耐受是机体免疫系统在接触某种抗原后产生的特异性无应答状态（负免疫应答），即抗原不能激活免疫应答的过程。生理性的免疫耐受对自身组织抗原不应答，不发生自身免疫病；病理性的免疫耐受，不能执行免疫防御功能导致感染或肿瘤，或免疫失衡引起免疫性疾病。免疫耐受的形成机制包括无反应性和调节性 T 细胞的抑制作用。

　　诱导免疫耐受可缓解免疫反应失调节引起的疾病。RA 发生和发展是由多种诱发因素和机体免疫异常所造成的，其中抗原提呈功能的异常是一个重要方面。目前在临床上使用的治疗药物免疫抑制剂并不能彻底地治愈 RA，并且对肝、肾、骨髓、生殖系统和免疫系统有严重毒副作用。药物干预树突状细胞或疫苗等生物治疗方法，恢复树突状细胞和 T 细胞间的制约平衡可能是类风湿性关节炎治疗新策略。在动物模型中，通过口服抗原诱导免疫耐受治疗自身免疫性疾病已获成功。但口服 II 型胶原的临床试验结果不理想，并不能使病情完全缓解。对于免疫耐受研究近年受到关注。在卵清蛋白（ovabumin，OVA）诱导的小鼠，α-半乳糖酰基鞘氨醇（a-Gal-Cerα，GalCer）调节自然杀伤 T 细胞（natural killer T cells，NKT）发育和分化，产生 Thl/Th2 类细胞因子。ceramide 及 SMase 可通过抑制 γδT 细胞增殖与活性，诱导期凋亡。

　　诱导免疫耐受可通过抑制树突状细胞（dendritic cells，DC）成熟、抑制 T 细胞分化、降低 Th1 和诱导 Th2 与 Treg、抑制 T 细胞活化和因子生成、诱导活化的 T 细胞凋亡等功能和信号通路等环节进行调控。DC 是目前已知的机体内功能最强的抗原提呈细胞，不仅是机体免疫应答的始动者，而且在参与胸腺中 T 细胞的阴性选择，调节 T 细胞介导的免疫应答，诱导免疫耐受、通过 fas/fasL 途径引起 T 细胞凋亡，在维持免疫应答和免疫耐受之间的平衡方面发挥着重要的作用。研究显示，DC 成熟调节与神经酰胺通路的有关。抑制 DC 成熟，降低 DC 对神经酰胺能抑制中性和碱性神经酰胺酶（ceramidase）活性影响神经酰胺聚集诱导 DCs 细胞凋亡。DCs 摄取抗原和呈递可以被外源性或内源性的神经酰胺抑制。ceramidase 和 SK 催化神经酰胺生成 S1P，在细胞增殖中起重要作用。S1P 也显示介导了成熟 DCs（mature murine DCs，mDC）的迁移过程，通过抑制 mDC 活性可对 Th1 极化产生抑制作用。因此神经酰胺和 S1P 的平衡调节 DC 反应性，延长 DC 可影响增强免疫反应强度和自身免疫反应，诱导 DCs 凋亡可以减轻 T 细胞依赖性自身免疫性疾病免疫反应。降低免疫应答或诱导产生耐受可以通过抑制 DC 对抗原摄取、处理和呈递以及向二级淋巴组织的迁移，抑制 T 细胞激活抑制 Th1 分化和诱导其凋亡，进一步减少促炎因子 TNF-α、PGE_2、IL-6、IL-17 等水平，并诱导抗炎因子 IL-10、CTLA4 等表达和生成。

　　多种抗炎药物的作用与神经酰胺信号通路有关。目前临床用于治疗类风湿性关节炎（RA）等自身免疫性疾病的治疗药物主要是非甾体类抗炎药（NSAIDs）、激素类和免疫抑制剂，近年来单抗等也逐步应用于临床，但价格昂贵。虽不断有新的相对高选择性的抗炎药、免疫抑制剂和生物制剂被发现，但仍存在一定副作用以及持续应用引起的如消化道、心血管系统、感染、肿瘤发生等诸多不良反应。研发高效低毒的抗炎免疫抑制药物，是哮喘、RA 等自身免疫性疾病及器官移植领域研究的重要研究课题。

　　糖皮质激素（glucocorticoid，GC）是经典的广谱抗炎免疫抑制药物，作为一线药物在哮喘急性发作或伴有心肺等器官受累的重症患者中，能够迅速缓解喘息和减轻 RA 症状。研究显示，GC 及其类似物可抑制磷酸酶 D 的活性从而减少中性粒细胞炎症反应，还可抑制 PMA 和 TNF-α 诱导的中性粒细胞释放超氧化物抑制并通过降低 MAPK 活性抑制呼吸爆发和抗体依赖的吞噬作用。GC 也作用于 T 细胞、单核和（或）巨噬细胞、破骨细胞、DC 等多种细胞。有报道，给予地塞米松（dexamethasone，DEX）抑制 DC 的成熟作用于 Toll-like receptor 4（TLR4）-NF-κB 通路，降低 CD11c，CD86 和 I-Ab 表达，抑制 DC 分化发育和成熟，从而抑制 DC 提呈抗原，降低共刺激分子表达降低 DC 刺激 T 细胞的活性。DEX 还可诱导双阳性（CD4+CD8+）胸腺细胞凋亡，抑制细胞的迁移和 T 细胞功能。c2-ceramide 能增加 MC3T3E1 细胞细胞 NF-κB 活性促进线粒体 cyt-c 表达与释放而诱导细胞凋亡，DEX 对 TNFα 诱导关节软骨细胞的凋亡抑制可能与 ceramide 通路有关。但就 DC 成熟与神经酰胺生成及通路研究报道较少。

非甾体抗炎药（NSAIDs）：抗炎作用与影响 ceramides 和鞘脂类途径相关。LPS 和细胞因子与细胞膜 TNFR1 结合经 SK1 作用生成 S1P，S1P 从肥大细胞、血小板中 S1P 释出后与靶细胞膜 S1PR 结合，aSMase 和 nSMase 活化生成 C1P，激活的 NF-κB 信号作用于 AA-cPLA2-COX2 代谢途径生成前列腺素（prostaglandins，PGs）。NSAIDs 通过抑制 COX2 阻断 PGE2 等炎性因子生成。有研究报道 NSAIDs 吲哚美辛（indomethacin）对肠癌 HT29、sulindac sulfide（SUS）对 SW480 凋亡诱导作用均与提高细胞内 SMase 活性和 ceramide 有关。选择性 COX2 抑制剂塞来昔布（celecoxib），可调节鞘磷脂合成。通过增加 HCT116 细胞二羟神经酰胺水平诱导细胞凋亡。Celecoxib 还可抑制 HT29 细胞 5-脂氧酶活性和 PGE2 水平。阿司匹林（Aspirin）可以特异地阻止 DC 成熟，经其处理过的 DC 表现出很弱的 T 细胞刺激能力，T 细胞的 IL-2 分泌也减少。进而使 DC 表面的共刺激分子（CD80、CD86）表达下降。

免疫抑制药物（immunosuppressive drug，SD）如 FK506、环孢素 A（CsA）等免疫抑制剂在临床用于 RA 等自身免疫病的治疗。研究显示 FK506、CsA 均可抑制 DC 成熟，但 CsA 不影响分化。来源于冬虫夏草的一种活性单体的结构修饰化合物 FTY720 的作用主要是调控 DC 成熟与 T 向淋巴组织的迁移。现已明确 FTY720 抑制移植排斥作用是通过选择作用于神经酰胺通路中的 S1PR1，可降低外周血淋巴细胞数，减轻移植器官的排斥反应，但对机体整体的免疫水平影响较小，且停药可恢复，故副作用较少，但价格极贵。FTY720 影响 DC 成熟与对 T 细胞的激活分化，对 TNF-α 诱导的 SMase 活性亦有影响。可抑制 OVA 诱导的小鼠 S1P 的 SK1 活性，影响 ceramide 生成，降低气道高反应性和黏液中嗜酸性粒细胞与 T 细胞数，降低肥大细胞对细胞因子介导的高敏性反应。

生物制剂的研究目前方兴未艾。细胞毒性 T 淋巴细胞抗原 4 免疫球蛋白（cytotoxic T lymphocyte associated antigen 4 IgG1，CTLA4 Ig）通过封闭 DC 上协同刺激分子 CD80、CD86 和与之相结合的 T 细胞上的 CD28 分子可阻断 DC 激活 T 细胞，从而阻止炎症反应。CTLA4 Ig 已应用于临床并取得疗效，进一步支持了在 RA 发病中 DC 与 T 细胞相互作用可能起重要的作用。近年来，肿瘤坏死因子拮抗剂在 RA 治疗中应用逐渐增多，有阻滞循环 DC 成熟和减少活化标志表达的作用。Infliximab 是肿瘤坏死因子拮抗剂的代表药物之一。对使用

infliximab 治疗 RA 前、后循环中 DC 的表型分析显示在临床改善的同时，DC 活化的标志降低。sTNFR 是体内自然存在的 TNF-α 拮抗剂，可有效阻滞 TNF-α 介导的损伤，美国已批准 p751TNFR：Ig 融合蛋白（商品名 Enbrel）用于治疗类风湿关节炎。

中药来源的雷公藤内酯醇（triptolide，TPL，又称雷公藤甲素）及雷公藤制剂具有很好的抗炎和免疫抑制作用。在临床上广泛应用于类风湿性关节炎、系统性红斑狼疮、移植排斥及哮喘的治疗。TPL 是从雷公藤中提取出来的一种活性单体成分，可下调胶原诱导的关节炎大鼠滑膜细胞核转录因子 κB 表达与活性、降低炎性因子的表达，升高抑炎因子的表达而治疗 RA，还可通过调节 RANKL、OPG 的表达抑制风湿性关节炎（AA）大鼠骨侵蚀，对 DC 成熟和 Th1 活化有抑制作用。TPL 可抑制急性 T 淋巴细胞白血病 Jurkat 细胞 APC 基因甲基化并诱导其凋亡。左建平等研发的新的雷公藤甲素结构修饰化合物 PG-490 具有抗炎、免疫抑制以及抗肿瘤作用，目前已做 I 期临床观察。但目前对 TPL 类化合物抗 RA 与鞘磷脂信号途径的研究未见较多报道。

白藜芦醇（resvatrol）已有众多研究报道。白藜芦醇作为一种与葡萄皮及蓼科植物虎杖根中发现的天然的抗氧化剂物质，现已在世界各地大规模生产销售。众多研究报道，白藜芦醇可改舒张血管抗氧化衰老和辐射损伤，预防癌症、抗动脉粥样硬化和抗炎调节免疫、抗氧化衰老作用研究尤为关注。白藜芦醇能通过神经酰胺信号转导通路抑制转移乳腺癌细胞的生长并且诱导细胞凋亡，抑制肿瘤细胞 NF-κB 活性。外源性 C2-神经酰胺对大鼠脑胶质瘤细胞 C6 活力有抑制作用以及早期凋亡诱导作用。对于抗 COPD 慢性气道炎症研究显示，白藜芦醇改善卷烟烟雾中自由基引起的肺部气道炎症，而肺部功能的降低目前被认为与加速吸烟患者甩来的重要诱因，所以白藜芦醇抗氧化抗炎作用对于抗衰老亦有一定功效。在支气管哮喘白藜芦醇可能降低了致敏 T 细胞增殖和通过致敏原 IL-10 分泌的 $CD4^+T$ 细胞而非 $CD25^+FoxP3^+T$ 细胞影响耐受型 DCs 产生。有报道 Resvatrol 作用是通过影响了 ceramide 通路中 SKs 的活性，而 threo-DHS 和 N，N-dimethylsphingosine（DMS），可竞争性抑制 Ca^{2+} 依赖的 SK1 活性。

鞘磷脂合成酶（SMS）是脂代谢通路中鞘磷脂生物合成最后一步关键酶。SMS 以卵磷脂和神经酰胺为底物，催化反应生成鞘磷脂和甘油二酯。神经酰胺和二酰基甘油是细胞内重要的第二信使，它们在细胞内浓度的改变与细胞信号传导以及细胞凋亡密切相关。碱性鞘磷脂酶（alkaline sphingomyelinase，Alk-SMase）是一种主要存在于肠道中的酶，它负责水解肠道中的鞘磷脂（sphingomyelin，SM）。SM 是饮食的成分之一，也是哺乳动物细胞成分之一。目前研究表明至少有五种类型碱性鞘磷脂酶与结肠癌发生发展有关。最近大量的研究表明，鞘磷脂合成酶与动脉粥样硬化症密切相关，SM 是构成心肌细胞膜的重要骨架，抑制鞘磷脂合成酶可以有效缓解动脉粥样硬化症。因此鞘磷脂合成酶可以作为一个重要的、潜在的抗动脉粥样硬化药物的靶点。神经鞘磷脂合成酶 2 基因的缺失有抗动脉粥样硬化及抗炎作用葡萄牙艾蒂尔药物有限公司申请了鞘磷脂酶在增大皮肤和黏膜神经酰胺的含量方面的应用专利，可用于皮肤病组合物和化妆品局部使用。鞘磷脂酶（sphingomyelinase，SMase）是参与鞘磷脂活化水解生成神经酰胺（ceramide）的关键酶之一，存在多种激活因素，如 TNF-α、IFN-γ、ILs、FasL、1，25-$(OH)_2$-D$_3$、地塞米松、化疗药物、电离辐射及热刺激等，可诱导 U937、HL-60、Jurkat 细胞、Molt4、PC12 等细胞内 SM 水解而产生 ceramide，最终导致细胞周期停滞或凋亡等现象的发生。根据 SMase 的体外活化条件及最适 pH 值的不同，目前至少发现四型：①膜型中性 SMas（neutralsphingomyelinase，nSMase），其活性依赖于 Mg^{2+} 及中性 pH 环境，最适 pH 7.0~7.5；②胞浆型 nSMase，不依赖于 Mg^{2+}，但具有中性 pH 依赖性，GSH 的降低可能为中性 SMase 活化的重要诱因；③酸性 SMase（acidic sphingomyelinase，aSMase），主要分布于溶酶体及核内体，激活时需要二酰基甘油（diacylglycerol，DAG），最适 pH 4.5~5.0；④碱性 SMase，激活时需要胆盐，最适 pH 9.0。不同外源性刺激均能迅速活化 aSMase 和 nSMase，在数秒至数分钟后使细胞内 ceramide 水平增加，也有报道 nSMase 需要较长时间才能被活化。哺乳动物 nSMase 在多种组织和器官的胞浆膜均有表达，尤其在脑组织内有较高水平。SMase 通过影响 ceramide 生成，参与介导了与 ceramide 相关的多种急、慢性免疫炎症反应和参与骨发育成长、生长停滞、衰老、细胞凋亡、参与 AD 等神经系统退行性变等多种细胞活性和功能。给予 siRNA 处理可降低 nSMase 活性，抑制胶质细胞炎症反应和致炎因子生成、调节细胞凋亡和保护神经元从而控制中枢神经系统（CNS）炎症变性疾病如阿尔茨海默病（AD）、帕金森病（PD）和多发性硬化（MS），因此 SMase 调节剂有可能成为一类具有治疗 CNS 炎症性及退行性变性疾病前景的药物。

第二节　液相色谱-质谱联用仪代谢组学实验技术在药理学研究中的应用

代谢组学的实验技术是对各种脂质尤其是磷脂进行高分辨率、高灵敏度、高通量的分析。随着质谱技术的进步，脂质组学在疾病脂生物标志物的识别、疾病诊断、药物靶点及先导化合物的发现和药物作用机制的研究等方面已展现出广泛的应用前景。

代谢组学研究的常用技术为：核磁共振（nuclear magnetic resonance，NMR）和质谱联用技术，如气相色谱质谱联用仪（gas chromatography-mass spectrometer，GC-MS）等。核磁共振光谱分析法是目前代谢组学研究应用最广泛的方法，NMR 的优势在于对样品无破坏性，样品处理简单，无需分离过程；缺点是灵敏度低，很难同时测定生物体系中共存的浓度相差较大的代谢产物，所需硬件的投资也较大。气相色谱质谱联用是当前最为活跃的联用技术，一般供试物经 GC 分离为单一组分，按其保留时间保留，与载气同时流出色谱柱，再经接口进入质谱仪，然后可通过 EI 或其他方法产生一定的 MS 图谱。GC-MS 有很好的分离效率，可由计算机对 MS 图谱进行化合物数据库的自动检索核对，有利于迅速鉴识样品。缺点是需要对样品进行衍生化预处理，这一步骤额外费时，甚至引起样品的变化；衍生化预处理限制了 GC-MS 的应用范围，无法分析热不稳定性的物质和分子量较大的代谢产物。液相色谱-质谱联用主要是高效液相色谱质谱（high performance liquid chromatography mass spectrometry，HPLC-MS）联用，HPLC-MS 进样前不需进行衍生化处理，适合那些不稳定、不易衍生化、不易挥发和分子量较大的化合物。缺点是分离效率不高，分析的时间相对较长，没有化合物数据库可供检索和比对，样品的鉴别还需进一步的分析。无论 NMR、色谱和质谱都有各自的优缺点，为了充分发挥各种技术的优势，将技术联合应用于代谢组的研究，HPLC-MS-MS 技术相结合研究内源性的代谢物变化。

代谢组学在药理学方面的研究，以往主要集中于毒理学研究，以及在疾病机制研究中的应用。目前代谢组在疾病机制研究中的应用还不是很多，主要应用于肿瘤、遗传病和少数几种常见病之中。在疾病诊断中，由于代谢组监测是一种快速和无损伤的方法，在疾病诊断方面的研究开展相对较多，随着研究的深入，代谢组技术必将应用于更多的疾病研究之中。

由于代谢组技术的一些优势和特点，目前代谢组已在现代医学中开展了一些研究，并取得了一系列的成绩。尽管代谢组是一种高通量的研究方法，但是由于代谢组关注的是小分子的代谢物，将代谢组与基因组和蛋白质组进行结合研究，即站在系统生物学的高度进行研究，可以对临床和指导用药及研究作出解释。

一、液相色谱−质谱联用仪定量测定方法

液相色谱−质谱联用仪（liquid chromatography mass spectrometer，LC/MS-MS）定量测定方法即液质串联分析测试的代谢组学技术与方法，用于检测分析神经酰胺−鞘磷脂途径代谢产物和酶，在抗炎免疫药新药研发和药理学研究中，对炎症细胞，淋巴细胞如粒细胞、巨噬细胞和 T 细胞的迁移和凋亡过程中细胞内 ceramides 信号通路的影响，以及对细胞因子表达及信号通路起调节作用。通过定量分析，对抗炎药物及其活性化合物在体内对炎症组织细胞、免疫细胞及其亚型细胞 ceramide 生成、合成代谢关键酶活性及对信号通路的影响，对研究抗 RA 化合物对 ceramide 鞘磷脂代谢通路中的调节作用与机制，探讨化合物在自身免疫性疾病中对 S1P 受体及在 DC、T、B 淋巴细胞分化成熟与炎症组织的迁移作用与调控因素，干预 DC 分化成熟、调控 T 细胞增殖活化及 Th1/Th2 极化、抑制细胞免疫因子表达并对 ceramide 及 SMase 活性的影响，研究诱导免疫耐受，建立免疫耐受平衡，对抗 RA 等自身免疫性疾病的新的化合物的研发，提供新的思路与实验依据。神经酰胺信号途径的多样性揭示了神经酰胺在生理稳态中的重要地位，更好地理解神经酰胺的生成途径、应激级联的激活机制及前生长因子的抑制途径对于了解疾病发病与病理，为研究新的抗炎免疫化合物研究和评价提供新的方法和思路。

用于研究的样本包括生物液体和组织，血浆和尿液由于收集简单、易于长期检测并包含大量的代谢信息，已经成为代谢组研究常用的标本；唾液也逐渐成为代谢组研究的另一种生物液体样本，此外还有应用脑脊液进行脑膜炎的代谢组临床诊断的探索研究的报道。血浆和尿液包含全身各细胞、组织、器官代谢的分泌物，但是血浆和尿液只能代表生物体的平均代谢状态或代谢组"整体模式"，不能获得具体组织的代谢状态，组织代谢研究提供了局部的代谢信息。组织代谢提供了局部的代谢信息，用于检测研究的研究的实验样品可为细胞及上清液、灌流液、组织匀浆或收集的组织液等。

研究表明，内源性尿代谢谱受到文化、饮食的严重影响，也存在昼夜变化规律。因此在疾病或治疗标志物的筛选中需要特别注意这些影响因素，此外还需结合数学的方法排除这些影响因素。

二、鞘脂-ceramides 信号通路研究中的定量测定

测定神经酰胺的含量，目前常用的主要有液相–质谱联用方法和较早时期的薄层扫描法（TLCS）、同位素测定法、高效液相色谱法（HPLC）等。

薄层层析方法是将神经酰胺通过化学反应转化为带有紫外发色团的物质，再通过高效液相仪和紫外检测器检测，结合 BIO-RAD GelDoc 凝胶成像系统采集图像，经系统软件分析神经酰胺含量的测定方法。

同位素测定方法是以同位素标记底物或酶分析代谢物中同位素含量的定量分析方法，灵敏但对放射性物质的处理是一个制约因素。

HPLC 具有很高的分离效力，由于神经酰胺缺少紫外发色团，不能直接进行紫外检测。因此，HPLC 必须连接蒸发光散射检测器或荧光检测器，或与质谱联用并串联的方法，即液相–质谱联用法（liquid chromatography-tandem mass spectrometry，LC-MS/MS），该方法精确灵敏，需用样品量少且无需分离提取等前处理过程，因此可以作为高精度定量分析 ceramide 与鞘脂类的最先进的测试方法。但需液相–质谱串联自动化分析测试系统，分析测试成本较高。其主要步骤如下。

1. 取待测组织 5～15mg（贮存于–80℃），每 10μl 上清液（0.03mg/ml）加 90μl 新鲜预冷的 PBS，置于冰上剪碎。

2. 加入标准品，700μl chloroform：methanol（7：1）抽提脂类。

3. 上清液在 25℃混匀 1min，在 25℃和 14 000rpm 离心 5min。

4. 收集有机相和重复抽提步骤。

5. 结合相以 N2 吹干，200μl 甲醇复溶。

6. 抽提后样品中参与 Cer 代谢的相关产物浓度和内源性标准品以液–质联用，色谱分离并分析鞘磷脂含量。

三、神经酰胺合成酶测定

（一）液–质联用法（LC-MS/MS）测定神经酰胺酶主要步骤：

1. 细胞以 1M 17C-sphingosine 以 17Csphingosine 作为合成底物，预先处理 30min，然后收集细胞。

2. 加入标准品（C17：0-Cer，C17：0-Sph，C17：0-S1P），700μl chloroform：methanol（7：1）抽提脂类。

3. 上清液在 25℃混匀 1min，在 25℃和 14 000r/min 离心 5min。

4. 收集有机相和重复抽提步骤。

5. 结合相以 N2 吹干，200μl 甲醇复溶。

6. 抽提后分析样品中 ceramide 合成酶的活性。

（二）其他检测方法

此外，也可以用 Western Blot 等方法观察神经酰胺合成酶的表达与活性。

1. 将冻存组织制备匀浆，上清液贮存于–80℃。

2. 取上清液置于裂解液［150mmol/L NaCl，50mmol/L Tris，1% NP40，1% sodium deoxycholate，0.1% sodium dodecyl sulfate，1% Triton-X 100，Roche complete（Roche，Mannheim，Germany）pH 7.4］，超声并离心（14000g，10min，4℃）。

3. 40μg 蛋白上样电泳，转膜。

4. 加 LASSs 抗体和二抗，扫描分析合成酶表达。

四、应用举例：氧化应激条件诱导的神经酰胺信号通路的研究。

体外缺血缺氧条件下，将培养细胞放置于缺氧小室（101 hypoxic chamber，billups-Rothenberg）或低氧培养箱中，12h 缺氧和不同复氧时间（0，12，24h）条件下，神经酰胺水平用质谱分析 pmol/nmol phosphateor 与未处理细胞的百分比。测定 ceramides 产物，显示主要作用于 C16：0-和 C18：0-ceramide 的 LASS 6，有 I/R 诱发 ceramide 富集作用，而 ceramide 合成酶活性 LASS 6 并不随 I/R 升高。在 NT-2 细胞观察到 C14：0-C16：0-ceramides 是 H/R 诱发的主要生成产物。此外，我们发现 LASS 5 mRNA 伴随 H/R 表达，主要影响 C14：0-，C16：0-，C18：0-，和 C18：1-ceramide，ceramide 合成酶活性，分析显示 C14：0-，C16：0-ceramide 明显增加，敲除 LASS 5 可显著降低 H/R 诱导 ceramide 酶活性。

（一）样品制备

1. 血浆：人血浆中 SM 常规浓度为 25～60mg/dl。

（1）采集血样用抗凝剂如肝素，EDTA 或枸橼酸。

（2）将血液在 700～1000×g 在 4℃离心 10min。取出上清液。将血浆放置于冰上。如果当天不测定，冻于-80℃，血浆于-80℃可保存一个月。

（3）测定前血浆不需要稀释。

2. 血清

（1）采集血样不用抗凝剂。

（2）将血液放置于 25℃30min。

（3）2000×g 在 4℃离心 150min。取出上清液，不要触及白色的棕黄色层。将血浆放置于冰上。如果当天不测定，冻于-80℃，血浆于-80℃可保存 1 个月。

（4）测定前血浆不需要稀释。

（二）准备标准对照

称取 5mg SM 置于可容纳 10ml 溶液的玻璃试管中。溶解于 10ml 去污剂中，获得 50mg/ml 贮存液。震荡混匀。SM 贮存液在 4℃可放置 24h。取 7 个玻璃试管标记 A-G，加入 SM 贮存液和稀释液如表 1 所示。注：溶液中气泡，数分钟会消失，不影响测定结果，标准品数小时内稳定。

（三）测定操作步骤

1. 反应复合物　加 1ml 酶复合物，0.5ml SM，10μl 碱性磷酸酶和 490μl 稀释液中体积为 5ml，可作 50 份样品测定用量。额外样品测定尚需准备另一管的复合物，4℃可放置 24h。

2. 标准孔 在设计好的板中加 10μl 标准品。加 10μl 样品（稀释好的血浆或血清），2~3 复孔。

3. 100μl 反应混合物起始反应。

4. 晃动反应板数秒钟混匀，加盖。

5. 板室温孵育 60min。在 585~600nm 用读板仪测吸收值。

各标准和样品平均值 CAV，以 SM 中浓度（mg/dl）作图求标准曲线，根据标准曲线和个样品 CAV 计算求出样品的 SM 浓度（在板孔的 SM 浓度应换算成原样品的浓度）。见图 10-2-3。

$$Sphingomyline(mg/dl) = \{[(CAV)-(y-intercept)]/Slope\}$$

测量误差为 2.4%~3.9%，测量范围是 5~50mg/dl，根据某些测定值（16 个样品）。

注意事项，每次测定需做新的标准曲线。加样体积不精确，存在气泡，反应混合物准备和标准品稀释不正确都会导致结果不准确，可重新操作测定。

三、鞘脂酶（SMase）活性测定

（一）LC-MS/MS 测定方法

1. 酸性 SMase 活性测定方法

（1）将溶解于 50% 甲醇 10μl 溶液的待测样品分别加入到 1.5ml 的离心管中，每个管中依次加入 10μl SMase 溶液，20μl 缓冲液，10μl SM 振荡混匀，37℃，孵育 40min。

（2）冰水中终止反应，离心管中加入 200μl 氯仿-甲醇（2∶1）混合溶液提取，然后在 5000r/min 下离心。

（3）分离水层和氯仿层，取水相 50μl，与闪烁剂 ACS 1ml 混合，在液闪仪上测定每个样品的放射活性。

2. 中性 SMase 活性测定方法

（1）在 1.5ml 塑料离心管中分别加入 50mmol/L 醋酸钠缓冲液（pH 7.2）20μl，10μl SMase 液，待测样品 10μl（50% 甲醇溶解）及底物 SM 10μl，在 37℃进行保温培养 40min；

（2）转移至冰水中停止反应，每个离心管中加入氯仿-甲醇（2∶1）200μl 提取，在 5000r/min 下离心；

（3）分离水层和氯仿层，取水相 50μl，与 1ml 闪烁剂 ACS Ⅱ 混合，在液闪仪上测定其放射活性。

（4）对照管中以 10μl 甲醇代替样品其余操作相同。抑制率的计算未加样品的酶反应的放射性。

1）样品分析：标准品和实验器材：ceramide 系列标准品均购自 Avanti Polar Lipids 公司，包括 C14∶0-cer，C16∶0-cer，C18∶0-cer，C18∶1-cer，C17∶0-cer，C20∶0-cer，C22∶0-cer，C24∶0-cer，C24∶1-cer。其中 C17∶0-cer 为内标物。

样品的制备：将细胞团悬浮于 0.8ml 的水中并在超声水浴中匀浆。加入 20μl 的 500ng/ml 的 C17∶0-cer 作为内标物到容器中；用乙酸乙酯：异丙醇：水（60∶30∶10，v/v）萃

取，应算上之前培养基中加入的 0.8ml 水，分取有机层，有机层含有几乎所有的脂质。此法为 Jacek Bielawski 改进的 B&D 方法。在用离心方法去除细胞残渣后，用氮气吹干溶剂。使用前用氯仿：甲醇（2：1，V/V）溶解样品。

标准溶液的制备：精密称量并溶解于乙醇，制成 0.01mg/ml 的 C14：0-cer，C16：0-cer，C17：0-cer，C18：0-cer，C18：1-cer，C20：0-cer，C22：0-cer，C24：0-cer，C24：1-cer 的储备液。进一步使用乙腈来分别稀释，制备 9 个不同浓度的系列混合标准工作溶液，浓度分别为 10，7.5，5.0，2.5，1.0，0.5，0.1，0.05 和 0ng/ml。500ng/ml 的 C17：0-cer 的乙醇溶液作为 IS 工作溶液。储备液保存于-80℃条件下，工作溶液保存于-20℃条件下。使用前，所有工作、储备溶液须室温下解冻然后超声。

分析方法：仪器：质谱仪

样品分析：将系列浓度的混合标准工作溶液入 HPLC-MS/MS 仪，进行分析，以被测脂质的浓度作为横坐标，被测物峰面积与内标峰面积比值作为纵坐标，建立标准曲线。

将经过前处理的样品注入 HPLC-MS/MS 仪，进行分析，被测物峰面积与内标峰面积比值，代入随行标准曲线，计算样品中被测脂质的浓度。

（二）SMase 同位素测定法

有以［^{14}C］鞘磷脂（见前述实验操作步骤）和^{3}H 放射性标记测定法。^{3}H 标记的 SMase 抑制剂活性测定：

原理：^{3}H 标记的 SMase 为反应底物，在酸性 SMase 或中性 SMase 的作用下水解生成^{3}H 磷酸胆碱（^{3}H-phosphocholine），测定水解产物的放射活性，间接推算出 SMase 的酶活性作为对照。同时在其他的离心管中加入待测样品，通过放射活性相对减少的量而定量地换算出抑制剂的抑制活性。未加样品的酶反应的放射活性为 A，添加样品后的放射活性为 B，未加入酶的情况下放射活性为 C，抑制率按照以下方法计算：

$$抑制率(\%) = [1-(B-C)/(A-C)] \times 100\%$$

通过^{3}H 放射性标记 SM 的方法，贺建功等从土壤中分离的真菌、放线菌的发酵液中分离和筛选到抑制酸性 SMase 化合物 NF-0265，IC50 为 68.7pmol/L；抑制中性 SMase 化合物 N-1530A，IC50 为 7.2μmol/L，有抗血小板凝集活性。日本三共制药公司的中性 SMase 抑制剂 scyphostain，IC50 为 1.0μmol/L。

（三）微孔荧光方法测定 SMase 活性

1. ceramides 及相关酶与中间物的 LC-MS/MS 定量分析方法，以抗炎免疫调节药物对细胞内 Ceramides 以及信号通路的影响。

SMase 活性测试盒是一种简便快捷测定 SMase 的新方法。原理为体外以荧光微孔读数仪测定荧光值测定 SMase 活性。在酶联测定中，SMase 活性用 10-乙酰-3,7-二脱氧吩噁嗪，一种对 H_2O_2 敏感的荧光试剂非直接检测。荧光测量的发射波长和参比波长分别是 563nm 和 587nm。

实验操作步骤：试剂准备：预置于室温。准备 10mmol/L 试剂贮存液，避光贮存于-20℃。测 100 份样品 1×反应液每份 200μl。

200U/ml 辣根过氧化物酶（HRP）贮存液、20mmol/L H_2O_2、2% Triton X-100 工作液。5mmol/L sphingomyelin 工作液。10U/ml sphingomyelinase 贮存液。每管测定的总体积是 200μl。

（1）测定 SMase 活性-AmplexTM Red 法

1）以 1×反应液稀释样品，每孔 100μl。

2）以 10U/ml SMase 作阳性对照，1×反应液稀释到 0.04U/ml。不含 SMase 1×反应液作阴性对照。每孔 100μl，另外将 20mmol/L H_2O_2 稀释成 10μmol/L 阳性对照。

3）取 100μl 样品或对照加入微孔板。

4）准备 100μmol/L Amplex Red reagent 含 2U/ml HRP，0.2U/ml 胆碱氧化酶，8U/ml 碱性磷酸酶和 0.5mmol/L SM 加 100μl of Amplex Red 试剂。

5）加 100μl Amplex Red reagent/HRP/choline oxidase/alkaline phosphatase/sphingomyelin 工作液至微孔板各样品孔、阳性和阴性对照孔。

6）在 37℃孵育 30min 或更长时间，避光，伴随反应动力学可在多时间点测定荧光值。

7）以微孔板荧光测定仪测荧光值，刺激波长范围 530～560nm，发射波长为 590nm。每点减去荧光本底值得到空白对照。

（2）两步法测定 SMase：最适 SMase 反应在较低 pH（如 50mmol/L 醋酸钠，pH 5.0）、pH 7.0～8.0（加入等量体积的 100mmol/L Tris-HCl，pH 8.0）检测酶活性。

1）根据准备的溶液稀释样品（如 50mmol/L sodium acetate，pH5.0），加入 100μl 无 SMase 溶液作阴性对照。

2）加 10μl 5mmol/L SM 溶液至每个样品与阴性对照孔。

3）孵育 37℃一定时间（如 1h）。

如需要，以 10U/ml SMase 作阳性对照，1×反应液稀释到 0.04U/ml。不含 SMase 1×反应液作阴性对照。每孔 100μl；另外将 20mmol/L H_2O_2 稀释成 10μmol/L 阳性对照。

4）取 100μl 样品或对照加入微孔板。

5）加 10μl 5mmol/L SM 溶液至阳性对照孔。

6）准备 100μmol/L Amplex Red reagent 含 2U/ml HRP，0.2U/ml 胆碱氧化酶，8U/ml 碱性磷酸酶和 0.5mmol/L SM 加 100μl of Amplex Red reagent。

7）加 100μl Amplex Red reagent/HRP/choline oxidase/alkaline phosphatase 开始第二步反应。

8）在 37℃孵育 30min 或更长时间，避光。

9）以微孔板荧光测定仪测荧光值，刺激波长范围 530～560nm，发射波长为 590nm。每点减去荧光本底值得到空白对照。

（侯　琦）

参 考 文 献

1. Junfei Jin, Thomas D. Mullen, Qi Hou, et al. AMPK inhibitor Compound C stimulates ceramide production and promotes Bax redistribution and apoptosis in MCF7 breast carcinoma cells. L lipidRes.

2009, 6.

2. Hsu YT, Hou Q, Zhou H, et al. Differential immunoscreening identifies a glycosylation variant of the epidermal growth factor receptor in ME-180 cervical carcinoma cells. Hybridoma (Larchmt). 2005：24 (5)：225-230.

3. Zhou H, Hou Q, Hsu YT. Distinct domains of Bcl-XL are involved in Bax and Bad antagonism and in apoptosis inhibition. Exp Cell Res. 2005：309 (2)：316-328.

4. Hou Q, Hsu YT. Bax translocates from cytosol to mitochondria in cardiac cells during apoptosis：development of a GFP-Bax-stable H9c2 cell line for apoptosis. Am J Physiol Heart Cire Physiol, 2005, 289：477-487.

5. Hou, Q, Cymbaluk E, Hsu SC, et al. Transiently expressed Bcl-2 is equally capable of blocking Bax translocation to mitochondria as Bcl-XL and stably expressed Bcl-2 despite it induces apoptosis. Apoptosis. 2003：8 (6)：617-629.

6. S. Lahiri, AH. Futerman, The metabolism and function of sphingolipids and Glycosphingolipids. Cell. Mol. Life Sci. 64. 2007, 2270-2284.

7. Graeme F. Nixon. Sphingolipids in inflammation：pathological implications and potential therapeutic targets. British Journal of Pharmacology. 2009, 158 982-993.

8. Chen T, Guo J, Yang M, et al. CyclosporinAimpairs dendritic cell migration by regulating chemokine receptor expression and inhibiting cyclooxygenase-2 expression. Blood, 2004, 103.

9. Yoo HH, Son J, Kim DH. Liquid chromatography-tandem mass spectrometric determination of ceramides and related lipid species in cellular extracts. J Chromatogr B Analyt Technol Biomed Life Sci. 2006, 843 (2)：327-33.

10. Berdyshev EV, Gorshkova IA, Usatyuk P, et al. De novo biosynthesis of dihydrosphingosine-1-phosphate by sphingosine kinase 1 in mammalian cells. Cell Signal. 2006, 18 (10)：1779-1792.

11. Riccardo Ghidoni a, Gemma Fabriàs b. Dihydroceramide intracellular increase in response to resveratrol treatment mediates autophagy in gastric cancer cells. Cancer Letters, 2009, 282 238-243.

12. Ishiil Y, Nozawal R, Takamoto-Matsuil Y, et al. α-galactosylceramide-driven immunotherapy for allergy. Frontiers in Bioscience 2008, 13, 6214-6228.

13. He X, Xiao-kui, Wu X, et al. Dexamethasone impairs the differentiation and maturation of murine dendritic cells by Toll-like receptor 4-nuclear factor-κB pathway. Chin Med J 2010, 123 (3)；344-350.

14. Schiffmann S, Sandner J, Schmidt R, et al. The selective COX- 2 inhibitor celecoxib modulates sphingolipid synthesis. Journal of Lipid Research, 2009, 50, 32-40.

15. Li Y, Yao Y, Cheng G. Anti-inflammatory effect of amurensin H on asthma-like reaction inducedby allergen in sensitized mice1. Acta Pharmacologica Sinica 2006, 27 (6)：735-740.

16. Schiffmann S, Sandner J, Schmidt R, et al. The selective COX- 2 inhibitor celecoxib modulates sphingolipid synthesis. Journal of Lipid Research, 2009, 50, 32-40.

17. Li Y, Yao Y, Cheng G. Anti-inflammatory effect of amurensin H on asthma-like reaction inducedby allergen in sensitized mice1. Acta Pharmacologica Sinica 2006, 27 (6)：735-740.

18. Jin J, Hou Q, MullenT, et al. Ceramide Generated by Sphingomyelin Hydrolysis and the Salvage Pathway Is Involved in Hypoxia/Reoxygenationinduced Bax Redistribution to Mitochondria in NT-2 Cells. J Bio Chem. 2008, 283, (39), 26509-26517.

19. 张均田，杜冠华. 现代药理学实验方法. 第二版. 北京：中国协和医科大学出版社，2012.

20. Combs CK, Karlo JC, Lendreth GE, et al. Beta-amyloid stimulation of microglia and monocytes results in TNFα dependent expression of inducible nitric oxide synthase and neuronal apoptosis. Neuroscience. 2001, 21：1179-1188.

第十七章　干细胞在药理学研究中的应用

1999 年末，美国《Science》杂志公布了评选出的年度世界十大科学成果，"干细胞（stem cell）研究的新发现"超越包括人类基因组计划工程在内的其他科学成果，荣登榜首。这样的评价是源于干细胞研究对人类生命健康的重大意义。组织和器官的损伤和老化是人类健康面临的难题，现有的医疗手段如移植、外科修复、药物治疗等最终都难以完全修复损伤的组织和器官或使其功能得到长期的恢复。干细胞的研究给最终解决这一问题带来了希望。干细胞研究作为基础科学领域的突破，深化了人类对生命规律的认识，其相关的技术和理论在药理学领域得到了广泛的应用，并在一定程度上促进了药理学的发展。

第一节　干细胞概论

"干细胞"一词最早在 19 世纪的生物学文献中出现，如同许多其他的生物学名词一样沿用至今，并随着研究的深入而被赋予了新的内涵。1983 年 Sulston 在对线虫细胞系的研究中发现生殖系祖细胞的发育潜能在每个连续的分裂过程中发生了明显的改变，早期的细胞分裂的产物仍然保持了有关亲代分裂球的特征，且具有自我更新的能力。自我更新能力正是目前所公认的干细胞的特征，而非早期的细胞系的特征。此后，人们对干细胞开始有了较全面的认识。20 世纪 90 年代以来，分离和体外培养各种来源的干细胞技术不断成熟，引发了新一轮的干细胞研究热潮。

一、干细胞的定义

干细胞的定义多年来不断被修正，目前大多数生物学家和医学家认为干细胞是一类具有自我更新与增殖分化能力的细胞，能产生表现型和基因型和自己完全相同的子细胞，同时还能分化为祖细胞。通俗地讲，干细胞是指尚未发育成熟的细胞，它具有再生为各种组织、器官的潜能，被称为"万能细胞"。

二、干细胞的特征

在细胞分化的过程中，细胞往往由于高度分化而完全失去了再分裂的能力，最终衰老死亡。机体在发展适应过程中为了弥补这一不足，保留了一部分未分化的原始细胞，即干细胞。一旦生理需要，这些干细胞可以按照发育途径通过分裂而产生分化细胞。干细胞有以下特点：①干细胞本身不是终末分化细胞；②干细胞能无限增殖分裂；③干细胞可以连续分裂几代，也可以在较长时间处于静止状态；④干细胞分裂产生的子细胞只能在两种途径中选择其一，或保持亲代的特征，仍作为干细胞或不可逆地向终末分化。

三、干细胞的分类

干细胞具有自我更新的能力，在一定条件下，可以分化成为各种功能细胞。按分化潜能的大小，干细胞基本可以分为以下三种类型。

1. 全能干细胞（totipotent stem cell）   具有形成完整个体的分化潜能。如胚胎干细胞（embryonic stem cell, ESC），具有与早期胚胎细胞相似的形态特征和很强的分化能力，可以无限增殖并分化成为全身 200 多种类型的细胞，进一步形成机体的所有组织和器官。

2. 多能干细胞（pluripotent stem cell）   这种干细胞具有分化出多种组织细胞的潜能，但失去了发育成完整个体的能力，发育潜能受到一定的限制。骨髓多能造血干细胞（multipotential haemopoietic stem cell）是典型的例子，它能分化出至少12种血细胞，但不能分化出造血系统以外的其他细胞。

3. 单能干细胞（unipotent stem cell）   也称为专能或偏能干细胞。这类干细胞只能向一种类型或密切相关的两种类型的细胞分化，如上皮组织基底层的干细胞、肌肉中的成肌细胞。

根据干细胞组织发生的名称亦可进行分类。目前，已经从许多组织或器官中成功地分离出干细胞，其中包括：胚胎干细胞、造血干细胞、骨髓间质干细胞、神经干细胞、肌肉干细胞、成骨干细胞、内胚层干细胞、视网膜干细胞、胰腺干细胞等。

四、干细胞的分化发育

1. 干细胞的分化发育机制   多细胞生物的细胞分化依赖于各部分细胞基因表达的时-空关系，而时-空关系已由生物体的遗传性规定了严格的程序和模式。因此，分化受基因的调节，同时也受其环境因素的影响。高等动物因其胚胎发育的外环境以及成体发育的内环境比较恒定，所以细胞的分化更多地直接由基因支配。凡需要不断产生新的分化细胞以及分化细胞本身不能分裂的组织或细胞，都需要干细胞来维持。干细胞的职能不是执行已分化的功能，而是产生具有分化功能的细胞。

干细胞先分化成短暂扩增细胞。短暂扩增细胞有定向分化成某种终末分化细胞的能力，或是分化成定向祖细胞。短暂扩增细胞再经过几次到十几次不等的分裂后定向分化，进一步可分化为有丝分裂后细胞及终末分化细胞。

一般认为干细胞分化产生子代细胞的过程中有两种机制。其一，传统认为干细胞通过不对称分裂产生其后代，产生一个新的干细胞和一个最终经历分化的子代细胞。一般来说，单细胞生物和无脊椎动物以此种方式进行分化。另一种是高度调节性的机制，具有一定的概率性，干细胞通过这种方式进行自我更新。在静止状态下，每个干细胞分化时均等地产生一个新的细胞和一个定向祖细胞，但是在细胞群体的水平上而不是在细胞个体的水平上却表现出不对称分裂。在有些组织中可能表现为单个细胞行为的连续性，干细胞和其定向祖细胞处于连续分裂的相对位置，而在群体上表现为干细胞群和定向祖细胞群的不连续性。

2. 干细胞分化发育调控   干细胞分化发育的调控机制分内源性和外源性调控机制。其中内源性调控涉及到干细胞内的一些结构蛋白和结构因子等，它们通过各种方式影响干细胞的有丝分裂及其分裂的部位、染色体的功能及分泌的细胞因子等方面，从而实现对干细胞的自我复制、分化发育的调控；转录因子在胚胎干细胞的分化中也起非常重要的调节作用；此外，端粒酶的长度与肝细胞的增殖和分化也有重要关系。

干细胞库的维持最终取决于由外部信号所执行的细胞自动调节因子。直接的调节包括：负责建立不对称细胞分裂的蛋白，控制基因表达的核酸因子，在子代干细胞的定向分化细胞的染色体的调配及在短暂扩增细胞群间设定分裂周期数。

3. 干细胞分化发育的内环境　控制干细胞命运的外在因素选择性地组成了干细胞的内环境。这个内环境在细胞群不对称分裂的组织、保守的不对称的干细胞、干细胞的子代细胞及周围细胞间的复杂的相互作用、局部和远端的信号传导中具有重要的作用。细胞外基质成分的改变会影响干细胞的分化，不仅可以改变干细胞的分裂方式，而且也激活干细胞的多潜能性，使干细胞产生一种或多种定向祖细胞，以适应机体的需要。

干细胞的分化不但受到细胞与细胞、细胞与细胞外基质相互作用的影响，细胞因子在传递细胞与细胞外基质之间、细胞与细胞间的信息中同样起重要的作用。这些细胞因子包括干细胞因子、白细胞介素、干细胞生长因子、表皮细胞生长因子、成纤维细胞生长因子、肝细胞生长因子等。

五、干细胞的可塑性

经典发育生物学认为，细胞的分化是稳定的，而且一般是不可逆的，一旦细胞沿一定方向发生分化，便不会再返回到原先的状态。但 1997 年 Eglitis 等发现用亚致死剂量放射性核素照射小鼠，破坏其骨髓系统，随后将骨髓干细胞移植到该小鼠体内，结果这些细胞重新分化为神经胶质细胞，这表明骨髓干细胞在体内并不是一成不变的，在一定条件下，它可以像胚胎干细胞一样重新发生分化，生成其他类型的细胞。成年生物组织干细胞可分化为在发育上无关的干细胞，被称为干细胞的可塑性。

干细胞的可塑性涉及细胞的重编程。细胞重编程指的是细胞内的基因表达由一种类型变成另一种类型。早期对青蛙克隆的研究为重编程提供了初步的实验证据，之后的证据则包括体细胞核移植、细胞融合、外源基因诱导的重编程以及直接重编程。通过这一技术，可以在同一个体上将较容易获得的细胞（如皮肤细胞）类型转变成另一种较难获得的细胞类型（如脑细胞）。

多年来，人们一直在研究细胞的重编程及细胞核的潜在全能性，而 1998 年多利羊的诞生标志着已将这一研究工作推进到哺乳动物领域。2006 年，日本京都大学的 Yamanaka 教授在《细胞》上发表了具有里程碑意义的文章，详细介绍了其用四个因子（Oct3/4、Sox2、Klf4 和 c-Myc）将小鼠成纤维细胞逆转为类似多能干细胞的研究工作及结果，从此开创了诱导多能干细胞（induced pluripotent stem cell，iPS cell）时代。由于同时具备深远的科学价值和广泛的应用价值，iPS 技术已成为当今生物学研究的热点，并在 2007 年分别被《Nature》《Science》评为第一及第二大科学进展，又在 2008 年荣登《Science》十大科技进展榜首。

第二节 诱导多能干细胞

2006 年，Takahashi 等从 24 个候选基因中筛选出 4 个与胚胎干细胞多能性更为密切相关的基因-Dct4、Sox2、c-Myc 和 Klf4，并将它们导入到小鼠胚胎成纤维细胞和鼠尾成纤维细胞，成功地将其重编程为具有胚胎干细胞多能性的细胞—诱导多能干细胞。后续的报道优化了这一技术，同时通过一组严格的分析，证明 iPS 细胞事实上与胚胎干细胞极其类似。2007 年底，人类皮肤成纤维细胞重编程成功。

诱导多能干细胞是通过外源导入与多能性相关的转录因子来诱导体细胞发生重编程从而获得的一类具有多向分化潜能的细胞，它的研究解决了材料来源的问题，并很好地回避了长期以来围绕人类胚胎使用问题的政治和伦理争论，为新药筛选，药物毒理研究和再生医学等领域提供了广阔的研究和应用前景。

一、诱导多能干细胞的获得

尽管 iPS 细胞的建立在概念和技术上都很简单，但直接重编程依旧是一个包含大量未知事件的缓慢而低效的过程。为了可重复的获得 iPS 细胞，几个可变因素必须考虑，包括：①选择用于重编程细胞的因子；②重编程因子运载系统；③体细胞类型的选择；④iPS 细胞的鉴定。

1. 选择用于重编程细胞的因子　重编程过程中选择合适的基因至关重要。Takahashi 等直接重编程最初通过在小鼠成纤维细胞中用反转录病毒转导 24 个候选基因完成，这些候选基因都与多能性的确立和维持相关。最终发现这个 24 基因的小库只要缩减到四个转录因子 Oct4（Pou5f1）、Sox2、c-Myc、Klf4 就足以介导重编程。实验表明，采用任意两个基因的组合不能形成克隆，其中 Oct4 和 Sox2 对 iPS 细胞的形成最重要。对于 iPS 细胞生长不是必需的 c-Myc 和不能被其他原癌基因如 E-ras 替代，说明它们同样关键。一方面，Klf4 可以促进 Nanog 的表达，同时抑制 Myc 诱导的细胞凋亡。而另一方面，激活 P21 表达而抑制了细胞增殖，但此作用又可以被 c-Myc 抑制。Nakagawa 等将其家族成员分别替代 4 基因后发现：Oct4 不能被其家族成员替代，而另外三个基因 Sox2、Klf4 和 c-Myc 则分别可以被 Sox1 或 Sox3，和 N-Myc 或 L-Myc 替代。由于存在表观遗传修饰如 DNA 甲基化和组蛋白修饰等抑制机制，Oct4 和 Sox2 本身不能直接作用于分化细胞的靶基因。而 c-Myc 和 Klf4 可以通过对染色体组蛋白的修饰，从而使 Oct4 和 Sox2 结合靶基因。

此后不久，该研究小组发现利用除肿瘤相关因子 c-Myc 外的其他 3 种因子同样能成功获得 iPS 细胞，并提高了特异性和安全性，但产生效率有所下降。而用加有可溶性 Wnt3a 的 Es 培养基来培养表达 Oct4、Sox2、c-Myc 和 Klf4 的成纤维细胞，可促进 iPS 细胞的形成。

后来，各种不同的四因子都被成功的用于体细胞的重编程。在小鼠的成纤维细胞中，尽管伴随着一定程度的重编程效率的降低，Sox1 和 Sox3 能取代 Sox2；Klf2 能取代 Klf4；L-Myc 和 N-Myc 能取代 c-Myc。同时一组部分不同的转录因子组合 OCT4、SOX2、NANOG 和 LIN28，也被报道足以重编程人的成纤维细胞。

　　尽管最初的四因子依旧是重编程的标准因子，后来有报道发现少数的几个小分子和额外的因子能提高重编程效率或在功能上取代某种标准因子。以小分子化合物替代基因片段，可在极大程度上提高 iPS 细胞的安全性。BIX-01294（组蛋白甲基转移酶 G9a 的抑制剂）是最早发现可以替代 Oct4 诱导神经干细胞形成 iPS 细胞的。在使用丙戊酸（组蛋白乙酰基转移酶抑制剂）的情况下，只需导入 Sox2 和 0ct4 两种因子，即可获得 iPS 细胞。有报道在一种多种化学小分子混合剂的帮助下成功地得到了大鼠 iPS 细胞。使用小分子和可溶性因子的独特魅力在于它们运用方便的同时不会对基因组造成永久性修饰，而这种基因组的改变正是采用逆转率病毒或慢病毒的局限性所在。然而，现在还不清楚小分子是否可以囊括由四因子带来的转录和表观遗传学的一系列改变。

　　2. 重编程因子运载系统　除了导入的外源因子中包含肿瘤相关基因外，诱导所有的病毒载体也有诱发肿瘤的风险。最初小鼠和人的 iPSCs 产生采用的是反转录病毒载体和组成型的慢病毒载体，而后来则采用可诱导的慢病毒载体。然而，这些病毒系统因其会永久整合进基因组而受到质疑。对整合位点的分析没有发现共同的靶标和通路，这表明重编程过程中基因组的整合并非必须。寻找更为安全有效的载体成为 iPS 相关研究需要解决的问题之一。为了使得 iPS 更具治疗的可适性，必须追求非整合的方法。腺病毒转运和瞬时转染，已经成功运用于小鼠细胞的重编程，使得最终运用瞬时转运方法获取人的 iPS 成为可能。

　　2008 年 11 月，Stadtfeld 等在《Science》上发表文章介绍了他们使用腺病毒载体（adenoviral vectors）诱导小鼠 iPS 细胞产生的过程，使用腺病毒载体重复感染小鼠肝细胞，成功地将其重编程为 iPS 细胞。结果显示腺病毒基因组不会整合人宿主细胞基因组中。不过与使用反转录病毒载体相比，使用腺病毒载体诱导的成功率太低。Okita 等则完全放弃了病毒载体的使用，只使用质粒来转染细胞，他们使用了两种质粒，一种携带有 Oct4、Klf4 和 Sox2 基因，另一种携带 c-Myc 基因，重复转染小鼠胚胎成纤维细胞，也成功获得 iPS 细胞。但同样面临诱导成功率太低的问题，需进一步改进实验方法。2009 年 Thompson 实验室的 Yu 等研发出了创制 iPS 细胞的新方法，用此法培养出的 iPS 细胞不含病毒载体和外源基因。研究人员将外源基因整合人 oriP/EBNA1 质粒中，然后将此质粒转染新生儿包皮成纤维细胞并成功将其重编程为 iPS 细胞。oriP/EBNA1 质粒来源于 EB 病毒，它性质稳定不会整合人宿主细胞造成突变，携带的目的基因也能获得高效率的表达。哺乳动物细胞中 oriP/EBNA1 载体要在染色体外稳定复制只需要一个顺式作用 ofiP 因子和一个反式 EBNAI 基因。运用 P/E BNA1 质粒的这一特点，通过药物筛选，iPS 细胞在接着的几轮细胞分裂中会开始失去这些质粒，最后可分离出不含质粒的 iPS 细胞。

　　药物诱导的慢病毒系统提供了一种更有吸引力的方案，因为它可对重编程因子表达水平进行即时控制。尽管这些病毒也整合进宿主细胞的基因组，但不可否认它们特别适合应用于机制研究。例如，由于使用了这种病毒，出现了"第二次 iPS 系统（Secondary iPS system）"。在这个系统中，由 iPSCs 分化来的细胞拥有同样的由初次诱导的 iPS 细胞所赋予的原病毒整合位点。通过再次诱导，病毒携带的转录因子被均匀的重新激活，导致二次 iPS 细胞效率较先前增加了 100 倍以上。这个系统为在化学和遗传水平上筛选促进重编程的因子及优化 iPS 细胞形成条件提供了一个强有力的工具。基于这种方法可能建立的新技术包括定位重编程因子 DNA 在基因组上的位置以用于排除随机整合的位置效应，将四种重编程因子连在一个转录本上以有利于这种靶标作用。

3. 体细胞类型的选择　iPS 细胞的产生不受种系及细胞来源的限制，但种系及细胞来源却对诱导效率存在影响，有报道指出皮肤角蛋白或成纤维细胞的诱导效率要高于其他细胞，且由于角蛋白及成纤维细胞容易获得，使之成为一个良好的细胞来源。另外，还有研究表明细胞本身的分化程度对于诱导效率也存在影响，分化程度低的细胞诱导效率要明显高于分化程度高的细胞。同时，安全性也是在选择细胞来源时需要考虑的问题，例如小鼠的肝细胞及人角蛋白细胞被证明存在较少反转录病毒整合位点而在安全性上占据优势。除成纤维细胞外，还有多种体细胞可以用于诱导建立 iPS 细胞。如小鼠成熟肝脏细胞或胃表皮细胞。实验证明此类 iPS 细胞发育形成的小鼠的肿瘤发生率明显低于成纤维细胞来源的小鼠。

在处于不同分化阶段的体细胞中，Oct3/4、Sox2、Klf4、C-Myc、Nanog 和 Lin28 等 6 个多能因子的表达情况是有差异的。导入相应的外源性多能因子的目的是激活体细胞内一系列内源性多能因子的表达，当转染的体细胞中内源性多能因子的表达水平与 ESCs 相近时，体细胞就被反转录成多能细胞状态。成年动物的许多组织和器官都存在成体干细胞，比如表皮和造血系统。在多能因子的表达水平上，成体干细胞更接近于 ESCs，因而更易于重编程成为 iPSCs。神经干细胞和神经前体细胞有高水平表达的内源性 Sox2，故而在建立 iPS 细胞时不用导入外源 Sox2。最近还有报道称，神经干细胞不仅可表达 Sox2，还能表达 Klf4，只用外源导入 Oct4 就可诱导产生 iPS 细胞。人类原始角质化细胞更易被诱导产生 iPS 细胞，其诱导效率可为人类成纤维细胞的 100 倍，而产生速度也明显快于后者。

在一个给定的应用中要选用最佳的细胞类型必须考虑到以下几个方面：①采用哪些简便的重编程因子；②给定细胞类型的可能性和简便性；③细胞的代数和来源。衰老细胞或经过若干次传代培养的细胞可能包含遗传上的损伤，从而会损害最终获取的 iPS 细胞的治疗潜能。同样的道理，来源于不同组织的细胞有可能存在 DNA 损伤，比如皮肤细胞更有可能积累了紫外线诱导的突变，因此不大适合作为临床应用的供体细胞。总体说来，成纤维细胞依旧是研究重编程过程机制时基础研究的首选，而用于应用研究的 iPS 细胞则需要供体细胞容易获取、含有较少的遗传紊乱以及容易被瞬时转染方法重编程。

4. iPS 细胞的鉴定　iPS 细胞的鉴定遵循于常规的方法，主要包括形态学的鉴定，分子生物学及功能学的鉴定。形态学的鉴定用来筛选 iPS 细胞最早由 Meherali 提出，他的研究证明仅通过形态学筛选 iPS 细胞集落可以达到和药物或特定基因筛选相似的效果，若结合其他补充方法，如细胞特异性标志的染色，可使筛选效率进一步提高。

仅仅基于形态标准鉴定 iPSC 克隆需要具有相当高水平的胚胎干细胞专家。大体上讲，小鼠的胚胎干细胞克隆可以通过折光率或"光泽"、形状、致密性及清晰的边缘加以鉴别，而人的胚胎干细胞则呈现出鹅卵石一样的外表，突出的核仁和明显的单个细胞间的边界线。需要重点指出的是，形态类似但非 iPSCs 的克隆在人成纤维细胞重编程过程中也会出现。这些克隆往往比较松散（使用玻璃针可以轻易地割散克隆，是判断松散的标准），看起来成颗粒状，包含较明亮的细胞，而且通常出现在重编程的早期。

目前所建立的 iPS 细胞都在形态和生长特性方面与 ES 细胞一致。iPS 细胞也可以从细胞标志分子的表达、表观遗传状态等方面进行了一系列的鉴定。

现在得到的克隆细胞普遍具有高核质比和明显的核仁，这些都是 ES 细胞的典型特征，并且培养依赖性和增殖状态也都很类似 ES 细胞。流式细胞和免疫组化技术鉴定出 iPS 细胞表达多能干细胞特异的表面标志 SSEA-1、SSEA-3、SSEA-4、TRA-1-60、TRA-1-81 和 TRA-2-49/6E 等，而这些蛋白在转染前的成纤维细胞并不表达，此外，与多能性相关的端粒酶活性也由零点上升到近似 ES 细胞的高水平。

iPS 细胞与 ES 细胞具有相似的 DNA 甲基化模式。iPS 细胞重编程后，Nanog、Oct-4 和 Rexl 等重要多能基因的启动子区 CpG 岛从高甲基化转变为类似 ES 细胞的低甲基化状态，表明这些启动子处于转录活性状态。

iPS 细胞的组蛋白修饰也发生了相应的改变，通常 H3K4 三甲基化促进转录，而 H3k27 三甲基化抑制转录。人 iPS 细胞组蛋白 CHIP（染色质免疫共沉淀）分析证实了 iPS 细胞的 Oct-4、Sox2、Nanog 和 Gain6 等多能基因的启动子区域具有高 H3K4 三甲基化和低 H3K27 三甲基化水平，与 ES 细胞一致而与转染前细胞有较大差异。

二、利用诱导多能干细胞建立疾病模型，筛选药物

iPS 细胞被证明带有自身的印记，与胚胎干细胞代表的真正状态仍有差距。在解决 iPS 细胞潜在的成瘤性问题之前，作为细胞治疗的来源广泛应用于临床的前景还很渺茫。目前 iPS 细胞最主要的应用在于建立人源的疾病模型，进行疾病机制的研究以及药物的筛选。

疾病 iPS 细胞系是指从患有特定疾病的患者获得具有疾病表型的 iPS 细胞及其分化细胞，或者说从具有明确遗传基因异常原因的疾病患者体细胞获得的 iPS 细胞及其分化细胞，用于模拟该疾病的病理表现和过程。这项技术涉及特定疾病的遗传特性、细胞来源、iPS 细胞本身的疾病表型、分化靶细胞的疾病表型、是否有外源性影响、分化效率、药物作用效应等方面。这项工作一般流程可以分为：①得到疾病特异的 iPS 细胞；②调控疾病特异的 iPS 细胞细胞分化为疾病相关的细胞类型；③在分化的细胞中研究相关疾病的病理过程；④在了解疾病的病理过程后，用 iPS 细胞疾病模型筛选出能影响这一病理过程的候选化合物；⑤在大样本的 iPS 细胞疾病模型验证相关候选化合物的有效性。

建立合适的疾病模型进行药物的筛选与评价是药物开发过程中极为重要的一环。目前在药物的临床前研究最常用的是利用细胞系模型和动物模型进行相关的药物筛选与评价。但是由于细胞系和正常细胞，动物和人类之间的差异，使得目前的细胞系模型和动物模型不能很好地模拟疾病的状况。使用合适的疾病模型评价药物，尽量准确地预测药物的作用，将极大地降低药物临床前研究的成本，缩短药物研发周期。建立疾病特异的 iPS 细胞，进行相关药物评价的结果将会更为接近真实。同时，利用基因芯片或 PCR 等技术将特异的 iPS 细胞与正常人的细胞进行对比，能够分析其特定的基因图谱和表达变化，从而可能弄清楚疾病的机制，将有助于发现相关疾病有效治疗的新靶点和新途径。

2008 年用肌萎缩侧索硬化症（ALS）患者的细胞建立了第一种疾病特定 iPS 细胞系。

iPS 技术使得 ALS 的病理过程能够在培养皿中多次重现，让人们了解到同一种疾病的不同致病因素，以及需要制定的不同治疗方案。目前已经利用患者自身的 iPS 细胞在遗传和生理水平上成功建立了脊髓性肌萎缩、1 型糖尿病、帕金森病、家族性自主神经功能障碍症等细胞模型。

2009 年，Ebert 等将一例脊髓性肌萎缩患者的皮肤成纤维细胞诱导为 iPS 细胞，这些 iPS 细胞扩增能力强，保持了疾病的基因型并能产生运动神经元细胞，与正常的细胞相比显示出选择性的缺陷，其发病机制可能是某个蛋白的表达下降导致分化成神经干细胞的能力下降，利用这一点可以筛选用于 iPS 细胞相关蛋白表达水平的药物。家族性植物神经功能障碍症是由转录延伸中 IKBKAP 基因位点突变导致的，研究者将患者特异的 iPS 细胞分化成 3 个胚层，其中包括周围神经元，对其基因表达进行分析，了解发病机制，进而构建了体外的家族性自主神经功能障碍症模型。

iPS 技术构建疾病人源化模型在评价药物作用方面有着极大的潜力，并正在飞速发展，但还是有一些需要解决的问题。疾病表型的复制前提是相对明确的疾病基因变异，单基因显性遗传特异组织病最适宜模拟，多基因疾病比较复杂，而基因与环境因素互相作用的疾病则很难以单一细胞模型来完全模拟。另一个局限是多数研究还只是少数患者、组织得来的少数 iPS 细胞系，无法排除个体间差异和偶然性以及特定个体内单一细胞系的偶然性，大多数的模型需要群体大样本以及个体多细胞系研究以获得更具代表性的模型。与发育有关的和渐进性疾病，还需要解决体外 iPS 细胞模型如何复制疾病进程的问题。操控培养皿中的分子机制以通过仿制发育过程来推断病理发展，还需要与动物模型或临床病理来验证。多表型综合征也需要不同疾病表型细胞模型来加以鉴别。

利用疾病 iPS 细胞模型的药物筛选，需要有大批量内在齐整性的细胞资源，这方面的研究工作还比较少。在 iPSC 细胞模型层面上结合药物，可以用于鉴别可能的病理机制，寻找药物的靶点，研究药理机制，验证药物安全性与剂量，甚至用于个体化医疗，即通过特定病人的特定 iPSC 细胞模型筛选药物种类、组合、剂量、途径等。另一个更现实的应用模式是大规模、大批量、多个体、同疾病表型的特定疾病 iPS 细胞模型库，通过具有足够广泛代表性的库来寻找个体差异所代表的个体化解决方案。

三、利用诱导多能干细胞预测药物毒性

目前，药物毒性测试数据结果大多来自细胞系、体细胞和动物实验等。这样的实验结果有其局限性。大多数细胞系存在染色体和基因组异常。体细胞增殖能力有限，在多次传代后其生物学功能会发生改变。细胞遗传和生理特性的改变，会导致毒性的测试结果在一致性、可重复性和准确性方面存在缺陷。动物和人的基因和生理存在着差异，所以动物实验的结果并不能完全反映药物对人的作用。例如，沙利度胺在经过小鼠动物实验后被证实对怀孕的小鼠没有任何影响，是安全的，但是最后却导致怀孕期间使用过此药物的孕妇产生畸胎。

已经有公司将高预测性的毒性检测产品引入到药物发现过程中，可将生物检测与人类的心肌细胞结合起来，从而及时准确地预测药物的副作用。有研究者已经使用来自于人源

的 iPS 细胞验证了相关毒性测试的有效性。在药物毒性评价方面应用 iPS 细胞既能解决动物实验带来的道德伦理问题，也能提高毒性预测的准确性。

第三节　干细胞的定向诱导分化

胚胎干细胞、各种来源的多能干细胞和 iPS 细胞都有分化为某种特定细胞的潜能。利用这种分化潜能，按照特定目的，人为地确定干细胞的分化方向，可以得到所需要类型的细胞。这为治愈细胞功能丧失相关的疾病（神经退行性疾病、糖尿病、心肌坏死等）带来了极大的希望，同时为相关疾病的药物治疗提供了新靶点。药物可能通过促进干细胞的定向分化，来替代已经受损的细胞，从而治愈疾病。干细胞定向诱导分化所产生的细胞，为药物的安全性评价也提供了更为有效的平台。

一、干细胞的定向诱导分化研究

目前研究最多的是胚胎干细胞和神经干细胞的定向诱导分化。由于胚胎干细胞的全能性，胚胎干细胞的定向诱导分化研究极具应用前景。神经退行性疾病以及神经损伤性疾病涉及神经元的功能丧失，目前缺乏有效的治疗手段。神经干细胞的定向诱导分化通过产生所需的神经元，有可能使受损的神经恢复功能。iPS 细胞的定向诱导分化也具有极大的潜力。

1. 胚胎干细胞的定向诱导分化　胚胎干细胞自 1981 年首次从小鼠囊胚内细胞团分离得到并建系以来，ES 细胞诱导分化研究一直就是研究热点，特别是 1998 年人类 ES 细胞的建系成功，更是加速了胚胎干细胞的诱导分化研究。

2. 胚胎干细胞定向诱导分化的一般方法　目前主要包括：外源性生长因子诱导 ES 细胞分化、转基因诱导 ES 细胞分化、通过将 ES 细胞与其他细胞共培养的方式诱导 ES 细胞分化等。

外源细胞生长因子诱导 ES 细胞分化在体外诱导 ES 细胞分化方面，对细胞因子诱导法研究的最为广泛和深入，获得的研究成果到目前为止也最多。体外培养下，ES 细胞对细胞因子具有依赖性。培养过程中添加或撤除某一种或某些细胞因子可指导 ES 细胞的增殖或分化。目前研究比较深入的诱导因子主要有维 A 酸、骨形态发生蛋白、成纤维细胞生长因子等。利用细胞因子诱导 ES 细胞朝一定方向分化时，一般采用分阶段的办法，即先得到类胚体，再在 EBs 的基础上进一步诱导使其分化为目的细胞。在各阶段添加的细胞因子不同，具体表现为细胞因子种类、浓度或组合的不同。目前利用此法，已得到多种目的细胞，如造血细胞、心肌细胞、神经细胞等。

细胞因子诱导分化的方法虽然操作简便，但其诱导产生的成熟细胞数量较少，而且纯度较低。利用转基因方法达到诱导 ES 细胞定向分化，已经取得了较好的成果。它主要是利用基因转染技术使某个促分化基因或细胞系特异表达基因在 ES 细胞中表达，从而调节 ES 细胞的分化。

3. 胚胎干细胞定向诱导分化的调节机制　ES 细胞的分化受内源性因素和外源性因素

的共同调节。内源性因素即不同基因在不同时间和空间的开启和关闭及各种转录因子等。在个体发育中，基因按照一定程序，有选择地相继活化的现象称为基因的差异表达。在胚胎发育过程中所以能相继分化出各种新类型细胞，就是由于相关基因相继活化而合成特异蛋白质的结果。有研究证明细胞定型时是通过强化某些基因的表达并抑制另一些基因的表达来形成某个单一谱系所特有的基因表达型。如缺乏干细胞白血病转录因子的 ES 细胞不能分化为血细胞和内皮细胞共同的前体细胞。有些基因如 Oct-4 基因和 Nanog 基因等在体内通过不同的表达水平来调控 ES 细胞的分化。某些基因对细胞自身生存并无直接影响，不是必需的，但却决定着细胞向特殊类型分化的物质基础。如编码肌细胞肌球蛋白的基因，编码结缔组织的胶原蛋白的基因等。

外源性因素指细胞间的分化诱导、分化抑制作用及细胞外物质的介导作用等。细胞间的分化诱导是指一部分细胞对邻近细胞产生影响，并决定邻近细胞分化方向及形态发生的过程。诱导分化的机制还不清楚，可能与信号传导有关。细胞间的分化抑制是指在胚胎发育中，已分化的组织细胞产生抑素，抑制邻近细胞进行同样分化以避免相同的器官重复发生或过度发育。细胞外物质的介导作用分近距离与远距离两种，起近距离介导作用的主要是细胞外基质与黏附分子，起远距离介导作用的主要是激素与细胞因子等。目前研究最多的是生长因子，生长因子可诱导 ES 细胞在体外分化，但没有一种生长因子能诱导 ES 细胞定向分化为一种特定细胞。生长因子仅仅增加某一种类型细胞的相对数量。

4. 神经干细胞的定向诱导分化　神经干细胞（neural stem cells，NSCs）是指具有分化为神经元、星形胶质细胞、少突胶质细胞的能力，能进行自我更新并分化形成新的脑组织细胞的细胞。神经干细胞可以来源于胚胎组织，也可以来源于成体神经组织中或成体非神经组织。

目前已经能够诱导神经干细胞分化的方向有：多巴胺能神经元、运动神经元、胆碱能神经元、γ-氨基丁酸能神经元、星形胶质细胞、谷氨酸能神经元、少突胶质细胞和 II 型星形胶质细胞等。

神经干细胞的分化是内因和外因相互作用的结果。内因是指细胞的基因表达状态，包括细胞膜、细胞质和细胞核等成分的状态，主要有 bHLH（basic helix-loop-helix）基因家族和 Notch 信号系统。bHLH 转录调控因子参与神经干细胞的分化调控，bHLH 基因是决定神经细胞分化命运的功能基因，可以促进干细胞向神经元方向分化。Notch 信号是另一种控制神经干细胞分化的通路，Notch 蛋白可抑制干细胞向神经元方向分化，促进向胶质方向分化。外因是指对细胞发生影响的外在因素，包括细胞间通讯连接、细胞周围环境、激素、细胞因子、递质、酸碱度、电解质、温度、机械作用力等。神经干细胞的定向诱导分化可以通过作用于以上因素，使其定向分化，但特异性诱导因素尚不明确。

5. 诱导多能干细胞定向分化　iPS 细胞已被证实可以分化为多种类型的细胞。Nelson TJ 将 iPS 细胞分化成为心脏实质细胞，Wernig M 诱导产生神经前体细胞和多巴胺能神经元，2009 年邓宏魁等人将 iPS 细胞高效地分化成能分泌胰岛素的成熟胰岛细胞和肝细胞。iPS 还被证实可以分化为心脏细胞、视网膜上皮细胞、内皮细胞和造血细胞等。但是，和人 ES 细胞相比，人 iPS 细胞产生功能细胞的效率很低，而且部分源于人类 iPS 细胞的功能细胞凋亡明显、生长与扩增能力受到严重限制。这可能源于 iPS 细胞所带的遗传信息，其状态受到供体机体特定状况如衰老程度和组织细胞状态（基因变异、表观遗传状态、端粒及端粒酶状况等）的影响。解决这一问题是整个 iPS 技术在更大范围和程度上应用的关键。

二、人胚胎干细胞技术用于药物研发

一个新药的发现需要花费 10～15 年的时间和近十亿美元。新药如此复杂的研发过程是为了确保药物的安全性和有效性。目前制药领域的研究更关注于对疾病病理过程的干预，而不再仅仅局限于疾病症状的改善。这就需要更多实验数据基于人源模型而不是动物模型。人源模型给新靶点和新化合物的评价提供了一个更接近真实的环境。胚胎干细胞可以分化成各种功能细胞。胚胎干细胞技术可以使实验样本整齐化，缩小实验误差。同时不同基因型的细胞实验将会带来更多的药物基因组信息。在此以肝细胞和心肌细胞为例，介绍胚胎干细胞技术在药物发现和毒性测试中的应用。此外，未分化的人胚胎干细胞也可以用于胚胎毒性测试。

1. 肝细胞的应用　肝细胞不仅可以作为代谢性疾病的药物靶点，也可以用来作肝毒性评价，还可以应用于化合物的药代动力学研究中。不良的药代动力学是新药研发终止的一个主要原因，肝脏毒性和肝功能的改变在毒性化合物测试中经常出现，所以在药物研发非常有必要建立人肝脏细胞模型。在药物研发中需要尽早地获得化合物的代谢情况，如代谢产物、代谢途径以及对药物代谢酶的诱导和抑制。目前主要用 HepG2 和人原代肝细胞进行相关的实验。由于 HepG2 酶含量很低，而人原代肝细胞取材不便，难以纯化，并存在个体差异，这使得预测化合物的肝毒性非常困难，常常在药物研发晚期才发现。胚胎干细胞分化得到的肝细胞模型已经可以解决这些问题。正常的人肝脏除了肝实质细胞外还存在库普弗细胞和星型细胞等。用胚胎干细胞技术建立含有多种细胞的复杂模型模拟简单的肝组织，可以更准确地进行化合物的体外毒性评价。

2. 心肌细胞的应用　目前在药物的临床前研究中缺乏合适的心肌模型，而所有的在研药物都必须通过心脏毒性检测。胚胎干细胞可以分化为心肌样细胞，应用于心血管药物的研发和化合物心脏毒性的检测。

在心血管药物研发领域，有大量的机会使用胚胎干细胞分化而来的心肌细胞。这种心肌细胞模型几乎能够在所有的靶点验证和药效研究实验中提高评价结果的准确性。相对于动物细胞和转染的非正常人类细胞，胚胎干细胞分化而来的心肌细胞更能模拟生理状态。虽然转基因动物实验能够提供不少有意义的实验数据，但是转基因动物的实验规模和动物种属差异的问题仍难以解决。通过对未分化的胚胎干细胞或已分化的心肌样细胞引入或下调某种基因，可以进行相关的靶点分析。单基因的心血管疾病（如先天性 QT 延长综合征）已经可以通过该胚胎干细胞技术建立相关的模型。胚胎干细胞分化的心肌细胞已经可以模拟多种不同心血管疾病的相关的病理生理过程，包括收缩功能不良、心律不齐、心律失常、氧化应激和局部缺血保护等。

药物的安全性评价中有一项重要内容是受试药物是否会造成心肌动作电位去极化延迟。药物造成的 QT 间期延长会导致心律失常。在过去十年中，QT 间期延长是药物撤出市场的

一个主要原因。造成 QT 间期延长的药物不局限于心血管药物，因此有必要建立合适的通用的检测体系在药物临床前研究中评价药物诱导 QT 间期延长的风险。目前模拟人心肌的生理状况的临床前模型包括表达人离子通道的细胞系，离体组织和动物心脏灌流等，由于与人心肌细胞基因型和功能的差异，使得相关的毒性评价实验难以提高准确性。缺乏合适的模拟人心肌的生理状况临床前模型，难以进行快速的大规模的药物筛选实验。心室肌细胞是进行 QT 间期延长实验的最佳细胞，可以进行标准的单细胞膜片钳实验。胚胎干细胞分化的心肌细胞可以通过微电极分析其节律，兴奋传导和收缩，实现了对 QT 间期延长风险的高通量评价。

三、药物诱导干细胞的定向分化

干细胞的研究对生命体各个组织器官的更新及损伤修复起着非常重要的作用，成为许多无法治愈的疾病，特别是细胞及组织缺失或损伤性疾病的唯一希望。理论上讲，任何一种细胞功能丧失相关的疾病都可以用干细胞替代法加以治疗。干细胞替代法包括外源性干细胞移植和内源性干细胞诱导两种。临床上细胞移植后虽可有效地改善患者的症状，但也存在很多问题：移植细胞的来源，特别是神经干细胞的来源是一个巨大的问题；应用胚胎干细胞的伦理问题；成体神经干细胞的难以获得以及异体细胞的免疫排斥问题；自体血液干细胞的横向分化和定向诱导问题等等。移植手术后的长期副作用和症状反弹的出现，使得研究者不得不重新考虑新的思路和方法。一个解决问题的新思路是用干细胞药物诱导内源性干细胞，即通过药物来诱导自身干细胞的增殖与定向分化，用药物来调节新生细胞与受损功能细胞之间的失衡，矫正由于功能细胞的退化和受损而造成的疾病，因此干细胞药物成为治疗细胞缺失或损伤性疾病的新视点和策略。

干细胞药物是指可以通过调节生物体内干细胞的增殖与分化，来达到防治由于细胞缺失或损伤而引起的疾病的一类治疗及预防药物。从狭义上讲，干细胞药物可包括小分子化合物药物、中药以及部分生物药物（如生长因子、生物活性小分子多肽或蛋白等）这些传统意义上的防治药物。从广义上讲，干细胞药物涉及所有可用于防治疾病的物质，还包括以重组蛋白质、细胞因子、治疗性抗体为主的基因工程药物等，也包括细胞移植所用的干细胞、前体细胞、功能细胞等。目前涉及干细胞药物的研究并不多，而且均集中在活性蛋白——生长因子方面，合成小分子或中药对干细胞的调节作用少有报道。目前，干细胞药物的主要研究方向是诱导生成神经细胞、心肌细胞和骨向分化等。

1. 诱导生成神经细胞的药物　目前研究的诱导生成神经细胞药物可以分为生长因子、合成小分子化合物、天然小分子化合物和中药复方。

（1）生长因子：在干细胞的发育生物学中，最早开始研究的是生长因子在增殖、分化以及发育机制中作用，如成纤维细胞生长因子（FGF-2）和表皮生长因子（EGF）对神经干细胞的调节作用，并发现 FGF-2 在胚胎发育早期对维持神经前体细胞生存、促进其增殖起作用；EGF 在发育晚期能促进神经前体细胞增殖和分化，可诱导神经干细胞分化为胶质细胞。不同来源的神经干细胞对 FGF 和 EGF 的反应敏感性也不同。由于神经干细胞增殖分化过程是一个极其复杂的生理过程，依赖于不同的微环境，各种生长因子的协同作用以及不同信号分子、转录因子的相互作用，因而不同的因子对神经干细胞增殖或诱导分化的结果也不同。除了 EGF 和 FGF-2 外，还发现脑源性神经营养因子（BDNF）、睫状神经营养因子（CNTF）、血小板源性神经生长因子（PDGF）、胰岛素样生长因子（ⅡGF）可以促进神经干细胞向神经元的转化，白血病抑制因子（LIF）、神经营养因子 3（NT3）、核因子（NF）-κB 等与神经干细胞的增殖、分化过程相关。目前认为局部环境中的神经营养因子、细胞外基质及黏附分子等均可能与增殖、分化有密切关系。但很少发现某一生长因子可以作用单一的来调节干细胞的非分化增殖或定向诱导分化。

由于生长因子或生物活性蛋白作为体内的大分子活性物质，不仅介入纵横交错的生理过程，在体内呈现极其复杂的多重调控功能，而且是异源性多肽或蛋白，可以引发免疫排斥反应，很难具有临床治疗和药用价值。小分子化合物则一直是临床疾病防治药物的主体，因而小分子化合物作为干细胞调节药物的潜力必然会越来越受到人们的重视。

（2）合成小分子化合物：Scripps 研究所的 Ding 等运用高通量筛选技术，筛选出了一系列的可调控干细胞增殖与分化的小分子。例如，小分子化合物 TWS119 可诱导胚胎干细胞分化为神经元；2-substituted aminothiazole 可把 80% 以上的大鼠神经干细胞诱导分化成神经元，更重要的是它可以抑制 BMP2 和 LIF 联合诱导的神经干细胞向星形胶质细胞的分化；杂环小分子 SC1 在无血清、滋养层和白血病抑制因子（LIF）条件下，可以使鼠胚胎干细胞在不分化、保持多功能状态下增殖。

Han 等发现小分子化合物 Stemazole 可以在体外促进成体神经干细胞增殖，并与 FGF-2 有协同促增殖作用。小分子化合物视黄酸可以使鼠胚胎干细胞分化为神经祖细胞，进而定向分化为神经元，这已成为细胞诱导分化的经典方法；在此基础上有人发现视黄酸与 Forskolin 可协同促进成体神经干细胞分化成神经元；丙戊酸盐能拮抗多种损伤因素诱导的神经细胞凋亡，并且与神经细胞增殖、分化和神经营养有关；另外，有关抗抑郁药氟西汀（fluoxetine）的研究显示：在促进神经干细胞的增殖、功能细胞的再生和抗抑郁之间可能存在联系。

由于在细胞治疗中神经干细胞很难获得，用相对易获得的成体血液或骨髓干细胞横向诱导分化成神经前体细胞或功能性神经细胞已成为目前研究者的目标之一，如发现 β-巯基乙醇（BME）、二甲基亚砜（DMSO）、丁羟基茴香醚（BHA）、异丁甲基黄嘌呤（IBMX）、二丁基环磷酸腺苷（db-cAMP）以及小分子化合物 D609 均可诱导骨髓基质干细胞（MSCs）转变为神经元样细胞，并表达神经元特有的标志物。但是否具有神经元细胞的生物活性功能尚待进一步研究证实。

（3）天然小分子化合物：天然小分子化合物一直是药物研究重点关注的对象。人参皂苷 Rg1 通过调节脑核酸和蛋白质合成，促进体外培养的海马神经前体细胞增殖的能力，并选择性促进缺血沙土鼠脑颗粒下层（SGZ）区神经前体细胞的增殖，以此改善记忆获得、巩固和再现障碍动物模型的记忆全过程。用银杏内酯 B 对培养的神经干细胞进行诱导分化，发现其具有类似神经营养因子的作用，可促进神经干细胞分化为神经元样细胞，对神经干细胞分化为星形胶质样细胞也有促进作用，并有剂量依赖关系。中药红景天中的红景天苷在体外可促进神经干细胞向神经元方向分化，在体内可上调大鼠嗅球和海马中神经营养因子的表达，以此改善老鼠的学习记忆能力。用中药丹参中含有的隐丹参酮对猴源干细胞骨髓间质干细胞进行诱导分化实验，免疫细胞化学分析发现神经细胞的标志 NSE、NF 表达阳性，星形胶质细胞的标志 GFAP 表达阴性。

（4）中药复方：中药复方可以通过多味中药的配伍，以多种药效组分在体内形成特定的化学微环境，诱导生物因子的产生并协调微环境中多种生物因子的作用，维持并构建脑内稳态系统，协同促进脑内源性神经干细胞增殖与分化。调节新生细胞与受损功能细胞之间的失衡，来治疗由于功能细胞的退化和受损而造成的疾病。但因其药效组分众多，无法明确其对干细胞的增殖与分化的调节机制，其研究受到很多限制。

现有的研究集中在体外或动物实验研究上。HD02（主要成分：黄芪、党参）可促进神经干细胞增殖与分化，并抑制其凋亡；HD02 也可促进慢性前脑缺血模型大鼠神经干细胞增殖分化能力，增加脑缺血后成熟神经元数量。另外左归丸、脑溢安浸膏等中药复方可在体外促进大鼠神经球干细胞增殖与分化；牛珀至宝微丸、补阳还五汤对大鼠局灶性脑缺血后内源性神经干细胞有促进和维持增殖的作用；定志小丸可促进抑郁模型大鼠神经干细胞增殖，改善其学习记忆能力。

2. 诱导生成心肌细胞的药物

（1）5-氮胞苷诱导剂：1999 年 Makino 等首次报道骨髓间质干细胞体外成功地向心肌细胞诱导分化，这是一个具有里程碑意义的研究。他们用 5-氮胞苷对骨髓间质干细胞进行体外诱导，发现经 5-氮胞苷处理后，大约 30% 的骨髓间质干细胞分化为完全成熟且具有兴奋性、能自发跳动的心肌细胞，并且构建出诱导后的心肌细胞系。迄今为止，5-氮胞苷是诱导骨髓间质干细胞分化为心肌的有效化学制剂，但其分化的调控机制尚不十分明确。由于 5-氮胞苷是一种化疗药，可能对细胞具有一定的毒性作用，影响诱导后细胞的安全性与可靠性。因此，需要提高 5-氮胞苷诱导分化的效率和寻找新的诱导分化因子，从而建立更加完善的诱导分化体系。

（2）二甲基亚砜：二甲基亚砜（DMSO）是一种化学诱导分化剂，已有实验证明二甲基亚砜能有效地诱导小鼠多能 P19 细胞分化为自发搏动的心肌细胞。二甲基亚砜的作用是在转录水平上调 prodynorphin 和 dynorphin B 的基因表达，从而启动 GATA4 和 Nkx2.5 的表达，合成 α-MHC 和心室特异肌球蛋白轻链-2。但二甲基亚砜具有细胞毒性，限制了其体内应用。

（3）骨形态发生蛋白 2：骨形态发生蛋白是一组多功能的糖蛋白，属于转化生长因子 β 超家族成员，可调节多种细胞的生长、分化和凋亡。骨形态发生蛋白 2（BMP-2）、成纤维细胞生长因子 4 和骨髓间质干细胞体外共培养，发现部分骨髓间质干细胞表达心肌特异性蛋白，如肌节 α-原肌动蛋白和心肌肌球蛋白重链。

（4）血管紧张素 II：成人脂肪间充质干细胞经血管紧张素 II（Ang II）作用后能够表达心肌特异性肌钙蛋白 I，并具有肌细胞的超微结构，其诱导转化效能与 5-氮胞苷无差别，凋亡细胞较少，优于传统的化学诱导剂 5-氮胞苷。

（5）中药单体及复方：丹酚酸 B、黄芪甲苷、人参总皂苷与三七总皂苷均能促进大鼠骨髓间质干细胞体外增殖并可诱导骨髓间质干细胞分化为心肌样细胞，但还需提高诱导的效率。

对干细胞药物的研究刚刚开始,目前的研究多在体外阶段。在体内,药物对干细胞诱导分化的效果还有待开展研究。干细胞的诱导分化机制还不明确,但可以肯定的是,多种内外因素以一定的时空顺序调控了干细胞的分化过程。多靶点多层次作用的中药以及中药复方,有着悠久的临床实践历史,在干细胞药物开发方面有一定的优势。寻找合适的小分子化合物调控干细胞的诱导分化是干细胞药物研究的发展方向。

第四节　肿瘤干细胞

一、肿瘤干细胞的概念

肿瘤干细胞(tumor stem cell, TSC)是指存在于肿瘤中的一小部分具有干细胞性质的细胞群,具有自我更新能力,能够分化成不同表型的肿瘤细胞,使肿瘤在体内不断扩大或形成新的肿瘤。

20世纪90年代,研究者利用非肥胖糖尿病结合重度联合免疫缺陷(NOD-SCID)的急性粒细胞白血病小鼠模型证实了肿瘤干细胞的存在。乳腺癌、脑癌、结肠癌、胰腺癌、肝癌、卵巢癌和黑色素瘤等实体肿瘤的肿瘤干细胞,已通过适当的细胞表面标记成功分离出来。这些细胞包括CD44、CD24、CD133、EPCAM和ABCB5等,它们被移植到NOD-SCID小鼠体内后,会产生原始肿瘤的拟表型。目前有观点认为肿瘤是一种干细胞疾病,肿瘤干细胞的比例与肿瘤的恶性程度呈正相关,但肿瘤干细胞是否存在于所有肿瘤中仍有争议。

肿瘤干细胞学说认为肿瘤细胞在成瘤性方面存在不均一性,其中只有极少数肿瘤干细胞具有诱发并维持肿瘤恶性表达的能力。肿瘤干细胞数目相对恒定,具有无限增殖、自我更新和多向分化的特性,有很强的迁移、浸润、转移能力。肿瘤干细胞在癌症转移及肿瘤宿主的相互作用中起重要作用。肿瘤干细胞学说推测癌症的宏观转移源于肿瘤干细胞的迁移和扩散。

肿瘤干细胞的许多标志物与正常干细胞相同,显示了肿瘤干细胞的潜在可塑性,其增殖和自我更新与正常干细胞有一些共同的可控的发展过程。正常干细胞的行为受细胞微环境信号的严格控制。微环境支持自我更新及维持干细胞特性的同时,亦能控制干细胞的数量及增殖。肿瘤干细胞中异常的信号通路主要有wnt、Notch、Hedgehog和CDC2等。部分microRNA的异常缺失、突变或过表达与肿瘤的形成有关,起着癌基因或抑癌基因的作用。控制肿瘤微环境也可抑制肿瘤干细胞,如使一些肿瘤处于休眠状态或在几十年内发展缓慢。但突变可能使肿瘤干细胞不依赖于微环境信号,从而使自我更新加快并增加转移的风险。

二、肿瘤干细胞的耐药性

在肿瘤的化疗过程中,往往会有一部分肿瘤细胞存活下来,这些细胞的存在会导致肿瘤的复发和转移。这些细胞很可能是由肿瘤干细胞组成的,这些细胞对抗癌药物的抵抗性是大多数癌症治疗失败的原因。治愈癌症必须克服肿瘤干细胞的耐药性。肿瘤干细胞的耐药性涉及多种机制：

1. 肿瘤干细胞过表达 ABC 转运蛋白　ABC 转运蛋白（ATP-binding cassette transporter）是一种跨膜蛋白，可转运肽类、内源性脂质、核苷酸、药物等。与耐药有关的 ABC 转运蛋白主要有乳腺癌耐药蛋白（BCRP/ABCG2）、P-糖蛋白（P-gp/ABCB1）、多药耐药相关蛋白（MRP/ABCC1），其能够利用 ATP 分解产生的能量主动将细胞内的药物泵出细胞外，从而使肿瘤干细胞免受细胞毒性药物的损伤。

2. 肿瘤干细胞大多处于静止期或休眠期，而细胞周期特异性药物仅仅对增值周期的某个时相敏感而对 G_0 期细胞不敏感，如抗代谢药物氟尿嘧啶，作用于 S 期的阿糖胞苷、羟基脲，作用于 M 期的长春新碱。肿瘤干细胞常处于静止期，很少进行分裂增殖，对多数抗肿瘤药物不敏感。肿瘤干细胞的倍增时间要长于普通的肿瘤细胞，其增殖受到普通肿瘤细胞以及肿瘤干细胞微环境的影响。

3. 肿瘤干细胞过表达抗凋亡基因，而低表达凋亡促进基因，所以能够逆转化疗药物的杀伤作用，导致多药耐药。参与细胞凋亡的 bcl-2 基因、核转录因子 κB（NF-κB）、突变 p53 基因及 c-myc 基因等都参与了肿瘤干细胞耐药。

4. 肿瘤干细胞具有较强的 DNA 损伤修复能力　肿瘤干细胞抗 DNA 损伤修复能力主要由 DNA 聚合酶、DNA 连接酶、核酸内切酶等完成。肿瘤干细胞中这些酶蛋白合成增加，DNA 修复能力增强。由于 DNA 是多种抗癌药物攻击的靶点，肿瘤干细胞高效率的 DNA 修复也是其对化疗药物多药耐药的重要原因。

5. 肿瘤干细胞有极强的自我更新能力　在肿瘤干细胞中，与自我更新密切相关的信号通路 Notch、Bim-1、Wnt、Shh、Hedgehog 等异常活化。此外，肿瘤干细胞具有极强的端粒酶活性，使得肿瘤干细胞几乎可以无限分裂增殖。

6. 肿瘤干细胞常定位于低氧的内环境中　肿瘤干细胞周围是分化的肿瘤细胞、肌成纤维细胞、内皮祖细胞、细胞外基质等构成的内环境。这样三维的龛结构和发育良好的细胞外基质可以起到屏蔽作用保护肿瘤干细胞，使其不容易接触化疗药物。此外，射线引起的 DNA 损伤需要氧气，因此定位于低氧环境中的休眠肿瘤干细胞，在放疗中也不受影响。细胞微环境的改变也是肿瘤干细胞分化受阻的主要原因。

三、靶向肿瘤干细胞策略应用于肿瘤的药物治疗

肿瘤干细胞研究的深入为提出超越传统抗增殖药物的治疗策略奠定了基础。潜在的杀死肿瘤干细胞的方法包括阻断基本的自我更新信号通路、抑制其生存机制或通过抗体细胞毒素方法定位肿瘤干细胞表面标志物，以及诱导肿瘤细胞分化。许多肿瘤干细胞可能依赖于微环境来维持它们的性质，因此靶向微环境可能会是一种间接抑制或分化肿瘤细胞的策略。

1. 靶向肿瘤干细胞与正常干细胞不同的表面标记　大多数肿瘤干细胞是通过寻找相对应正常干细胞的特异表面标记被发现的。正常干细胞与分化的祖细胞基因表达有明显区别。同样可以通过基因表达分析寻找肿瘤干细胞特异表达抗原，这项研究首先在血液系统疾病中取得突破性进展。

急性髓性白血病的肿瘤干细胞与造血干细胞（hematopoietic stem cell，HSC）都有 CD34$^+$CD38$^-$ 表面标志。但 CD123 表达却有差异。大多数 AML 的肿瘤干细胞上表达白细胞介素-3 受体 a 链 CD123（IL-3-d），而 HSC 中的表达水平却很低。因此利用 IL-3 与白喉毒素（diphtheria toxin，DT）制备成的融合蛋白即 DT388IL3 进行靶向治疗取得了良好的临床前效果。CD133 表达于恶性黑色素瘤干细胞，有研究通过 shRNA 的介导敲除 CD133 基因，发现恶性黑色素瘤体外集落形成能力及活性降低，体内实验发现其转移力下降。CXCR1 是 IL-8 的受体，在乳腺癌干细胞中高表达，而 IL-8 能够促进乳腺癌干细胞增殖，同时增强其侵袭能力。CXCR1 封闭抗体抑制 CXCR1，可以选择性的减少乳腺癌干细胞体外及 NOD/SCID 小鼠体内的表达。CD44 由于在白血病、乳腺癌、结肠癌及前列腺癌中的肿瘤干细胞高表达而成为潜在的治疗靶点。应用 CD44 单克隆抗体可以通过阻断肿瘤干细胞的归巢而消灭慢性粒细胞性白血病及急性骨髓性白血病中的白血病干细胞。

2. 针对异常的自我更新信号通路　许多肿瘤细胞都能异常分化，自我更新失控可能是关键因素之一。研究发现正常干细胞中维持自我更新的信号通路如 Wnt，Notch，Hedgehog，NFκB，PTEN 等，在肿瘤干细胞中常常发生突变或异常激活。这些通路可能成为去除肿瘤干细胞的靶点。

Wnt 信号在髓细胞瘤中持续激活。干扰 β-actin/TCF 转录通路的小分子阻断剂，降低 Wnt 靶基因表达，可以产生对培养髓细胞瘤的细胞毒性，体内应用可以延长荷瘤模型生存期。研究发现通过西洛帕明（cyclopamine）抑制 Hedgehog 通路可抑制肿瘤。动物实验进一步证实 Hedgehog 通路在维持肿瘤干细胞中起重要作用。阻断 Notch 信号通路可抑制肿瘤干细胞自我更新并且抑制肿瘤生长，这使 Notch 通路成为肿瘤治疗潜在靶点。目前进入临床前和临床试验的药物有：靶向 Hedgehog 通路的 5El、环巴胺（cyclopamine）、GDC-0449 和 IPI-926，靶向 Wnt 通路的 AWNT2 特异性单抗和各种 TCF-β-连锁蛋白抑制剂，靶向 Notch 通路的 DBZ、MKm752、DLL4-特异性单抗。

HSC 保持静止状态还是进入细胞周期受到严格调控，P13K-AKT-FoxO 是重要的调节通路。PTEN 是降低 P13K 通路的重要磷酸酶，缺失后导致造血干细胞耗竭并发生急性白血病。激活 P13K 或 PTEN 缺失可能导致 AKT 下游的 mTOR 失调，利用 mTOR 阻断剂 rapamycin 可以防止 PTEN 敲除小鼠发生白血病。因此 mTOR 可能在肿瘤的自我更新和维持机制中起重要作用，利用 mTOR 抑制剂进行相关的研究已经进入临床实验。

3. 促进肿瘤干细胞分化　有观点认为肿瘤干细胞起源于干细胞的异常突变，而肿瘤又起源于肿瘤干细胞的自我更新和分化。诱导肿瘤干细胞分化有望成为靶向肿瘤干细胞的一种策略。肿瘤分化疗法是诱导肿瘤组织中的干细胞分化为子代细胞终末细胞，同时增加其对细胞毒药物的敏感性。

目前已有一种成功的分化疗法，即反义视黄醛，通过诱导前髓细胞分化缓解急性前髓细胞白血病。在实体瘤上也有可能应用分化诱导治疗的方法。在人成胶质细胞瘤模型中，用骨形态发生蛋白介导肿瘤干细胞分化。将 BMP4 投放给荷瘤鼠，诱导成胶质细胞瘤分化，发现 CD133 的肿瘤干细胞表达频率明显减少。将 BMP4 植入移植瘤小鼠体内，与未治疗对照组相比，肿瘤所造成损伤性减小，小鼠生存期更长。在成神经管细胞瘤中，调节肿瘤干细胞信号转导通路也可以诱导肿瘤干细胞分化。非编码 miRNA 同样可以调节肿瘤干细胞分化及其功能。

4. 靶向肿瘤干细胞微环境　微环境对于肿瘤干细胞的自我更新与分化都有调节功能。急性髓性白血病细胞表达的细胞黏附和细胞因子受体与急性髓性白血病的复发有关。在体外由黏附受体 VLA4 介导的前体 AML 细胞与纤连蛋白的黏附可以促进化疗的抵抗，而且 VIA4 的过表达可以作为 AML 复发的一个预测因子。骨髓微血管内皮细胞分泌的 IL-3 可引起急性髓性白血病胚细胞的增殖和凋亡的抑制。可见除了急性髓性白血病细胞自身外，肿瘤干细胞与微环境的相互作用对维持其生存也是至关重要的。靶向肿瘤干细胞生存所需的微环境成为肿瘤治疗的又一种选择。已经有研究发现以脑肿瘤起始细胞的血管微环境为靶点的治疗可以减少肿瘤起始细胞的数量，终止肿瘤生长。乏氧作为肿瘤治疗的主要问题之一，同样存在于肿瘤干细胞的微环境中，因此可以利用这点进行治疗。Huang 等创建了一种新的基因治疗载体，能在乏氧环境下特异表达，使针对乏氧的特异靶向治疗成为可能。

5. 靶向药物转运蛋白　肿瘤干细胞过表达药物转运蛋白是肿瘤干细胞的主要耐药机制。抑制 ABC 转运蛋白家族介导的多药耐药，可逆转肿瘤干细胞对化疗的耐受。恶性黑色素瘤干细胞中 ABCB5 的表达，使细胞对阿霉素耐药。针对依赖 ABCB5 的药物外排机制的单克隆抗体抑制剂和 siRNA 介导的基因沉默可以逆转其耐药性。ABCB5 基因沉默可以增加恶性黑色素瘤细胞对氟尿嘧啶和喜树碱的敏感性。目前针对 ABCB5 的药物研发已经进入临床研究阶段。

6. 利用正常干细胞靶向肿瘤干细胞　神经干细胞被发现具有迁移和趋向肿瘤的能力。Brown 等将神经干细胞经尾静脉注入裸鼠神经或非神经源性肿瘤模型。发现 NSC 可通过周围脉管系统迁移定位至颅内和颅外非神经肿瘤区域，包括前列腺癌和恶性黑色素瘤。因此，可以设想将 NSC 作为一携带治疗基因的载体。利用其趋向肿瘤的能力而靶向多种类型的肿瘤干细胞，从而发挥其有效的靶向治疗作用。

四、小结

干细胞作为近些年新的研究目标，已经受到了越来越多的重视。科学家们称干细胞为上帝在生物体内埋下的一个"奇迹"，诸如帕金森症、痴呆、糖尿病、系统性红斑狼疮等痼疾，几乎都可以用干细胞移植进行治疗。干细胞技术在药理学领域有广泛的应用，将干细胞技术与药物治疗结合起来，将会在越来越多的疾病治疗中起到更好的作用

（张　丹）

参 考 文 献

1. 裴雪涛. 干细胞技术. 第一版. 北京：化学工业出版社，2002.

2. Peter Sartipy, et al. The application of human embryonic stem cell technologies to drug discovery. Drug Discov Today, 2007, 12（17-18）：688-699.

3. Rubin LL, et al. Stem cell biology and drug discovery. BMC Biol, 2011, 7：9-42.

4. 王雪莲，等. 诱导多能干细胞制备技术及其在药物研发中的应用. 生物医学工程与临床，2011，15（6）：596-598.

5. 李林风，等. 胚胎干细胞诱导分化机制及其方法. 中华医学研究杂志，2007，10（7）：891-894.

6. 秦佳佳，等. 体外诱导间充干细胞向心肌样细胞分化的研究：药物、微环境及方法. 中国组织工程研究与临床康复，2011，15（1）：139-142.

7. 韩梅，等. 神经退行性或损伤性疾病防止的新观点——干细胞药物. 中国药理学通报，2008，24（7）：841-844.

8. 李德冠，等. 肿瘤干细胞靶向治疗. 中国药理学通报，2009，25（6）：701-703.

第十八章 小动物正电子发射断层成像技术在神经药理学研究中的应用

1999 年，美国哈佛大学 Weissleder 等首次提出了分子影像学的概念（molecular imaging），将其定义为应用影像学方法在活体内进行细胞和分子水平的定性和定量研究。与经典影像诊断学不同，分子影像学是着眼于探测构成疾病基础的分子异常，而不是对由这些分子改变所构成的最终结果进行成像。因此，通过分子影像学技术，可以成功地捕捉"疾病前状态"，并及时早期干预，达到改善预后的目的。动物活体成像技术主要分为可见光成像（optical imaging）、正电子发射断层成像/单光子发射计算机断层成像（positron emission tomography/single photon emission computed tomography，PET/SPECT）、核磁共振成像（magnetic resonance imaging，MRI）、计算机断层摄影（computed tomography，CT）成像和超声（ultrasound）成像五大类。分子影像技术可以在细胞、基因和分子水平上实现生物体内部生理或病理过程的无创实时动态在体成像，从而为疾病病程的在体监测、基因治疗的在体示踪、药物在体疗效评测、功能分子的在体活动规律研究提供了新的技术平台。除了临床应用，分子影像技术在药品研发中也显示出越来越重要的功能，并且成为基础研究与临床应用间的重要桥梁。美国食品药品监督管理局（FDA）在核心路径计划中强调成像是解决创新药物研发的关键技术。合理使用成像技术，有利于推动药物分子、靶标和治疗假说的选择和验证，从而增加药品研发项目成功的可能性。PET 是采用示踪原理显示活体生物活动的医学影像技术，从 20 世纪 70 年代第一台商品机问世后，经过几次大的改进，PET 的应用极大地提高了传统核医学影像的分辨率，可在体定量评价生物学进程，并用分子探针标记来探测生物学特征，在 20 世纪 90 年代已进入成熟的临床使用阶段，成为现代分子影像学的重要组成部分。PET 被美国著名核医学专家 Wagner 博士称为"继高能物理和基因工程后本世纪第三最伟大的成就"。

第一节 小动物 PET 成像的基本原理

小动物 PET 显像的基本原理是将正电子核素标记的特异性化学示踪剂（即分子探针）引入体内并定位于靶器官，利用它们发射的正电子与体内的负电子结合释放出一对伽玛光子，被成对符合探测器采集，采集的信息通过计算机图像重建处理成断层图像，显示带正电子核素的药物在体内的分布情况。示踪剂是 PET 成像的关键，通过物理、化学或生化方法，将发射正电子的放射性核素（如^{11}C、^{18}F、^{15}O 和^{13}N 等）标记在核酸、受体、酶基因探针等生物分子，就成了示踪剂。^{11}C、^{18}F、^{15}O 和^{13}N 都是人体组织的基本元素，用它们标记的生物活性物质原有的理化性质不便，这有利于研究活体内各种生命物质的功能、运动和代谢。示踪剂应与靶组织高亲和力，非靶组织低亲和力，易穿过细胞膜与靶组织较长时间作用，可快速从血液或非特异性组织中清除，以便获得清晰图像。^{18}F 被广泛用于标记葡萄糖、氨基酸、核苷、配体等分子作为显像剂，用以探查代谢、蛋白质合成和神经递质功能活动。^{18}F-脱氧葡萄糖（^{18}F-FDG）是应用最广泛的显像剂，它是葡萄糖的类似物，与葡萄糖的差别在于 2 位的羟基被 ^{18}F 取代。恶性肿瘤葡萄糖利用率明显增加，^{18}F-FDG 对大多数肿瘤能较好显像。^{18}F-FDG 还可用于检测心脏以及脑部的葡萄糖代谢状况和对器官功能进行评价。

与其他分子显像方法相比，小动物 PET 具有明显优势：①具有标记的广泛性，有关生命活动的小分子、小分子药物、基因、配体、抗体等都可以被标记；②可以绝对定量，尽管经常使用半定量方法，但也可以使用绝对定量方法测定活体体内生理和药理参数；③对于浅部组织和深部组织都具有很高的灵敏度，能够测定感兴趣组织中 p-摩尔甚至 f-摩尔数量级的配体浓度；④可获得断层及三维信息，实现较精确的定位；⑤可以动态地获得秒数量级的动力学资料，能够对生理和药理过程进行快速显像；⑥放射性标记物进入动物体内后，由于其本身的特点，能够聚集在特定的组织器官或参与组织细胞的代谢，半衰期超短，一般在十几分钟到几小时，适合于快速动态研究，如 ^{11}C、^{15}O、^{13}N，半衰期在 20min 以内；⑦可推广到人体；⑧采用示踪量的显像剂，不会产生药理毒副作用。

第二节　小动物 PET 成像的设备组成

临床型 PET 在应用之初就在探究如何实现应用在动物模型上，1991 年，Ingvar 博士首次将 PET 用于大鼠脑显像。同年，Rajeswaran 等发表了用 ^{11}C-diprenorphine 进行大鼠脑显像的动态资料。临床用 PET 受其探测效率和空间分辨率的限制，无法清晰辨识小动物的器官结构，不能满足小动物显像的要求。随后各国的科研工作者开始探究如何将临床型 PET 体积缩小，分辨率提高，适合于动物模型显像的装置，小动物 PET 装置是一个逐渐缩小的过程。Micm PET 将比临床 PET 缩小约 2000 倍。

最早期的动物 PET 是为非人灵长目动物显像而设计的，20 世纪 90 年代初，研制成功的专用于灵长类动物的 PET 扫描仪，包括日本 Hamamatsu 公司生产的 sHR-2000 型和美国 CTI PET 系统公司生产的 ECAT-713 型扫描仪，它们适于猴类和犬齿类动物显像。但也有人认为 20 世纪 80 年代中期，哈佛大学 Massachusetts 总医院研制成功的 PCR-l 为最早小动物 PET 扫描仪之一。第一台用于小动物的 PET 是 20 世纪 90 年代中期由英国 MRC Cyclotron Unit 和美国 CTI PET System Inc. 联合开发的 RAT-PET 系统，它是 ECAT-713 系统的改进型，探测环直径为 12cm，适合于啮齿类小动物显像。随后各国科学家相继研制成功了各种类型的小动物 PET。主要有美国加州大学洛杉矶分校（UCLA）Cramp 研究所研制的 UCLA micro-PET，GE 公司的 eXplore Vista small animal PET 系统，Philips 公司的 MOSAICTM animal PET，英国 OxfordPositron Systems（OPS）开发的 HIDAC animal PET 系统等。至今，小动物 PET（microPET）的技术已经发展完善，并已经成为药物的寻找和开发、以动物模型模拟人类疾病揭示疾病的生化过程、研究活体动物基因表达显像以及其他生物医学领域的重要方法。MicroPET 可在同一只动物身上进行连续的纵向研究，监控动物生理、生化过程及各种治疗方法干涉疾病进程时的效果,因此可排除传统研究方法中由于动物个体差异造成的误差。MicroPET 应用十分广泛,主要有两大方面:一是对正常生物学过程的研究,主要有功能基因的探测、反义显像、蛋白质的表达、功能受体显像、药物代谢动力学以及细胞信号的转导等;二是对疾病生物学过程的研究,主要有致病基因的筛选和表达、抗肿瘤免疫监视、抗肿瘤药物的筛选和疗效评估以及对肿瘤生物模型的观察等。本章重点介绍小动物PET 在神经药理学领域的应用。

小动物 PET 扫描仪由探测系统、计算机控制床、衰减校正点源架、激光定位系统、计算机工作站和其他辅助部分组成。其中探头是 PET 的核心,是影响 PET 性能的关键部件。PET 探头是由数个探测器排列组成,不同类型的 PET 探测器的排列方式不同。PET 的性能指标有空间分辨率、时间分辨率、灵敏度、探测效率、能量分辨率、死时间和信噪比等。空间分辨率是 PET 显像是否清晰的关键,过去一直影响小动物 PET 的运用及推广。空间分辨率是指能分清两点的最短距离(mm),也有使用像素颗粒的大小(mm^3)来表示。时间分辨率用时间响应曲线的半高宽表示,即一对湮灭光子被探测到的时间间隔的分布曲线的半高宽,它代表 PET 系统排除随机符合计数的能力。系统灵敏度是指扫描仪在单位时间内单位比活度条件下获得的符合计数。灵敏度与探测晶体的厚度、探头的数目、环数的多少及光收集效率等有关。探测器效率是指当一个光子通过探测器晶体时能够被记录下来的概率。能量分辨率是指能量响应曲线的半高宽与入射光子的能量比。

早期的动物 PET 的应用对象为非人灵长目动物,探测器与临床 PET 一样,均由 BGO 晶体和光电倍增管(PMTs)偶合而成,探测环直径较大。如美国 CTI 开发的 ECAT-713 系统的探测环直径为 64cm,重建空间分辨率为 3.8mm×3.8mm×4.2mm(体积分辨率约为 0.061ml),绝对灵敏度 0.36%。日本 Hamamatsu 公司的 SHR-2000 系统的探测环直径为 34.8cm,重建空间分辨率为 3.0mm×3.0mm×4.4mm(体积分辨率约为 0.04ml)。图像的空间分辨率较低,像素颗粒粗糙,加上小动物体积小,图像显示模糊。

近年来随着各种人类疾病大鼠和小鼠模型的建立和转基因动物的快速发展,价格低、易于获得的啮齿类动物成为实验动物的主体,动物 PET 的研究目标也转向了小动物,仪器的各种指标不断改进。

1. 空间分辨率 各家公司经过几年的研发,小动物 PET 的空间分辨率不断提高,可以达到 1mm 左右,能够清楚地分辨大小鼠丘脑、纹状体、皮层亚结构等脑内结构。美国 UCLA microPET 系统首次采用 lutetium oxyorthosilicate(LSO)晶体与多道 PMTs 偶合组成探测器。LSO 晶体的光输出量明显增大,衰变时间系数相对更小。采用光纤将闪烁光从晶体转移到多道 PMTs,降低了光电探测器的尺寸,可以自由设计晶体闪烁器的几何形状以获得高分辨率。microPET 系统的探测环由 30 个 LSO 探测器单元组成,探测环直径为 17.2cm。采用 3D 数据采集模式,重建图像的空间分辨率为 1.8mm×1.8mm×1.8mm(体积分辨率约为 0.006ml);绝对灵敏度 0.56%。其后研制的第二代小动物 PET 的重建图像分辨率已达 0.85mm,绝对灵敏度也提高到 2.26%,可对小动物进行清晰的 PET 显像。目前,有多家公司生产商业用的小动物 PET,其空间分辨率和灵敏度都在不断提高中。

2. 探测器的形状 英国 Oxford Positron systems 开发的高密度雪崩室动物 PET(high

density avalanche chamber animal PET'HIDAC animal PET) 系统、双探头 HIDAC 动物 PET 系统由两个可旋转的探头组成，探头间的距离可在 10～20cm 间调节；而另一款四探头 HIDAC 动物 PET 系统由四个环绕探头组成，其空间分辨率与双探头 HIDAC 动物 PET 相近，但系统效率较前者提高了近 3 倍，散射校正后的灵敏度为 1.2%。目前大多数公司采用的是环状设计模式。

3. 探测器环的直径和宽度　探测器环的直径与实验动物类型有关。目前开发的小动物 PET 针对的多为大鼠和小鼠。美国 UCLA microPET 系统探测环直径为 17.2cm，美国通用电器公司 Explore vista 小动物 PET 探测环直径为 11.8cm，美国的 Concorde micro PE-R4 用于啮齿类动物的显像，探测环直径为 14.8cm。探测器的宽度与采用步进式采集或整体采集有关。飞利浦公司的 MOSAIC™ 小动物 PET 轴向视野为 11.5cm，基本可覆盖小鼠的绝大部分。

4. 影像采集和重建模式　影像采集多采用三维采集模式，在小动物 PET 已经放弃了二维采集模式。影像重建一般采用有序子集迭代法，滤波反投影法仍是可选方法。

第三节　小动物 PET 在神经药理学研究中的应用

在神经系统的影像学研究中，小动物 PET 的主要优势在于其可通过使用多种放射性示踪剂反映生物化学、神经化学或药理学过程，18-3-1 表列举了一些常用的小动物成像的示踪剂（表 18-3-1）。

表 18-3-1　常用小动物成像示踪剂

名称	检测靶点
^{18}F-FDG	葡萄糖代谢
^{15}O-H$_2$O	脑血流
^{18}F-FluoroDOPA	多巴胺代谢
^{11}C-SCH 23390	多巴胺 1 受体
^{18}F-Fallypride	多巴胺 2 受体
^{11}C-Raclopride	多巴胺 2/3 受体
^{11}C-PE2I	多巴胺转运体
^{18}F-MPPF	五羟色胺 1A 受体
^{11}C-WAY100635	五羟色胺 1A 受体
^{11}C-MDL100907	五羟色胺 2A 受体
^{11}C-DASB	五羟色胺转运体
^{11}C-NMPYB	M 乙酰胆碱受体
^{11}C-Diprenorphine	阿片受体
^{11}C-Flumazenil	GABA$_A$/苯二氮䓬受体
^{11}C-PIB	β-淀粉样沉积

一、小动物 PET 和脑葡萄糖代谢

脑神经元活性研究是以耗糖量反映的脑代谢为基础。长期以来，2-脱氧葡萄糖放射自显影术应用于神经元代谢的在体测量。[^{18}F] 2-氟-2-脱氧-D-葡萄糖（^{18}F-FDG）是一种氟-18 标记的葡萄糖类似物，可转运入细胞磷酸化，并进入细胞质。葡萄糖代谢率的改变可能是由于神经递质功能变化引起的。已有研究者使用 microPET 检测多种啮齿类动物模型（主要为大鼠），包括视觉激活模型、行为性攻击模型、脑缺血模型和癫痫模型，小鼠使用较少。

早期利用小动物 PET 进行的 ^{18}F-FDG 大鼠脑显像，主要用于测量葡萄糖代谢，但由于 PET 分辨率的限制只能在全脑或局部区域内大致估算脑部代谢速度。糖代谢是一个分布广泛的过程，只有当分辨率小于 2mm 时，大鼠脑显像才能对脑主要构造进行识别。新一代小动物 PET 极高的分辨率能将外脑结构中的放射性与大脑放射性区清楚地分开，还能快速识别丘脑、纹状体和皮层亚基等。小动物 PET 可用于定量检测大鼠脑中各主要结构的代谢速度，纹状体及海马等区域的葡萄糖代谢显像可半定量研究大鼠脑可塑性和脑激活或定量评价大鼠脑损伤模型。因此，小动物 PET 已成为糖代谢功能、脑可塑性和脑损伤及介入研究的有价值的工具。

进行小动物疾病模型 ^{18}F-FDG 的 PET 成像前，一般禁食水 6 小时，用 1L/min 的速度，使用 2% 的异氟烷在纯氧的环境中对动物进行麻醉，麻醉不彻底时，动物的活动会造成非特异性的高摄取。^{18}F-FDG 可以通过尾静脉注射与腹腔注射两种方式给药，尾静脉注射的方法较常用。尾静脉注射的特点是直接进入血液，吸收较快，很快就能达到峰值，然后缓慢下降，但注射难度高，重复性较差，且疾病小鼠模型血管变细、血管壁变薄，给尾静脉注射带来困难；腹腔注射吸收较慢，呈缓慢上升趋势，相同剂量在约 45min 时与尾静脉注射趋于相近，^{18}F-FDG 注射剂量能更好得到控制，并且对于脑糖代谢成像来说，腹腔注射不会影响脑部图像质量，也可达到理想的效果。

二、小动物 PET 和脑受体及神经递质释放的检测

神经受体显像是当今分子核医学和神经科学领域最引人注目的研究方向，PET 显像技术可定量或半定量地测定受体的密度分布和亲和力，用以评价神经元功能活性。PET 放射性配体经同位素放射性标记且具有高度特异活性，定义为放射性原子数与原子总数的比值（相同化学式中的已知元素）。在这些注射浓度下（也叫"示踪剂剂量"），测定值通常与可能产生药理学作用的水平相距较远。与受体具有高度亲和力的示踪剂（亲和力低于 pM）能够对低受体浓度区域的受体进行可视化和定量检测。神经受体成像检测结果表示为受体密度以及结合亲和力。受体密度和结合亲和力以比率的形式表示，使用 PET 正电子扫描数据，变量以"结合电位"（BP）的形式表示。BP 相当于受体浓度（Bmax）/配体亲和系数（Kd）。在体内 PET 也可用于这些变量的确定。包括双放射性示踪剂的注入和两次 PET 正电子扫描：第一次使用具有高特异活性的放射性示踪剂，第二次使用较低特异活性的放射性示踪剂（加入未标记分子）。然后使用 Scatchard 作图分析靶标密度和亲和力。其他用于受

体定量和 BP 结果估算的 PET 数据分析方法还有组织参照法、图形法以及恒速输入法。小动物 PET 成像可测定三个神经元位点的神经递质：突触前神经元、突触后神经元和中间神经元的代谢。以多巴胺能神经系统为例，多巴胺转运体的放射性配体[11]C-PE2I 用于测定突触前神经元细胞膜上的分子密度；[11]C-Raclopride 与多巴胺 D_2 受体结合反映突触后水平的情况；[18]F-FluoroDOPA 用于多巴胺代谢通路的影像学分析，特别是突触前中间神经元水平。啮齿类动物模型中 microPET 大多用于多巴胺系统的研究，特别是用于帕金森动物模型，反映多巴胺的合成、多巴胺 D_2 受体结合和多巴胺转运载体的浓度。由于这类 PET 探针高度浓集于纹状体，纹状体结构较大，易于从大鼠脑内识别，在中等分辨率（3 ~ 4mm）下即可进行。小动物 PET 显像可对大鼠脑纹状体内多巴胺受体结合、纹状体内多巴胺 D_2 受体的缺乏与能量代谢之间的关系、多巴胺受体结合过程中内源性神经递质与放射性探针的竞争、非酪氨酸类氨基酸复合物对多巴胺释放的影响，以及大鼠脑伤害模型中纹状体内多巴胺 D_2 受体密度的变化进行量化研究。

对毒蕈碱乙酰胆碱（M）受体显像研究较多的是放射性碘标记的二苯乙醇酸奎宁环酯（[123]I-IQNB），它可与大脑中 M 受体有很高的亲和力。毒蕈碱乙酰胆碱受体（mAChR）是细胞膜上识别乙酰胆碱的一类蛋白质，为胆碱受体亚型之一，放射性标记生化分子探针可探测集体整体 mAChR 分布和浓度变化，可用于老年痴呆等疾病的病因及发病机制的研究。

小动物 PET 在其他神经受体的研究中的应用也越来越多，如 5-HT$_{1A}$ 受体在脑内突触前部位和突触后部位结合能力的比较、大鼠脑内内源性激动剂对 5-HT$_{1A}$ 受体在脑内突触前部位（中脑中缝核）和突触后（额皮质、海马）部位特异性结合的影响、5-HT$_{1A}$ 受体拮抗剂在大鼠脑内的神经传递及海马内的分布、5-HT 受体释放剂对大鼠脑内 5-HT$_{2A}$ 受体结合的影响以及基因敲除小鼠的多巴胺 D_2 受体显像等。

小动物 PET 可间接用于研究不同剂量的药物如何抑制放射性配体的特异性结合。给予期望受体放射性示踪剂后，给药前和给药后均进行扫描以阻断受体。两次扫描期间，药物与放射性示踪剂竞争相同受体位点。该方法能够对受体占领进行定量分析，最终表示药理学作用。该方法的首次临床应用是在抗精神病药物对精神分裂症患者进行治疗中，使用[11]C-Raclopride 定量测定多巴胺 D_2 受体的阻断。该研究和后面的研究说明了受体占领与抗精神病作用或不良反应之间的关系。进一步的，他们提出药物的受体占领比其预期血浆代谢动力学的持续时间更长。现在，该类研究常用于临床前和临床阶段的药物研发。

在特定条件下，PET 可通过测定啮齿类动物活性脑内的突触神经递质浓度的急性波动而对神经递质进行间接动态监测。该功能以放射性配体与特定的神经递质间的竞争为基础。有人推断如果配体与其受体的结合力较弱，那么多巴胺可能与配体竞争和受体的结合。该方法已被应用于评价纹状体[11]C-Raclopride 标记的多巴胺与大鼠多巴胺 D_2 受体放射性示踪剂结合的作用，五羟色胺与海马 5-HT$_{1A}$ 受体放射性示踪剂[18]F-MPPF，以及乙酰胆碱与纹状体毒蕈碱类胆碱能受体示踪剂[11]C-NMPYB。经典的占用模型也提示了内源性神经递质水平的改变与体内放射性示踪剂的结合系数相关。

三、小动物 PET 在神经退行性疾病模型中的应用

（一）小动物 PET 在阿尔茨海默病模型中的应用

阿尔茨海默病（Alzheimer disease，AD）又称老年性痴呆，是老年人中痴呆最主要的原因，其患者约占所有痴呆（血管性痴呆、皮克病、路易体痴呆等）患者的 2/3。目前，老年性痴呆已成为仅次于心脏病、恶性肿瘤和脑卒中的第四位死因，严重威胁着老年人的健康。早期症状为健忘，通常表现为逐渐增加的短期记忆缺失，而长期记忆则相对不受病情的影响。随着病情的加重，患者的语言、空间辨别和认知能力逐步减退。疾病进展到最后，患者无法理解会话内容，无法进行进食、穿衣等简单动作。AD 是一种常见的神经退行性疾病，其病理改变主要为皮质弥漫性萎缩、沟回增宽、脑室扩大、神经元大量减少，并可见老年斑（senile plaques，SP），神经原纤维结（neurofri tangles，NFT）等病变，胆碱乙酰化酶及乙酰胆碱含量显著减少。已发现 AD 发病与遗传因素有关，三种早发型家族性常染色体显著性遗传（FAD）的 AD 致病基因，分别位于 21 号染色体、14 号染色体和 1 号染色体，包括 21 号染色体上的 APP（amyloid precursor protein）基因，14 号染色体上的早老素 1 基因（presenilin 1）及 1 号染色体上的早老素 2 基因（presenilin 2）。载脂蛋白 E（ApoE）基因是老年型 AD 的重要危险基因。APOE 基因位于 19 号染色体，有 apoEε4 等位基因者，患 AD 的风险增加，并可使发病年龄提前。中国阿尔茨海默病协会 2011 年公布的调查结果显示，全球有约 3650 万人患有痴呆症，每七秒就有一个人患上此病，平均生存期只有 5.9 年，是威胁老人健康的"四大杀手"之一。在中国 65 岁以上的老人患病率在 6.6% 以上，年龄每增加 5 岁，患病率增长一倍，3 个 85 岁以上的老人中就有一个是老年痴呆。保守估计全国老年痴呆患病人数在 800 万以上。

PET 在 AD 诊断、病情预测、治疗药物及神经递质系统功能评价等多方面的研究中都发挥了重要作用。通过 ^{18}F-FDG PET 显像，根据双侧顶颞额叶葡萄糖代谢减低可对 AD 作出定性诊断。病灶局限在顶颞可诊断为早期 AD。相对于其他的影像学方法，PET 对 AD 诊断，特别是早期诊断具有其独特优势。开发出对 SPs 和 NFTs 具有较高亲和力的正电子示踪剂显示 AD 的病理变化，在 AD 出现临床症状前做出诊断是今后努力的方向。Aβ 淀粉样沉积是 AD 发生的高危因素并可出现在 AD 临床症状出现之前。Aβ（beta-amyloid）淀粉样显像剂如 2-（1-｛6-［2-［18F］氟乙基）（甲基）氨基］-2-萘基｝亚乙基）丙二腈，（2-（1-｛6-［（2-［18F］fluoroethyl）（methyl）amino］-2-naphthyl｝ethylidene）malononitrile，^{18}F-FDDNP）、匹兹堡化合物 B（Pittsburgh Compound B，^{11}C-PIB 及 ^{11}C-SB 等）的出现使得 AD 早期诊断成为可能，并可发现 AD 高危人群。另外，其他示踪剂的开发也在积极进行中，如通过神经生化显像剂来显示 AD 患者神经递质合成酶和降解酶的数量和活性改变、神经触突前后膜受体的功能变化，研究 AD 的胆碱能神经系统、多巴胺能神经系统、5-羟色胺能神经系统以及谷氨酸能神经系统的功能改变都已取得一些进展。

1. 脑葡萄糖代谢　通过 ^{18}F-FDG，可以采用小动物 PET 观察 AD 小鼠模型脑内的糖代谢。APP/PS1 双转基因小鼠模型的脑糖代谢特点为额叶、颞叶皮层糖摄取降低，而且颞叶糖摄取要低于额叶，这与临床 AD 患者颞叶糖摄取降低出现较早且较为严重，并随着病情

加重会累及额叶是一致的。说明 APPswe/PSΔE9 双转基因小鼠模型符合人类 AD 发病脑糖代谢降低的特点，与人类 AD 的进程更为相近，是理想的 AD 动物模型，可以为 AD 发病机制研究和药物研发提供有价值的应用。

2. Aβ 沉积显像　Aβ 沉积是 PET 分子成像的主要靶点。刚果红是一个能和纤维素、淀粉样蛋白及其他生物纤维结合具有高亲和力的二聚体重氮染料，引导了 Aβ 示踪剂的开发，最终导致一系列的电中性的苯并噻唑衍生物的产生，如早期的硫黄素 T，到现在的[11]C-PiB。另一个相关的化合物[18]F-flutemetamol 是[18]F-标记的 PiB，在 AD 脑中显示了非常相似的结合特性。[18]F-FDDNP 能以较弱的特异性结合信号标记 Aβ 斑块和神经原纤维缠结，但在最近的 AD 患者和健康对照组比较研究中发现其作用不如[11]C-PiB。转基因小鼠模型是研究 AD 的主要工具，有些已用小动物 PET 进行了评估。与临床研究发现相反，最初[11]C-PiB-PET 并未显示示踪剂在 PS1/APP 或 Tg2576 转基因小鼠脑内积累，虽然这些动物的认知功能障碍。Klunk 和他的同事们把这种差异归因为与 AD 患者脑内淀粉样蛋白相比，转基因小鼠脑中每个斑块的[11]C-PiB 高亲和力结合位点的数目非常低。他们提出不同种属间 Aβ 沉积的时间曲线和沉积的特异部位可能会导致二级结构不同。2007 年，Maeda 等使用高放射性比活度[11]C-PiB 对 APP23 转基因小鼠显像，发现示踪剂在海马和大脑皮层聚集，并观察到注射 Aβ 抗体后两周，小鼠脑内出现[11]C-PiB 结合减少的现象。检测不成熟斑块的灵敏度取决于[11]C-PiB 特定的放射性（在 20～200GBq/微摩尔范围内），而相同区域内更大或更致密的（成熟）斑块的检测不依赖于特定的放射性示踪剂。在 Tg2576 转基因小鼠未能检测到脑摄取紊乱的[18]F-FDG 或高比放射性。此外，体内和体外研究发现[18]F-FDDNP 与 AD-相关蛋白聚集体仅有较低亲和力。Maeda 等人也证实，在 APP23 小鼠，[11]C-PiB 信号与 N-末端片段和焦谷氨酸化免疫反应性的斑块共定位，并不仅仅简单地代表总的不溶性 Aβ 蛋白，这说明示踪剂结合于转基因小鼠的一个特定的 Aβ 构象。

最近几年几种转基因 AD 鼠模型已经被开发，例如大鼠表达人突变的淀粉样前体蛋白的（K670N/M671L/V717I）和突变的 PS1（M146V）。9 月龄大鼠能形成明显的海马老年斑，稍晚于空间学习和记忆缺失。在最近的研究使用上述大鼠模型的截面或纵向[18]F-FDDNP-PET 成像，发现[18]F-FDDNP 的摄取与年龄有关的总 Aβ 之间有密切相关性。然而，临床 PET 结果与脑脊液中的标记物的关系表明，[18]F-FDDNP 与 Aβ 和 tau 蛋白都能结合。Cole 等认为由于雌激素磺基转移酶引起的大量硫酸化，[11]C-PiB 是不适合大鼠 Aβ 成像的实验研究。显然，开发出用于检测大鼠 Aβ 淀粉样蛋白的合适的 PET 示踪剂可以为以后的研究提供更大范围，特别是与 AD 病理改变相关的行为学研究。

虽然大量的工作集中在开发 Aβ 特异性放射性示踪剂，但 tau 蛋白特定的放射性示踪剂的神经影像学能对神经退行性变和认知能力下降提供更准确可靠的测定。过度磷酸化的 tau 蛋白异常沉积（神经原纤维缠结）不仅是 AD 的标志性病理改变，也是另一大类被称为 tau 病变的神经退行性变的特征。最近，一种 tau 蛋白显像示踪剂，[18]F-THK523，通过体外结合实验和免疫组化的评估，结果显示与 Aβ 纤维和病理改变相比，示踪剂对 tau 蛋白纤维和病理改变表现出高亲和力和选择性。此外，小动物 PET 成像显示[18]F-THK523 与其他脑内 Aβ 大量聚集的转基因小鼠亲和力低，这也证实了这一新示踪剂的 tau 蛋白选择性。

虽然转基因小鼠模型在阐述 AD 病理生理机制上已经取得了重大进展，但仍存在很多局限性。生理上的差异（如寿命、大脑的复杂性、内分泌和生殖功能）和有限的行为及认知能力限制了其在神经退行性疾病中应用，如 AD 的研究。因此，在生理、遗传、神经和行为上与人类更接近的非人类灵长类动物被认为是理解人类神经退行性疾病更好的模型，因为他们更真实地模拟行为和精神状态变化。此外，更大的脑组织和相似的解剖结构为整体获得高分辨成像率提供了机会。然而，迄今为止，还没有转基因非人类灵长类动物模型，这可能是由于 AD 遗传基因过于复杂。虽然非人灵长类动物产生的 Aβ 与人类 Aβ 有相同的氨基酸序列，并且随年龄增长有老年斑聚集和 tau 病理改变，但没有非人类物种显示完整的AD 行为或病理特点。最新的一份报告表明，在人和非人灵长类动物多聚 Aβ 的不同致病性可能与分子中结构变化有关，并且发现 ^{3}H-PiB 中与老年非人类灵长类动物脑皮质匀浆的结合显著小于与 AD 患者脑匀浆的结合，即使灵长类动物的脑组织匀浆 Aβ 水平明显超过 AD受试者。这些结果表明，对于 AD 来说，PiB 可能是人类特定的分子标记的选择性探针。

3. 乙酰胆碱酯酶显像　AD 患者有明显的胆碱能系统损伤，所有的胆碱能标志物如乙酰胆碱（acetylcholine，ACh）、乙酰胆碱转移酶（Choline acetyltransferase ChAT）及乙酰胆碱酯酶（acetylcholine esterase，AChE）均受损害，最为显著的变化是新皮质和海马区域的AChE 活性明显下降，下降的程度与痴呆程度一致。1994 年 PET 技术活体显像就开始用于灵长类动物脑 AChE 活性的研究，Tavitian 等用 ^{11}C 标记毒扁豆碱（PHY）后，进行了狒狒脑显像研究，注射后 3min 之脑内放射性分布与血流分布是一致的，在大脑各区域放射量并无差别；注射后 15～20min，放射性物质主要聚集在相当于纹状体及丘脑部位，皮质聚集量中等，小脑最低。这个结果与大鼠及灵长类动物的脑 AChE 分布是一致的。此后 Irie 等在几种 ACh 结构类似物的筛选实验中发现，3/4-乙酰氧基-N-甲基哌啶（N-methyl- 3-piperidylaceta，MP3A 和 N-methyl-3-piperidylaceta，MP4A）体外与 AChE 的特异性结合率最高，在脑内可以被 AChE 特异水解。多项研究结果表明 ^{11}C-MP4A 作为 PET 示踪剂可以很好地显示脑 AChE 活性分布，检测到 AD 患者脑皮质 AChE 活性降低。MP3A 经 ^{14}C 标记后对猕猴进行了活体显像 AChE 的研究，发现在注射后 ^{14}C-MP3A 20min 显像效果最佳，放射性集聚在纹状体和丘脑最高，皮质放射物质呈带状分布，放射浓度处于中等。应用 ^{11}C-MP4A 对转基因痴呆小鼠、老龄小鼠及猕猴进行活体脑 AChE 活性 PET 显像研究发现，两组小鼠放射性显像清晰，脑放射性聚集对称，转基因痴呆鼠脑中放射性聚集较老龄鼠稀疏。猕猴脑内放射性显像清晰，放射性物质对称浓聚于皮质下，皮质聚集中等。另外，使用乙酰胆碱酯酶抑制剂 5, 7-dihydro-3-[2-[1-(phenylmethyl]-4-piperidinyl] ethyl]-^{6}H-pyrrolo[3, 2-f]-1, 2-benzisoxazol-6-one），CP-126998 显像，在大鼠脑内显像能有效评估乙酰胆碱能系统功能。

（二）小动物 PET 在帕金森病模型中的应用

帕金森病（Parkinson's disease，PD）又称"震颤麻痹"，是第二个最常见神经退行性疾病。多在 60 岁以后发病。主要表现为患者动作缓慢，手脚或身体其他部分的震颤，身体失去柔软性，变得僵硬。帕金森病是老年人中第四位最常见的神经变性疾病，在 65 岁以上的人群中，1% 患有此病；在 40 岁以上的人群中则为 0.4%。本病也可在儿童期或青春期发病。帕金森病的病因目前仍不完全清楚，一般认为主要与老龄化、遗传和环境等因素有关。

脑内黑质纹状体内多巴胺神经元的减少与疾病的发生有密切关系。随着中国老龄人数的增加，目前帕金森病病人已经高达 200 万人，占老年人口的 1% 左右，也就是说 100 个老年人中就有 1 个是帕金森患者。预计每年新增病患者 10 万人。PD 的标志性神经病理学改变是脑黑质纹状体多巴胺神经元选择性的变性和胞质内含有聚集的 α-突触核蛋白的 Lewy 小体。选择性神经毒素 1-甲基-4-苯基-1-1，2，3，6-四氢吡啶（MPTP）可以在人类、非人类灵长类动物、Goettingen 小型猪和许多其他的物种产生持久性帕金森样症状。大鼠是能耐受 MPTP 的神经毒性，在一些较敏感的小鼠种系上，全身剂量的 MPTP 产生帕金森症。

使用小动物 PET/CT 对 PD 进行的研究主要集中在使用标记多种受体以从不同的方面研究多巴胺功能，以应用于研究 PD 的发病机制。^{18}F-FDG 在 6-羟基多巴胺注入大鼠一侧黑质致密部毁损其黑质–尾壳核多巴胺系统而建立帕金森大鼠模型，脑影像学表现是毁损侧尾核、苍白核、海马和大脑皮层中糖代谢显著降低。^{11}C-raclopride 可以直观地显示多巴胺 D_2 受体的分布、密度及其变化情况以反映多巴胺功能。Hume 等在 1992 年就尝试使用在大鼠脑中以评价多巴胺功能，Opacka-Juffry 等探索性的使用临床 PET，^{11}C-raclopride 评价分别给予左旋多巴短期和长期给药的 SD 大鼠的多巴胺能，发现给药大鼠^{11}C-raclopride 结合均显著高于对照组，证实了左旋多巴对多巴胺能的改善作用。近年来^{11}C-raclopride 已成为评价多巴胺能的经典显像剂。6-氟-L 多巴（6-［18F］Fluoro-L-DOPA，^{18}F-FDOPA）可定量反映多巴脱羧酶的活性在纹状体摄取、清除及其在中枢和外周血中代谢变化的规律，可直接或间接了解中枢神经系统多巴胺功能和活力。Forsback 等使用 6-羟基多巴胺诱导的大鼠帕金森模型进行 18F-FDOPA 显像，认为^{18}F-FDOPA 能有效反映黑质神经元损伤情况。但非特异性摄取较高，其敏感度不如^{11}C-2β-甲酯基-3β-（4-氟苯基）–托烷［^{11}C-2β-carbomethoxy-3β-(4-fluorophenyl)-tropane），11C-CFT］，后者是一种通过多巴胺转运蛋白（DAT）反映多巴胺能的突触前 DAT 配体。Michael 等使用另一种多巴胺转运蛋白显像剂 N-2-氟乙基-2β-甲酯基-3β-（4-氯苯基）去甲基托烷（^{18}F-2β-carbomethoxy-3β-(4-chlorophenyl)-8-(2-fluoroethyl) nortropane，^{18}F-FECNT）在普通小鼠和甲基–苯基–四氢吡啶（MPTP）诱导的帕金森模型的小鼠中进行显像，并与^{18}F-FDOPA 和 18F-氟-α-甲基酪氨酸（6-［18F］-fluorolm-tyrosine，^{18}F-FMT）相比，其图像质量和反映纹状体毁损的能力都远优于后两者。Cicchetti 等同时使用^{11}C-CFT 和^{11}C-PK11195 对 6-OHDA 诱导的帕金森大鼠模型显像，分别评估多巴胺能和活化胶质细胞，证实了神经炎症是帕金森多巴胺能降低过程的重要组成部分。Pellegrino 等使用羟基多巴胺诱导的帕金森大鼠模型研究多巴胺 D_2 受体与代谢型谷氨酸受体（mGluR（5））的表达，使用^{11}C-CFT 评价多巴胺转运蛋白状态，同时采用^{11}C-raclopride 和 2-11C-甲基-6-（2-苯乙炔基）–吡啶（2-11C-methyl-6-(2-phenylethynyl)-pyridine，^{11}C-MPEP），分别评估多巴胺 D_2 受体和 mGluR（5）的状态。影像表现与对侧的完整部分相比^{11}C-CFT 与损伤部位中纹状体、海马和皮质结合变少，采用^{11}Craclopride、^{11}C-MPEP 可以在特定的纹状体、海马和皮质部位观察到多巴胺 D_2 受体和 mGluR（5）的增量调节。同时，在 mGluR（5）表达百分比改变和多巴胺转运功能之间还存在一种负相关。代谢型谷氨酸功能和多巴胺功能相互依存并协同作用于行为控制，并且代谢型谷氨酸拮抗剂可能在多巴胺能退化时起到神经保护剂的作用。

（三）小动物 PET 在亨廷顿病模型中的应用

亨廷顿病（Huntington's disease，HD）是一种以纹状体、大脑皮层病变为主的中枢神经系统退行性变性疾病。临床主要表现有舞蹈样不自主动作和进行性痴呆，呈常染色体显性遗传。病理改变为纹状体神经元变性缺失，大脑皮层萎缩，脑室系统扩大。Dalia 等研究了在注射喹啉酸诱导亨廷顿大鼠模型中，使用 ^{18}F-FDG 和多巴胺 D_2 受体显像剂 18F-氟乙基 2螺旋哌啶酮［3-（29-^{18}F）-fluoroethyl］spiperone，^{18}F-FESP）。结果发现毁损侧 ^{18}-FDG 积聚迅速减少后持续，术后一周内 ^{18}F-FESP 结合在毁损侧相对于完整侧显著增加，而后减少至相对完整侧较低水平，由此认为 PET 有效监测亨廷顿病脑内神经生化过程并将应用于疗效评估。Wang 等使用胱胺，一种转谷氨酰胺酶的竞争抑制剂作为神经保护剂，对 R6/2 转基因 HD 模型小鼠不同剂量给药 5 周后，使用 ^{18}F-FDG 脑糖代谢显像，发现随胱胺剂量增加，脑 ^{18}F-FDG 摄取增加可至与野生型相近。由此发现胱胺是一种有效的神经保护剂。

（四）小动物 PET 在脑缺血模型中的应用

脑缺血（stroke）是全世界死亡和残疾的最主要原因之一。研究人员做了很大努力发展卒中动物模型，但不同种系和不同模型对梗塞的易感性有很大差异。局灶性脑缺血模型与临床更为接近，线栓法造成的大脑中动脉闭塞（MCAO）模型是目前应用最为广泛地局灶性脑缺血模型。小动物 PET 可用于研究脑缺血动物模型的代谢和细胞反应，以及他们与组织病理和功能结果的关系。在许多研究中，^{18}F-FDG 和其他组织活力的预测指标用于监测缺血后大鼠脑组织的能量代谢。在一个半定量的研究中，脑 ^{18}F-FDG 摄取与 MCAO 的神经功能缺损评分相关。然而，Martin 等发现在大鼠暂时性脑缺血再灌注 2h 后出现的 ^{18}F-FDG 减少早于测定线粒体活性的变化，且不能完全预测最终的脑梗塞程度。MCAO 7 天后，半暗带 ^{18}F-FDG 摄取加强，可能系小胶质细胞的活化。相比之下，^{11}C-氟马西尼（^{11}C-flumazenil）PET 只反应神经元损伤，对于检测急性或亚急性期脑缺血性神经损伤，^{18}F-FDG 可能不是一个合适的配体。Heiss 等采用经眶闭塞猫大脑中动脉所致的脑缺血模型，PET 测定了脑血流、^{18}F-FDG 摄取和脑氧消耗（$CMRO_2$）。Sakoh 等在猪 MCAO 模型上 PET 显像也得到了相似的结果，最初的脑血流减少 60% 或脑氧消耗减少 50% 可预测再灌注后梗死的进展。在最近考查 ^{18}F-FDG 动力学的研究发现，MCAO1 小时后测定的 K_i（^{18}F-FDG 流入量）和 K1（^{18}F-FDG 通过血脑屏障的单向清除）的下降可预测缺血 24 小时的组织命运。^{18}F-氟马西尼 PET 已用于监测大鼠、猫和猴子等动物模型脑缺血再灌注损伤后大脑皮层的活性。^{18}F-FMISO 能更特异性的提示组织活力，因为它优先保留在缺氧后获得修复的脑组织中。一系列在大鼠永久性缺血的 ^{18}F-FMISO 研究证实，缺血半暗带大约存活 8 小时。

小胶质细胞激活是反应炎症的一个标志，被认为有助于缺血后的退行性改变和神经可塑性。许多 TSPO 配体用于在缺血模型中可视化小胶质细胞的激活，如 ^{11}C-PK11195、^{18}F-DPA-714、^{18}F-FEAC 和 ^{18}F-FEDAC 以及 ^{11}C-DAC。大鼠 MCAO 模型的 PET 研究显示了 TSPO 示踪剂在脑梗死周围区域大量 ^{11}C-PBR28 的摄取。在脑梗死 10 天后 ^{18}F-DPA714 达到高峰时，正好 CD11b 阳性细胞表达的高峰一致，此时 PET 信号较基线升高 10 倍。米诺环素治疗能减少此示踪剂过度表达，表明炎症反应的减少，尽管并没有减少梗死体积。这些研究达成一个共识，即局灶性脑缺血早期（约 24 小时）TSPO 增加。

PET 的测量结果可用来评估治疗的有效性。如高压氧治疗减少了缺血后皮层梗死体积，而梗死核心区 ^{18}F-FDG 摄取的下降减弱。相邻皮层信号溢出可能有助于这种明显的代谢修复。^{18}F-FDG-PET 已被用于检测脑内输注小鼠嗅鞘细胞的有效性，它能促进大鼠脑缺血后代谢的恢复。大多数啮齿动物脑缺血中 ^{18}F-FDG 摄取的研究是定性研究，不需要动脉采血。然而对胡须刺激敏感的躯体感觉皮层可作为一个动脉输入功能背部计算的参考组织，从而对大鼠脑缺血模型进行非侵入性的 ^{18}F-FDG 摄取的定量分析（BACKES 等，2011）。更为常见的是图像来源的 ^{18}F-FDG 动脉输入功能可通过在小鼠心室放置一个 VOI 获得，但这种定量的方法还没有在缺血模型上测试。

中风患者神经细胞的凋亡在神经细胞的损失中占有重要的地位，目前还没有一种使临床满意的显示脑细胞死亡的方法，分子影像学在中风后治疗及新治疗方法的筛选中具有重要的意义。这样的工具能够帮助临床医生对患者的选择，避免溶栓治疗造成的潜在危险性，同时可以评估神经保护治疗的效果。利用 ^{18}F-甲基－氟戊基－丙二酸盐（^{18}F-methylfluoropentylmalonate，^{18}F-ML-10）在啮齿类鼠脑中风的活体模型中对死亡细胞进行显像，其方法是先进行活体外实验，表明，^{3}H 标记的 ML-10 能够进入因大脑中动脉栓塞而造成的鼠脑缺血凋亡细胞；用 1^{18}F-ML-10 在脑缺血后 24h 静脉注射后行 micmo PET，研究示踪剂的生物学分布，同时对脑组织切片进行磷光显影和进行组织病理学分析。活体外实验显示，凋亡的 Jurkat 细胞对 ^{3}H-ML-10 摄取显著，同时也观察到这种摄取可以被半胱天冬酶完全抑制，表明 ML-10 在细胞凋亡过程中具有很高的敏感性；PET 中风模型显像清楚显示了在缺血的脑半球摄取明显增加，在对侧则相反；生物学分布研究显示，示踪剂集中在栓塞区域，从血中被清除；感兴趣区分析显示，缺血区放射性浓聚程度是对侧的 6～10 倍，^{18}F-ML-10 摄取与组织病理学具有很好的相关性。这是第一次利用 ^{18}F 标记的小分子探针进行活体内细胞凋亡的显像，micro PET 可以用来进行临床评估以确定治疗的方法。

小动物 PET 成像具有无创伤，可多次重复快速成像，可动物整体成像，可同一动物获得全部时间点的整体数据，可多种显像剂联合成像等多种优势，减少了不同实验动物之间的个体差异，用极少的实验动物迅速获得全面的数据。小动物 PET 还是一个有价值的受体研究工具，有效的帮助研究了解各种神经退行性疾病的发病机制，并在研究神经保护作用方面开创新的方法。

（彭　英）

参 考 文 献

1. 申宝忠. 分子影像学. 北京：人民卫生出版社，2007.

2. Hagoly A, Rossin R, Welch MJ. Small molecule receptors as imaging targets［J］. Handb Exp Pharmacol, 2008，185（2）：93-129.

3. 李天然，田嘉禾. 小动物 PET 及 PET-CT 及其在分子影像学中的应用. 国际放射医学核医学杂志，2008，32（1）：1-4.

4. Lancelot S，Zimmer L. Small-animal positron emission tomography as a tool for neuropharmacology. Trends in Pharmacol Sci, 2010，31：411-417.

5. Tokugawa J, et al. Operational lumped constant for FDG in normal adult male rats. J. Nucl. Med, 2007, 48：94-99.

6. Barros LF, et al. Why glucose transport in the brain matters for PET. Trends Neurosci, 2005, 28：117-119.

7. 周伟，尹端沚，汪勇先. 小动物 PET. 核技术，2006，29（3）：207-213.

8. Aloya R, Shirvall A, Grimberg H, et al. Molecular imaging of cell death in vivo by a novel small molecule pmbe [J]. Apoptosis, 2006, 11（12）：2089-2101.

9. Martin A, Boisgard R, Kassiou M, et al. Reduced PBR/TSPO expression after minocycline treatment in a rat model of focal cerebral ischemia：a PET study using [（18）F] DPA-714. Mol. Imaging Biol, 2011, 13, 10-15.

10. Rojas S, Herance J R, Abad S, et al. Evaluation of hypoxic tissue dynamics with 18F-FMISO PET in a rat model of permanent cerebral ischemia. Mol. Imaging Biol, 2011, 13：558-564.

11. Walberer M, Backes H, Rueger MA, et al. Potential of early [18F] -2-fluoro-2-deoxy-D-glucose positron emission tomography for identifying hypoperfusion and predicting fate of tissue in a rat embolic stroke model. Stroke, 2012, 43：193-198.

12. 高凯，张连峰. PET/CT 影像技术在神经退行性疾病动物模型研究中的应用. 中国比较医学杂志，2009：19（6）：66-69.

13. 周玲，管一晖，薛方平，等. 在转基因痴呆小鼠及猕猴 [^{11}C] MP4A PET 显像脑乙酰胆碱酯酶活性. 中国临床神经科学，2009，17（1）：7-11.

14. Fodero-Tavoletti M T, Okamura N, Furumoto S, et al. 18F-THK523：a novel in vivo tau imaging ligand for Alzheimer's disease. Brain, 2011, 134：1089-1100.

15. Teng E, Kepe V, Frautschy SA, et al. [F-18] FDDNP microPET imaging correlates with brain Abeta burden in a transgenic rat model of Alzheimer disease：effects of aging, in vivo blockade, and anti-Abeta antibody treatment. Neurobiol. Dis, 2011, 43：565-575.

16. Maeda J, Ji B, Irie T, et al. Longitudinal, quantitative assessment of amyloid, neuroinflammation, and antiamyloid treatment in a living mouse model of Alzheimer's disease enabled by positron emission tomography. J. Neurosci, 2007, 27：10957-10968.

17. 李德鹏，马云川，刘力. PET 显像在阿尔茨海默病（AD）诊断与研究中的应用. CT 理论与应用研究，2006，15（1）：1-5.

18. 高凯，袁树民，董伟，等. 利用 Micro-PET 显像技术分析阿尔茨海默病小鼠模型的脑糖代谢. 解剖学报，2011，42（1）：141-143.

推 荐 书 目

1. 钱小红，贺福初. 蛋白质组学：理论与方法. 第一版. 北京：科学出版社，2003.

2. 陈主初，肖志强. 疾病蛋白质组学（Disease Proteomics）. 第一版. 北京：化学工业出版社，2006.

3. 郭葆玉. 药物蛋白质组学（Pharmaceutical Proteomics）. 第一版. 北京：人民卫生出版社，2007.

4. Richard M Twyman 著/王恒樑等译. 蛋白质组学原理（Principles of Proteomics）. 第一版. 北京：化学工业出版社，2007.

5. Raimund Mannhold，Hugo Kubinyi，Gerd Folkers 编著/周兴茹，裴瑞卿译. 药物研究中的蛋白质组学（Proteomics in Drug Research）. 第一版. 北京：科学出版社，2008.

6. Richard J Simpson 主编/何大澄主译. 蛋白质与蛋白质组学实验指南（Proteins and Proteomics：A Laboratory Manual）. 第一版. 北京：化学工业出版社，2006.

7. 鲁子贤，崔涛，施庆洛. 圆二色性和旋光色散在分子生物学中的应用. 北京：科学出版社，1987.

8. Gerald D Fasman eds. Circular Dichroism and the conformational Analysis of Biomolecules. New York，Plenum Press. April 1996.

9. G Ulrich Nienhaus eds. Protein-ligand interactions：methods and applications. New Jersey，Humana Press. April 2005.

10. Tom Moss，Benoit Leblanc eds. DNA-Protein interactions：principles and protocols. Third edition. New Jersey，Humana Press. Nov 2010.

索 引 词

U

U